# 八纲解析《伤寒论》

主编 马培锋

中国健康传媒集团 ·北京
中国医药科技出版社

## 内 容 提 要

本书以八纲辨证为原则，以胡希恕先生六经八纲辨证理论为指导，逐条解析《伤寒论》。每条条文下设提要、解析。提要部分乃条文之纲要，多从病位、合并病、治法层面予以提示；解析部分详细阐述条文内容，或联系前后条文，或旁征博引，或结合个人临证经验，举医案以说明。每章内亦设小结，对条文进行归纳、总结、梳理。本书内容翔实、说理明晰、深入浅出，研读之常有拨云见日之感，适合中医药院校师生、中医临床工作者、中医爱好者阅读参考。

**图书在版编目（CIP）数据**

八纲解析《伤寒论》/ 马培锋主编 . -- 北京：中国医药科技出版社，2025.6. -- ISBN 978-7-5214-5315-7

Ⅰ . R222.29

中国国家版本馆 CIP 数据核字第 2025ZW2872 号

**美术编辑**　陈君杞
**版式设计**　也　在

出版　**中国健康传媒集团** | 中国医药科技出版社
地址　北京市海淀区文慧园北路甲 22 号
邮编　100082
电话　发行：010-62227427　邮购：010-62236938
网址　www.cmstp.com
规格　710×1000mm $^1/_{16}$
印张　25 $^1/_4$
字数　490 千字
版次　2025 年 6 月第 1 版
印次　2025 年 6 月第 1 次印刷
印刷　大厂回族自治县彩虹印刷有限公司
经销　全国各地新华书店
书号　ISBN 978-7-5214-5315-7
**定价　69.00 元**

获取新书信息、投稿、为图书纠错，请扫码联系我们。

**版权所有　盗版必究**
举报电话：010-62228771
本社图书如存在印装质量问题请与本社联系调换

# 编委会

主　编　马培锋

副主编　赵建勇　宋晓光　朱　毅

　　　　王立春　李依萍

编　委（按姓氏笔画排序）

　　　　朱增越　李红霞　张　杨

　　　　陈立江　侯英杰　高爱华

# 冯 序

马培锋对中医学的热爱，在中医界是有名的，人称"拼命三郎"。他以优异的成绩毕业于北京中医药大学，工作后仍不懈努力学习和探究中医学，不但深入研究医经——《黄帝内经》（简称《内经》），而且重视学习经方——《伤寒论》《金匮要略》；不但自己学习，还带动科内人士，甚至全院人士学习。今日到北京向业内人士跟诊、请教；明日又到南方拜见同道、明师。为了提高自己的学术和医疗水平，他积极参加学术会议，或组织学术会议，与业内人士共同讨论、共同提高。在大家看来，他似乎是从不知疲倦的中医人。

今值得祝贺者，马培锋百忙当中，勤于笔耕，对经典重视探讨，对经方情有独钟，渐有所悟，刊出大作《八纲解析〈伤寒论〉》《八纲解析〈金匮要略〉》。该书不但书名引人注目，其内容更使人赞许。自金以来，解《伤寒论》者多矣，大多以《内经》注释，该书一改既往注家以脏腑经络释条文之旧习，悉用八纲解全书以新解。更引人注目者，践行了胡希恕先生"仲景书本与《内经》无关，六经来自八纲"的学术思想。且考证文献，联系临床，排除误读传统，带您认识经方原貌，带您读懂《伤寒论》、读懂《金匮要略》，功莫大焉！

冯世纶

2025 年春

# 王 序

《伤寒论》乃中医临证之圭臬，仲景学术之精髓，历代医家皆奉为至要。然其文辞古奥，理法深隐，若不得其门径，恐难窥堂奥。马培锋老师深耕经方数十年，秉承胡希恕先生"六经来自八纲"之旨，融汇冯世纶教授"半表半里证"之辨，以八纲为纲、六经为目，于《伤寒论》逐条解析中开一新境，终成此书。其学术精诚与临证匠心，尽显篇章之间。

马师治学，首重"精研细求"。书中对《伤寒论》398条原文逐条剖析，每以"提要"提纲挈领，复以"解析"抽丝剥茧，既溯仲景本义，又参宋版《伤寒论》及《金匮玉函经》诸本异同，更佐以临证实案，务求理法贯通。尤可贵者，在于跳出脏腑经络旧窠，直指八纲病位（表、里、半表半里）与病性（阴、阳、寒、热、虚、实）之辨证核心，将"汗、吐、下、和"诸法归于六经框架，使治法明如观火，方证契合若符节。此非皓首穷经、沉潜临床者不能为也。

其学术特点，可概为三要：一曰"以法统证"。全书以治法为脉络，明辨表证发汗、里证攻下、半表半里和解之法，更兼寒温补泻之机，使六经辨证归于八纲之实。二曰"方证相应"。解析条文时，不独论病机，更重药证对应、量效权衡，于方证异同处尤见功力。三曰"合病并病之辨"。对仲景所言合病、并病，皆从病位兼夹与治法协同切入，示人以动态辨证之眼目。凡此种种，皆以临床实效为归，学者循此而进，可免"辨证如理乱丝"之惑。

昔张锡纯倡言"与古为新"，马师此书正践其志。当今中医振兴之际，经方学术亟待返本开新。此书既承胡冯二贤之薪火，复以朴实文风、缜密思辨示人，实为后学登堂之阶梯、临床济世之利器。愿读者得此钥而启仲景之门，使经方之光，耀于当世，泽被众生。

门生王连星　谨识

2025 年春

# 前　言

随着对中医学的深入学习，我们渐渐地认识到了《伤寒论》属于经方医学传承体系。《汉书·艺文志》记载："经方者，本草石之寒温，量疾病之浅深，假药味之滋，因气感之宜，辨五苦六辛，致水火之齐，以通闭解结，反之于平。"林亿在《伤寒论》序中曰："夫《伤寒论》，盖祖述大圣人之意，诸家莫其伦拟，故晋·皇甫谧序《甲乙针经》云：伊尹以元圣之才，撰用《神农本草》，以为《汤液》。汉·张仲景论广《汤液》，为十数卷，用之多验，近世太医令王叔和撰次仲景遗论甚精，皆可施用。是仲景本伊尹之法，伊尹本神农之经，得不谓祖述大圣人之意乎？"

后世将《伤寒论》的辨证方法发展成"六经"辨证，胡希恕先生也明确指出"六经来自八纲"。冯世纶教授通过考证，对半表半里证的认识渐渐明晰——半表半里证是在对表证、里证认识的基础上通过大量临床实践逐渐认识到的，不是由人为规定而来。辨六经就是辨病位（表、里、半表半里）与辨病性（阴、阳、寒、热、虚、实），辨明六经，因势利导，确定治法，表证用发汗法治疗，里证用吐下法治疗，半表半里证用和解法治疗，并指导具体方证的临床应用，这就是辨六经八纲、辨方证的经方辨证施治的实质。

基于对六经、八纲、方证的认识，结合临证实践，仔细研读《伤寒论》原文，发现文中反复提及"发汗""吐下"的治法，后又读到不同版本的《伤寒论》，其中宋版《伤寒论》《金匮玉函经》均在三阴三阳病篇后"重集诸可与不可方治"，这就是以治法（汗、吐、下等）整理仲景遗论。通过对《伤寒论》版本知识的学习，坚定了"六经来自八纲"的理念，后用"六经、八纲"治法思想学习《伤寒论》、通解《伤寒论》全文，则经文之意跃然纸上，常有豁然开朗之感，用来指导临床，疗效亦得以提高。

今为了突出在病位、治法、病机层面对"六经"的深刻认识，亦有别于传统脏腑经络六经辨证，本书分【提要】与【解析】两部分对《伤寒论》398条内容进行逐条解读，每条先列【提要】，后列【解析】。胡希恕先生言"六经来自八纲"，半表半里位于表里之间，论病位的表与里，已经包含处于表里之间的半表半里，突出了病位与治法，是包含汗法（表证）、吐下法（里证）、和法（半表半里证）、补法（虚证）、泻法（实证）、温法（寒证）、清法（热证）的"六经"辨证，故书名《八纲解析〈伤寒论〉》。由于全书以六经八纲为辨证指导思想，以汗、吐、下、和为治疗大法，条文多论及合病、并病，因此【提要】多从病位、合并病、治法层面予以提示，可视作学习每条的纲要。【解析】则是基于六经、八纲、方证的思想，对每条条文进行详细解释，前后条文关系、条文内容、具体症状、症状在八纲层面的鉴别均在此部分提及，为全书的重点。由于治法明晰，辨方证则无大方向错误，故在解方剂时，不作【提要】，只列【解析】，【解析】也以六经八纲方证为指导理论，且多涉及具体药证、药物量效关系，每个方证、不同方证之间的鉴别及调护方法。对于部分无方证条文，依据对《伤寒论》全文及《金匮要略》的学习、理解，补充方治。有的条文要点，通过医案予以说明，所选医案以能说明六经、方证的辨治大法为原则，以案例典型、记录翔实、说理明晰为纳入标准。凡是他人医案，均列出处或医案作者，文中凡言"笔者""吾"字样者，均指主编马培锋。引文及医案中括号内写作"注"的内容均为主编马培锋所写。他人医案出处原有之按语，写作"原按"，主编马培峰为医案所作之按语，写作"按"。

在仲景书原六经提纲中，唯有太阳病提纲能体现表证、表脉，以及治疗用温药发汗这一原则，而阳明病、少阳病、太阴病、少阴病、厥阴病提纲均不能体现六经、八纲属性及治疗原则。因此，依据对仲景书全文的理解及对六经、八纲的深入认识，尝试重新作六经提纲，并在六经、八纲层面进行解析，即本书附篇《新编六经提纲及解析》一文。若仅有对六经、八纲在治法层面的认识，亦不能深入理解"经方医学"的实质，故又作《八纲解析表证》《八纲解析里证》《八纲解析半表半里证》，引仲景原文进行阐述，以求从治法、方证层面深入探讨"经方医学"的六经、八纲、方证辨证体系，亦列入附篇。以上四篇内容，可作为读懂全书的总纲，读者可先读附篇文章，掌握八纲、六经、方证思想，再读398条原文，定能入仲景之门，读懂《伤寒论》。

跳出脏腑经络辨证，用六经八纲方证思想解析《伤寒论》398条，突出治法、合并病辨治，是一次全新的解析仲景书的尝试。正如陆渊雷在《伤寒论今释·后叙》中说"学问与年俱进，今以为是者，安知他日不以为非，订正宁有止境"，然个人学识有限，书中内容不免有"错误"之处，有待学识进步，后修正之。

张锡纯在其《医学衷中参西录》的自序中曰："人生有大愿力，而后有大建树。一介寒儒，伏处草茅，无所谓建树也，而其愿力固不可没也。……医虽小道，实济世活人之一端，故学医者，为身家温饱计则愿力小，为济世活人计则愿力大。……吾儒生古人之后，当竟古人未竟之业，而不能与古为新，俾吾中华医学大放光明于全球之上，是吾儒之罪也。"值此国运昌盛、文化复兴之大背景下，我辈当奋发图强，勇担使命，继承前辈志向，"做一代经方传人"，将中医经方学术发扬光大于全世界。

马培锋

2024 年 11 月 18 日　书于河北沧州

# 目　录

# 辨太阳病脉证并治上

【原文】太阳之为病，脉浮，头项强痛而恶寒。（1）

【提要】本条为太阳病提纲，论述太阳病表阳证脉证，以恶寒为主症。

【解析】气血向外、向上与邪抗争于体表则头项强痛，气血向外故脉应之浮。恶寒乃人体自我保护在体表的一种症状反应，提示病有汗出由表而解的机转，故恶寒是表证的特征，用"而"字加于其前，以示强调。针对上述脉证，尤其是恶寒一症，应因势利导，用温药取汗之法治之，可获痊愈。名之曰"太阳之为病"，后世称为太阳病，实为表阳证，其实质正如陆渊雷云："太阳病者，正气抗病之趋势向上向表，其目的欲令出汗，而从汗液中排除毒害性物质也……人体种种机能，表之与上，里之与下，常相联系。又汗腺之排列，上半身较多，故气血向表以求出汗者，同时必向上。气血向上，则上部充血，而头为之痛，项为之强，剧者且见鼻衄。故头项强痛，为气血向上向表之征，而是正气欲令病毒与汗俱出之征。太阳之病理如是，故发汗解肌，为太阳病之唯一疗法。太阳病之目的欲出汗，是矣。然出汗之目的，安知非为放散体温以退热，而为排除病毒耶。"

柯韵伯之《伤寒来苏集》云："仲景立六经总纲法，与《内经·热论》不同，太阳只重在表证、表脉，不重在经络主病，看诸总纲各立门户，其意可知。"

六经各有提纲证一条："太阳之为病，脉浮，头项强痛而恶寒。""阳明之为病，胃家实是也。""少阳之为病，口苦，咽干，目眩也。""太阴之为病，腹满而吐，食不下，自利益甚，时腹自痛，若下之，必胸下结硬。""少阴之为病，脉微细，但欲寐也。""厥阴之为病，消渴，气上撞心，心中疼热，饥而不欲食，食则吐蛔，下之，利不止。"从八纲、六经分析，作为提纲，只要做到高度概括，能体现出病位、病性、治法即可。相较而言，在六经提纲中，只有太阳病提纲能体现出表证、表脉及包含的治法——汗法，其余提纲证有待进一步修订、补充、完善，详见附篇《新编六经提纲及解析》一文。

"脉浮"是在言太阳病的病理状态，机体欲借发汗的机转从体表排除病邪，人体正气及津液向上、向表聚集的状态，具体脉形，临证亦可见沉脉，如国医大师李士懋在《脉学心悟》中提到："阴邪袭于肌表者，以阴邪其性凝泣收引，腠理闭郁，经脉不畅，气血不能外达，故脉不仅不浮，反而见沉。《四诊抉微》云：'伤寒初感脉必先见沉紧，理势然也。'又云：'岂有寒闭腠理，营卫两郁，脉有不见沉者乎。'"太阳病虽然有发热，但其属于寒证，寒性凝滞，依理脉应沉。所以不能根据脉浮与否来判断患者是否有表证，关键还是在于其是否有"恶寒"的症状。曾临证遇到一位表证大青龙汤证的患者，带教的规培学员均能体会出其沉脉，服用大青龙汤后，汗出而脉复，不再沉，亦是表证见沉脉的临证求实。

关于表证的恶寒及脉的变化：表阳证患者在体温上升期周围血管收缩，四肢逆冷，脉沉，甚至伏（多见于小儿），此时多见恶寒、寒战，待血气达于周身及四末，手足俱热之时，方可见浮脉，然此时患者往往体温已经达峰值，不再恶寒，而后毛孔大开，汗出而表解，此为一完整的表证过程。然亦有体表高热而不得汗者，此为表实证麻黄汤证；亦有汗出而发热不退，恶风、恶寒者，此为表虚证桂枝汤证。

**【原文】**太阳病，发热，汗出，恶风，脉缓者，名为中风。（2）

**【提要】**本条论述太阳病中风（表虚证）脉证，以汗出、恶风为主症。

**【解析】**太阳病即第1条的表证表脉——"脉浮，头项强痛而恶寒"，在此基础上，出现"发热汗出，恶风脉缓"，名曰"中风"。胃虚谷气（正气）不能胜邪则发热；胃气虚，肌肤疏松，体表津液不固则汗出。汗出表虚，敏于恶风，名之中风，故称有汗的中风证为表虚证。其本质是胃气虚，由于汗出，津液不能充实于体表，故脉缓。脉缓是相对于脉紧而言，指脉的紧张度，不是脉跳的至数，故此"脉缓"的意思不是脉跳得慢，乃是提示津液不足的状态。

关于汗出与否的判断：凡无汗之患者，其皮肤必干燥，若皮肤略觉潮润，或时时微汗出，即为有汗，临证可以手抚摸患者皮肤感知。由于上半身尤其是头部，气血旺盛，容易出汗，故可以手抚摸头部感知有无汗出；在寒冷的环境中头面暴露于外，毛孔开泄受环境影响大，可以手抚摸胸背部判断汗出的有无。

关于"恶风"的识别：恶风为怕风，周围环境略有空气流动则觉不适，别人从身旁经过即恶风不止，多与汗出同时发生，汗出后恶风更明显。日常生活中，患者常穿衣物较多，将自己包裹严实，形成汗出、恶风的恶性循环。

桂枝汤用来治疗天行热病，乃甘温健胃增津液、解肌发汗退热方。从临床实际分析，由于有发热，故脉应之必然是数，又是表证，脉应之浮，如是可知本条中风证之脉应是浮缓数。后世见发热、脉数，即辨为热证，乱用寒凉药物，故强调数脉于此，后文第57条亦记录"脉浮数者，可更发汗，宜桂枝汤"。

【原文】太阳病，或已发热，或未发热，必恶寒，体痛，呕逆，脉阴阳俱紧者，名为伤寒。（3）

【提要】本条论述太阳病伤寒（表实证）脉证，以无汗、恶寒为主症。

【解析】太阳病是表阳证，本就恶寒，发热却不一定有，此又以"必"加于"恶寒"之前，是在强调恶寒一症为伤寒的主要症状。表证为机体欲将病邪从体表排出，大量含毒素的病邪随津液聚集于体表，又不得汗，故体痛。关于阴阳示脉，有以浮沉言者，浮取为阳、沉取为阴，有以尺寸言者，寸取为阳、尺取为阴，此阴阳指尺寸，以阴阳（尺寸）代寸关尺三部脉。由于体表津液充实，不得汗出，故寸关尺三部脉皆浮紧，曰"脉阴阳俱紧"。伤寒的"紧脉"与中风的"缓脉"相对，其实质是体现人体津液的虚实、胃气的强弱，外证应之以有汗、无汗。胃气以下行为顺，在表不汗出，气不得由表旁达，必然内迫于里，胃气上逆则呕逆。临床实践过程中，见高热、恶寒、无汗者，如伴有恶心、欲吐，吐后往往汗出热退表解。

关于"恶寒"的识别：恶寒即怕冷，发病时患者欲暖而怕冷，表现为多加衣被，喜欢温暖环境，毛孔收缩无汗以减少散热，甚至在夏日高温的下午需要晒太阳，寒战，厌恶接触寒凉之物。曾有一小儿发热、恶寒，用常温的体温计测腋温亦觉体温计寒凉甚而不愿意测。对于婴幼儿而言，虽不能准确表达恶寒，但发热时喜欢倚在父母怀里或蒙被而卧，查其毛孔收缩、无汗，皮肤干燥，多提示恶寒。

关于伤寒与中风的发热，陆渊雷认为："中风伤寒，皆因抵抗病毒而发热。发热者体温过高，不适于生活，于是出汗以放散其热。是中风虽已发热，而调节体温之功能，犹未失生理常态也。伤寒则发热而不汗出，此必因毒害性物质影响，使皮肤汗腺失其调节之职，有以致之，故伤寒之毒，当盛于中风。临床上，伤寒之热度，亦高于中风。然其预后，伤寒辄一汗径愈，中风则传变较多，此则临床医生所不可不知者。"

言中风、言伤寒，以恶风、恶寒的症状特点名之，非受风、受寒病因之谓。伤寒者体不虚，病在体表，中人较浅，虽症状重，然往往一汗而愈。中风者乃胃虚表不固，病亦在表，因较伤寒深，古人谓"中风在肌、伤寒在皮肤"，因有汗出，往往症状较伤寒轻，但本有胃虚，病势则重，易于传变，取汗之时，更应顾护胃气。

【原文】伤寒一日，太阳受之，脉若静者，为不传；颇欲吐，若躁烦，脉数急者，为传也。（4）

【提要】本条以"伤寒一日"论述疾病的传变与否应依据症状反应判断。

【解析】在仲景经方医学中，要判断疾病（太阳病、少阳病、阳明病等）传变与否，时间仅可作为参考，临证是否传变应依据脉证而定，不能机械以时日论，这是经方医学与医经医学的不同之处。《素问·热论篇》提到，一日太阳、二日少阳、三日阳明、四日太阴、五日少阴、六日厥阴，前三日治用发汗，后三日治用攻下，显然与经方所论不同，临证亦未见此类发病经过者。

经方医学强调表里相传，伤寒一日太阳受之，是发病始于表，脉若静者，为不传，非脉和缓正常之谓，乃是指表证表脉——伤寒脉浮紧，若伴随发热则脉浮紧数，提示病还在太阳。

病由表传入半表半里，胃虚饮停，胃气上逆则喜呕，若患者非常想吐即"颇欲吐"，则病由表传半表半里发为少阳病；传入阳明，里热重，热扰脑神则其人烦躁不宁、谵语，热则脉数，急为数之甚，热极则脉急，如躁烦、脉数急，则病由表传里发为阳明病。

同时提示，如果伤寒一日即出现"颇欲吐，若躁烦，脉数急"的症状反应，提示病情变化快，病多危重，不可不知。


【原文】伤寒二三日，阳明、少阳证不见者，为不传也。（5）

【提要】本条承第 4 条论述疾病传变的判断标准是症状，不是时间。

【解析】本条与第 4 条相应，第 4 条以症状言半表半里证、里证，本条则以阳明言里证、少阳言半表半里证，此为仲景书特有的写法，与以脉言证理同。第 4 条是正说疾病可能迅速由表传里，一日即有可能传半表半里或里，发为少阳病、阳明病，本条与之相对，是从反面说，二日、三日如果无"口渴、恶热、胃家实"等阳明证，无"往来寒热、胸胁苦满、呕而发热"等少阳证，则病还在表。"二日""三日"，临证也不要狭隘地理解为两天、三天，以约数理解即可，重点是明确仲景表达的精神实质——疾病的诊断依据症状反应！判断疾病传变与否，也是依据症状反应！

以上两条，论述疾病的传变依据症状反应而非时间，自与《素问·热论篇》不同，陆渊雷辨之甚精，且有独到认识，对读懂整部仲景书颇有启发，曰："热论与本论不同，约之得三端。热论一日传一经，六日遍六经，周而复始，故七日复为太阳。本论则六七日传一经，一再传后，或愈或死，绝不周环，异一也。热论太阳传阳明，阳明传少阳，绝无例外。本论则太阳传少阳，少阳传阳明，有太阳径传阳明者，绝无阳明反传少阳者，异二也。热论之三阳经，在本论皆为太阳证，其三阴经，在本论皆为阳明承气汤证，而本论之少阳与三阴，为热论所不言，异三也。热论所说传变之型，不特异于本论，亦为临床所不见。注家不知辨析，而以《素问》释《伤寒》，以《伤寒》释《素问》，及其难通，则作回曲附会之词以强通之。总之，但求贯通二书，不顾临床事实，致令后之学者，读书治病，截然分为两事。谚云'读书十年，天下无可治之病，治病十年，天下无可读之书'，诚有慨乎言之。至于《医宗金鉴》、张志聪《伤寒集注》诸书，以为伤寒传变，真如热论之次，其误固不待言，而三百年竟无一人直揭其谬，中医学之发展，能不受其影响？"

【原文】太阳病，发热而渴，不恶寒者为温病。若发汗已，身灼热者，名风温。风温为病，脉阴阳俱浮，自汗出，身重，多眠睡，鼻息必鼾，语言难出。若被下者，小便不利，直视失溲。若被火者，微发黄色，剧则如惊痫，时瘈疭，若火熏之。一逆尚引日，再逆促命期。（6）

【提要】本条论述表证（太阳病）传里发为温病（实为里热证阳明病），错用温药发汗治疗表证（太阳病）而出现的种种变证，其中单独论述了"风温"（实为里热证阳明病）一证。

【解析】从症状反应入手，不用病因辨证，本条结合太阳病篇第168、169、170条的白虎加人参汤证，以及阳明病篇第182、183、184条学习，后再读《温病条辨》《湿热论》《温热论》，可知后世温病治法源自于此。

关于对太阳病、少阳病、阳明病、太阴病、少阴病、厥阴病六经病症的认定，以及伤寒、中风、温病的命名，在章太炎为陆渊雷的《伤寒论今释》一书所写序言中提到："抑余谓治《伤寒论》者，宜先问二大端，然后及其科条文句。二大端者何？一曰伤寒、中风、温病诸名，以恶寒、恶风、恶热命之，此论其证，非论其因，是仲景所守也。……二曰太阳、阳明等六部之名，昔人拘于脏腑，不合则指言经络，又不合则罔以无形之气，卒未有使人厌服者。"胡希恕先生认识到，六经来自八纲，其实质是六证。冯世纶教授进一步明确提出"经方辨证依据症状反应"，为读懂经方医学指明方向，也是我们解读仲景书（《伤寒论》《金匮要略》）、做临床的理论基础与指导思想。

太阳病必恶寒，发热为太阳病、少阳病、阳明病共有之证，里有热则口渴，故曰"渴者，属阳明"，渴后特强调"不恶寒"，也就是说，至此已经不是太阳病，而是温病。温病是有别于太阳病的一类证，是里热证阳明病的一种。阳明病禁用发汗法，误用治疗表证的温药发汗法治疗里热证阳明病，则里热进一步加重，出现身灼热，此名风温。脉浮主表、主热，里热迫津液外出则自汗出，体表有湿则身重，里热上扰脑神则多眠睡、鼻息必鼾、语言难出。如此诸症，本是阳明里热证白虎汤证。里无结实，不能用攻下之法，汗出本伤津液，若误用攻下，丧失津液于肠道，泌别尿液不足，加之里热下灼尿道，则小便不利、灼热、疼痛、数少；热扰脑神，神机失用，则双目无神、直视、二便不能自知而失溲。病为阳明里热津伤，当用白虎加人参汤。火法，为取汗治疗表证之法，此时用之，以热益热，必动其血，则肤色微发黄（重症感染时出现凝血功能障碍致肤色改变），重者可见惊恐不安及肢体抽搐、挛急等脑病表现。一误加重病情，若再误用火熏，则病危重，随时有死亡的可能，曰"一逆尚引日，再逆，促命期"。

关于伤寒与温病之争，由来久矣。盖病因学说之延续，如能从临证实际出发，明析章太炎所言"伤寒、中风、温病诸名，以恶寒、恶风、恶热命之，此论其证，非论其因"，则本无伤寒、温病病因之惑，亦无所谓对立、统一的争论了。对此陆渊雷有进一步阐释，言："自古有温病之名，时复与伤寒对立，学者将以为温病治法异于伤寒，故仲景于此但举证候，不出主方。所以示渴而不恶寒之证既同于阳明，则治法亦在阳明法中也。不称阳明，而称太阳温病者，以自古相传之六经概念。阳明由传变而来，温病则始病即如此。至于治法，则凭当前之证候，不凭原因，及已往之经过故也。""诚能审证用药不误，则伤寒家固能治温热，温热家亦能治伤寒。"


【原文】病有发热恶寒者，发于阳也；无热恶寒者，发于阴也。发于阳，七日愈。发于阴，六日愈。以阳数七、阴数六故也。（7）

【提要】本条论述病发于阳、病发于阴，可视为辨证的总纲。

【解析】《金匮玉函经》将本条置于太阳病篇首，以示重视。患病后机体与病邪斗争即"邪正交争"，首先发生功能改变，与正常比较，不是太过亢进，就是不及沉衰，太过亢进为阳、不及沉衰为阴。将发热、无热理解为功能的亢进与沉衰更符合临证实际。恶寒一症，常提示病位在表，为机体欲以汗法由体表祛邪的症状反应（治法）。

一般情况下，功能亢进多见发热，功能沉衰无发热。但也有功能亢进，表现为热证，自觉发热，而体温不高者，或功能沉衰表现为寒证，体温升高者。

功能亢进者，为阳证，常见发热，如果有恶寒，则提示表证，是表阳证太阳病；功能沉衰者，为阴证，一般无发热，如果恶寒，则提示表阴证少阴病。表证无论阴证、阳证，均是寒证，治疗均需以温药发汗。如果症状以腹泻、呕吐为主，伴或不伴恶寒（加衣盖被可缓解，与表证恶寒不同），则是里寒证太阴病。阳明病与太阴病相对，为里热证，表现为恶热、不恶寒。半表半里证，无论是阴证还是阳证，无论是少阳病还是厥阴病，均是寒热错杂证，故而表现为往来寒热、上热下寒。以上为六经（六证）寒热之概要。

由是分析，无论体温是否升高，患者均可出现"发热""无热"的自觉症状，可由此而识别阴证、阳证。表、里、半表半里的三个病位，结合每个病位或阴或阳的两种病性，如是则疾病在人体的反应以病位加病性的六经（六证）出现，以此辨证施治形成六经辨证。用六经辨证所辨治的是万有疾病，发热性疾病包括在内，而不局限于辨治发热性疾病。

陆渊雷认为："阳谓三阳病，阴谓三阴病。然病属始发，而有恶寒证者，在阳病惟有太阳，在阴病惟有少阴。然则此条之意，谓始发病时，发热恶寒者为太阳，无热恶寒者为少阴耳。发热恶寒之太阳病，中风伤寒是其例。无热恶寒之少阴病，少阴篇三百七条、三百八条附子汤证是其例。太阳之恶寒，或由浅层血管收缩，或由汗出肌疏之故。少阴之恶寒，则因心脏衰弱，体温低降之故。是以等是恶寒，在太阳则发热，在少阴则无热也。然发于阴之病，殊非绝对不发热者。少阴篇三百四条麻黄附子细辛汤证，三百五条麻黄附子甘草汤证，皆发于阴而发热之例。盖伤寒六经，不过就病变上分作六个段落，身体机能之亢进或衰减，中间阶级正多，非可截然分画，学者勿执定少阴无热可也。"经方大师胡希恕先生及冯世纶教授认为，发于阳为发于太阳，发于阴为发于少阴，两者均是病在表（表证），需用汗法治疗，太阳病直接发汗，少阴病强壮发汗，此与陆渊雷所认识的少阴病为心脏衰弱不同。

"发于阳，七日愈，发于阴，六日愈，以阳数七，阴数六故也"，是用生成日数判断疾病预后，不是经方医学的特点（如第4条、第5条的客观论述），其科学性有待进一步验证。

【原文】太阳病头痛至七日以上自愈者，以行其经尽故也。若欲作再经者，针足阳明，使经不传则愈。（8）

【提要】本条论述太阳病传变规律，多在7天左右痊愈，如欲传里，可以针刺治疗。

【解析】病在表不愈，则由表往里传，或传半表半里出现胸胁苦满、呕而发热、往来寒热，或传里出现恶热、不恶寒，可通过针刺的方法，增强人体抵抗力，防止疾病内传，使疾病痊愈于表证的太阳病阶段。

"针足阳明"，当是针刺足阳明胃经的足三里穴，该穴为足阳明胃经的合穴，亦是胃的下合穴，合治内腑。胃为后天之本，气血生化之源，故足三里一穴可特异性强壮人体功能。有报道显示，在流感时针刺足三里穴，行针得气（使针感传至足背部）后出针，接受针刺治疗者，无一例感冒。2024年7月下旬，本人某周五下午出门诊时有鼻塞、流涕、恶寒、头昏沉等感冒样症状，如上法针刺双侧足三里穴，微微汗出，后仍坚持上班，当天晚上即赶往北京。第二天跟诊冯世纶教授时已无不适，病愈。

【原文】太阳病欲解时，从巳至未上。（9）

【提要】本条论述太阳病欲解时。

【解析】六经病均有类似关于"欲解时"的论述，是以古代天人相应观、人体脏腑与十二时辰匹配、标本从化理论认识临床现象的规律总结，多用于针灸领域，其科学性有待进一步证实。临证治病，应依据症状反应的舌、脉、证等，辨六经、八纲，确定治法、方药，重视调护以治愈疾病，不应待时以愈病。

对于六经皆有欲解时，陆渊雷认为"其理难通，事实亦无所征验"，并进一步提出自己对古医书的态度，认为"读古医书，当分别观之，不可一概盲从。凡理论合，事实亦合者，当以科学证明之。凡理论合而事实不合，或理论不合而事实合者，当存以待考。凡理论事实俱不合者，即当剪辟，毋使徒乱人意。六经病之欲解时，理论事实俱不合者也"。在批判欲解时的同时，陆渊雷亦认识到时令、季节、昼夜节律对疾病的影响，盖此类规律，即是其所言"理论不合而事实合者"，其言曰："时令与疾病，固有甚大关系。重病痼疾，多发于二分二至，死于二分二至，老人遇节气，常骨楚疲惫，此四季之关系疾病者也。通常热病，多日轻夜重，其死，多在黎明薄暮日中夜半之时，阳明病之日晡潮热，肺痨病之日晡骨蒸，此昼夜之关系疾病者也。其事固信而有征，其理则尚难索解。"

【原文】风家，表解而不了了者，十二日愈。（10）

【提要】本条论述特殊体质人群患表证后的愈病情况。

【解析】风家，指平日体质弱，易汗出、恶风，出现表证的人群。风家，如果患太阳表证，即使正确治疗，也不会同体质强壮者一样汗出而病愈。"十二日"非确指十二天之意。风家痊愈，经常会在表解后出现较长时间的不适，"不了了者"当指乏力、精神差等无特异性的症状，提示对于特殊人群应重视调护，必要时依据症状反应予以辨证治疗。新型冠状病毒感染后，由于体质的不同，部分患者就有类似本条所论的"表解，而不了了"的情况，需要一段时间进行自我康复。

【原文】病人身大热，反欲得衣者，热在皮肤，寒在骨髓也；身大寒，反不欲近衣者，寒在皮肤，热在骨髓也。（11）

【提要】热极似寒、寒极似热，本条论述表里寒热的辨识。

【解析】要深入认识及解析本条，必须从症状反应入手，"身大热"为体表温度升高，"身大寒"为体表温度降低，"欲得衣"为恶寒的互词，"不欲近衣"为恶热的互词。其中"身大热""身大寒"为他觉症状，古时可以手触摸而感知，今日可以体温计测量，"欲得衣""不欲近衣"为病人的自觉症状。皮肤为表，骨髓为里，表反应的是疾病的现象，里反应的是疾病的本质。

"病人身大热，反欲得衣"即病人体表温度高（身大热），反欲加衣盖被（恶寒），太阳病"恶寒，恶风，发热者"当为此证，综合全文分析，后之浮阳外越的太阳病四逆汤证、通脉四逆汤证，亦属此证。两者相同之处在于均是寒证，不同之处在于一为表证太阳病，一为里证太阴病，太阳病用温药发汗，无汗用麻黄汤、汗出用桂枝汤，太阴证用温药强壮温里，四逆汤、通脉四逆汤即是。具体条文：表证如第13条的桂枝汤证、第35条的麻黄汤证，里证如第370条的四逆汤证（依据症状当用通脉四逆汤）。曹颖甫认为"病人身大热，反欲得衣者"即是伤寒，曰："伤寒之为病，外虽壮热，往往拥被而卧，虽在盛暑，衣必装绵，并欲向火，兼有目珠火热，鼻中燥，唇口疮发者，要以背如冷水浇灌，为病之真相，甚者如卧井水中，但胸腹之间，绝无患苦，此即病未入里之验……此时用麻黄汤原方，当可一汗而愈，惟麻黄剂量，万不可轻，轻则无济。"实先得我心者。

"身大寒，反不欲近衣"即病人体表温度低（身大寒），反而喜寒，不欲加衣盖被（恶热），为热不得散的极端表现。后文第335条厥深者热亦深之可用大青龙汤治疗的表证厥逆（依理表证有恶寒，当热盛极之时，亦有不恶寒者，此非其常，吾儿发大青龙汤证时即是如此，吾亲治其证，故录于此），以及可用寒下法治疗的里热（或里热实）证均是，后世多以第350条热厥的白虎汤证解释，诚然，但不全。

"身大寒，反不欲近衣"，为里热重症，多见于里热实证的阳明病，为急危重症，疫病可见。吴又可在《温疫论》中录有"体厥"一症与此同，乃里热实证的危重病候，寒热难辨，终因误治而死。今录其文于下，业医者，当引以为戒。

文曰："阳证阴脉，身冷如冰，为体厥。施幼声，卖卜颇行，年四旬，禀赋肥甚，六月患时疫，口燥舌干，苔刺如锋，不时太息，咽喉肿痛，心腹胀满，按之痛甚，渴思冰水，日晡益甚，小便赤涩，得涓滴则痛甚，此下证悉备，但通身肌表如冰，指甲青黑，六脉如丝，寻之则有，稍按则无，医者不究里证热极，但引《陶氏全生集》，以为阳证。但手足厥逆，若冷过乎肘膝，便是阴证，今已通身冰冷，比之冷过肘膝更甚，宜其为阴证一也。且陶氏以脉分阴、阳二证，全在有力、无力中分，今已脉微欲绝，按之如无，比之无力更甚，宜其为阴证二也。阴证而得阴脉之至，有何说焉？以内诸阳证竟置不问，遂投附子理中汤。未服，延予至，以脉相参，表里正较，此阳证之最者，下证悉具，但嫌下之晚耳。盖因内热之极，气道壅闭，乃至脉微欲绝，此脉厥也。阳郁则四肢厥逆，若素禀肥盛，尤易壅闭，今亢阳已极，以至通身冰冷，此体厥也。六脉如无者，群龙无首之象，证亦危矣。急投大承气汤，嘱其缓缓下之，脉至厥回，便得生矣。其妻闻一曰阴证，一曰阳证，天地悬隔，疑而不服。更请一医，指言阴毒，须灸丹田，其兄叠延三医续至，皆言阴证，妻乃惶惑。病者自言：何不卜之神明。遂卜得从阴则吉，从阳则凶，更惑于医之议阴证者居多，乃进附子汤，下之如火，烦躁顿加。乃叹曰：吾已矣，药之所误也。言未已，更加之，不逾时乃卒。嗟乎！向以卜谋生，终以卜致死，欺人还自误，可为医巫之鉴。"

又如《伤寒论今释》引张锡驹之《伤寒论直解》云："丁巳秋，予治一妇人，伤寒九日，发狂面白，谵语不识人，循衣摸床，口目瞤动，肌肉抽搐，遍身手足尽冷，六脉皆脱，死证悉具，诸医皆辞不治。予因审视良久，闻其声重而且长，句句有力，乃曰：'此阳明内实，热郁于内，故令脉道不通，非脱也，若真元败绝而脉脱，必气息奄奄，不久即死，安得有如许气力，大声疾呼，久而不绝乎？'遂用大承气汤，启齿而下，夜间解黑粪满床，脉出身热神清，舌燥而黑，更服小陷胸汤二剂而愈。因思此症大类四逆，若误投之，立死，硝黄固不可以误投，参附又岂可以轻试也哉？"

同样，以善用附子著称的吴佩衡，在其医案中亦有记录：马某，男，30 岁，成都人。1920 年 3 月患瘟疫病已七八日，延余诊视，见其张目仰卧，烦躁谵语，头汗如洗，问其所苦不能答，脉象沉伏欲绝，四肢厥逆，遍身肤冷。唇焦齿枯，舌干苔黑，起刺如铁钉，口臭气粗。以手试之，则口气蒸手。小便短赤点滴，大便燥结已数日未通，查其前服之方，系以羌活、紫苏、荆芥、薄荷、山楂、神曲、枳实、厚朴、栀子、黄连、升麻、麻黄及葛根等药连进 4 剂，辛散发表过甚，真阴被劫，疫邪内壅与阳明燥气相合，复感少阴君火，热化太过，逼其真阴外越，遂成此热深厥深阳极似阴之证，苟不急为扑灭，待至真阴灼尽，必殆无救，拟下方治之。大黄 26g（泡水兑入），生石膏 30g，枳实 15g，厚朴 15g，芒硝 10g，知母12g，生地60g，黄连10g。服1剂，病情如故。服2剂后大便始通，脉息沉而虚数，但仍神识蒙眬，问不能答。照方再服2剂，连下恶臭酱黑粪便，臭不可当，其后口津略生。又照原方再服2剂，大便始渐转黄而溏，舌钉渐软，唯舌中部黑苔钉刺尚硬，唇齿稍润，略识人事，始知其证索饮而渴。进食稀粥少许，照前方去枳实、厚朴，加天冬、麦冬各15g，沙参20g，生地12g，甘草6g，将大黄分量减半。连进4剂后，人事清醒，津液回生，苔皮渐退而唇舌已润，唯仍喜冷饮。继以生脉散加味，连服3剂而愈。人参15g，寸冬15g，当归10g，生地15g，杭芍15g，五味子3g，生石膏10g，黄连5g，甘草6g。

以上三则医案均是热厥，乃里热实证的大承气汤证，一例误治而死，两例得治而生，均可补热厥白虎汤证之不及，故录于上，以示热证中亦有虚实之辨。只热不实谓之虚，白虎汤主之；里热内有所结谓之实，承气汤类方主之。

## 小结

第1~11条，可以认为是太阳病篇的总论，论及太阳病的诊断，太阳病依据汗出、无汗，以及恶风、恶寒症状的不同分中风、伤寒，依据症状判断太阳病是否传变，有别于太阳病的温病（实为阳明病）等相关内容。

第1条提出太阳病的诊断标准："脉浮，头项强痛而恶寒。"在太阳病的基础上，第2条提出中风的诊断标准为"发热，汗出，恶风，脉缓"，第3条提出伤寒的诊断标准为"或已发热，或未发热，必恶寒，体痛，呕逆，脉阴阳俱紧"。第4条、第5条论述疾病是否传变要依据客观脉证，时间只能作为参考，即"伤寒一日，太阳受之，脉若静者，为不传；颇欲吐，若躁烦，脉数急者，为传也""伤寒二三日，阳明、少阳证不见者，为不传也"。第6条论述疾病由表传里发为阳明病（温病、风温）"太阳病，发热而渴，不恶寒者为温病"及种种误治"若发汗已，身灼热者，名风温。风温为病，脉阴阳俱浮，自汗出，身重，多眠睡，鼻息必鼾，语言难出。若被下者，小便不利，直视失溲。若被火者，微发黄色，剧则如惊痫，时瘛疭，若火熏之。一逆尚引日，再逆促命期"。第7条论述表证的阴阳之辨："病有发热恶寒者，发于阳也；无热恶寒者，发于阴也。"第8条论述太阳病的自愈、传变及针刺治疗："头痛至七日以上自愈者，以行其经尽故也。若欲作再经者，针足阳明，使经不传则愈。"第9条论述太阳病欲解时为"从巳至未上"。第10条论述中风为大病，恢复至正常需要一定时间，即"风家，表解而不了了者，十二日愈"。第11条以病人的自觉症状为主，结合他觉症状，判断疾病病位的表里和病性的寒热，即"病人身大热，反欲得衣者，热在皮肤，寒在骨髓也；身大寒，反不欲近衣者，寒在皮肤，热在骨髓也"。

**【原文】**太阳中风，阳浮而阴弱，阳浮者，热自发，阴弱者，汗自出，啬啬恶寒，淅淅恶风，翕翕发热，鼻鸣干呕者，桂枝汤主之。（12）

**【提要】**本条论述太阳病中风证的脉证、治法及方药、调护。

**【解析】**太阳中风，以汗出、恶风为主症。此处的"阳""阴"，即指脉，更重要的是以脉言理。仲景言脉之阴阳，有以浮沉言者，有以寸尺言者，言浮沉指病位的表里，言寸尺指病位的上下。本条之阴阳乃指浮沉，以候表里，阳为浮取、主表，阴为沉取、主里。浮在此主热，以应症状的发热，故曰"阳浮者热自发"，弱主津液虚，以应症状的汗出，故曰"阴弱者汗自出"，脉弱实质上是胃虚津血生成不足加之汗出而脉道不充的表现。恶风、恶寒二证，以怕风或怕冷明显分之，中风证可见，伤寒证亦可见，但中风证以汗出、恶风为主，伤寒证以无汗、恶寒为主。发热一证，三阳病常见，太阳病在表，似有毛孔闭合散热不及貌，合而不开，故曰"翕翕"，即使汗出，也不能却热；阳明病之热曰"蒸蒸"，为里热蒸腾所致，热由里达表。表气旁达不及，累及呼吸系统则鼻鸣，病及消化系统则干呕，然较之恶风、自汗之全身症状，鼻鸣、干呕均是局部症状，临证辨识要有全局观，全身症状对病位、病性、方证的辨识作用优先于局部症状。太阳中风表虚证用桂枝汤治疗。

**桂枝汤** 桂枝三两（去皮），芍药三两，甘草二两（炙），生姜三两（切），大枣十二枚（擘）。

上五味，㕮咀三味，以水七升，微火煮取三升，去滓，适寒温，服一升。服已须臾，啜热稀粥一升余，以助药力。温覆令一时许，遍身漐漐微似有汗者益佳，不可令如水流漓，病必不除。若一服汗出病瘥，停后服，不必尽剂。若不汗，更服依前法。又不汗，后服小促其间。半日许，令三服尽。若病重者，一日一夜服，周时观之。服一剂尽，病证犹在者，更作服。若汗不出，乃服至二三剂。禁生冷、黏滑、肉面、五辛、酒酪、臭恶等物。

**【解析】**桂枝汤由桂枝、芍药、炙甘草、生姜、大枣五味药物组成，剂量固定，方证明析，调护方法周详，有"众方之祖，群方之魁"的美誉。方中生姜、甘草、大枣，能健胃益气、生津液；桂枝合甘草，可温胃益气、通血脉、降逆气；芍药合甘草，性偏寒凉，能滋津液、解凝结、通血络、敛汗止痛。诸药合用，健胃气、增津液、发汗解肌、调和营卫，治疗汗出、恶风的中风证。

姜佐景认为桂枝汤的病机为"胃肠虚寒，血运不畅"，并解桂枝汤："生姜、炙甘草、大枣为温和胃肠之圣药，桂枝能活'动脉'血，芍药能活'静脉'血。"

虽为一家之言，但对理解桂枝汤亦颇有帮助。

柯韵伯之《伤寒附翼》云："此为仲景群方之魁，乃滋阴和阳，调和营卫，解肌发汗之总方也。凡头痛发热，恶风恶寒，其脉浮而弱，汗自出者，不拘何经，不论中风、伤寒、杂病，咸得用此发汗……惟以脉弱自汗为主耳。……愚常以此汤治自汗盗汗、虚疟虚痢，随手而愈，因知仲景方可通治百病。"

治疗表证应用汗法，其原则应是"凡发汗，欲令手足俱周，时出似漐漐然，一时间许益佳。不可令如水流离。若病不解，当重发汗。汗多者必亡阳，阳虚不得重发汗也""凡服汤发汗，中病便止，不必尽剂也""凡云可发汗，无汤者，丸散亦可用，要以汗出为解，然不如汤随证良验"。

本方的调护方法为以发汗法治疗表证的范例。临证用发汗法治疗表证时，都应遵循此法。一般情况下，服药取汗从表解除疾病，温服为第一要法，温覆为第二要法。温覆包含两层意思：第一，身体周围温度要高；第二，需要覆盖被子、毯子等。如果是表虚证，其本质是胃气虚，津液生成不足，除了应用药物健胃气，还应重视食物的辅助作用，故"啜热稀粥"可视为虚证取汗从表解除疾病的重要法则，为桂枝汤解肌发汗的第三要法。表实证之无汗者可饮热水以助发汗。

"似"者，"续"也，"微似有汗者"，微微续自汗出也。中医治病用药物取汗，目的是通过汗出从表解除病邪，从而治愈疾病，非单纯汗出散热，故出汗既要有度（"遍身漐漐，微似有汗者益佳"），又要有时（"令一时许"），大概微微汗出 2 小时，方可一汗而愈病。汗源于胃气，发汗过多易损伤胃气，故汗法还有禁忌，即"不可令如水流漓，病必不除"。

桂枝汤在《辅行诀脏腑用药法要》中名"小阳旦汤"，治疗"天行发热"。天行就是"瘟疫"，乃传染性疾病，病情传变快，故服药应以"中病"为原则，"中病即止"。若"不汗"，桂枝汤证仍在，则"更服，依前法"。

关于药物剂量：《伤寒论》为汉张仲景所著，故考证方中药物具体剂量，当依据汉制，汉之一两约合今日 15.625g，后世以仲景时一两合今日一钱，即 3g。具体临证用药，应严格控制药物比例，尤其是本方主药桂枝、芍药，其比例为 1∶1。

关于本方之桂枝是肉桂还是桂枝：医家争议不休，多认为是桂枝，也有认为汉代的桂枝即是今日之肉桂者。今日临证，解表多用桂枝，温中降气多用肉桂。

关于本方之芍药是赤芍还是白芍：芍药在汉代未被细分为赤芍、白芍。有观点认为，在仲景时期芍药均是赤芍，可从。《神农本草经》（简称《本经》）记载芍药"主治邪气腹痛，除血痹，破坚积，寒热，疝瘕，止痛，利小便，益气"，则仲景书之芍药亦以赤芍为是，且今日认为白芍偏于养血、补血，赤芍偏于活血，可作参考。但依据《本经》所论、仲景用药及临证实践体会，无论赤芍、白芍，均非补药。

经方临床大家曹颖甫对芍药有深入的认识，曰："盖因本方有芍药，李时珍《纲目》，不知何所依据，目为酸寒，市医以耳为目，于是谬谓'芍药监桂枝之燥，及敛肝阴'之邪说。不知芍药在《本经》，但言苦平，苦者主泄，故能通营分之凝结。肌理为孙络满布，风袭肌理，营气凝闭而不解，故用芍药以泄之。妇人腹痛及疮痈、肿痛皆用之，亦正以解血络之凝闭也（今人内证用白芍，外科用赤芍，其实则一）。然则桂枝汤之解肌，芍药实为主要，反谓监桂枝之燥烈，有是理乎？予尝亲试之。白芍甘而微苦，赤芍则甚苦，而皆无酸味（黄坤载之《长沙药解》亦以为酸寒，真是糊涂万分）。"

关于煎服法：仲景时期药物均煎一次，依据病情不同，服法分三次、两次、顿服、少少与服等。考证经方方证、药证关系，一定要具体到每次服用量，临证学习需多加留意。

关于"禁生冷黏滑肉面五辛酒酪臭恶等物"：桂枝汤所治之天行热病，本是大病，愈后多有胃气虚损，故应注意饮食调护。从桂枝汤始，至本论最后一条第398条（"病人脉已解，而日暮微烦，以病新瘥，人强与谷，脾胃气尚弱，不能消谷，故令微烦，损谷则愈"），一以贯之，重视胃气为仲景一书立论之根本。

胡希恕先生用《内经》"阴阳交"的机制解析桂枝汤方义，颇是。发热、汗出、恶风而病不解，实由胃气虚弱，津液生成不足所致，虽汗出，却不能祛邪于表，故用桂枝汤健胃气、增津液，发汗解肌、调和营卫。桂枝汤治疗表阳证中的虚证中风，以汗出、恶风为主症。

【原文】太阳病，头痛，发热，汗出，恶风，桂枝汤主之。（13）

【提要】本条论述太阳病桂枝汤证，强调恶风。

【解析】头痛、发热、汗出，太阳病、少阳病、阳明病均可见，唯有恶风一症为表证太阳病中风所独有，可以说"有一分恶风，便有一分桂枝汤证，恶风越重，桂枝汤证越明确"。在临证实践中，表现为典型症状者有，但不常见，故应以动态的眼光看待复杂的临床现象。

临证从恶寒、恶风向恶热的转变，就是表证传里、太阳病传阳明病的过程，正因为如此，方有半表半里证少阳病的"往来寒热"这一典型表现，实因位处表里之间，出表则恶寒、入里则恶热。

柯韵伯云："此条是桂枝本证，辨证为主，合此证即用此汤，不必问其为伤寒中风与杂病也。今人凿分风、寒，不知辨证，故仲景佳方，置之疑窟。四证中，头痛是太阳本证，头痛、发热、恶风，与麻黄证同。本方重在汗出、恶风，而汗出犹为亲切，汗不出者，便非桂枝证。"

陆渊雷云："统观仲景书，但教人某证用某方，论中有桂枝证柴胡证之名，可知意在治疗，不尚理论。中医之治疗有特长，其理论则多凭空臆造，仲景不尚理论，正是识见胜人处。后人斤斤于风邪寒邪伤卫伤营之辨，而不于病证药方上着眼对勘，皆非善读仲景书者。"

本方亦可治疗长久发热不愈者，随症候出入加减用药即可。笔者曾用本方治疗发热1个月余的患者，2剂热退，医案如下：丁某，女，17岁，高中学生。2019年11月26日初诊。低热1个月余。现症状：头痛、头晕、恶心，咽痛，口干、口渴、口不苦，尿频，怕冷，发热，手心、腋下出凉汗，大便正常，每日1次，体温波动于37.2℃和37.4℃之间。脉细滑，舌淡苔薄黄，咽后壁发红，双侧扁桃体不大。腹诊：腹部平，腹力中等，腹直肌痉挛。辨六经：太阳阳明合病。辨方证：桂枝加芍药汤加桔梗。处方：桂枝12g，赤芍15g，生姜10g，大枣10g，炙甘草10g，桔梗10g。颗粒剂，3剂，6袋，嘱服药后喝热粥，取微微汗出。2019年11月29日复诊：服中药及热粥后无出汗，后服热面汤，微微汗出，汗出后仍有低热，继续服用药物，从28日起未再发热。以前经常头痛，现偶有轻微头痛，口干、口渴，今日体温36.2℃。脉弦细，舌淡、苔腻、舌底红，咽后壁发红。腹诊同前。辨六经同前，辨方证：桂枝加芍药汤加石膏、桔梗。在前方内加白芍5g、生石膏60g，颗粒剂，5剂，继续治疗。半月后随访，病愈。

【原文】太阳病，项背强几几，反汗出恶风者，桂枝加葛根汤主之。（14）

【提要】本条论述太阳病桂枝加葛根汤证，实为葛根去麻黄汤证。

【解析】第31条葛根汤证曰："太阳病，项背强几几，无汗，恶风，葛根汤主之。"葛根汤证项背强明显，故用有治疗项背强特能的葛根，又由于无汗，用能开毛孔、有汗出解表之功的麻黄。由于葛根汤以桂枝汤为基础，但又不全是桂枝汤，故曰"恶风"。

葛根汤证本无汗，此方证汗出，故曰"反"。仔细研究桂枝加葛根汤的药物剂量、方证论述、调护法（不须啜粥）可以发现，其实应是葛根去麻黄汤。进一步学习，由麻黄汤至葛根汤，再至葛根去麻黄汤，最后至桂枝汤，体现了表证由无汗表实向汗出表虚的转化，方证从呼吸系统病症（麻黄汤类方）向消化系统病症（桂枝汤类方）的转变，用桂枝汤体现重视胃气，胃气的虚实才是表证虚实的根本，汗出、无汗只是现象。

**桂枝加葛根汤** 葛根四两，麻黄三两（去节），芍药二两，生姜三两（切），甘草二两（炙），大枣十二枚（擘），桂枝二两（去皮）。

上七味，以水一斗，先煮麻黄、葛根，减二升，去上沫，纳诸药，煮取三升，去滓。温服一升，覆取微似汗，不须啜粥，余如桂枝法将息及禁忌。臣亿等谨按，仲景本论，太阳中风自汗用桂枝，伤寒无汗用麻黄，今证云汗出恶风，而方中有麻黄，恐非本意也。第三卷有葛根汤证，云无汗、恶风，正与此方同，是合用麻黄也。此云桂枝加葛根汤，恐是桂枝中但加葛根耳。

【解析】《神农本草经》谓葛根甘平、主治诸痹，芍药苦平、除血痹，本方用葛根四两、芍药二两，通痹解肌，治疗项背强，更有桂枝温通血脉，生姜、大枣、炙甘草健胃气，输注胃肠生成之津液于肌表，助桂枝、葛根、芍药成解肌之功。从"温服一升，覆取微似汗，不须啜粥"看，本方不是治疗表虚证桂枝汤的加味方。桂枝加葛根汤治疗表阳证葛根汤证而汗出、项背强几几者。

陆渊雷曰："桂枝加葛根汤及葛根汤，皆治项背强，仲景皆言太阳病，是知葛根为项强之特效药。太阳病兼见项背强，则于太阳方中加葛根以治之，正如呕者加半夏，恶寒者加附子。"其所论甚是。

笔者医案举例：边某，男，50 岁，因"颈部血管畸形术后四肢活动障碍"入院。素有心律失常、窦性心动过速，2024 年 12 月 16 日康复锻炼强度略大、受凉后颈肩部不适，乏力，17 日凌晨出现胸闷、气短、恶寒，发热，体温 38.7℃，查心电图示室上性心动过速，对症治疗后热退。至 18 日自觉乏力、恶寒、上半身发热、烦躁，汗出，腹胀如鼓，恶心，呕吐，口周、鼻周疮肿，伴腹泻。查看患者时，其人侧卧于床，头下放一盆，正欲呕吐，查其呕吐过程，见呕吐食物及水达半盆，约 1500ml。脉滑有力，舌淡苔薄黄。处以桂枝加葛根汤、小半夏汤、厚朴生姜半夏甘草人参汤合方加味，因其上热明显、烦躁加黄连，腹胀明显加枳实。处方：肉桂 6g，赤芍 10g，生姜 15g，炙甘草 6g，大枣 6g，葛根 15g，清半夏 15g，姜半夏 15g，法半夏 15g，枳实 15g，黄连 6g，厚朴 15g，人参 5g。颗粒剂，3 剂，每 4~6 小时冲服 1 次。20 日上午查看患者，其诉已服药 5 袋，18 日已无腹泻。19 日大便为条状便，已正常行康复锻炼，口鼻周围疮消，无腹胀。现口干、口渴甚，脉滑有力，舌淡苔干涩，予白虎加人参汤与栝楼牡蛎散合方 3 剂，服药后口干、口渴止。

【原文】太阳病，下之后，其气上冲者，可与桂枝汤，方用前法。若不上冲者，不得与之。（15）

【提要】本条论述表证误用下法后出现表不解，甚至变证的两种情况。

【解析】气上冲为病在表，是机体欲从表解除疾病的病机特点，第12条的"鼻鸣干呕"及第13条的"头痛"均是气上冲的表现。故下之后，有气上冲的病机状态存在，则提示表证仍存在，用桂枝汤治疗；无气上冲则无表解之机，故不得与之。

太阳病是表证，乃人体奋起抗争，调动气血向上、向外，欲通过汗出解除疾病而不能的状态，治疗应顺势利导，助人体出汗，以从表解除疾病。用下法，是逆人体抗病机制的错误治疗方法，幸得正气抗争有力，仍有上冲之机，虽此时表不解，但由于下后往往伤人胃气、导致津液不足，故不能用麻黄汤而取桂枝汤健胃气、增津液、发汗治表，表气通则气上冲亦止。如无气上冲，则提示机体已不能从表解除疾病，故不可与之。

陆渊雷亦认为："凡病证，如桂枝汤之头痛发热、汗出恶风等，多非疾病之本体，乃正气抵抗疾病之现象也。用药治病，非药力自能敌病，助正气以敌病也。正气者，即西医所谓自然疗能也。疾病之本体不可知，病证则显然可知。良医察其病证，知正气之欲恶，从而助之以药力。病证除而疾病去，疾病之本体，虽不问可也。"

气上冲所指具体症状为何？可以是第12条的"鼻鸣干呕"加重，也可以是"气由小腹上冲"的奔豚表现或者"心悸、冒"等。桂枝汤方中的桂枝有治疗气上冲的特能，《本经》谓其"主治上气，咳逆"。仲景书继承《本经》的用药法则，且应用更加具体，如用桂枝加桂汤治疗奔豚，用桂枝甘草汤治疗心下悸、冒，以及本条直言"气上冲"。

【原文】太阳病三日，已发汗，若吐、若下、若温针，仍不解者，此为坏病，桂枝不中与之也。观其脉证，知犯何逆，随证治之。桂枝本为解肌，若其人脉浮紧，发热汗不出者，不可与之也。常须识此，勿令误也。（16）

【提要】本条论述表证经治疗出现坏病，不可再与桂枝汤，应该依据当下症状，具体问题具体分析，辨证施治。同时对比伤寒表实证，论述桂枝汤禁忌证。

【解析】发汗、温针为取汗治疗表证的方法，吐、下为治疗里证的方法。太阳病为表证，理应以汗法治疗，经上述方法治之"仍不解"，不是指表证未解，而是疾病已经发生了变化，既不是表证也不是里证，故曰"此为坏病"，治疗表证的桂枝汤当然不能用。柯韵伯谓："坏病者，即变证也。若误汗，则有遂漏不止、心下悸、脐下悸等证；妄吐，则有饥不能食、朝食暮吐、不欲近衣等证；妄下，则有结胸痞硬、协热下利、胀满清谷等证；火逆，则有发黄清血、亡阳奔豚等证，是桂枝证已罢，故不可更行桂枝汤也。桂枝方以五味成方，减一增一，便非桂枝汤，非谓桂枝竟不可用。"

"观其脉证，知犯何逆，随证治之"可视为临证要诀，不只坏病，所有病症，均应诊察当下脉证，参考治疗经过及诱发因素，最后确定其方证而治之。"观其脉证"之"证"为具体的症状，以及舌、脉、腹诊所得之体征，今日解之，西医的实验室检查结果、影像学检查，均应纳入此"证"之范畴。"随证治之"之"证"，为证候，应具体至方证，如"桂枝汤证""麻黄汤证""小柴胡汤证"等。

"桂枝本为解肌"及以后内容，在《金匮玉函经》及《注解伤寒论》中均另作一条。桂枝汤为健胃气、增津液、发汗解肌、和解营卫之剂，治疗的是表虚证，以汗出、恶风、脉浮缓为主症。若津液聚于体表，欲汗出而不得，为表实证，其脉浮紧，其证发热汗不出，实证不可以虚治，桂枝汤不可予之，否则便是"实实之祸"。此为虚实之治不可误的原则性问题，应该牢牢记住，临证时刻提醒自己，不能有误。

桂枝汤增津液于体表，有实表之功，用于汗出的表虚证；麻黄汤开毛孔、散体表水湿，有祛水毒之功，用于无汗的表实证。在表之虚实迥异，故陆渊雷曰："此条言桂枝证、麻黄证之鉴别法，在于脉缓自汗与脉紧无汗。脉紧无汗之伤寒，禁桂枝汤，以桂枝虽能祛毒，不能开汗腺之闭，芍药又收而不泄故也。凡用桂枝葛根之剂，通常谓之解肌，用麻黄者，则谓之发汗。"

【原文】若酒客病，不可与桂枝汤，得之则呕，以酒客不喜甘故也。（17）

【提要】本条论述内有湿热的人患太阳病中风证不能用桂枝汤治疗。因酒客多湿热，故以"酒客病"为例论述。

【解析】本条可对比第 16 条学习。第 16 条（表实证）从表证的虚实方面论述，本条（里热证）从寒热方面论述，均是"不可"之反面论证，临证体会八纲辨证之辨病位表里，以及辨病性寒热、虚实的重要性。"酒客"谓经常饮酒之人，体内多湿热，故即使病桂枝汤证，虑其体内湿热，也不能用甘温的桂枝汤治疗，否则就是以热益热，故呕。临证应灵活理解，据临床观察，饮酒之人多湿、寒、瘀，其舌体胖大伴有齿痕，舌质淡嫩苔白而不黄，舌底多瘀紫。

从临证观察，今日之酒客多寒湿，不是桂枝汤禁忌证。陆渊雷对本条所论亦有质疑，在《伤寒论今释》之叙例中明言"惟鄙人一己之治验，概不附入，嫌标榜也"，但在"质疑"此条时，却不惜笔墨，通过临证予以反驳，符合临床实际，亦先得我心，其文曰："酒客，谓素常嗜饮之人，病，谓太阳中风也。此条所言，殊不可泥。愚尝治酒客中风，头痛发热，汗出恶风，桂枝证悉具，以本论有酒客不可与桂枝汤之戒，乃书防风、苏叶等俗方与之，明日，病如故。因思本论所以禁用桂枝，谓酒客不喜甘故也，桂枝汤之所以甘，以有甘草、大枣故也，甘草、大枣既非桂枝汤之主药，可以斟酌去取，乃于桂枝汤中去草枣，加葛花、枳椇子以解酒，应手而愈。其后又遇酒客中风，问其平日是否不喜甘，乃殊不然，遂用桂枝汤原方，仍加葛花、枳椇子与之，其病亦霍然而愈。又其后遇酒客，则用桂枝原方，不复加味，虽愈期有迟速，从无得之而呕者，因知酒客服桂枝汤而呕者，盖偶然之事，不可执以为常。"

【原文】喘家，作桂枝汤，加厚朴杏子佳。

【提要】本条论述素有喘病者发桂枝汤证，予桂枝加厚朴杏子汤。

【解析】本条承第 17 条，从正面论述，素有喘病者发桂枝汤证，诱使喘病发作或加重，应在桂枝汤的基础上，加用性温而下气平喘的杏仁、厚朴。

前后条文对比学习，方知仲景书"其言精而奥"。第 17 条"酒客病"的"病"，结合文义分析，就是指中风病桂枝汤证。此条言"喘家作桂枝汤"，而不言"喘家病"，对第 17 条之"病"字有提示作用。而第 17 条言不可用桂枝汤例，此又言用桂枝汤，为了进一步对应病情，精确到药证相应，需在原方内加治喘的厚朴、杏子。陆渊雷云："喘家与酒客不同，酒客有卒病，多无病酒之证，喘家有卒病，必有喘证，此经验之事实也。无酒证，则不须加药，有喘证，然后加厚朴、杏子，如其不喘，则犹不必加入。用药当视证，证不具，则酒客喘家，与常人一也。"

《普济本事方》载："戊申正月，有一武臣，为寇所执，置舟中艎板下，数日得脱，乘饥恣食，良久，解衣扪虱，次日遂作伤寒，自汗而膈不利。一医作伤食而下之，一医作解衣中邪而汗之，杂治数日，渐觉昏困，上喘急高，医者怆惶失措。予诊之曰：'太阳病下之，表未解，微喘者，桂枝加厚朴杏仁汤'，此仲景之法也。指令医者急治药，一啜喘定，再啜絷絷微汗，至晚，身凉而脉已和矣。医曰：'某平生未曾用仲景方，不知其神捷如是。'予曰：'仲景之法，岂诳后人也哉。'人自寡学，无以发明耳。"

【原文】凡服桂枝汤吐者，其后必吐脓血也。（19）

【提要】本条论述体内多湿热之人，服桂枝汤容易出现呕吐。

【解析】此条承第17条，言体内多湿热之人，服桂枝汤容易出现呕吐。湿热内蕴之人，易发体内痈疮疡之变，肺痈吐脓，胃痈致血不归经而吐血。然"必"字应灵活理解，不是一定之谓，乃有可能发生之意。和对第17条的质疑一样，陆渊雷对此也提出反对意见，曰："此条亦不可信，以实验言，服桂枝汤，未闻有吐者；以病理言，吐脓血，当为肺坏疽、肺脓肿、肺结核、胃溃疡等病，服桂枝汤而吐，绝无造成此等病之理，以是知其不可信矣。"

第12条至第19条，论述胃虚寒、津液不足，汗出、恶风表不解的桂枝汤证及其鉴别、禁忌、加减应用。第12条、第13条为桂枝汤正证。第14条为桂枝汤加减法：在桂枝汤证基础上，出现项背强几几，于桂枝汤内加葛根治疗（实为葛根去麻黄汤证，为表虚证向表实证过渡之方证）。第15条从气上冲方面阐释表证机制及桂枝汤病症，第16条论述坏病的证治原则及表实证不可用桂枝汤，第17条与第19条进一步论述桂枝汤为甘温健胃增津液、发汗止汗之方，如内有湿热之人，不可服用。第16条与第17条对比学习，可进一步认识桂枝汤证的本质为胃气虚寒、津液不足，在体表则表现为汗出、恶风的表虚证。第18条为在桂枝汤证的基础上出现喘的临床治疗。以上虽有加减，但仍是表阳证桂枝汤类方证的应用。

【原文】太阳病，发汗，遂漏不止，其人恶风，小便难，四肢微急，难以屈伸者，桂枝加附子汤主之。（20）

【提要】本条论述发汗治疗表证，调护不得法，病由表阳证陷入表阴证，用桂枝加附子汤。

【解析】太阳病为表证，治法用汗法，发汗不是目的，而是通过汗出从体表排除病邪。无汗的伤寒用麻黄汤发汗解表，其汗出要求是"覆取微似汗"，如大汗出则病不除，反生变证。"遂"是一贬义词，引出"漏不止"为发汗调护不得法，大汗出、汗不止的状态。太阳病其人本恶风、恶寒，再次将"其人恶风"列出，强调恶风进一步加重，病由阳证陷入阴证。"小便难，四肢微急，难以屈伸"，其因有二：一是发汗剂麻黄的不良反应，二是汗出太多，津液损伤，内不能生成小便，外不能荣养肢体、关节。关于第一种原因的认识，来自个人临证观察，吾有两名师承学生，其中一人，患湿疹、鼻炎，夏日发病，服用麻黄附子细辛汤，少量汗出后，自觉关节挛急、手足抽筋、屈伸不利，其人身体素强，在踢足球、跑步、打篮球而大汗出后也不曾出现如此症状，知其为麻黄副作用；又有一徒，中药师，新型冠状病毒感染期间患大青龙汤证，予大青龙汤，结果出现小便无力、尿等待等小便难症状，后其每用含麻黄方，均出现此类症状。麻黄一药，老年男性服后，可见小便不利，排尿困难、排尿无力、尿等待，甚至尿潴留，但"四肢微急，难以屈伸"却不常见。由是可知，"小便难，四肢微急，难以屈伸"症状同时出现在服用麻黄汤发汗后，多是个人体质的易感性所致。

病已由表阳证陷入表阴证，由于汗出乃表虚之证，故治疗表证用桂枝汤而不用麻黄汤，同时加附子振奋机体功能。本方所治为表阴证少阴病，若病传里，发为吐利、汗出如雨、脉细如丝、四肢逆冷、神色萎悴的太阴病，则宜四逆汤、通脉四逆汤、通脉四逆加人参汤等含附子、干姜类方。

汗出，一方面丧失体液（津液），另一方面放散体温。陆渊雷谓前者为"伤津"，后者为"亡阳"，解析本条并延伸及阳明病、少阴病（实为太阴病），其理颇顺，今录其文于下："凡发表药分量失当，服不如法，或药不对证者，则生二种副作用，曰伤津，曰亡阳。伤津者，血浆被分泌过多，体内营养液因而不足也。亡阳者，体温被蒸散过多，细胞之生活力因而衰减也。……汗出多，体温之蒸散亦多，则温度不足，而细胞之生活力衰减矣。然营养液之来源，由于饮食水谷，须经消化吸收种种作用而后成。此种作用，则赖各脏器细胞之生活力。故津伤而阳不亡者，其津自能再生，阳亡而津不伤者，其津亦无后继。是以良工治病，不患津之伤，而患阳之亡。阳明病之津液干枯，津伤而阳不亡也，撤其热则津自复。少阴病之津液干枯，阳亡而津不继也，回其阳则津自生。若不知回阳，但喜甘寒生津，岂知滋腻之药，用于阳证，则不能减热，用于阴证，则不能运化。桂枝加附子汤之证，伤津而兼亡阳也，仲景则回其阳而已，不养其津，学者当深长思之。"

**桂枝加附子汤** 桂枝三两（去皮），芍药三两，甘草三两（炙），生姜三两（切），大枣十二枚（擘），附子一枚（炮，去皮，破八片）。

上六味，以水七升，煮取三升，去滓，温服一升。本云，桂枝汤今加附子。将息如前法。

【解析】汗出、恶风，仍是表虚之证，故用桂枝汤甘温健胃生津液，发汗止汗以解肌。又漏汗不止，小便不利，功能沉衰，病已陷入阴证，故加振奋机体功能、恢复抵抗力的附子。仲景书中回阳救急多用生附子，且多与干姜同用，其余情况一般用炮附子。桂枝加附子汤，治疗在表阳证桂枝汤的基础上，功能沉衰而陷入阴证者。陆渊雷认为："此方以桂枝汤畅血运，敛汗，即所谓调和营卫也。以附子恢复细胞之生活力，即所谓回阳，所谓温经也。附子为兴奋强壮药，能兴奋全身细胞之生活力，起机能之衰弱，救体温之低落。……又，此条药证相对，丝丝入扣，汗漏者，桂枝芍药附子所主；恶风者，附子桂枝生姜所主；小便难者，桂枝附子所主；四肢微急，难以屈伸者，附子芍药甘草大枣所主，学者于此等处，最宜体味。"本方证产后多见，表现为极度恶风、极易汗出、关节痛。

本方为治疗表阴证的代表方，故对体表疼痛类病症，有较好疗效，头痛、偏头痛是其中一症。笔者曾以本方为主治疗有视觉先兆的头痛一例，获佳效，具体如下。

李某，女，34岁。2019年6月21日初诊。主诉：眼前发黑半小时后头痛伴恶心、呕吐半月。每次发病前先眼前发黑，双眼无法视物，约半小时后视力恢复正常，随后出现头痛伴恶心、呕吐，头痛为双侧颞部搏动样中到重度疼痛，头痛症状持续数小时到一天不等，休息后症状可部分缓解，半月内发作2次。家族中其姐患有月经相关性头痛（即在月经前后出现头痛）。完善甲功五项、血生化全项、头CT等检查，均未见异常。患者诉平日怕冷、怕风，三伏天也得穿长裤，不能在空调下工作，出汗少，查脉沉细，舌淡胖白嫩，舌底瘀。从整体辨证出发，恶风怕冷、汗出少为表证，表证分为阴证和阳证，本患者脉沉细，属于阴证，为少阴病，故用桂枝汤加附子。在解表方剂内加入利尿药（苍术、茯苓等）为微汗法，是治疗湿病的大法，结合舌白胖嫩考虑有湿，故用苍术、茯苓治疗表湿。《神农本草经》谓黄芪"主大风"，据胡希恕先生经验，恶风是黄芪证，此患者恶风，故加黄芪。舌底瘀紫是用桂枝茯苓丸的指征。西医诊断：有视觉先兆的偏头痛。中医诊断：少阴病兼有瘀血。辨方证为桂枝汤加附子汤、桂枝茯苓丸合方加茯苓、苍术、黄芪方证。处方：桂枝10g，白芍10g，生姜10g，炙甘草10g，大枣10g，茯苓12g，苍术10g，附子10g，桃仁12g，赤芍10g，牡丹皮10g，黄芪30g。9剂。2019年7月2日复诊，诉服药后至今未出现头痛，身上怕冷较前明显好转（以前夏天也不能吹空调，现在没问题了）。而且本次月经周期正常（以前常提前或错后），睡眠也较前好转（以前晚上必须10点前上床睡觉，否则难以入睡，现在到10点以后也能正常入睡）。舌淡、苔白、舌底略瘀紫，脉沉有力。将原方炙甘草减量至6g，仿玉屏风散意，加黄芪至30g，另加防风6g、白术10g，7剂，继续调理。2年后患者头痛复发就诊，疼痛程度较前减轻，中间2年未发病。2025年12月25日上午，患者特意请假到门诊送来一面锦旗，表示以前头痛都是由疲劳诱发，近年来即使工作压力非常大，基本没有休班，也无头痛再发作，这在服中药以前是不可能的事情。

少阴病为表阴证，亦可出现水肿。无汗表实证，用麻黄附子汤；汗出表虚证，可用本方治疗，如姜春华先生医案：赵某，女，67岁。手脚浮肿，怕冷，醒后坐起自汗淋漓，乏力，下肢凹陷性浮肿，面色萎黄，头晕，脉细弦，舌少苔。治以桂枝加附子汤：附片 6g，桂枝 9g，白芍 9g，生姜 3 片，甘草 5g，大枣 12 枚。服药 7 剂，怕冷、自汗及浮肿症状改善，但仍乏力。上方加黄芪 9g，又服 7 剂而愈。

扩展经方应用思路：桂枝汤与葛根汤均为病在表的阳证，功能不沉衰。其所不同者，桂枝汤为汗出的表虚证，葛根汤为无汗的表实证，表虚证桂枝汤证陷入阴证可用桂枝加附子汤，葛根汤证陷入阴证亦可用葛根加附子汤。举笔者一则医案如下：刘某，男，34 岁，2021 年 10 月 14 日就诊。头昏沉 4 天。现症：夜间恶寒，无汗，精神差，多眠睡，口干、乏力、头昏沉，颈肩部疼痛，腿沉，偶有手抽筋，进食差、不知饥。脉紧细、左寸口动，舌淡胖质嫩，苔白、根部裂纹，舌底干、苍白、有水色。腹诊：腹部平，腹力中等，双侧里急明显，悸动明显，脐上前正中线处有类似里急样肌肉挛急。辨六经为少阴阳明合病，辨方证为葛根汤加附子、生石膏。处方：葛根 18g，桂枝 12g，麻黄 10g，赤芍 12g，炙甘草 10g，炮附子 10g，生石膏 45g，生姜 3 片，大枣 4 枚，4 剂，水煎服。2021 年 10 月 18 日复诊，恶寒、腿沉、多眠睡均减轻，精神状态明显好转，现咽干、口干、舌面干，进食较前增多，二便正常。脉紧细，舌淡嫩、体胖，少苔，舌底干、苍白、有水色。腹诊：腹部平，腹力中等，双侧轻度里急，左侧脐旁轻度悸动，脐上下正中"铅笔芯"样改变。予虚劳小建中汤与苓桂术甘汤合方继续治疗。1 年后因咳嗽就诊，知服药后病愈。

【原文】太阳病，下之后，脉促胸满者，桂枝去芍药汤主之。促，一作纵。（21）

【提要】本条论述太阳病误下后脉促、胸满的桂枝去芍药汤证。

【解析】表证误用下法，虚其腹气，导致气上冲，故脉促（寸浮尺沉）、胸闷，寸浮是表证未解之应，尺沉是腹气已虚之应。表未解，用桂枝汤，又因下后里虚（腹气虚）故在桂枝汤的基础上去芍药。

本条之脉促、胸闷，应和《金匮要略》中胸痹心痛的病机一同研究。"师曰：夫脉当取太过不及，阳微阴弦，即胸痹而痛，所以然者，责其极虚也。今阳虚知在上焦，所以胸痹、心痛者，以其阴弦故也。""阳微阴弦"即是言"寸微尺弦"，其脉理与促脉同，均是上下功能失调。

关于促脉，陆渊雷、胡希恕结合临床实践及《伤寒论》全篇内容，做了详细解析，对理解表证及病机状态至关重要，今录其论述如下。

陆渊雷曰："《今释》初稿，从恽铁樵先生之说，以促为数中一止之脉，其后临床经验稍多，乃知其不然。西法无太阳禁下之例，于急性热病之初起，往往用轻泻剂荡涤胃肠，此等被下而表证仍在者，其脉寸口特躁疾，关尺部相形几如无脉，即《脉诀》所谓并居寸口者也。太阳禁下，为其逆正气之趋向，违治疗法之根本原则故也。此条之证，脉促为寸口独盛，寸主上部，是正气犹欲上冲，犹有一部分游离不结之毒害性物质，须从汗解也。胸满虽异乎结胸之剧，已非不结胸之比。脉促不结胸为欲解，可知脉促胸满为未解。未解，故犹须桂枝汤解其未尽之毒。胸之所以满，盖因胸腔内充血之故。芍药阴药，作用于内部，《药征》谓其主治挛急，可知能扩张内部血管，血管扩张，则愈益充血，此胸满之所以忌芍药软。其互结之毒，既因下而排除，所余游离不结之毒，不复须芍药之破结，此所以用桂枝汤而去芍药软。"

胡希恕先生在《辨证施治概论》一文中，专门论及促脉，认为"寸脉浮关以下沉者，则谓为促"，并将其与气上冲、表证结合理解，曰："促，此脉亦来源于脉动的不匀整。促为迫或近之意，若脉动迫近于上、于外，即寸脉浮、关以下沉者，则谓为促。促为脉动促击于寸上的太过脉。表不解则邪气冲击于上，脉因应之促击于寸口，故促脉主表，亦主气上冲（上实下虚多见此脉）。结胸病有时见此脉。《脉经》谓促为数中一止的脉，后世脉书虽有异议，但仍以促为数极，此亦非是。促为迫上、迫外之意，实即寸浮、关以下沉的脉。仲景书论促脉共4条，如：'伤寒脉促，手足厥冷，可灸之。'释：伤寒而手足厥逆，乃外邪里寒的为证，故脉应之促。寸浮以应表邪，关以下沉以应里寒，灸之即先救里而后救表之意。'太阳病，下之后，脉促胸满者，桂枝去芍药汤主之。'释：太阳病下之后，其气上冲者，可与桂枝汤；今胸满即气上冲的为候，故脉应之促，虽气冲胸满，但由于下后伤腹气，芍药非腹虚所宜，故去之。'太阳病，桂枝证，医反下之，利遂不止。脉促者，表未解也。喘而汗出者，葛根黄芩黄连汤主之。'释：于此明明提出脉促为表未解之应，则寸脉浮又有何疑！关以下沉，正是下利不止之应。'太阳病，下之，其脉促，不结胸者，此为欲解也。'释：结胸证，则脉象寸浮、关以下沉，即促之象。今误下太阳病，脉虽促，但未结胸，又无别证，亦只表邪尚不了了而已，故谓为欲解也。基于以上所论，则促为寸浮、关以下沉的脉象，不是一清二楚吗？"

**桂枝去芍药汤** 桂枝三两（去皮），甘草二两（炙），生姜三两（切），大枣十二枚（擘）。

上四味，以水七升，煮取三升，去滓，温服一升。本云，桂枝汤今去芍药。将息如前法。

【解析】由于下后里虚，气上冲而胸闷，故去"主治邪气腹痛，除血痹，破坚积"的芍药，用桂枝、生姜辛甘温解表，甘草、大枣温中补虚。桂枝去芍药汤治桂枝汤证脉促、胸闷者。

【原文】若微寒者，桂枝去芍药加附子汤主之。（22）

【提要】本条承第21条，论述下后胸闷，陷入阴证的桂枝去芍药加附子汤证。

【解析】结合全文之意，本条应读作"若（脉）微，（恶）寒者"，且应上承"脉促，胸满"，此时脉促而无力，为促、微的复合脉，提示病机表未解，已由阳证陷入阴证，促脉还有表解之机，微脉已现功能沉衰之象。本条之"寒"为较前恶寒更甚，重复是为了强调。本条与第20条中桂枝加附子汤"其人恶风"理同，均是表证由阳证陷入阴证，故在桂枝去芍药汤证基础上加振奋功能的附子。

在《金匮玉函经》《注解伤寒论》中"寒"字上有"恶"字，从文献角度看，本条应为"若微，恶寒者，桂枝去芍药加附子汤主之"。

**桂枝去芍药加附子汤**　桂枝三两（去皮），甘草二两（炙），生姜三两（切），大枣十二枚（擘），附子一枚（炮，去皮，破八片）。

上五味，以水七升，煮取三升，去滓，温服一升。本云，桂枝汤今去芍药加附子。将息如前法。

【解析】在桂枝去芍药汤证的基础上，脉微，恶寒加重，呈现功能沉衰的表现，故于原方中加附子以振奋功能。桂枝去芍药加附子汤治桂枝去芍药汤陷入阴证，脉微促、恶寒甚者。

本方证亦可见于素体虚弱，患感冒而胸闷者，如姜春华先生治验：高某，男，65岁。素有阳虚，常四肢不温，背恶寒如冷水浇，近患感冒，头痛，恶风，汗出，胸闷，精神不振。脉浮弱，舌淡、苔白而润。投以桂枝去芍药加附子汤。桂枝9g，炙甘草5g，生姜5片，大枣4枚，附片6g。因患者胸满闷，故去芍药。方中倍用生姜与大枣相配，亦能佐桂枝起调和营卫作用。因患者素有阳虚，故加附子以温阳固表，使汗不外泄。若脉沉细，反发热者，属于少阴证，用麻黄附子细辛汤，不可不辨。

以上三条，论述表阳证陷入表阴证的证治。第20条为伤寒发汗后陷入阴证，发为桂枝加附子汤证。第21条、第22条应合论，为下后，气上冲剧烈，且陷入阴证（少阴）的桂枝去芍药加附子汤证。

【原文】太阳病，得之八九日，如疟状，发热恶寒，热多寒少，其人不呕，清便欲自可，一日二三度发。脉微缓者，为欲愈也；脉微而恶寒者，此阴阳俱虚，不可更发汗、更下、更吐也；面色反有热色者，未欲解也，以其不能得小汗出，身必痒，宜桂枝麻黄各半汤。（23）

**【提要】** 本条论述太阳病，病程较久，依然是表证，其表现是发热恶寒、定时发作，由于邪正交争而出现三种不同的转归。

**【解析】** "疟"有两个特点：一是定时发作，二是往来寒热。此处"如疟状"，当指定时发作。太阳病是表阳证，按照一般传变规律多是三四日、四五日传半表半里发为少阳病，五六日、六七日传里发为阳明病。然更为关键者，经方辨证依据症状反应，所谓"观其脉证，知犯何逆，随证治之"。本条即是具体说明，病程八九日，仍未离表，表现为恶寒发热。同时以"不呕"排除半表半里证，以"清便欲自可"排除里证，故确断病仍在太阳。

其后论述三种不同转归。第一种转归为"脉微缓"，当指脉浮缓见微，病久体虚，脉证相应，病顺，结合"热多寒少"，判断为阳进阴退，为欲愈也，非谓可自愈，临证应观其脉证，随证治之，后文桂枝二越婢一汤，可适症选用。第二种转归为"脉微，恶寒"，与第22条"微寒"同，是病由表阳证进一步发展而陷入表阴证，表现为脉浮微、恶寒加重的症候。所谓"阴阳俱虚"，太阳病是表阳证，少阴病是表阴证，此在太阳病阶段即是虚证，陷入阴证少阴，依然是虚证，故曰"阴阳俱虚"。表证不能用吐法、下法，陷入阴证虚证，更不能用麻黄汤发汗治疗，要在健胃气、增津液的桂枝汤基础上，加附子以强壮功能，强壮、解肌、微发汗治疗，《金匮要略·妇人产后病脉证治》竹叶汤亦可适症选用。第三种转归，表现为"面色反有热色者，未欲解也，以其不能得小汗出，身必痒"，此时无汗应该用麻黄汤，然其本虚，又有定时发热的特点，为桂枝汤适应证，故临证应灵活应用，将桂枝汤与麻黄汤合方应用，既健胃气、增津液、补虚，又开毛孔发汗。

临证中表实无汗的麻黄汤证与表虚自汗出的桂枝汤证，虚实之治，法则严明，即第16条所记录的"桂枝本为解肌，若其人脉浮紧，发热汗不出者，不可与之也，常须识此，勿令误也"。临证多虚实互现，本条即是示例，如第16条是在言虚实之治的原则性，此处则是言虚实之治的灵活性，不可不知。陆渊雷认为："凡言某汤主之者，方证相对，决然无疑之词也。病证万变，而伤寒金匮所载经方，不过三百首，以有限之方，御无穷之病变，则方与证有时而不能恰合，于是择其比较最切近者用之，则曰宜某汤。证候有疑似，方药有宜忌，权衡决择，定其去取，则曰可与不可与。"

**桂枝麻黄各半汤** 桂枝一两十六铢（去皮），芍药，生姜（切），甘草（炙），麻黄

（去节）各一两，大枣四枚（擘），杏仁二十四枚（汤浸，去皮尖及两仁者）。

上七味，以水五升，先煮麻黄一二沸，去上沫，纳诸药，煮取一升八合，去滓，温服六合。本云，桂枝汤三合，麻黄汤三合，并为六合，顿服。将息如上法。臣亿等谨按，桂枝汤方，桂枝、芍药、生姜各三两，甘草二两，大枣十二枚。麻黄汤方，麻黄三两，桂枝二两，甘草一两，杏仁七十个。今以算法约之，二汤各取三分之一，即得桂枝一两十六铢，芍药、生姜、甘草各一两，大枣四枚，杏仁二十三个零三分枚之一，收之得二十四个，合方。详此方乃三分之一，非各半也，宜云合半汤。

【解析】本方约取桂枝汤剂量的1/3及麻黄汤剂量的1/3，两方相合。曰桂枝麻黄各半汤乃因两方所取比例相同，非谓两方各取1/2剂量。本方治疗太阳病表虚证与表实证互现，面部发红，身痒，恶寒发热，不能汗出而又表虚者。换言之，桂枝麻黄各半汤，治疗表阳证太阳病，虚实互见，桂枝汤与麻黄汤合病证者。

临证治疗瘙痒相关性皮肤病表现为表证无汗者，由于麻黄可能导致心悸、尿潴留、血压升高等，据胡希恕先生及冯世纶教授两代人经验，可用防风、荆芥代麻黄，瘙痒重时加白蒺藜，形成治疗瘙痒表证的桂枝汤加荆防白方证，用来治发热恶寒、身痒起疹者屡见良效。

如胡希恕先生治验：房某，男，43岁。1965年5月24日初诊。原有慢性肝炎，近日皮肤痒甚，尤以夜间瘙痒难忍，至抓破为止。时有寒热，苔薄白，脉浮缓。与桂枝汤加荆防白，处方：桂枝10g，白芍10g，生姜10g，大枣4枚，荆芥10g，防风10g，炙甘草6g，白蒺藜10g。结果：上药服3剂身痒已。因有两胁痛、口苦等，与柴胡桂姜汤加味治之。

【原文】太阳病，初服桂枝汤，反烦不解者，先刺风池、风府，却与桂枝汤则愈。（24）

【提要】本条论述用针刺辅助药物治疗表证。

【解析】本是太阳表证桂枝汤证，依法服用桂枝汤，助人体抗邪，反出现"烦"且原有太阳病"不解"，言外之意，患者之发热、汗出、恶风服药后依然存在。此时结合针刺风池、风府穴，疏通血气，助桂枝汤解肌发汗以止烦，因桂枝汤证依然存在，故继续与桂枝汤治疗。

本条言针刺法可作为服药的辅助治疗手段，针刺也是防止疾病内传的预防手段，第8条"若欲作再经者，针足阳明，使经不传则愈"即是。

第1条提纲云："太阳之为病，脉浮，头项强痛而恶寒。"因身体上部及头项汗孔密集、血供丰富，故发病时症状明显。服药后，药物帮助人体从体表祛除邪气，故头面部血供亦增加，则发烦。用针刺之法，可疏通局部血气，增加局部血流量，辅助药物调动机体气血向上、向外之机转，发汗解肌，由表出汗，排出病邪而愈病。

【原文】服桂枝汤，大汗出，脉洪大者，与桂枝汤如前法。若形似疟，一日再发者，汗出必解，宜桂枝二麻黄一汤。（25）

【提要】本条论述服用桂枝汤后调护不得法，出现表不解的两种证治。

【解析】桂枝汤健胃气增津液、发汗解肌，治疗汗出、恶风的表虚证，服药后应注意取"微汗"的调护之法，方证对应，如调护不当，不但不能愈病，还有可能出现种种变证。"服桂枝汤，大汗出"表证必不得解，即桂枝汤调护法中所说"汗出如水流漓，病必不除"，不但表不解，反有里热渐盛，脉洪大，表现为太阳与阳明合病。依据治疗原则，应先治太阳表证，故曰"与桂枝汤"，"如前法"即服用桂枝汤"适寒温，服一升，服已，须臾，啜热稀粥一升余，以助药力，温覆，令一时许，遍身漐漐，微似有汗者益佳"的调护法。

除了可能出现的太阳阳明合病，还有可能出现病仍在表，无汗、恶寒、发热、定时发作者，即"若形似疟，一日再发者"，此时应该用汗法治疗，但本是桂枝汤证，故用桂枝汤二份、麻黄汤一份组成桂枝二麻黄一汤，取微汗解表治疗。

陆渊雷由此条文论述脉证，强调"证重于脉"，符合临证，曰："大汗而脉洪大，疑似阳明白虎汤证。脉但洪大，则无白虎证，而桂枝证未解也。盖汗出是桂枝白虎共有之证，洪大是白虎独有之脉，惟白虎尚有以烦渴为主要证。今汗出脉洪大而不烦渴，与桂枝，则对证不对脉，与白虎，则对脉不对证，是二汤者，皆非得当之剂也。仲景竟与桂枝，不从其脉之洪大，而从其证之不烦渴，可知诊治之法，证重于脉矣。且烦渴与否，可以问而知，不可以切而得也。近时名医治病，有不许病人自诉症状，自示脉法之神者，亦异于仲景矣。"

**桂枝二麻黄一汤**　桂枝一两十七铢（去皮），芍药一两六铢，麻黄十六铢（去节），生姜一两六铢（切），杏仁十六个（去皮尖），甘草一两二铢（炙），大枣五枚（擘）。

上七味，以水五升，先煮麻黄一二沸，去上沫，纳诸药，煮取二升，去滓，温服一升，日再服。本云，桂枝汤二分，麻黄汤一分，合为二升，分再服。今合为一方，将息如前法。臣亿等谨按，桂枝汤方，桂枝、芍药、生姜各三两，甘草二两，大枣十二枚。麻黄汤方，桂枝二两，甘草一两，杏仁七十个。今以算法约之。桂枝汤取十二分之五，即得桂枝、芍药、生姜各一两六铢，甘草二十铢，大枣五枚。麻黄汤取九分之二，即得麻黄十六铢，桂枝十铢三分铢之二，收之得十一铢，甘草五铢三分铢之一，收之得六铢，杏仁十五个九分枚之四，收之得十六个。二汤所取相合，即共得桂枝一两十七铢，麻黄十六铢，生姜、芍药各一两六铢，甘草一两二铢，大枣五枚，杏仁十六个。合方。

**【解析】** 本方之立意同桂枝麻黄各半汤，为微汗解肌解表法。林亿等考证，本方取桂枝汤的 5/12（≈0.42）与麻黄汤的 2/9（≈0.22），即桂枝汤、麻黄汤所取原方的比例约为 2∶1。

胡希恕先生结合第 54 条"病人脏无他病，时发热，自汗出而不愈者"用桂枝汤治疗，考证出定时发热为桂枝汤的适应证，故桂枝麻黄各半汤证、桂枝二麻黄一汤证虽然均无汗，但麻黄汤不能治疗如疟的定时发热，这也是两方均合用桂枝汤的原因之一，可开阔临证思路。桂枝二麻黄一汤治疗桂枝汤与麻黄汤合并证，桂枝汤证多、麻黄汤证少的恶寒、无汗、发热定时发作者。

**【原文】** 服桂枝汤，大汗出后，大烦渴不解，脉洪大者，白虎加人参汤主之。（26）

**【提要】** 本条论述疾病经治疗由表传里，由太阳病传为阳明病的白虎加人参汤证。

**【解析】** 本条必须结合第 25 条学习，第 25 条言服用桂枝汤后表证仍在的两种证治，本条则承第 25 条前半部分太阳阳明合病，言病已由表传里。何以知之？本条"服桂枝汤，大汗出后"较前条多一"后"字，暗示表已解，其后接以"大烦渴不解"，是里热的症状表现，用"大""烦"形容渴，"不解"是言饮水后渴不得缓解，是里热重的表现。结合第 6 条、第 97 条，认识"渴"在识别里热证中的重要性。第 6 条言"温病"、第 97 条言"属阳明"，均是说里热，"脉洪大"是里热的脉学表现。里热重，用白虎汤清里热，"壮火食气"，口渴明显，在白虎汤内加人参益气生津液而止渴。陆渊雷认为："凡白虎证，其人壮热，汗出，不恶寒，反恶热，脉洪大滑数，唇舌干燥，烦渴欲引冷者，是也。或有手足冷，背微恶寒者，则为例外，然按其胸腹，仍必灼热。若白虎证而心下痞硬者，人参白虎所主也。"

**白虎加人参汤** 知母六两，石膏一斤（碎，绵裹），甘草二两（炙），粳米六合，人参三两。

上五味，以水一斗，煮米熟汤成，去滓，温服一升，日三服。

**【解析】**《神农本草经》谓石膏"味辛，微寒"，张锡纯善用生石膏治疗发热性疾病，亦主张本《神农本草经》石膏之性味，本方用生石膏一斤，清里热；知母"味苦，寒，主治消渴，热中"；甘草、粳米皆护胃之品，防石膏、知母寒凉药物败胃，粳米又有助于石膏退热成分的溶出，同时用粳米形成悬浮物，可吸附石膏粉于药汤之中，发挥石膏效用；"壮火食气""壮火之气衰"，方中用"味甘，微寒"且能振奋胃气的人参，益气生津、止渴除烦。本方为治疗里热证伴有胃气沉衰津伤的主方，治疗阳明里热证，大汗出、口渴、大烦，脉洪大者。

关于三阳病发热的论述及诸方证的治病原理，陆渊雷认为："夫太阳发热，为体力抗病之表现，不宜寒药逆折，前已言之久矣。然热至某种限度，体力所不能堪，将不死于毒而先死于热，故阳明高热，须白虎汤清而减之。若问热至若干度始须清，则因病人之体质、年龄、环境，而颇有上下，在治疗上，则以壮热汗出、不恶寒反恶热为候，亦即太阳已罢而转属阳明之候，非体温计所能刻定也。白虎及人参白虎，为寒凉清热之主剂，其力彻于表里上下，故白虎证之热，亦彻于表里上下，异乎太阳证之热偏于表。承气证芩连证之热偏于里，惟白虎之清热，辛散苦泄，仍寓宣通之意，故热减而无流弊。若易以地黄石斛诸药，则滋腻之性，意近冷罨，病可以日久无进退，病人则有因此致劳损，以至不救者。""凡有大热烦渴，脉洪汗出，心下痞硬之证者，不问何病，人参白虎悉治之。学者须知病之与证，实不相蒙。……商量治疗当从证，有自觉证，有他觉证，望闻问切，及按腹所得，仲景所论是矣。"

经方辨证依据症状反应，本方为夏日中暑常用方，如姜春华先生医案：何某，男，62岁。盛夏在烈日下行走，头昏眼花，身热汗多，气粗如喘，口干舌燥，反应迟钝，脉虽大但重按无力，证属暑热伤津，投以白虎加人参汤。白参9g，石膏30g，知母9g，天花粉15g，甘草9g。服1剂后，热退汗止，频呼口渴，且欲冷饮，改服"天然白虎汤"（西瓜汁）而愈。

本方亦可用来治疗流感，如冯世纶教授治验：冯某，男，10岁。2009年9月24日，甲型流感流行，全班停课，中午无明显不适，晚上出现发热，伴咽干，服氨酚伪麻美芬片（白加黑）1片，汗出热不退。一整天体温在39～39.5℃，汗出，口干思饮，不欲食，只喜吃西瓜。晚7点体温39.4℃，苔白腻，脉弦滑数。与白虎加人参苍术汤：生石膏100g，知母15g，炙甘草6g，苍术10g，新开河人参10g。晚8点服1煎，1小时后，体温降至38.8℃，第2天体温正常，因有咳嗽吐痰，服半夏厚朴汤加味，两日愈。


【原文】太阳病，发热恶寒，热多寒少，脉微弱者，此无阳也，不可发汗。宜桂枝二越婢一汤。（27）

【提要】本条论述太阳阳明合病津液不足的桂枝二越婢一汤证。

【解析】本条承第23、25条而来，前两条言应汗出而汗不出的表证，用桂枝汤与麻黄汤合方治疗，本条言汗出、发热、恶寒的太阳阳明合病，津液已伤，脉微弱，不可再用麻黄汤发汗，故用健胃气、增津液的桂枝汤与健胃气、解表、清里热的越婢汤合方。

本是发热、恶寒的太阳病，热多寒少，暗含里热，然脉微弱，为津液不足之象，故曰"此无阳"。此处的阳指津液，故不能用治疗津液充斥于体表"阳气重"的麻黄汤，需用健胃气、增津液的桂枝汤与治疗汗出、身肿的越婢汤合方治疗。越婢汤出自《金匮要略》，主治"风水恶风，一身悉肿，脉浮不渴，续自汗出，无大热者"，方用生姜、炙甘草、大枣健胃气，麻黄、生石膏发越体表水气（汗出、水肿）。

本方证宜与大青龙汤证对比学习。"此无阳也"指体表无津液停聚，为表虚，实是胃气虚，不能生成津液以达体表，故用桂枝汤与越婢汤合方治疗；而大青龙汤证则是"水液流行，归于四肢，当汗出而不得汗"，体表充实着津液，是阳气重的表实证，故用麻黄汤与越婢汤合方治疗。由是观之，则桂枝二越婢一汤与大青龙汤仍是表证分虚实的桂枝汤、麻黄汤证治的延续。

**桂枝二越婢一汤** 桂枝（去皮），芍药、麻黄、甘草（炙）各十八铢，大枣四枚（擘），生姜一两二铢（切），石膏二十四铢（碎，绵裹）。

上七味，以水五升，煮麻黄一二沸，去上沫，纳诸药，煮取二升，去滓，温服一升。本云，当裁为越婢汤、桂枝汤合之，饮一升。今合为一方，桂枝汤二分，越婢汤一分。臣亿等谨按，桂枝汤方，桂枝、芍药、生姜各三两，甘草二两，大枣十二枚。越婢汤方，麻黄二两，生姜三两，甘草二两，石膏半斤，大枣十五枚。今以算法约之，桂枝汤取四分之一，即得桂枝、芍药、生姜各十八铢，甘草十二铢，大枣三枚。越婢汤取八分之一，即得麻黄十八铢，生姜九铢，甘草六铢，石膏二十四铢，大枣一枚八分之七，弃之。二汤所取相合，即共得桂枝、芍药、甘草、麻黄各十八铢，生姜一两三铢，石膏二十四铢，大枣四枚，合方。旧云，桂枝三，今取四分之一，即当云桂枝二也。越婢汤方，见仲景杂方中，《外台秘要》一云起脾汤。

**【解析】** 本方组方比例之原理同桂枝麻黄各半汤、桂枝二麻黄一汤，林亿等考证，本方约合 1/4 桂枝汤与 1/8 越婢汤合方，故曰桂枝二越婢一汤。与前两者合方不同者，本方治汗出津液损伤，既有表证又有里热，故用治疗汗出的桂枝汤与越婢汤合方，且桂枝汤、越婢汤方中均有生姜、炙甘草、大枣三味健胃生津液之品，治疗津液损伤的病症，与"无阳"津液损伤的病机相合。此三方相同者，均有解表作用，均是发汗轻剂。桂枝二越婢一汤主治桂枝汤与越婢汤合病证，发热、汗出、恶寒、水肿者。

本方含桂枝汤，可治疗太阳阳明合病的定时发热。如刘渡舟先生治验：刘某，女，10 岁。深秋感受寒凉之气，发热恶寒，每日发作好几次，拖延数月未愈。脉浮无力，舌质红苔薄白，饮食及大小便基本正常。此种情况属于风寒郁表，日久不解，寒将化热的轻证。治用桂枝二越婢一汤。麻黄 3g，桂枝 5g，白芍 5g，生姜 3g，大枣 4 枚，生石膏 6g，炙甘草 3g，玉竹 3g，共服 2 剂，得微汗出而解。

【原文】服桂枝汤，或下之，仍头项强痛，翕翕发热，无汗，心下满微痛，小便不利者，桂枝去桂加茯苓白术汤主之。（28）

【提要】本条论述外邪里饮（太阳太阴合病）的桂枝去桂加茯苓白术汤证。

【解析】对于外邪里饮，必须在解表的同时利饮，方能里通表和，这是定法，否则病必不愈。从服用"桂枝去桂加茯苓白术汤"后"小便利则愈"可知本条的重点在里有停饮，小便不利。未用桂枝汤或下法之前的症状，通过一"仍"字引出，即发病之初患者即有"头项强痛，翕翕发热，无汗，心下满，微痛，小便不利"等症状，医者见"头项强痛，翕翕发热，无汗"以为表证，给予桂枝汤治疗，不愈，又见有"心下满，微痛，小便不利"以为里证，给予下法，不愈。赖机体保持抗病力，在经误治之后，未发生变证。病机关键点仍是里有停饮而表不解，故于方中加利饮的茯苓、白术，气上冲症状不明显，故去桂枝，服药后小便得利、心下满痛除，里气通畅，表和汗出，头项强痛、翕翕发热的表证得解。

**桂枝去桂加茯苓白术汤**　芍药三两，甘草二两（炙），生姜（切）、白术、茯苓各三两，大枣十二枚（擘）。

上六味，以水八升，煮取三升，去滓，温服一升，小便利则愈。本云，桂枝汤今去桂枝，加茯苓、白术。

【解析】本方于桂枝汤中去治疗气上冲的桂枝，加茯苓、白术利小便，方中生姜有解表作用，小便得利，表里和，汗出而病愈。

本方原是去桂枝，加茯苓、白术，解表利饮，表里同治。成无己是全面注解《伤寒论》的第一人且对后世影响深远，其言："头项强直，翕翕发热，虽经汗下，为邪气仍在表也。心下满微痛，小便利者，则欲成结胸。今外证未罢，无汗，小便不利，则心下满微痛，为停饮也，与桂枝汤以解外，加茯苓、白术，利小便，行留饮也。"

成无己主张原方加茯苓、白术，诸家又限于只有桂枝才能解表的观点，于是，围绕去桂枝还是去芍药形成了三种不同观点。成无己认为都不去，原方直接加茯苓、白术，如上所论。徐大椿之《伤寒论类方》云："凡方中有加减法，皆佐使之药，若去其君药，则另立方名，今去桂枝而仍以桂枝为名，所不可解。"认为不应该去桂枝。至《医宗金鉴》则直接改"去桂枝"为"去芍药"，云："去桂当是去芍药。此方去桂，将何以治头项强痛，发热无汗之表乎？……论中有脉促胸满，汗出恶寒之证，用桂枝去芍药加附子汤主之。去芍药者，为胸满也。此条证虽稍异，而其满则同，为去芍药可知矣。"陆渊雷亦认为是去芍药，曰："今考仲景方，凡苓术并用者，多为逐水之剂，则心下满微痛，为水饮无疑。凡逐水诸方，及汗吐下诸方之峻快者，皆不用芍药，则芍药之当去无疑。逐水方多用桂枝，况有头项强痛、翕翕发热之表证，则桂枝之不当去，亦无疑。由是言之，此条之证，盖其人素有水饮，因卒病太阳而引起宿疾，水停中焦，致令心下满微痛也，治之以桂枝去芍药加茯苓术汤者，盖临时御变，与喘家加厚朴杏子同意。"即使是师徒二人，在去桂枝还是去芍药的认识上都不一致，如胡希恕先生认为是去芍药，其学术继承人冯世纶教授认为是去桂枝。

临证怎样认识？需要明确的关键点有四：第一，对病机关键是小便不利的认识。第二，对是否有表证的认识。传统观点认为如果有表证，去主药桂枝后怎能解表？且无一方去主药者。第三，对芍药、桂枝利小便功效的认识。第四，对心下满痛的认识。

首先，对于小便不利是病机要点，诸家无异议，方中加茯苓、白术利小便。其次，是否有表证？可以肯定，有。总体分析，"头项强痛""翕翕发热""无汗"就是表证，在桂枝汤方中，桂枝、生姜两药均有发汗解表作用。日常生活中，受凉感冒出现恶寒、流涕，喝姜汤水可以缓解症状，就是单用生姜发汗解表的例子，但很少有用单味桂枝发汗解表的，故即使有表证，方中生姜即可解表，桂枝可去。再次，针对上述第三点，《神农本草经》记录芍药有直接利小便的作用，而桂枝治疗小便不利，多与茯苓同用。由此而论，本方不应去芍药，桂枝可去可不去。最后，芍药有"利小便""止痛"的功效，从药证分析，可直接治疗"小便不利"导致的"心下满、微痛"。综合以上四点分析，本方应是去桂枝而不是去芍药，原文无误，之所以有争论，是后世对桂枝的认识出现偏差。本方诸药合用，内利小便，外解表邪，使尿利汗出，表里和，治疗外邪内饮，无汗表不解，见小便不利、心下满痛者。

关于本方用白术还是苍术，亦有不同认识，《伤寒论今释》载："《脉经》载此条文，术上无白字。苏颂云：'古方云术者，皆白术也。'喜多村《伤寒疏义》云：'术分赤白，昉见陶弘景《本草经集注》。所谓赤术，即苍术也。盖仲景之时，未曾有苍白之分。《素问·病能论》云：泽泻术各十分。《本草经》亦只称术，不分苍白，此后人所加明矣。'渊雷案：依近世通例，本方宜用苍术。"

陈慎悟先生的一则治疗小儿发热的医案，可为本条桂枝去桂加茯苓白术汤做注。意引如下：患儿1年前感冒后，发热始终不退，因诣陈老处就诊。见其前诊，已用过桂枝汤、大柴胡汤并调胃承气汤等汗、下方药，均未取效，热仍未退。因思汗下而热不退，常见两端：一者瘀血不去、阴血耗伤，祛瘀则热退；二者水饮内停而风寒不解，利水则热退。诊此患儿全无瘀血证可寻，却有小便不利、无汗、心下痛而腹鸣等症状，显系水饮停蓄，舍利小便何能收功！然久病岂可峻攻，须是既能健脾助运，又能疏利膀胱者堪任，故茯苓、白术当为首选之药，病久胃气无有不伤，用药所当兼顾，调补脾胃，无如甘草、大枣，腹鸣有水，散水消饮，正需生姜之力，而老人每易伤阳，阳多亏虚，小儿每易伤阴，阴常不足，本例系小儿，发热逾年不退，且又几经汗下，伤阴可知，芍药益阴又且止痛，用之甚宜。故为疏方：茯苓10g，白术10g，芍药10g，甘草6g，生姜10g，大枣12枚。患者服头煎则热退，二煎则心下痛、腹鸣等症状消失，饮食二便皆趋正常，病告痊愈。陈老复顾所用方药，恰桂枝去桂加茯苓白术汤，叹服仲景之法，若非经而验之，弗知其微旨妙用。（本案系周铭心根据课堂笔记整理，记录于《伤寒论注评》一书）

【原文】伤寒脉浮，自汗出，小便数，心烦，微恶寒，脚挛急，反与桂枝，欲攻其表，此误也。得之便厥，咽中干，烦躁，吐逆者，作甘草干姜汤与之，以复其阳；若厥愈足温者，更作芍药甘草汤与之，其脚即伸；若胃气不和，谵语者，少与调胃承气汤；若重发汗，复加烧针者，四逆汤主之。（29）

【提要】本条论述外邪内饮误用桂枝汤发汗后，病传于里，发为太阴病或阳明病，太阴病有甘草干姜汤证、四逆汤证两种情况，阳明病有芍药甘草汤证、调胃承气汤证两种情况。

【解析】本条承第28条讲解外邪里饮证治，表里合病，内有停饮，不按定法治疗而出现的各种变证及其治疗。

本条的识证要点是"小便数"与"汗出"。第28条为水停心下，小便不利而无汗表不解；本条为胃虚停饮，不能制下，小便频数而汗出表不解。虽然俱是外邪里饮，治疗必须化饮，但由于表里虚实不同，误治后变证大异。第28条里不虚，停饮而表不解，故汗、下之后，病情仍无明显变化；本条里虚饮停，于是用桂枝汤后诸证加重，变证蜂起。

本条应分为5个部分解读，即发病后症状和误治后可能出现的4个变证（方证）。

（1）发病后症状：在表由太阳病伤寒表实证过渡至太阳病中风表虚证，在里出现阳明太阴合病，发病即为太阳阳明太阴合病，即"伤寒，脉浮，自汗出，小便数，心烦，微恶寒，脚挛急"。"伤寒"指无汗、恶寒；"脉浮"主病在表，详言之则伤寒脉浮紧、中风脉浮缓；伤寒本是表实证，无汗，此言"自汗出"是指表证由实向虚转变；"小便数"即小便次数增多，为里证的表现，结合整条文义及甘草干姜汤主治，知其为虚寒在里的太阴证，为上虚不能制下之故；六经皆有心烦，后文言误服桂枝汤后出现"烦躁"用甘草干姜汤治疗，可知此处"心烦"为烦躁的轻症，是里虚寒证太阴病的表现；有一分恶寒，便有一分表证，恶寒为表证的特征，恶寒越重，表证越重，恶寒越轻，表证越轻，此处"微恶寒"提示表证轻微；"脚挛急"为津液虚、里有热，即太阴阳明合病。

　　总体分析发病时症状，为表里合病，表证轻微，且有里阴证停饮，应该先治里阴证太阴病，发汗治表为误治，故有"反与桂枝，欲攻其表，此误也"之论。至于发病之始应用何方，分析至此，应是甘草干姜汤，但甘草干姜汤证还不明显，误治之后，出现典型的甘草干姜汤证。

　　（2）甘草干姜汤证：误用发汗，津液损伤进一步加重，阴证显现，表现出典型的太阴病里虚寒津液不足证候，即"小便数""厥，咽中干，烦躁，吐逆"。津液虚，位处四末的手足失养则四肢逆冷，出现"厥"；津液不上承则"咽中干"；津虚血不足，脑神失养则"烦躁"，此与干姜附子汤之"昼日烦躁不得眠"理同；里虚寒、饮停，胃气夹水饮上逆则"吐"；胃虚，不能制下则"小便数"。若此时服用温中生津、化饮降逆的甘草干姜汤，则诸症可愈。

　　（3）芍药甘草汤证：患者仍有"脚挛急"的阳明太阴合病。津液虚，用甘草治之，里有热，用能够缓解挛急的芍药，故更作芍药甘草汤与之，其脚即伸。

　　（4）调胃承气汤证：人的体质不同，服用甘草干姜汤后，如病情向里阳证发展，则可能会出现"胃气不和，谵语"的里热实证，用调胃承气汤清里热治疗。陆渊雷认为："凡阴证叠用干姜附子，阳回之后，往往转为胃燥，此非干姜附子之过，乃《内经》所谓中阴溜府，为阴证获愈之一种出路。胃燥，故用调胃承气汤。谵语本是神识昏蒙之脑病，在热病经过中，往往因胃不和而发。"

　　（5）四逆散证：乃"若重发汗，复加烧针出现的变证"。由于在发病之始里证即有阳明、太阴两种可能，临证通过"若重发汗，复加烧针"的治疗，有可能出现吐、利、厥逆的四逆汤证。

　　**甘草干姜汤**　甘草四两（炙），干姜二两。

　　上二味，以水三升，煮取一升五合，去滓，分温再服。

　　【解析】《神农本草经》记载："甘草，味甘，平，主治五脏六腑寒热邪气，坚筋骨，长肌肉，倍力。"则知甘草有健胃气、增体能的作用，现代研究认为甘草有激素样作用。第29条甘草干姜汤、芍药甘草汤、调胃承气汤、四逆汤四方证，均以胃气为本，故均应用炙甘草，但由于病情不同，剂量与配伍不同。

本方重用炙甘草四两，健胃气、生津液，结合方后服法，知其为《伤寒杂病论》诸方中单次服用甘草剂量最大方（同芍药甘草汤），干姜温中健胃、逐饮止逆，两药合用，既健胃祛饮，又助胃气化生津液，服之则胃虚饮停所致"小便数，厥，咽中干，烦躁，吐逆"可愈。后世亦多有用本方治疗虚寒吐血之报道。

本方虽然用药仅两味，临床疗效却可圈可点。笔者曾治一同学岳母，74岁，素有高血压、糖尿病，患脑梗死后，小便失禁，日常穿纸尿裤。查舌问症后，考虑为里虚寒的甘草干姜汤证。依据原方比例，每两折算为5g，即炙甘草20g、干姜10g，7剂后病人可自行控制排尿。冯世纶教授曾用甘草干姜汤原方治愈患慢性前列腺炎、尿频者，医案如下：病人30岁，为赤峰市来京打工者，患病约2个月，服专科药1个多月，症有增无减，且使生活拮据。症见尿急，小便频数，夜尿6~7次，手足逆冷，口中和，舌苔白，舌质暗，脉沉细。给予炙甘草12g、干姜10g，煎服。两周后特来致谢，知其痊愈。

本方药少力专，本是急救之方。如范中林医案："王某某，男，28岁。成都市某厂工人。现病史：性情孤僻，善愁多郁，日久成疾，未予医治。1947年初，发现胃脘长一包块，如拳头大，以手按之，活动、有声，但不痛。急赴某地，请中医治疗。所服之药，多系桃仁、红花、三棱、莪术等活血化瘀之品。治疗约半年，疗效不显，食欲日减，形萎神衰。虽七月炎暑，穿绒衣，夜覆被，仍觉不暖。后就地改请他医治疗，至次年四月，病势更加沉重。某日突然昏厥，家人误认为暴死，将其放置屋外木板之上，待殓。此时范老恰在邻舍诊病，有人急忙叩门而入曰：'知先生在此，余邻友病危，似已断气，盼先生亲临视之，有无救药？'遂前往诊视。初诊：只见病人面色苍白，唇乌，四肢厥冷。当即用细灯芯探试鼻息，略有微动。触胸窝，微热尚存。切脉，似有似无。曰：'犹有一毫生机，可试服药，看能否救之。'并留其家中，亲自指导用药，以观察疗效。处方一：炙甘草30g，炮干姜15g。处方二：炙甘草60g，干姜120g，制附片120g（久煎），党参45g，童便为引。令其家人，将以上两剂药，同时急火分罐煎煮。先取首方煎好之汤剂半盏，频频灌之。服后约一刻钟，病人逐渐发出轻微鼻息声，手足微微蠕动。待等二方煎成，又立即灌服。药后二时许，慢慢苏醒过来，神志逐渐清楚，方知已将自己抬出室外，家人正备后事。二诊：语气低微，气不接续。阳气虽回，但气血虚衰已甚，再拟理中汤加味，补脾壮肾；又因其胃脘尚有寒凝积聚，故少佐祛寒散结之品。处方：党参18g，干姜120g，炙甘草120g，白术18g，制附片250g（久煎），茯苓15g，补骨脂12g，枸杞60g，吴茱萸10g，山萸肉30g，白胡椒10g。上方服一剂，略知饥欲食，可进流质少许。原方再进四剂，病情大有好转，每餐能食稀粥一小碗。三诊：面色略有润泽，精神转佳，但萎黄未消，食欲不振。仍以理中汤加味，俾土气旺，以助生机。处方一：党参15g，炒白术30g，炙甘草60g，干姜120g，制附片250g（久煎），上肉桂20g（冲服），枸杞30g，桂枝15g，茯苓25g。处方二：砂仁30g，白蔻30g，共研细末，饭后冲服少许。根据病情，上方加减共服两月余，诸证消除，身体复原。1979年追访，病人已五十九岁，三十多年来，能经常上夜班，身体一直较好。"

**芍药甘草汤** 白芍药、甘草（炙）各四两。

上二味，以水三升，煮取一升五合，去滓，分温再服。

【解析】本方用四两芍药、四两甘草，煎药分两次服用。芍药、甘草两药的单次服用量在此均为本书诸方之最大量。味少量大组方，用于重症急救，药专效宏。方中芍药苦平，能通脉络、除血痹、缓急止痛，合甘草而增液通络、缓解挛急，则"脚挛急"可愈。

芍药不只缓解挛急，且有止痛之特能，桂枝加芍药汤、当归芍药散、枳实芍药散均用芍药止腹痛。后世用芍药甘草汤治疗下肢疼痛效佳，故有"去杖汤"的美名。又以缓解肌肉挛急这一特征，应用芍药甘草汤治疗在上的面肌痉挛、呃逆，在中的胆绞痛、肾绞痛、腹部挛急疼痛，均可使病情得以缓解。神经科邵汝升主任，学习方证经验后，用本方治疗脑干梗死后顽固性呃逆而获效。

姜春华先生从解痉与镇痛两方面，结合现代研究，对本方的应用加以说明，可启迪临证思路。意引于下：芍药有解痉、镇痛作用，甘草也有解痉、镇痛作用，二者协同为用则作用加强，故可治疗拘挛急迫诸证。芍药甘草汤临床应用甚广，不仅治脚弱无力行步艰难，亦用于胃肠道疼痛、腓肠肌痉挛性疼痛等。血管扩张性头痛用芍药甘草汤无效，血管收缩性头痛用芍药甘草汤有效，临床上可以从望诊经中区分二者，血管收缩性头痛病人多面色㿠白。《神农本草经》说芍药可"除血痹"，芍药甘草汤既可以缓解血管平滑肌痉挛疼痛，也可以治疗多种平滑肌痉挛性疾病，如由横膈膜肌肉痉挛的呃逆、胃痉挛引起的呕吐等。曾治疗神经性呕吐，因体质虚弱，误认为由虚所致，用补中益气汤无效，改用小半夏汤治疗有一些作用，但效果不大，后用小半夏汤合芍药甘草汤则止呕作用明显加强，因为芍药有镇静作用，与半夏同用故止呕效果显著。又上海某医学院一干部，手术后呃逆十余日，昼夜不止，前医用旋覆代赭、丁香柿蒂无效，后来改用芍药甘草汤，覆杯而愈。大凡胸、腹、胁、背、腿肌肉及神经性疼痛或内脏平滑肌痉挛性疼痛，无不可以用芍药甘草汤为基础方加减应用，特别是加大芍药剂量时，镇痛作用尤为显著。姜春华先生认为，芍药不仅有缓解止痛作用，又有抗痢疾杆菌及消炎作用。古来张元素、李东垣就曾用芍药甘草汤治疗赤痢，刘河间的芍药汤是治疗痢疾有名的方剂，实际也是从芍药甘草汤变化而来，所以应该在临床实践中推广和扩大经方的应用。

赵明锐医生治验：张某，男，55岁，农民。自觉上下肢无力1年余，每行至一公里以外的路程即感到两腿酸软无力不任使用，需坐下来休息数十分钟以后才能行走，两上肢也不能举重物。患病以来曾服过不少滋补药品，如虎潜丸、健步丸之类，毫无效验，且病情日见加重。患者四肢软弱无力，但还可走近路，荷轻物，脉弦而数，其他方面均属正常。给服芍药甘草汤原方，前后共20余剂，上下肢再不感到痿软无力，恢复正常。处方：芍药45g，炙甘草30g。

**调胃承气汤**　大黄四两（去皮，清酒洗），甘草二两（炙），芒硝半升。

上三味，切，以水三升，煮二物至一升，去滓，纳芒硝，更上火微煮令沸，少少温服之。

【解析】大黄苦寒，荡涤肠胃，通利水谷道，推陈致新，从肠道、尿道下热于外；芒硝苦寒，逐六腑积聚，除寒热邪气于二便；炙甘草缓解急迫，缓解大黄、芒硝苦寒峻猛之势，使药物成其功，故曰调胃。峻药缓下，中病即止，故方后服法曰"少少温服"。调胃承气汤治疗阳明里热实证，潮热、谵语、便秘者。

陆渊雷解本方时云："大黄系植物性下剂，其作用为刺激肠黏膜，使肠蠕动亢进，且制止结肠首端之逆蠕动，则肠内容物移运迅速，水分未及吸收，已达直肠，故令粪便中富有液体也。芒硝为硫酸钠之含水结晶体，系盐类下剂，内服之后，绝难吸收，故无刺激作用，不过在消化器内，保有其溶解本药之水分，勿令吸收，故能保持小肠内容物之液状形态，直至直肠，粪便即成溏薄。古人谓大黄荡涤，芒硝软坚，信不诬也。由是言之，临诊上之应用，若欲急速排除肠内容物者，宜大黄；若因肠内容干燥而便秘者，宜芒硝。若二者合用，则泻下之力尤大，调胃承气汤是也。……调胃承气汤合大黄芒硝以攻下，加甘草以治急迫，故能治便秘便难，涤除食毒。"《伤寒论今释》载《成绩录》云"一男子，腹胀，脚以下洪肿，小便不利，不大便十余日，舌上黑胎，唇口干燥，心烦呕吐，饮食如故。先生（谓吉益猷也，字南涯，东洞之子，《成绩录》皆记南涯之治验）与之以调胃承气汤，大下秽物，小便快利，诸证悉去。"

**四逆汤**　甘草二两（炙），干姜一两半，附子一枚（生用，去皮，破八片）。

上三味，以水三升，煮取一升二合，去滓，分温再服。强人可大附子一枚、干姜三两。

【解析】本方用炙甘草、干姜温中，健胃气，增津液；生附子强壮机体功能，附子可强壮周身功能，无论表证、里证、半表半里证均可配伍应用；干姜温里，偏于恢复胃气，干姜配伍附子，则以恢复胃气功能为主，古有附子无干姜不热之说，体现了治疗里虚寒的药物配伍规律，临证依据病情、体质状况，可加附子、干姜用量，若方中用大附子一枚、干姜三两实际上就是通脉四逆汤了。

陆渊雷认为："干姜与附子，俱为纯阳大热之药，俱能使机能亢进。惟附子之效，遍于全身，干姜之效，限于局部，其主效在温运消化，而兼及于肺。故肺寒、胃寒、肠寒者，用干姜，心脏衰弱，细胞之活力退减者，用附子。"

结合后文四逆汤、通脉四逆汤论述，本方主治里虚寒证："既吐且利，小便复利，而大汗出、下利清谷、内寒外热、脉微欲绝者；大汗出，热不去，内拘急，四肢疼，又下利厥逆而恶寒者。"陆渊雷认为："四逆者，四肢厥逆也，通常为高度心脏衰弱之征（宜与热厥鉴别，然热厥甚少见），故四逆汤为强心主剂。……然临床实验，干姜附子之效，实不亚于毛地黄樟脑诸剂。初用时，虽不及西药之效速而确，然连续用之，至阳回之后，往往从此遂愈，更无流弊。"

本方为急救之良方，如吴佩衡治疗小儿伤寒病并肠出血危证之医案：张某之子，年8岁，云南省宾川县人。1945年4月，患伤寒病已十余日，住当地某医院治疗，病势日趋严重，遂将病儿移回家中。4月23日，改延余诊视。面青唇白而焦，舌质红而润，无苔，脉象弦紧，按之则空虚无力，体温潮热，日轻夜重，神识昏愦，言语昏乱，腹胀如蛊，曾大便下血2次，小便短少而赤，形体瘦羸。此系患伤寒病，寒入阴分，致腹中阴霾四布，元阳大虚，已成危证，恐有生阳将脱之虞。当以扶阳抑阴治之。然温热之药服后，触动阴寒，必有吐泻之状，由于正气太虚，一线残阳将脱，唯恐吐泻之时，又易痰鸣气喘虚脱，思维再三，只有背城一战，方有挽回之机，犹豫迟疑，错过病机，则追之莫及矣。急以通脉四逆汤加上肉桂主之。黑附片100g，干姜26g，生草10g，上肉桂10g（研末，泡水兑入），葱白2茎。是晚7时，张君复来寓告知，服药2次，旋即呕吐涎水，继则泄泻黑粪，腹胀已消去其半，幸未气喘痰鸣，唯精神太弱。当即告之，已有转机，宜原方再进一剂。24日晨二诊：昨日服药后吐泻，腹胀若失，弦紧脉象已平，潮热亦退。缘伤寒大病月久，元阳太耗，鼓胀虽消，而邪阴未净，阳神未充，散乱无主，尚见沉迷无神，时有烦乱说昏话。然病情已有转机，毋须置疑，仍以扶阳抑阴主之。附片130g，干姜26g，上肉桂13g（研末，泡水兑入），西砂仁4g，茯神16g，炙远志3g，生甘草4g。25日三诊：服昨方后已不再吐，大便溏泻3次，色已转黄，此系胃阳来复之兆。烦乱已乎，神识亦清明，体温、脉搏已转正常。稍进食物，病势逐渐减退，大有转危为安之象，可期痊愈矣。唯阳神尚虚，邪阴未净，仍以扶阳扶正主之。附片130g，干姜26g，上肉桂10g（研末，泡水兑入），西砂仁6g，法半夏6g，炙远志6g，炙款冬花6g，茯神15g，甘草6g。26日四诊：唇舌红润，脉较有神，精神较佳，饮食大增，已无他痛苦，继用黄芪四逆汤加味调理数剂而愈。附片130g，干姜26g，上肉桂10g（研末，泡水兑入），北黄芪

15g，炙远志 6g，生甘草 6g。

**【原文】**问曰：证象阳旦，按法治之而增剧，厥逆，咽中干，两胫拘急而谵语。师曰：言夜半手足当温，两脚当伸，后如师言，何以知此？答曰：寸口脉浮而大，浮为风，大为虚，风则生微热，虚则两胫挛。病形象桂枝，因加附子参其间，增桂令汗出，附子温经，亡阳故也。厥逆咽中干，烦躁，阳明内结，谵语烦乱，更饮甘草干姜汤，夜半阳气还，两足当热，胫尚微拘急，重与芍药甘草汤，尔乃胫伸，以承气汤微溏，则止其谵语，故知病可愈。（30）

**【提要】**本条是对第 29 条的解释，并列疑似方证之辨。

**【解析】**本条文辞错杂，不易辨识。阳旦指阳旦汤，即桂枝汤，发病本是外邪里饮，桂枝汤不能用，桂枝加附子汤亦不可用。

疑似方证之辨，桂枝加附子汤证为"发汗，遂漏不止，其人恶风，小便难，四肢微急，难以屈伸"，第 29 条发病时症状为"脉浮，自汗出，小便数，心烦，微恶寒，脚挛急"，看似症状相似，病机实不相同，桂枝加附子汤为表阴证，病症单纯，只需强壮发汗解肌即可，而第 29 条以虚寒饮停的里证为主，伴有表证，治疗则定法明析——表里合病，里虚寒证，必须先治其里，有饮则必须同时化饮。"亡阳"者，是服用桂枝加附子汤后汗出，津液亡失之谓，阳为津液，不是热。后依据症状反应，辨八纲、六经、方证，做到方证对应以愈病，以甘草干姜汤愈"厥逆，咽中干，烦躁"，以芍药甘草汤愈"两胫挛"，以调胃承气汤下热实，愈"阳明内结，谵语"。

## 小结

第 12~30 条，围绕表虚证桂枝汤证展开论述。具体如下。

第 12、13、15 条论述了桂枝汤适应证，即"阳浮而阴弱，阳浮者，热自发，阴弱者，汗自出，啬啬恶寒，淅淅恶风，翕翕发热，鼻鸣干呕""头痛，发热，汗出，恶风""太阳病，下之后，气上冲者"。第 24 条论述以针刺辅助桂枝汤治疗："初服桂枝汤，反烦不解者，先刺风池、风府，却与桂枝汤则愈。"第 16 条提示桂枝汤治疗表虚证，不可用于"脉浮紧、发热、汗不出"的表实证，这是定法。

第 23、25 条论述表虚证与表实证同时存在时可麻黄汤与桂枝汤合方应用的活法，即"太阳病，得之八九日，如疟状，发热恶寒，热多寒少，其人不呕，清便欲自可，一日二三度发……面色反有热色者，未欲解也，以其不能得小汗出，身必痒"的桂枝麻黄各半汤证及"若形似疟，一日再发者，汗出必解"的桂枝二麻黄一汤证。

第17、19条论述"酒客病""凡服桂枝汤吐者"的里热证不可用桂枝汤，这是定法；第27条论述表虚证与里热证同时存在时，以桂枝汤与越婢汤合方应用的活法，即"发热恶寒，热多寒少，脉微弱"的桂枝二越婢一汤证。

第14、18、21条论述桂枝汤加减变化证治，即"太阳病，项背强几几，反汗出恶风"的桂枝加葛根汤证，"喘家，作桂枝汤，加厚朴杏子佳"，以及"太阳病，下之后，脉促胸满"的桂枝去芍药汤证。

第20、22条论述表阳证陷入表阴证的方证，即"发汗，遂漏不止，其人恶风，小便难，四肢微急，难以屈伸"的桂枝加附子汤证及"胸满，若微，寒"的桂枝去芍药加附子汤证。第26条论述表证传里，发为阳明病的证治，即"服桂枝汤，大汗出后，大烦渴不解，脉洪大"的白虎加人参汤证。

第28、29条论述外邪里饮病症，治疗必须解表、利饮同时进行，即"头项强痛，翕翕发热，无汗，心下满微痛，小便不利"的桂枝去桂加茯苓白术汤证与"脉浮，自汗出，小便数，心烦，微恶寒，脚挛急"的甘草干姜汤证。第29、30条论述不典型病症的变化及证治。

其中第16条中提出的"观其脉证，知犯何逆，随证治之"，被后世尊为辨证12字大法。

# 辨太阳病脉证并治中

【原文】太阳病，项背强几几，无汗恶风，葛根汤主之。（31）

【提要】本条论述太阳病葛根汤证。

【解析】"太阳病"指提纲证"脉浮，头项强痛而恶寒"，提纲证只言"头项强"，而葛根汤证的病位更加广泛，涉及背部，故曰"项背强"。"几几"言项背部拘急强紧不适状。"无汗"为太阳病毛孔闭塞，表气不通的现象。"恶风"为怕风之意，常表现为无论周围环境温度高或低，只要有空气流动即觉周身不适，是桂枝汤的典型症状。"恶风"与"恶寒"相对，恶寒是怕冷，无论周围环境如何，自觉怕冷，加衣、取暖也不能明显缓解。在《伤寒论》中可以通过"恶风"与"恶寒"，"汗出"与"无汗"，来区分中风与伤寒。汗出表虚，敏于恶风，故曰"中风"；无汗表实，敏于恶寒，故曰"伤寒"。此一般而言，但不能绝对地以此区别表实证伤寒与表虚证中风。

**葛根汤** 葛根四两，麻黄三两（去节），桂枝二两（去皮），生姜三两（切），甘草二两（炙），芍药二两，大枣十二枚（擘）。

上七味，以水一斗，先煮麻黄、葛根，减二升，去白沫，纳诸药，煮取三升，去滓，温服一升。覆取微似汗，余如桂枝法将息及禁忌。诸汤皆仿此。

【解析】本方以桂枝汤为基础，桂枝、芍药的用量由三两减至二两，健胃气、增津液治疗表虚的"恶风"。由于毛孔闭、表气不通而"无汗"，加麻黄三两，以发表出汗。又因表证为气血向上、向外欲借汗出以祛邪的病理状态，然桂枝有下气的特能，不利于麻黄发汗（桂枝不利于麻黄发汗，经方家胡希恕、刘渡舟先生对此有相同的认识），故本方与治疗表实无汗的麻黄汤同，用麻黄三两、桂枝二两，两者剂量比为3：2，以利于发汗解表。葛根性味甘平，能起阴气、治痹症，为治疗表证项背强几几的特效药，故在本方中用量最大，用至四两。由方后"覆取微似汗"知，本方为汗法治表之剂。

陆渊雷认为："葛根汤为发热头痛脉浮无汗之主方，应用最广，不必见显著之项强也。……流行性热病，流行性感冒为最多，其证三类，若发热，若咳嚏，若吐利，葛根汤皆治之。……其异于麻黄汤证者，麻黄证有喘，葛根证无之；麻黄证身疼腰痛骨节疼痛，葛根证纵有骨楚，亦颇轻微；病有汗者，麻黄汤绝对禁用，若有咳嗽，或胃肠证时，虽有小汗，葛根汤犹为可用。若不咳，汗较多者，当然属桂枝加葛根汤。""凡麻疹、猩红热、天花等，毒害性物质必须排泄于皮肤者，皆当与汗俱出，故葛根汤为必用之方……我国风气，则以桂枝为大热药，亦畏惧不敢用。……余尝历试荆芥、防风、羌活、独活、苏叶、薄荷等药，皆远不如桂枝之效速而稳，豆卷、豆豉，更无论矣。葛根尤极平善，观于葛粉充食饵，可知绝无副作用。而时医读王孟英书者，亦畏忌终身不敢用，何耶？"

本方证出在第 12 条桂枝汤证与第 35 条麻黄汤证中间，可以视为表证由表虚"汗出、恶风"的桂枝汤证向表实"无汗、恶寒"的麻黄汤证转化的中间方证。桂枝汤健胃气、增津液为治疗消化系统疾病之要方，麻黄汤发汗平喘为治疗呼吸系统疾病之要方，葛根汤则介于两者中间，呼吸系统疾病、消化系统疾病均可治疗，应用广泛。

曾治疗同居一室的两位老人，外感后，一发为无汗的表实证，一发为汗出的表虚证，一为葛根加石膏汤证，一为桂枝加石膏汤证，对临证辨证，颇有启发，今录于下：两位老人均感冒 3 天，于 2021 年 10 月 29 日下午就诊。男，73 岁，鼻塞，流涕，流清涕，无汗，关节痛，口渴，欲饮凉水，饮水多，小便畅快。无发热、无咽痛（前 3 天咽痛）。脉滑有力，舌体胖、苔白涩。辨六经为太阳阳明合病，辨方证为葛根汤加生石膏、杏仁。处方：葛根 18g，麻黄 10g，桂枝 10g，生石膏 45g，生姜 10g，杏仁 10g，炙甘草 8g，赤芍 10g，大枣 20g，3 剂，颗粒剂。女，70 岁，鼻塞、流涕 3 天，怕热、汗出多，口中和，进食可，饮水不多，二便正常。脉右紧左滑。舌体胖、苔腻、舌底有水色。辨六经为太阳阳明合病，辨方证为桂枝汤加生石膏。处方：桂枝 12g，赤芍 12g，生姜 10g，炙甘草 8g，大枣 20g，生石膏 45g，2 剂，颗粒剂。11 月 2 日电话回访，70 岁女性患者痊愈，73 岁男性患者其他感冒症状已消失，唯自觉鼻子不太通畅，因其本来就有鼻炎，感冒后不容易好。同一环境，同一时间，夫妻二人均感冒，但发病却有表实、表虚之不同，分别依据症状反应辨识六经方证，用经方治愈，进一步证明，经方辨证依据症状反应，自身抗力为发病的内因，起主导作用，外在刺激只是诱因，为发病的条件。

【原文】太阳与阳明合病者，必自下利，葛根汤主之。（32）

【提要】本条论述表实证兼有下利的葛根汤证。

【解析】本条应与第 33 条合参，讲下利有用葛根汤的机会，而不是葛根汤证一定会发生下利；与第 276 条"太阴病，脉浮者，可发汗，宜桂枝汤"合参，知下利以表证出现，有汗出表虚与无汗表实的不同，分别用桂枝汤及葛根汤治疗。

阳明病为里热证，里证为症状反应于消化道，乃人体欲通过消化道解除疾病的病理现象。此处言阳明病，盖指下利言，其实质仍是太阳病，与阳明病无关。结合葛根汤证分析，此处下利，外证见无汗的葛根汤证，故予葛根汤治疗。

关于合并病，成无己认为："伤寒有合病，有并病，本太阳病不解，并于阳明者，谓之并病。二经俱受邪，相合病者，谓之合病。合病者，邪气甚也。"依据其观点，无论合病、并病均是太阳与阳明病证俱在，而陆渊雷认为："今验之方药，葛根汤但治太阳证兼下利者，若有阳明证，辄不效。"此论述是符合临证实践的。

本方所治下利，为表不解所致，故必须无汗的表实证方可应用，若伴随腹痛，可加芍药。举一例医案如下：韩某，男，44岁。初诊日期：2021年7月28日。主诉：胃痛、腹泻2天。现症：胃痛，吹空调后胃痛加重，无恶心、呕吐，轻度腹泻、每日3~5次，无坠痛，身紧，汗出少，恶寒，周身不适，疲乏无力。舌淡苔白，舌底瘀黑、有水色，脉缓滑。辨六经：太阳病。辨方证：葛根汤加芍药（用量仿治疗太阴病腹痛的桂枝加芍药汤法）。处方：葛根15g，麻黄10g，桂枝8g，赤芍15g，生姜12g，炙甘草10g，大枣20g，颗粒剂，5剂，每次1袋，水冲服，每日3次。2021年7月30日上午复诊：服药后微微汗出，胃痛、恶寒、身紧已，无腹泻。考虑到大剂量麻黄可能出现副作用，仔细询问，患者诉无心慌、心悸，但有排尿无力感。

若确为太阳阳明合病，表证明显而未解，必须先解表，这是定法。《漫游杂记》云："一儿年五六岁，病天行痢二日，发惊痫，直视挛急，身冷脉绝，医将用三黄汤。余止之曰，痢发于初病时，腹气坚实，虽危不死。今外证未散，而用三黄汤，则痢毒郁积，将迁延数十日而不愈，彼时腹气虚竭，再发痫，则不可救矣。今日之政，唯须发散耳，乃以葛根汤发之，稍加熊胆，经五日而痢愈，痫不再发。"

【原文】太阳与阳明合病，不下利但呕者，葛根加半夏汤主之。（33）

【提要】本条论述表实证兼有呕吐的葛根加半夏汤证。

【解析】本条与第32条同，进一步言葛根汤加减变化。第32条阳明病指消化道症状下利言，本条言阳明病指消化道症状呕吐言，均不是真正的"胃家实"或"恶热"的阳明病。呕为胃气上逆的表现，桂枝汤证本有"干呕"表现，此处再提呕，知呕重，为表不解、胃气虚伴有水饮上逆。由于太阳病表现为葛根汤证，又有呕一症，于葛根汤原方加半夏祛饮以止呕，此与"喘家作桂枝汤加厚朴、杏子"同，均为随证治之的大法。

第32条与本条虽言太阳阳明合病，但均是单纯的太阳病，而书中诸多条文虽未言合病，却有合病之实，不可不知，如前文第27条为太阳阳明合病，第28、29条为太阳太阴合病，后文中有合病之实者更多。

**葛根加半夏汤** 葛根四两，麻黄三两（去节），甘草二两（炙），芍药二两，桂枝二两（去皮），生姜三两（切），半夏半升（洗），大枣十二枚（擘）。

上八味，以水一斗，先煮葛根、麻黄，减二升，去白沫，纳诸药，煮取三升，去滓，温服一升。覆取微似汗。

【解析】葛根汤主治太阳病，由于胃虚水饮上逆，故于原方加半夏半升健胃祛饮、下气止呕，方证的总体趋向还是发汗解表之剂，方后注云"覆取微似汗"可证。

随着生活方式的改变，夏日空调、冰箱的普遍应用，室内外温差大，又贪食寒凉，夏月发葛根汤证者亦多见，临证依据症状反应，加减治疗多可获良效。半夏有祛饮降逆特能，除治疗呕吐外，痰饮上逆的眼球胀痛，用之亦佳，如：杨某，女，38岁。初诊日期：2019年8月1日下午。感冒第2天，头痛，双眼发胀，头颈部不适，无汗，脉沉有力（平日脉沉弱无力，昨日用地塞米松2mg）。辨为葛根汤加半夏证。处方：葛根20g，桂枝15g，白芍10g，生姜12g，炙甘草6g，大枣12g，清半夏15g，麻黄6g。2剂，颗粒剂。8月2日上午回访，患者诉昨日服中药后，晚上已无不适，头痛、眼胀消失，病愈。


【原文】太阳病，桂枝证，医反下之，利遂不止，脉促者，表未解也；喘而汗出者，葛根黄芩黄连汤主之。促，一作纵。（34）

【提要】本条论述表证误下后下利，表不解（太阳病）的桂枝汤证及表解病传入里（阳明病）的葛根黄芩黄连汤证。

【解析】本条接第32条论下利证治。太阳病，汗出、恶风为桂枝汤证，应用桂枝汤，不应攻下，下法为误治。误下后出现下利不止，疾病是否传变入里，还需具体问题具体分析。患者出现寸浮尺沉的促脉，为表证的脉应，与第15条"下之后，其气上冲"病机同，提示气血上冲，故曰"表未解"，此时虽有下利，结合"太阴病，脉浮者，可发汗，宜桂枝汤"方证经验，依然可用桂枝汤治疗，汗出下利与表证均可解。如表解，病传入里，出现里热上迫而喘、下迫而利的阳明里热证，则非桂枝汤所能治，用清阳明里热的葛根黄芩黄连汤治之。

**葛根黄芩黄连汤** 葛根半斤，甘草二两（炙），黄芩三两，黄连三两。

上四味，以水八升，先煮葛根，减二升，纳诸药，煮取二升，去滓，分温再服。

【解析】本方重用甘平的葛根至半斤，起阴气（将消化道之水液输送至体表）治下利；黄连苦寒，寒清里热，苦能燥湿止下利；黄芩苦平，能清热逐水、止泻平喘；加甘草缓解下利、喘逆的急迫症状。葛根黄芩黄连汤治疗里热下利、喘、心下痞满。陆渊雷认为："凡有里热，而病势仍宜外解者皆葛根芩连汤所主。利与喘汗，皆非必具之证。黄芩、黄连，俱为苦寒药，寒能泄热。所谓热者，充血及炎性机转是也。黄连之效，自心下而上及于头面，黄芩之效，自心下而下及于骨盆，其证候皆为心下痞，按之濡而热，或从种种方面，诊知有充血炎性机转者，是也。"依据陆渊雷的分析，由于有葛根一药，本方尚有解表之功，若以汗法治表证论之，因本方无发汗之能，葛根与黄芩、黄连同用，功在清里热，故本方所治为阳明里热证。

本方为急救方，用之得当，可救命，当用不用，可因失治而致夭死。曹颖甫之《经方实验录》记载，其长孙患麻疹下利的葛根黄芩黄连汤证时，自己眩晕卧床，未能及时用本方，长孙病亡，曹颖甫的长子后屡用本方治愈小儿麻疹下利重症，原文摘于下："曹颖甫曰：凡病入于血分，则易化热，易于生毒，若痈疽然，为其血分受灼，血郁而毒生也。故麻疹之从热化者尤为重要。推而言之，葛根芩连一方可以治下利，可以治目赤、鼻痛。去岁，予长孙患疹，目赤、下利、脉数，予适患眩晕重证，以此方语长子湘人。湘人竟不敢用，以致夭死，至今犹为心痛。附记于此，以志吾过。盖当时予不能握管，若使他人方书，或当有救，可惜也！佐景又按：……湘人师兄以一时姑息曲爱，竟遭丧明之痛者，恐亦坐此弊耳。师兄自后在红十字会医院施诊，屡遭小儿麻疹下利之重证，悉用葛根芩连愈之。"

本方治疗痢疾"表不解"（实为里热证在体表的表现）、里有热效佳，《方函口诀》云："尾洲之医师，用于小儿疫痢，屡有效云。"姜春华先生治验：方某，女，39岁。昨日发热39℃，头痛，恶风，四肢酸痛，伴有腹痛，急性腹泻，一日5次，今日腹泻里急后重，见黏冻样大便有血，经检查为细菌性痢疾。舌质红，苔黄腻，脉弦数。辨证：痢疾初起见有表证兼有腹痛下痢，里急后重，投以葛根芩连汤，表里双解，加铁苋菜止血清肠，一举二得。处方：葛根24g，黄芩9g，黄连4.5g，木香6g，铁苋菜30g，芍药15g，甘草5g，3剂。服本方2剂后即热退痢解。

【原文】太阳病，头痛发热，身疼腰痛，骨节疼痛，恶风无汗而喘

者，麻黄汤主之。(35)

**【提要】**本条论述表实证（太阳病）的麻黄汤证。

**【解析】**太阳病是表证，由于无汗，热不得散则发热；汗不出，热不散，气不旁达，壅逆于肺则喘；"头痛""身疼，腰痛，骨节疼痛"均是因气血冲逆于体表，不得汗出之应。伤寒以恶寒为主，其本质反应的是表实汗不得出的病理状态。本条重在强调无汗，文中虽曰"恶风"，但临床以恶寒为主，兼有恶风。与此同，中风为表虚证，以汗出恶风为主，可有恶寒，故第 12 条桂枝汤证曰"啬啬恶寒"。本条头痛、发热、身疼、腰痛、骨节疼痛、恶风、无汗、喘"八证"均因汗不得出，故予麻黄汤，开鬼门、发汗则诸症均已。

陆渊雷认为："证候之成，约由三途：一为正气之抗病现象，二为毒害性物质所直接造成，三为他证候之结果。药治标准，首重抗病现象，视证候而揣知抗病力之趋势，当扶助者扶助之，当矫正者矫正之，汗下温清，由此其选也，是为治本。其第二、第三种证候，视体力能堪者听之，若苦楚甚，体力不能堪，因而障碍抗病力，或且危及生命者，亦须用药轻减排除之，所谓治标也。麻黄汤诸证，头痛、发热、脉浮、恶风，为抗病力所示现之表证，须用药扶助之者也。脉紧无汗，为毒害性物质所直接造成，本可置之不问，然汗不出则毒害性物质无由出表，故须用药发之。身疼、腰痛、骨节疼痛与喘，皆为发热无汗之结果，汗出而表解热减，则疼痛自止，喘亦自平。故麻黄汤方，以桂枝祛毒出表，助抗病力也，以麻黄发汗，治病证之障碍抗病力者也，杏仁、甘草为之佐使，而无镇痛定喘之味，古方之药不虚设如此。""人身之吸氧排碳、散温泄水，乃肺与皮肤相助为理。吸氧排碳，则肺为主，而皮肤副之，散温泄水，则皮肤为主，而肺副之。古人谓肺合皮毛，盖有见于此等机转也。凡相助为理之器官，一方面失职，他方面必起救济代偿。故皮肤之散温泄水失职者，肺则代之，此麻黄证之所以喘也。""盖发汗之目的不一，排除水气，一也；放散体温，二也；有表证而汗闭者，汗出则毒害性物质亦出，三也。……仲景书用麻黄之方，莫简于甘草麻黄汤与麻黄醇酒汤，其证曰里水，曰黄疸。古人以黄疸为湿病，湿正水气之类，则麻黄排水，岂不甚明。丁仲祜化学实验新本草，引三浦之说，谓麻黄冷服，颇得利尿之效，而始终不见发汗。夫尿与汗，皆所以排除水毒，而互为消长者也，温暖则排泄于汗腺而为汗，寒冷则排泄于肾脏而为尿。麻黄冷服则利尿。其为排水，不更明乎？仲景用麻黄，但取其发汗，故药皆温服，而温覆以取汗。"

麻黄汤证亦是急危重症，其症状与肺炎相似，可致死。近代名家恽铁樵先生的三个儿子曾患麻黄汤证，当时上海名医见患儿发热，以温病方治之，均毙。后其苦攻《伤寒论》，数年后7个月大的四子于夏季又患麻黄汤证——无汗、高热、喘，请来上海名医，所处方药与前三子所服药物大致相同，恽铁樵无奈，自己处以麻黄汤，四子服药后汗出、热退、喘平、病愈，后恽铁樵办学，传播中医。

**麻黄汤** 麻黄三两（去节），桂枝二两（去皮），甘草一两（炙），杏仁七十个（去皮尖）。

上四味，以水九升，先煮麻黄，减二升，去上沫，纳诸药，煮取二升半，去滓，温服八合。覆取微似汗，不须啜粥，余如桂枝法将息。

【解析】本方用苦温之麻黄，开毛孔，发表出汗；佐以辛温之桂枝温通血脉，帮助麻黄发汗，然桂枝下气之特能又不利于麻黄发汗，故用量应小于麻黄；杏仁甘温质润，下气止咳，反佐麻黄发散之性，又有发表之功，功效类似于麻黄，在虚证中应用，如《金匮要略》记载"其人形肿者，加杏仁主之。其证应内麻黄，以其人遂痹，故不内之。若逆而内之者，必厥。所以然者，以其人血虚，麻黄发其阳故也"；用小剂量炙甘草，缓解喘逆之急迫。本方非峻汗之剂，从临床体悟可知，"温服，覆取，微似汗"的调护方法亦可证。方后注"不须啜粥"与桂枝汤调护法正好相反，实示人两方有虚实之不同，喝粥是健胃气生津液，补虚，麻黄汤是表实证，如用之则犯"实实"之戒，不可不知。

本方证多见于肺炎初起，无汗、身痛而喘，无里热证者，但亦有发病10余日而仍现麻黄汤证者，亦可用于流感表现为伤寒表实证者。临证应用，应注意药物剂量，如果桂枝剂量大于麻黄，不利于发汗。笔者于2018年12月曾治疗一例流感病毒抗体阳性的肺炎患者，发病16日，仍然表现为身痛、无汗、高热而喘的麻黄汤证。处方：麻黄6g，桂枝10g，杏仁10g，炙甘草10g，颗粒剂，2剂。当日服药2次后可汗出，但汗出不畅，后热退，全身肌肉酸痛缓解，未再发热。本案为早期医案，对经典理解不透，又陷于后世麻黄为峻汗之剂说，故方中麻黄量少于桂枝，这也是导致汗出不畅的主要原因。万友生之《伤寒知要》中有用本方治疗夏日流感的经验介绍，其中也有对麻黄剂量少于桂枝，服药后不汗出且病情加重的记录："采用麻黄汤，其中麻黄三钱，桂枝三钱，杏仁三钱，甘草二钱。一般服上方二三剂即可汗出热退而愈。但有一例，因服一剂后汗出，寒热减轻大半，而怕发汗太过，将麻黄减为一钱半，服后病复加重，再将麻黄加至三钱，服二剂，透汗而愈。"反证药物剂量的重要性。冯世纶老师言"方证相应，应包括剂量学内容"，诚然！

《刘渡舟验案精选》中第一案即记载刘渡舟本人患麻黄汤证的治疗经过："刘某，男，50岁。隆冬季节，因工作需要出差外行，途中不慎感受风寒邪气，当晚即发高热，体温达39.8℃，恶寒甚重，虽覆两床棉被仍洒淅恶寒，发抖，周身关节无一不痛，无汗，皮肤滚烫而咳嗽不止。视其舌苔薄白，切其脉浮紧有力，此乃太阳伤寒表实之证。《伤寒论》云：'太阳病，或已发热，或未发热，必恶寒，体痛呕逆，脉阴阳俱紧者，名为伤寒。'治宜辛温发汗，解表散寒。方用麻黄汤。麻黄9g，桂枝6g，杏仁12g，炙甘草3g，一剂。服药后，温覆衣被，须臾，通身汗出而解。"书中又针对麻黄汤应用，提出："麻黄剂量应大于桂枝、甘草，否则将起不到发汗解表的作用，这是因为桂枝、甘草能监制麻黄的发散，若麻黄量小，则失去发汗解表的作用。"此案亦记录于《伤寒论十四讲》："我于1967年随医疗队去甘肃省，时值隆冬季节，因胃受风寒而患'伤寒'证，周身关节无处不痛，恶寒特甚，体温39.8℃、无汗、咳嗽、脉浮紧。我自己开了一张麻黄汤方，服药后躺在火炕上发汗，约一时许，通身汗出而愈。"

麻黄有开毛孔、出汗泄热的作用，在方中必须应用，否则桂枝、甘草温通血脉而不得汗出，其人燥烦，症状更甚，奈何大家受温病思想影响，不敢应用麻黄、桂枝一类药物治疗发热性疾病，今亦如此，南方更甚。如云南《吴佩衡医案》中第一则医案即是在说这一问题，反复强调，意在增强读者自信，广传经方之应用，今意引原医案及按语如下。

王某，男，42岁，某厂干部。于昨夜发热，体温38.9℃，今晨来诊仍发热，头痛，颈项强直，肢体酸楚而痛，流清涕，心泛欲呕，食减而不渴，脉浮紧、舌苔薄白。此系风寒伤及太阳肤表所致。《内经》云"其在皮者、汗而发之"，照仲景法，当以辛温发散以解表邪，拟麻黄汤加味主之。麻黄6g，桂枝10g，杏仁10g，法半夏6g，防风6g，甘草6g，生姜3片。嘱温服而卧，取汗自愈。殊料病者家属畏忌麻黄一药之温，恐燥热伤津，自行将药中麻黄减除，服一碗，未得汗。见其躁烦，热势反增，体温升至39.7℃。继服第二碗，则头痛如裂，身痛如被杖，恶寒较昨日更甚，疑为药不对症，邀余急往诊视，脉来浮紧急促，苔白腻，呼痛呻吟，虽言失治，幸喜表寒证型未变，释明其意，即嘱仍用原方，万不能再去麻黄。经照方服药2次后，温覆而卧，稍顷汗出热退，表邪解，遂得脉静身凉而愈。

原按：世有畏麻、桂如蛇蝎者，以为其性温而易伤津化燥，不知表寒实证无麻黄之辛散，何以开发腠理，驱邪外出。无桂枝之温通，何以助阳温经而散寒？不畏邪之伤于人，而畏药性之辛温，实为姑息养奸之弊也。盖用药不在医家之喜恶，而在于审证之明确，有是证用是药，用之得当则药到病除。用之不当，易变化莫测。阳热偏胜者，辛温固不宜用，营血不足，里虚内伤等证，亦不宜汗。倘确属寒邪束表之症，当用而不用，反以清凉苦寒抑其热，势必助邪伤正，表寒不解，热势更张，斯时宜以麻桂等剂因势利导，驱邪外出，切勿坐失良机而至表邪传里为患，此乃祛邪即所以扶正之法也。麻黄开玄府，通达腠理。桂枝辛温通阳，助其疏泄。杏仁利肺气，降逆平喘。甘草保中气而生津液。方药化合，专发太阳伤寒肤表之汗,效如桴鼓。然服此方一二碗后,覆卧得汗即可,不必尽剂,更勿令其大汗淋漓以致伤津而耗气。俗云"方是死方,法是活法",欲求其效,宜潜心钻研意旨,无异于铲锤之非易也。

**【原文】**太阳与阳明合病,喘而胸满者,不可下,宜麻黄汤。(36)

**【提要】**本条论述喘证表里合病(太阳阳明合病)时,应先治太阳,"喘而胸满"用麻黄汤。

**【解析】**本条为喘立论,喘病,有表证,有里证,有可发汗的麻黄汤证,也有可攻下的大承气汤证。第35条言"无汗而喘"是太阳病麻黄汤证喘的特点,由于表气不能旁达,壅逆于肺而喘,喘证较剧烈时也可出现胸闷症状。阳明病为里证,如果里热实重,也可因热实壅逆而喘,但其特点是"腹满而喘",以腹满为主症,喘为兼证,治疗可用大承气汤攻下热实以治喘。

本条虽言太阳阳明合病,但阳明病症状描述不全,临证即使有腹满的阳明里热证,表现为太阳阳明合病,依据仲景太阳阳明合病的治疗法则,也是先解表、后攻下,即本条所言"不可下,宜麻黄汤"。关于腹满而喘的阳明病,在阳明病篇承气汤证中有论述。

临证实践过程中,不伴发热的喘病,更常见的是少阳阳明合病的大柴胡汤证。如笔者医案:刘某,女,63岁,2019年12月11日初诊,喘憋、胸闷、口唇发紫,无痰,症状夜间加重,近2日夜间不能平卧,腹满,大便干,2~3日一行。脉沉滑有力,苔水滑,舌底苍白、瘀血不明显。腹诊:腹部膨隆,胸廓部满,上腹部满闷、按之抵抗。脐以下压痛。既往史:从9岁开始出现哮喘。辨六经:少阳阳明合病兼有瘀血。辨方证:大柴胡汤合桂枝茯苓丸证。处方:柴胡15g,黄芩10g,清半夏10g,枳实10g,赤芍10g,大黄6g,生姜10g,大枣12g,桂枝10g,茯苓20g,桃仁12g,牡丹皮10g,7剂,颗粒剂,每次1袋,水冲服,每日2次。患者服药当天晚上就可以平卧入睡,无明显喘憋。第2日腹诊:腹部按之抵抗力度明显减轻。第3日腹诊:腹部按之正常。2022年该患者因头晕复诊,诉服完7剂药,至今未再出现喘憋。

**【原文】**太阳病,十日以去,脉浮细而嗜卧者,外已解也。设胸满胁痛者,与小柴胡汤。脉但浮者,与麻黄汤。(37)

**【提要】**本条论述判断疾病传变依据客观脉证,阳证由表传至半表半里(少阳病)发为小柴胡汤证,亦有始终不传者,仍是太阳病麻黄汤证。

【解析】太阳病为表阳证，是邪正交争于体表，欲通过最外的肌表以汗出的形式排除病邪，这是最佳途径，对人体损伤最轻，然限于自身的良能不能由表而解的状态。气血不足于表则脉浮细，"血弱气尽，腠理开"，疾病会由表向里传变，人的体力不支，出现"嗜卧"，"胁下"为正邪交争于半表半里的病位，如果此时出现"胸满胁痛"，则可确断为半表半里的小柴胡汤证。然亦有表证始终不传变者，要依据客观的脉证而治之。"脉但浮者，与麻黄汤"应接于"太阳病，十日已去"后，此处言脉略证，结合临床实践，患者应有无汗、恶寒等太阳表实证方可予麻黄汤。

少阳病小柴胡汤证，患者有发热，伴随精神症状，甚至闭目不语，有似昏迷状，病家不知而惊慌，如黎庇留医案记载："少阳病，亦有惊人者：沙涌张某之妻，病过十日，热仍未退，口苦渴，胸胁苦满。诊时，其家为之办身后事，忙极！——因其目闭不开，不能言语——呕问：'尚可治否？'余断曰：'此少阳证，少阳脉起目外眦，风火交攻，故目闭；热入里，故语言难出。'即以小柴胡汤去半夏，加竹茹、天花粉等，一服即目开能言。再服两剂，热退神清而愈矣。家人以为起死回生！实则此非大症，不达不读仲圣书者，莫由识之耳。"

在发热类病症中，麻黄汤证一般持续时间较短，今日临床发热患者往往先经西药发汗治疗，麻黄汤证相对较少见。在发热类疾病中，如果患者无明显恶寒，表现为食欲下降、口苦等症状，往往提示病由表传半表半里，多是小柴胡汤证，如果口干、心烦，是阳明里热，加生石膏，即小柴胡汤加生石膏，临证常见。

如笔者曾治疗雍某，女，57岁。会诊日期：2021年4月15日。膝部肿物切除术后发热3天。无恶寒，口渴，多饮，汗多，尿频、灼热，纳差，恶心，脉滑有力，舌淡苔腻。辨六经：少阳阳明合病。辨方证：小柴胡汤、五苓散合方加生石膏证。处方：柴胡24g，黄芩10g，清半夏10g，生姜10g，人参10g，炙甘草10g，大枣20g，生石膏60g，泽泻20g，茯苓15g，猪苓12g，苍术10g，肉桂5g，3剂，颗粒剂，每次1袋，水冲服，每日2次。当天未口服药物，下午发热，对症治疗后热退。第二天服药1袋后未再发热，尿频明显减轻（陪护家属诉患者昨晚睡眠佳，以前大约每1小时尿1次），无灼热感，进食亦增加。

按：①辨六经：口渴、多饮、汗多、尿频而灼热为阳明里热。纳差、恶心为半表半里少阳病。②辨方证：多饮、多尿而灼热为五苓散或猪苓汤证，两方证之辨，猪苓汤里热更重，灼热重，甚至可见血尿。多汗，为里热，考虑石膏证。口渴，为人参证。纳差、恶心伴发热，为小柴胡汤证。最后确定为小柴胡汤、五苓散合方加生石膏证。方证相应，半剂知，治愈疾病。

疾病是否传变，要依据客观脉证判断，时间可作为参考，临床有数年表证不变而表现为麻黄汤证者。意引范中林治疗发热 3 年病仍在表的麻黄汤证案：郭某，女，24 岁。北京某医院医务人员。近 3 年来，常间歇性低热。1976 年 3 月，感冒发热，曾服用感冒冲剂、四环素等药。其后经常自觉畏寒发热，常患扁桃体炎和关节痛。腋温一般在 37.4~38℃，偶尔在 38℃以上。曾查红细胞沉降率为 25 毫米/小时，其他指标如白细胞和基础代谢均正常。注射卡那霉素后，热暂退，但始终呈间歇性发作。自 1978 年初以来，每日皆发热两次，体温在 37.5℃上下。虽经治疗，未愈。1979 年 3 月来诊，按太阳伤寒证发热论治，两诊热退。初诊（3 月 1 日）：今晨自觉畏寒发热，测体温 37.4℃，畏寒发热、身无汗，两膝关节疼痛，面色正常，唇淡红，舌质淡红而润、微紫暗，苔黄夹白较腻，脉浮紧。此为太阳伤寒表实证，法宜开腠发汗、安中攘外，以麻黄汤主之。处方：麻黄 10g，桂枝 6g，甘草 18g，杏仁 15g。2 剂。二诊（3 月 3 日）：服药后，身觉微汗出，恶寒减，舌紫暗渐退，苔白滑根部微黄，脉细微缓。尚有轻微发热，病仍在太阳。服麻黄汤后，发热恶寒皆减，但现身汗出，脉微缓，营卫失和之象。法宜通阳解表，调和营卫，以桂枝汤加味主之。处方：桂枝 10g，白芍 10g，炙甘草 6g，生姜 60g，大枣 10 枚，白薇 12g。3 剂。三诊（3 月 8 日）：上方服 3 剂后热退。两日来未再低热，体温 36.7℃。膝关节偶尔有短瞬疼痛，微觉头昏，梦多，此外身无明显不适，舌脉均转正常。再少进调和营卫之剂，巩固疗效，并嘱其注意饮食起居，避免病情反复。7 月 17 日随访，患者述自二诊服药后低热退，至今未再复发，自觉一直良好。

【原文】太阳中风，脉浮紧，发热恶寒，身疼痛，不汗出而烦躁者，大青龙汤主之。若脉微弱，汗出恶风者，不可服之。服之则厥逆，筋惕肉瞤，此为逆也。（38）

【提要】本条论述表不解里有热的太阳阳明合病，表证有虚实不同的方证之辨，实证者用大青龙汤，虚证不可用（实为桂枝二越婢一汤证）。

【解析】表证有虚实之分，汗出的表虚证用桂枝汤，无汗的表实证用麻黄汤。表里合病（太阳阳明合病），依据表证的虚实不同，也应合用桂枝汤类方、麻黄汤类方，此为定法。

"脉浮紧，发热，恶寒，身疼痛，不汗出"是典型的太阳病伤寒证，曰"中风"是言本应该有汗出，也是暗指本方内含有治疗汗出的"越婢汤"方证。无汗，表气不透，热不得外散，加之里有热，故其人"烦躁"。本为太阳阳明合病，太阳病为无汗的表实证，故以麻黄汤与越婢汤合方治之。因以"不汗出"的表不解为主，故用大剂量麻黄，里热轻，故石膏只用鸡子大一枚，发汗解表兼清里热。

太阳病大青龙汤证为表实证，如为汗出、恶风的表虚证，则不能与之。"脉微弱，汗出恶风"为表虚证，即使里有热，表也是虚证，只能用健胃气、增津液、补津液不足的桂枝汤与越婢汤合方，即第27条"太阳病，发热恶寒，热多寒少，脉微弱者，此无阳也，不可发汗"的桂枝二越婢一汤证。如桂枝二越婢一汤的虚证以大青龙汤治之，则是"虚虚"，汗出伤津液，病陷入阴证，表现为"厥逆，筋惕肉瞤"，具体方治未出，甘草干姜汤、四逆汤、真武汤可适症选用。

本条大青龙汤证与第27条桂枝二越婢一汤证综合分析，总体行文还是无汗表实的麻黄汤证与汗出表虚的桂枝汤证辨证的延续，所相同者，两者均合并里热。

如果虚以实治，则病陷入阴证，如下医案即是，且有救误之法，今录于下，以便临证参考学习。赵守真医案："申瑞林久病之后，体气已虚，不慎风寒，又染外感，只宜培补剂中佐少许表药，殊不能视同日常表证治之。前医竟用麻黄汤发汗，因之大汗不止，头晕目眩，筋惕肉瞤，振振欲仆地，小便难，肢微拘急，呈状甚危。余见其人神志尚清明，脉现细微，汗淋漓未休，此由峻发之后，卫气不固，津液大伤，肾气亏竭而小便难，血不营筋而肢拘急，阳虚则水气泛逆，冲激于上，故振振而眩仆，是纯一阳虚之真武汤证，为水逆之重者。若不如是辨认，泛视漏汗之桂枝附子汤，虽能回阳而不镇水，如用苓桂术甘汤，虽能镇水而不回阳，皆属本证前阶段轻者、浅者言之，至阳虚水逆之本证，则以真武汤为适合，且应大其量以进：附子五钱，白术、白芍各四钱，茯苓八钱，生姜五钱，并用五倍子研末醋拌成饼敷贴脐孔，布条捆扎，又用温粉扑身。连进二剂，汗渐止，再三剂，不特汗全收，即眩晕、拘急、尿难诸候，亦均消失。后用归芍六君子汤加补骨脂、巴戟、干姜调理培补。"

**大青龙汤** 麻黄六两（去节），桂枝二两（去皮），甘草二两（炙），杏仁四十枚（去皮尖），生姜三两（切），大枣十枚（擘），石膏如鸡子大（碎）。

上七味，以水九升，先煮麻黄，减二升，去上沫，纳诸药，煮取三升，去滓，温服一升，取微似汗。汗出多者，温粉粉之。一服汗者，停后服。若复服，汗多亡阳遂一作逆虚，恶风烦躁，不得眠也。

【解析】大青龙汤为麻黄汤与越婢汤合方，主治在表的无汗重，兼有里热之太阳阳明合病。从麻黄汤分析，大青龙汤证亦无汗，故以麻黄发汗，然有石膏不利于麻黄发汗，故增麻黄用量至六两，桂枝不利于麻黄发汗，且有里热，减桂枝用量至二两。患者喘轻，减杏仁用量。大剂量麻黄与生石膏合用，有发越水气治疗水肿的功效，越婢汤即是。从越婢汤分析，由于大青龙汤证以无汗为主，故用大剂量麻黄发汗，由于里热较轻，且体表虽有水气，但不似越婢汤出现明显水肿，故减石膏用量。

本方尤应重视调护法。温服，服用后，汗出即止，不可再服，如汗出多，以温粉扑之，今日用爽身粉即可，对症补液治疗亦可。如不重视调护，汗出病解，表已虚，此时复服，虚以实治，犯"虚虚"之戒，则"汗多，亡阳"，此处的阳指津液，大量亡失津液，阳证陷入阴证，则见"恶风，烦躁，不得眠"，后文甘草干姜汤、干姜附子汤等可适症选用，前赵守真医案用真武汤亦是，其要在随证治之。

临床实践观察，服用药物后，其作用不是由药物单方面所决定，而是药物作用于人体后的综合效应。笔者曾治疗一例水肿病人，用同样的煎服法，第1次服用大青龙汤后尿量增加，水肿减；服用第2剂，微微汗出；服用第3剂则大汗出。

大青龙汤证临证多见，新型冠状病毒感染后，在发病第2天多现大青龙汤证，用大青龙汤治之多获效。本方证不只见于传染病，内科杂病也可见。笔者曾治疗一位青年，外伤后蛛网膜下腔出血、胸椎外伤、截瘫，夜间烦躁、无汗、恶寒，曾用冬眠合剂，无效，服用大青龙汤1剂后诸症消失；曾治疗一例3天不能入睡的青年男性，烦躁无汗，下午服用大青龙汤半剂后，安然入睡，一觉睡到次日早晨，病愈；亦曾治疗一例青年女性，因生意赔钱，心情抑郁，周身发紧、发沉，不得汗出，按摩治疗半月余，无明显疗效，服用大青龙汤半剂，约半小时后在按摩过程中微微汗出，症状明显缓解。

服用本方，虽然要求微似汗出，但应注意发汗本为从体表排除病邪，出汗时间大概要持续1~2小时，尤其是治疗发热性疾病，如不然，则病不愈。2020年冬，吾儿发热，服大青龙汤后微微汗出，但不注意调护，致汗止，后出现高热，四肢逆冷，下肢冷至大腿根，上肢冷至腋窝，后服布洛芬，汗出热退，厥回肢温。有此教训，后来笔者在2021年夏天发热时，服用大青龙汤后，盖薄被体会出汗，从头开始，直到足心汗出，随之眼胀、头痛缓解。慢慢体会，从头至足，汗出约3波，微微汗出约2小时，后神清气爽，一汗而病痊愈。自己亲身体会，服用大青龙汤盖被子取汗为微微汗出，不像吃热面汤那样大汗淋漓、汗出如珠。

本方除了中病即止，还应重视方中生姜、大枣的益胃气作用，《医林误案》一书，记录的第一则败案即是"大青龙汤证"，用方之败，不在方，而在于：第一，方中未用生姜、大枣（陆渊雷称其为"非马非驴汤"）；第二，未做到中病即止，交代调护；第三，证变（怕冷怕热为少阳病）方未变，仍服用本方，服药后汗多亡阳，陷入阴证（太阴病）。最后病人死亡，教训惨痛。今录医案于下，以警示后学。

"1927年春假，随族人同舟由沪至屏风山。有雷某之子，年20岁，患病甚重。其父代诉：'初因劳作往返，抵家热甚，遂用井水沐浴，拂晓即发寒热。年事方壮，不以为意，三天犹不退，虽经治乃日甚一日。'是时，其妻携扶出室，为之易衣，但病人云冷甚，坚拒去被，语气高亢，欲饮冷茶。又见患者虽萎顿，但面色缘缘正赤，目光炯炯有神，唇周焦燥破裂，上有血迹。问：'衄乎？'其妻答：'齿鼻均有血，前天才开始，量并不多。'试令张口，腥热之气喷人，龈间亦有血迹，舌质色红，苔灰白干燥。脉浮数，一息六至以上，按其胸腹，皮肤干燥，抚之热如炙，腹柔软，遍寻无痛处，脾可触及。小溲赤热，六天来大便共两次，色黄不黑。腹诊之顷，时时蜷缩，口亦为噤。问：'曾有过汗否？'曰：'病至今日，从未出汗，故乘热给药，希能出些汗把热退去，但吃药后只觉烦热难过，汗则丝毫没有。'余始为大青龙汤证，然患者有衄血一症，是否血热？继思之：舌质不绛，神识不昏，未见斑疹，加以大渴喜冷饮，显然邪尚在气而未入血。既未入血，则致衄之由，仍系《伤寒论》所谓'剧者必衄'者'阳气重'。乃书案云：热为寒困，欲透未解，愈郁愈炽，阳气重故衄。大渴引饮喜冷，神清舌不绛，未涉营血分，犹可辛温透汗。盖表之严寒不解，里之炽热不除也，然气热已经弥漫，焦头烂额堪虞，势非略参辛凉不可，大青龙汤主之，麻黄六钱，桂枝二钱，生石膏八钱，杏仁五钱，甘草二钱。1剂。书毕觉病情虽然延续1周，但正年壮，病机与方药无间，其效可必。乃嘱其父曰：'服后能得汗，则热亦当随之而退。'此时舟人催行，遂匆匆告别。不日束装返沪，亦未及问其后果。抵校，将所录脉案就教于陆师渊雷，讵料陆师阅后谓：'病固大青龙汤证，但所用者究系何方？从药量比例，或可云仿之大青龙，但所列药物则非，称之为麻杏甘石加桂枝，亦可称之为麻黄汤加石膏，诚非马非驴汤。'余谓：'姜枣在本方非属必要，故舍而未用。'师对此语，大为不然，曰：'仲景方不特药量之比严谨之至，即一药之取舍，效若天渊，《伤寒论》中此类例证，不胜枚举。'当时虽唯唯，然内心实不折服。遂又质之章师次公，并告己意。章先生云：'陆君之言诚然！余所欲知者，乃药后以何方继？'对曰：'未也。'章师曰：'对如此重病，投如此峻剂，而不预谋善后，安危难卜，非万全策。'陆闻此教，顿觉冷水灌顶，虽欲亟知其果而不能。暑假再返，遂偕造雷家。其父曰：'服药一煎，不久即出汗很多，怕冷怕热，口渴难过，病好了一大半，深夜服二煎，但汗不如白天之多，不过热未退清。家人以药虽贱却验，又续1剂。服后，汗较昨天更多，且一直不止，热虽退清，但怕冷更甚；继而四肢亦冷，浑身如冰，四肢抽筋，依次神识昏迷，话也不能说，如此一昼夜，延至深夜而亡。'含泪唏嘘，惨不忍闻，余心为之碎，实无言可慰。"

【原文】伤寒脉浮缓，身不疼但重，乍有轻时，无少阴证者，大青龙汤发之。（39）

【提要】本条论述水气病（太阳阳明合病），表证的阴阳之辨，表阳证可用大青龙汤，表阴证不可用（宜麻黄附子汤）。

【解析】本条承第38条，第38条为表阳证的虚实之辨，本条论述表证的阴阳之辨，表阴证为少阴病，表阳证为太阳病。

本条论述表证中应发汗而汗不得出的水气病、溢饮病，水气病以表证出现时，分阴证和阳证，阳证是太阳病，阴证是少阴病。病在表，均用发汗之法治疗，但阴阳相反，不可误也。

"伤寒"无汗，本应脉浮紧，因为体表有水气，所以脉浮缓，水气在表，水湿缠绵，时聚时散，故"身不疼，但重，乍有轻时"，应用发汗法治疗。然表证分阴证与阳证，本条所述诸症乃水气为病，类似阴证表现，临证应排除表阴证后方可予大青龙汤治疗。本条症状看似较第38条轻，但水气为病，病势沉重，病程更长，故曰"发之"，发越水气之谓。

本条应结合《金匮要略》中水气、溢饮内容学习，水气病篇曰："水之为病，其脉沉小，属少阴，浮者为风，无水，虚胀者，为气。水，发其汗即已，脉沉者，宜麻黄附子汤；浮者，宜杏子汤。"胡希恕注解，此处杏子汤当是大青龙汤，可从。溢饮病篇曰："饮水流行，归于四肢，当汗出而不汗出，身体疼重，谓之溢饮。"又云："病溢饮者，当发其汗，大青龙汤主之。"第39条与水气病篇相互印证，第39条示人表阳证不可以表阴证误治，水气病篇则补表阴证水气病溢饮方治。

《伤寒论》与《金匮要略》一起学习，则可加深理解。辨六经八纲方证，是辨治万有疾病的规律，无论溢饮、水气、伤寒、中风，只要以大青龙汤证出现，均可以大青龙汤治愈。大青龙汤治疗溢饮、水肿类病症，效佳，此类患者之病程往往长达数年。

后世依据麻黄汤、桂枝汤及大青龙汤相关条文的表面文字内容，提出三纲鼎立说，颇不切合临证实际，柯韵伯辨之曰："仲景凭脉辨症，只审虚实，不论中风伤寒，脉之缓紧，但于指下有力者为实，脉弱无力者为虚；不汗出而烦躁者为实，汗出多而烦躁者为虚；症在太阳而烦躁者为实，症在少阴而烦躁者为虚。实者可服大青龙，虚者便不可服，此最易知也。要知仲景立方，因症而设，不专因脉而设。大青龙汤为风寒在表而兼热中者设，不专为无汗而设，故中风有烦躁者可用，伤寒而烦躁者亦可用。……仲景但细审脉症而施治，何尝拘拘于中风伤寒之名是别乎。"陆渊雷辨之曰："注家见本论辨脉法篇及可发汗篇，俱有风则伤卫，寒则伤营之文，遂以桂枝证为风伤卫，麻黄证为寒伤营。又见本条言中风脉浮紧，次条言伤寒脉浮缓，遂以大青龙证为中风见寒脉，伤寒见风脉，谓是风寒两伤，营卫俱病，于是乎论太阳病者，有麻、桂、青龙，三方鼎峙之说。自此说行，而太阳之病理，晦盲而不可晓矣。夫辨脉法可发汗二篇，本系叔和附益，非仲景之文，名为中风，名为伤寒，不过审证用药上借以区别。既不知何者为风，何者为寒，更何从知其伤卫伤营之情状乎？且伤寒中风之辨，只在无汗有汗，本条证既无汗，何从知其兼有风？次条既脉缓，于常例当有汗，既有汗，何得谓之伤寒，更何得用大青龙大发之乎？是故伤营伤卫，本是虚言，中风脉浮紧，伤寒脉浮缓，徒存疑窦，不得据此以立说也。必欲合论三方，则桂枝证因抗病而发热，因发热而自然出汗以散泄之，调节体温之生理机能未失常态，其病为轻；麻黄证亦因抗病而发热，虽发热，而不能出汗以自散泄，毒害性物质之力，使生理失其常态，病斯重矣；大青龙证至表里俱热，而仍不能出汗，则病最重。何以故？出汗散热，为体温过高时之反射动作，体温愈高，则出汗愈多愈易，今至里热，体温甚高矣，而仍不能出汗，则毒害性物质剧烈可知，故大青龙证为三证中最重者，其方亦为三方中最峻者。"

【原文】伤寒表不解，心下有水气，干呕发热而咳。或渴，或利，或噎，或小便不利、少腹满，或喘者，小青龙汤主之。（40）

【提要】本条论述外邪内饮（太阳太阴合病），表里同治的小青龙汤证。

【解析】本条承第39条论述表里合病兼有水气，第39条为表里合病（太阳阳明合病），水气在表的证治，本条同为表里合病（太阳太阴合病），外邪内饮，水气在心下的证治。虽然《金匮要略》记载大青龙汤、小青龙汤均可发汗治疗水肿（溢饮），但临证中水气在表的水肿以大青龙汤证多见，水停心下的喘咳以小青龙汤证多见。

"伤寒表不解"指无汗、恶寒、发热等症状言，"心下有水气"言在里的病理状态，而"干呕"，尤其是"咳"，是里有停饮的症状反应，用小青龙汤治疗。诸多或然之证，均是水饮代谢变化所致。

外邪内饮，病机同第28条，在解表的同时必须化饮，这是定法。然同为停饮，具体方证却不同，进一步体悟，经方医学来自对临证实践经验的总结，中医治病有无疗效，关键就在于方证辨的是否准确，辨方证是辨证的尖端。

小青龙汤　麻黄（去节）、芍药、细辛、干姜、甘草（炙）、桂枝（去皮）各三两，五味子半升，半夏半升（洗）。

上八味，以水一斗，先煮麻黄，减二升，去上沫，纳诸药，煮取三升，去滓，温服一升。若渴，去半夏，加栝楼根三两；若微利，去麻黄，加荛花，如一鸡子，熬令赤色；若噎者，去麻黄，加附子一枚，炮；若小便不利，少腹满者，去麻黄，加茯苓四两；若喘，去麻黄，加杏仁半斤（去皮尖）。且芫花不治利，麻黄主喘，今此语反之，疑非仲景意。臣亿等谨按，小青龙汤，大要治水。又按《本草》，芫花下十二水，若水去，利则止也。又按《千金》，形肿者应内麻黄，乃内杏仁者，以麻黄发其阳故也。以此证之，岂非仲景意也。

【解析】外邪未解，为无汗的表实证，用麻黄、桂枝、甘草以发汗解表；细辛辛温，主治咳逆，半夏逐饮止呕，干姜温中祛饮，三药合用祛除心下停饮，止咳喘；芍药苦平，可利小便，缓解心下满（与第28条同），五味子酸温，主治咳逆上气，后世谓芍药、五味子有收敛之性，可防止干姜、细辛等温药发散太过，可从。

《神农本草经》谓"栝楼苦寒，主治消渴，身热烦满，大热"，或然证之渴，为内有停饮化热，去半夏加栝楼根；芫花"苦寒，下十二水，荡涤肠胃中留癖"，微利，为水走肠间，去麻黄，加芫花利小便以实大便；附子辛温，主治风寒咳逆，可破癥坚积聚，噎为气逆饮聚，去麻黄，加附子温通降逆；水饮停聚膀胱则小便不利、少腹满，麻黄不利于小便，故去之，加茯苓以利小便止腹满；杏仁甘温，主治咳逆上气，功同麻黄，今喘去麻黄加杏仁，可结合《金匮要略》"其证应内麻黄，以其人遂痹，故不内之；若逆而内之者，必厥，所以然者，以其人血虚，麻黄发其阳故也"理解。

《内经》言"形寒饮冷则伤肺"，主要是为咳嗽立论，《金匮要略》中记载"咳逆，倚息，不得卧，小青龙汤主之"。陆渊雷认为："小青龙汤，治急性呼吸器病之方也。其主证为发热恶寒头痛，咳而微喘，《玉函》《千金翼》以咳而发热为主证，不举干呕，是也。……仲景书凡言心下者皆指胃，独此条之水气，不在胃而在呼吸器，以其主证为咳喘故也。胃中蓄水，固有致咳喘者，然属苓桂术甘汤、真武汤所治，不属小青龙。……若胸膜炎之胸膜囊中积水者，即属饮，其胸胁满痛者，属柴胡剂，皆非小青龙所治。"

小青龙汤外可解表治寒，内可温中祛饮，故治疗外邪内饮咳嗽有特效。如冯世纶教授记录宋孝志医案：王某，男，27岁，文化馆画家，1961年12月14日初诊。自幼患咳喘病，15岁以后加重，经西医多方诊治无效。2个月前来本院治疗，前医以宣肺、润肺化痰方药多治无效，用黑锡丹过两，亦不见效果。刻下症：喘咳重，不能平卧，不得已吞服麻黄素、氨茶碱以平喘。胸胀满闷，气短，痰不易咯出，吐白泡沫清痰，自感周身冷，小便频数，张口则口水流出，苔厚腻黄滑，脉沉细滑数。因病人满口涎水，故语言不清，却不时自语："服热药后吐黄痰，则症可愈，若痰不出，将憋死矣！"精神消沉，痛苦万状。辨证为外邪内饮，与小青龙汤：麻黄 10g（泡去上沫），桂枝木 10g，五味子 10g，半夏 12g，细辛 10g，干姜 10g，白芍 10g，炙甘草 10g。结果：12 月 21 日来诊，述服药 3 剂感身热，吐痰爽快，喘减已，能平卧睡觉，口水减少，说话清楚，仍小便频，舌苔黄腻除，脉稍滑不数。前方加杏仁 10g，同时间服六君子汤。服 1 个月，咳喘缓解。

【原文】伤寒心下有水气，咳而微喘，发热不渴。服汤已渴者，此寒去欲解也。小青龙汤主之。（41）

【提要】本条论述外邪内饮咳喘（太阳太阴合病）的小青龙汤证。

【解析】本条继第 40 条，强调渴与不渴对于水气病中辨识寒热的重要性。本条读法应为："伤寒，心下有水气，咳而微喘，发热不渴，小青龙汤主之，服汤已，渴者，此寒去欲解也。"咳喘而不渴，为内有寒饮，即水停心下之应；发热为表不解；"寒去欲解"之寒，即指表证又含心下停饮，用小青龙汤后，饮去表解，出现正常的口渴。

龙与水相关，水之代谢以汗、尿为主，仅通过呼吸及大便排出少量水分。大青龙汤、小青龙汤均是表里合病，大青龙汤为伤寒表实不解，里有热，为太阳阳明合病；小青龙汤为伤寒表实不解，里有停饮，为太阳太阴合病。两者均有无汗之表证，故均用麻黄、桂枝、甘草发汗，治疗身痛、水肿等。然两者里证不同，大青龙汤为里热，以烦躁为主症，用石膏清里热、止烦躁；小青龙汤为里有停饮，以咳喘为主症，用干姜、细辛、五味子、芍药、半夏祛心下停饮，止咳喘。陆渊雷曰："方中行'谓大青龙与云致雨，小青龙倒海翻江'，喻嘉言亦谓'大青龙升天而行云雨，小青龙鼓波而奔沧海'，意皆谓一主发汗，一主逐水，理或然也。"可作为临证理解两方证之参考。实践证明，服用大青龙汤后有先尿多、后汗出而解者，服小青龙汤有汗出而病解者，不可不知。

此处应结合第 40 条、《伤寒论》全篇及《金匮要略》重点解析内有停饮是否口渴。正常人口渴，饮水即可解渴，是生理现象。内有停饮之人，如为寒饮，胃虚饮不得化，一般不渴，即使口渴、口干也是只想口内含水，润泽口腔，而不欲咽，第 29 条"咽中干"、第 282 条"虚故引水自救"即是，如强饮之则水聚于胃，轻者气短，重者心悸，《金匮要略》有"凡食少饮多，水停心下，甚者则悸，微者短气"的记录。如内停之饮为热饮，则大渴，饮水不解渴，五苓散证的消渴及第 40 条的"若渴，去半夏，加栝楼根三两"即是，又饮停于胃，上逆则易出现呕吐。《金匮要略》云："先呕却渴者，此为欲解；先渴却呕者，为水停心下，此属饮家；呕家本渴，今反不渴者，以心下有支饮故也，此属支饮。"结合呕吐，对停饮的渴与不渴之辨，详尽矣。"先呕却渴者，此为欲解"，因水停心下，其人不渴，呕而饮去，其人恢复正常口渴，故为欲解；"先渴却呕者，为水停心下，此属饮家"，口渴为里有停饮，则知其或为虚而自救之渴，其人必不能多饮，水停心下则易呕吐，小半夏加茯苓汤可适症选用，或为里热口渴，多饮呕吐，则为水逆的五苓散证，即"呕家本渴，今反不渴者，以心下有支饮故也，此属支饮"，呕吐后正常情况下其人口渴，今不渴，知为胃虚寒，内有停饮，虽呕，停饮不去，且无里热。

# 小结

第31~41条，论述表实证麻黄类方证，中间论述疾病表里相传可能出现半表半里阳证少阳病的小柴胡汤证，里阳证阳明病的葛根黄芩黄连汤证，表里合病的大青龙汤证、小青龙汤证。

具体内容：第31条论述以项背强几几、无汗、恶风为主症的葛根汤证，第32条论述太阳与阳明合病见下利的葛根汤证。第33条论述"太阳与阳明合病，不下利但呕"的葛根加半夏汤证。第34条论述表证误用下法，出现下利，如表未解，仍用桂枝汤解表，下利自止；如下利发为阳明里热证，见下利、喘而汗出，用葛根黄芩黄连汤治疗。葛根汤可以认为是由表虚证汗出的桂枝汤证向表实证无汗的麻黄汤证过渡的方证。

第35条论述表实证，"头痛发热，身疼腰痛，骨节疼痛，恶风无汗而喘"的麻黄汤证。第36条论述太阳阳明合病，以"喘而胸满"为主症。应先治太阳，用麻黄汤。第37条论述表证可传半表半里发为"脉浮细而嗜卧""胸满胁痛"的小柴胡汤证，亦可始终在表，表现为麻黄汤证。其要在示人，经方辨证依据症状反应，不可以时日处方以治病。

第38条论述表为实证、里为热证的太阳阳明合病，以"脉浮紧，发热恶寒，身疼痛，不汗出而烦躁"为主症，用大青龙汤治疗，同时对比表为虚证，里为热证，津液损伤的太阳阳明合病"发热恶寒，热多寒少，脉微弱"的桂枝二越婢一汤证，提出大青龙汤禁忌证"脉微弱，汗出恶风"。第39条论述大青龙汤亦可治疗表阳证的溢饮、水肿，以"脉浮缓，身不疼但重，乍有轻时"为主症，同时提出表阴证亦可出现水肿，是少阴病，不能用大青龙汤治疗。第40、41条论述太阳太阴合病，太阳表证为伤寒，太阴里证为心下有水气，其症状为干呕、发热、喘咳、咳逆倚息不得卧、口不渴，用小青龙汤治疗。

【原文】太阳病，外证未解，脉浮弱者，当以汗解，宜桂枝汤。

（42）

【提要】本条论述太阳病桂枝汤证。

【解析】太阳病为表阳证，机体欲借发汗以解除疾病的病理状态，外证未解，仲景书一般言外证多指表虚证桂枝汤证，言表证多指表实证麻黄汤证，言桂枝汤曰解肌发汗，言麻黄汤曰发汗解表。桂枝汤、麻黄汤虚实之辨的关键，在于胃气的强弱，化生输注于体表的津液是否充足，较之常人，如汗出不及则表现为无汗的表实证，汗出太过则表现为汗出的表虚证，脉亦根据津液是否充足应之以浮紧、浮缓、浮弱等，此其常。

细究本条文意，并非简单重复，实有示人以无汗、脉浮弱的表虚证，不能用麻黄汤，宜桂枝汤之意。进而言之，表虚、表实之辨，不只在汗出的有无，汗出的本质是胃气强弱在体表的反应，桂枝汤为健胃气、增津液、解肌发汗治疗表虚证的主方，表虚证一般多有汗出，无汗亦可用。

【原文】太阳病，下之微喘者，表未解故也，桂枝加厚朴杏子汤主之。（43）

【提要】本条论述表证误下后表未解而兼喘（太阳太阴合病）的桂枝加厚朴杏子汤证。

【解析】太阳病为表阳证，依法应发汗解表，却予下法，处以相反的措施。故表未解，是表证存在，且出现气上冲的喘证。汗、吐、下后，一般伤及胃气，此时治疗表不解，只能用桂枝汤，又因喘，加厚朴、杏仁下气平喘。厚朴、杏仁均为温性，故考虑此喘为里寒证太阴病。

第15条言"太阳病，下之后，其气上冲"，以气上冲示人以表未解，给予桂枝汤治疗，而关于气上冲的具体症状未描述。本条的喘，可以算是一证，如果病情再重，可能出现"胸闷"，那就是桂枝去芍药汤证了。

本条应该和第18条"喘家，作桂枝汤，加厚朴杏子佳"一起学习，体会在有桂枝汤证（太阳病中风证）的基础上出现喘，可对症加用温中下气平喘的厚朴、杏仁。扩展思维，如果外证为葛根汤证，出现喘，也可在葛根汤的基础上加厚朴、杏仁治疗。提示临证实践要有整体观，不是说桂枝汤、葛根汤能治喘，也不是说厚朴、杏仁能治喘，而是在桂枝汤证、葛根汤证的基础上出现喘时，在原方内加厚朴、杏仁治疗。

**桂枝加厚朴杏子汤** 桂枝三两（去皮），芍药三两，甘草二两（炙），生姜三两（切），大枣十二枚（擘），厚朴二两（炙，去皮），杏仁五十枚（去皮尖）。

上七味，以水七升，微火煮取三升，去滓，温服一升，覆取微似汗。

【解析】厚朴苦温，杏仁甘温，两药合用，温中下气，止咳平喘，加于桂枝汤方内，治疗在桂枝汤证基础上兼有里寒气逆咳喘者。

仲景书中关于"汗出而喘"的方证之辨：表不解里寒者，用本方；表不解，里有热，汗出而喘者，用麻黄杏仁甘草石膏汤；里热下利，汗出而喘，无结实者，用葛根黄芩黄连汤；里热实证，汗出恶热，腹满而喘者，用大承气汤；里虚寒证，汗出、喘、下利、四逆者，用四逆汤类方；里寒实结胸，汗出、喘、精神差、痰多者，用走马汤或三物白散。

本方治疗感冒后咳嗽、胸闷，甚至咳嗽诱发哮喘者，效彰。笔者曾治疗同事夏日感冒后咳嗽、胸闷，服药半剂，病愈，医案如下：张某，男，33岁，中药师。2019年7月30日初诊。咳嗽、胸闷、流清鼻涕1天。晨起上班已出现头昏、无汗、颈项强急不适，施颈背部熏药及颈部按摩后，身上有汗出，量少，颈部不适消失。现咳嗽、胸闷、头沉、略恶风、纳可、汗出少、无发热，脉沉弱，舌淡白、舌体略胖。思仲景大论"太阳中风，阳浮而阴弱，阳浮者，热自发，阴弱者，汗自出，啬啬恶寒，淅淅恶风，翕翕发热，鼻鸣干呕者，桂枝汤主之""喘家，作桂枝汤，加厚朴杏子佳"（虽只言"喘"，气逆而上的"咳嗽"也在其中，临床发现，咳嗽重而诱发哮喘者多见），诊断为太阳病中风证。辨方证：桂枝加厚朴杏子汤证。处方：桂枝12g，白芍9g，生姜9g，炙甘草6g，大枣12g，厚朴10g，苦杏仁10g。颗粒剂，2剂，共4袋，嘱下午喝1袋，睡觉前再喝1袋。第2天下午得知，昨天下午喝了1袋药后，无咳嗽、胸闷，未再服药，病愈。

【原文】太阳病，外证未解，不可下也，下之为逆，欲解外者，宜桂枝汤。（44）

【提要】本条论述表里合病应先治表，误下后表不解用桂枝汤。

【解析】本条承第43条，言表里合病证治。第43条太阳太阴合病宜同治，依据文意，本条应为太阳阳明合病，则先治太阳。太阳病为表阳证，言"外证未解"，指经过"取汗治表"病仍未解除。汗、吐、下法均为祛邪治病之要法，然均对人体胃气有损伤，外证未解，当然不可用下法治疗，故曰"下之为逆"。然幸得人体仍有通过体表汗出解除疾病的机转，此时只能用健胃气、增津液、解肌发汗的桂枝汤治疗，不能用麻黄汤，这是定法。

柯韵伯认为："外证初起，有麻黄、桂枝之分，如当解未解时，惟桂枝汤可用。故桂枝汤为伤寒、中风、杂病解外之总方，凡脉浮弱，汗自出，而表不解者，咸得而主也。即'阳明病，脉迟汗出多者'宜之，'太阴病，脉浮者'亦宜之，则知诸经外证之虚者，咸得同太阳未解之治法，又可见桂枝汤不专为太阳用矣。"可作为临证扩展桂枝汤应用的参考。

前已反复讨论发汗、吐下后表不解，应与健胃气增津液的桂枝汤治疗，本条为此做一小结。用桂枝汤方解表（解外、解肌），充分体现了仲景全书"重胃气"的一贯思想。

【原文】太阳病，先发汗不解，而复下之，脉浮者不愈。浮为在外，而反下之，故令不愈。今脉浮，故在外，当须解外则愈，宜桂枝汤。（45）

【提要】本条以脉言证，论述表里合病应先治表。误下表不解，解外（表）用桂枝汤。

【解析】本条以脉言证，强调表里之治的不同，表虚证用桂枝汤，表实证用麻黄汤，表证不解不能用下法治里，这都是定法。桂枝汤本为健胃气、增津液、解肌发汗、调和营卫的治剂，经过各种治疗（一般是汗、吐、下法），胃气不振，表未解者，只能用桂枝汤，这是定法。

太阳病依法当发汗，而病不解，所谓不解，指外证未解，即起始服用麻黄汤发汗，病不解。表虚证桂枝汤证予以治疗表实证的麻黄汤发汗，是"虚虚之治"，用"而复"二字于"下之"之前，不仅是强调外有表证应用下法的错误，亦有对前用"发汗"治法的否定，反证发病之始即为桂枝汤证。"脉浮者不愈。浮为在外，而反下之，故令不愈"是对用下法之前有外证及有外证不能用下法的说明。经过汗、下的误治，现脉浮，知表证仍在，只能用桂枝汤治疗。

仲景治病，依据症状反应，此桂枝汤证仍在，故予桂枝汤治疗，与第149条"伤寒五六日，呕而发热者，柴胡汤证具，而以他药下之，柴胡证仍在者，复与柴胡汤。此虽已下之，不为逆，必蒸蒸而振，却发热汗出而解"理同。

【原文】太阳病，脉浮紧，无汗，发热，身疼痛，八九日不解，表证仍在，此当发其汗。服药已微除，其人发烦目瞑，剧者必衄，衄乃解。所以然者，阳气重故也。麻黄汤主之。（46）

【提要】本条论述表实证（太阳病）的麻黄汤证及服药后的症状反应，重点是对"阳气重"的理解。

【解析】本条读法应为："太阳病，脉浮紧，无汗，发热，身疼痛，八九日不解，表证仍在，此当发其汗，麻黄汤主之。服药已，微除，其人发烦，目瞑，剧者，必衄，衄乃解，所以然者，阳气重故也。"

表实证为人体不虚，津液充斥于体表，欲借发汗的机转由表解除疾病的状态，此时应因势利导，用麻黄汤开毛孔、发汗以解表。"脉浮紧，无汗，发热，身疼痛"为表证的脉证，"八九日不解，表证仍在"，一"仍"字结合前"不解"二字，暗示期间经过麻黄汤发汗治疗，虽然病程八九日、经过麻黄汤发汗，但由于体表津液充斥较重，表证仍表现为麻黄汤证，遂依法予麻黄汤发汗。"服药已，微除"，即服药后，汗出，病情略有缓解。"其人发烦，目瞑"为汗出不彻，热不得由表而散，血热向上壅逆于脑，致人心烦、不愿意睁眼的状态。"剧者，必衄"是热上迫、血离经（鼻孔内血络破裂）而致鼻出血。"衄乃解"，非出血有发汗解表的作用，鼻部出血乃是表气通透之应，表和汗出而病解。

"所以然者，阳气重故也"九字，为整个条文做一总结。"阳气"指津液，阳气重为津液在体表充斥较重。毛孔不开，汗不出，热不退，故而即使正确使用麻黄汤，仍可能出现"发烦，目瞑""衄"等一系列症状。此非施以麻黄汤不正确，也不是后世所谓的"瞑眩"状态，而是病重服药后的一种反应。

陆渊雷认为："发烦目瞑鼻衄，虽为瞑眩现象，然其所以致此，亦可得而略言焉。据日人广濑天津久保山等之试验，麻黄能增高血压。据西尾重之报告，服麻黄后温覆，则心脏机能亢进，脉搏增加，全身温暖，颜面及耳边尤甚，次即汗出。然则麻黄之发汗，必先血压亢进而头面充血，故发烦目瞑。充血之甚，则鼻黏膜破裂而为衄。经此瞑眩现象，则知麻黄之效已达，汗已出，而久郁之病毒与体温，已得充分排除，故曰'衄乃解'。"

【原文】太阳病，脉浮紧，发热，身无汗，自衄者，愈。（47）

【提要】本条论述伤寒表实证（太阳病）有自衄表解的机转。

【解析】"脉浮紧，发热，身无汗"为太阳病伤寒表实证，依法当用麻黄汤发汗治疗，然此时亦有鼻出血而表解的可能。古人曰"衄"为红汗，诚如第46条服麻黄汤后得衄表解，鼻出血实乃表气和的一种征象，其人可得汗出而表解。过去在农村，患流感时，若患者表现为恶寒、无汗、肌肉酸痛、关节疼痛、高热、恶心，多取用肘窝"尺泽"及腘窝"委中"穴位附近瘀紫的脉络（静脉），用三棱针放血，出血虽然不多，往往伴随汗出热退而病愈，盖理同"衄"解。在临床实践中，为恶寒、头痛、身痛、鼻塞、流涕的表证患者针刺足三里穴时，伴随强刺激，往往有汗出，而后表解病愈。

陆渊雷对表证及衄血的认识比较深刻，曰："麻黄证不服药，自衄而愈者，非热随血散之谓也。盖自衄者，头面之充血必甚。头面充血甚者，肌表亦必充血，毒害性物质与体温随血以达肌表，则散泄（应为汗出）而病除热退耳。若如成氏之说，将谓涓滴之衄，足以散泄久郁之热毒乎？斯不然矣。何以知充血于头面者，必充血于肌表也？太阳病，正气欲驱毒害性物质外向，而其证候，不但外向，亦且上冲，则知上冲即所以外向，此其一。徐之才云：'轻可去实，麻黄葛根之属是也。'夫麻葛之发汗解肌，欲其外向也，而其性皆轻，轻者上浮，则知上浮者必能外向，此其二。以此观之，头面充血者，肌表亦必充血，肌表充血，则热毒随血达表以散泄矣。"

**【原文】**二阳并病，太阳初得病时，发其汗，汗先出不彻，因转属阳明，续自微汗出，不恶寒。若太阳病证不罢者，不可下，下之为逆，如此可小发汗。设面色缘缘正赤者，阳气怫郁在表，当解之熏之。若发汗不彻不足言，阳气怫郁不得越，当汗不汗，其人躁烦，不知痛处，乍在腹中，乍在四肢，按之不可得，其人短气，但坐以汗出不彻故也，更发汗则愈。何以知汗出不彻？以脉涩故知也。（48）

**【提要】**本条论述二阳（表里）并病（太阳阳明并病）的小发汗法及太阳病传入阳明的不同转归。

**【解析】**本条论述并病，实为论述疾病表里传变过程中可能出现的表解里（阳明病）未和与表里同病（太阳阳明并病）应用小发汗法治疗的两种情况。

关于并病、合病，仲景书虽有相关条文描述，但历来对其界定不清，是通过不同方法认识仲景书的缘故。如果从八纲治法层面认识，则必须明确合病、并病，这涉及治病的先后缓急，本条即是其例。胡希恕先生认为，并病、合病是疾病在不同部位（表、里、半表半里）的发病情况，如果表、里、半表半里中有两个或两个以上病位发病，可以称其为合病、并病，仲景书之并病是指两个或三个病位先后发病，合病是指两个或三个病位同时发病。有了这一正确的指导思想，我们再通读全书，则可豁然贯通。

本段"二阳并病，太阳初得病时，发其汗，汗先出不彻，因转属阳明"，言发病之初本为太阳病，依法应发汗治疗，即"太阳初得病时，发其汗"。然由于疾病较重，虽然经过正确的发汗治疗，在太阳病阶段只能挫其病势，疾病仍有向里传变的可能，即"汗先出不彻，因转属阳明"。不彻乃指太阳病仍未解除，此时就是条文起始所言的"二阳并病"即太阳病与阳明病两者并病。参考第32、33、36条"太阳与阳明合病"之命名，此处"二阳并病"可简而言之曰"太阳与阳明并病"。然疾病的变化是邪正交争的结果，疾病继续发展，可能出现恶寒罢表解而里热仍在的阳明病（即"续自微汗出，不恶寒"）和表不解的太阳阳明并病（即"太阳病证不罢""续自微汗出"）两种情况。此处虽未列具体方治，但结合前文学习，"续自微汗出，不恶寒"的阳明病可给予轻剂白虎汤。

治疗太阳阳明并病有定法约束，必须先用发汗法治表，后用攻下法治里，故原文强调"不可下，下之为逆"。然由于已经并病阳明里热证，治疗表证需用小发汗法。如果出现"设面色缘缘正赤"，那是因为津液在表，不得汗出，即原文所说"阳气怫郁在表"，如此可用微汗治法"解之、熏之"，第23条"桂枝麻黄各半汤"、第25条"桂枝二麻黄一汤"可参考应用。如果里热较重，表证不解，出现"其人躁烦，不知痛处，乍在腹中，乍在四肢，按之不可得，其人短气，但坐……脉涩"等症状，是由于"发汗不彻不足言，阳气怫郁不得越，当汗不汗……以汗出不彻故也"，治疗应"更发汗则愈"。结合第38条的"不汗出而烦躁"及第27条脉证，此时可依据表证虚实的不同，予大青龙汤或桂枝二越婢一汤，随证治之。

关于文中的"解之熏之"，具体所指不明，盖为当时外治取汗解表之法。发汗为解表之第一大法，服药而不得汗，则表不得解，不得已用外治之法以取汗，如蒸法、熏法、药浴、刺血法。《外台秘要》第一卷载："陈廪丘云：'或问得病连服汤药发汗，汗不出如之何？'答曰：'医经云：连发汗，汗不出者死。'吾思可蒸之，如蒸中风法。蒸湿之气于外迎之，不得不汗出也。后以问张苗，苗云：曾有人作事疲极，汗出卧单簟，中冷得病，但苦寒蜷，诸医与丸散汤，四日之内，凡八发汗，汗不出。苗令烧地，布桃叶蒸之，即得大汗。于被中就粉敷身极燥，乃起便愈。后数以此发汗，汗皆出也。人性自有难使汗出者，非但病使其然，蒸之无不汗出也。"《太平圣惠方》卷第八将"蒸法出汗"作为一方与其余49方同齐并列，可见此法应用之广泛，载："右以薪火烧地良久，扫去火，微用水洒地，取蚕沙、桃叶、柏叶、糠及麦麸等，皆可用之铺着地上，令厚二三寸，布席卧上盖覆，以汗出为度，不得过热，当审细消息，汗出周身便住。良久汗不止，后以粉粉之，勿令汗出过多也。"又有熏法取汗法：《外台秘要》天行病发汗门引张文仲方：支太医桃叶汤熏身法，水一石，煮桃叶，取七斗，以荐席自围，衣被盖上，安桃汤于床箦下，取热自熏。停少时，当雨汗，汗遍去汤。待歇，速粉之，并灸大椎，则愈。"又有药浴取汗法，《外台秘要》第三卷天行病方柒首，第一方："病经一二日，觉身体壮热头痛，骨肉酸楚，背脊强，口鼻干，手足微冷，小便黄赤，此是其候。若如是，宜先合煮桃柳等三物汤浴之方：桃枝细切，五斗，柳叶细切，五斗，酢浆水一斗。上药先以水一石，煮桃柳枝叶二物，取七斗汁，去滓，纳酢浆水搅，带热以浴，浴讫，拭身体令干，以粉摩之，勿触风，则于密处刺头眼后两边及舌下血，断以盐末厌刺处，则入被卧。"

本条虽然未列具体方证，却从疾病表里传变及并病治法层面给予了原则性说明，只要能深入学习，体会其中八纲辨证、汗下治法，综合学习仲景书，则可处以适当方治，这才是我们学习经方医学的最终目的。临床典型方证不多见，然只要懂得八纲、六经、方证的辨治方法体系，就可以做到胡希恕先生所说的"经方虽少，但类既全而法亦备，类者，即为证的类别；法者，即适证的治方。若医者于此心中有数，随证候的出入变化，或加减、或合方，自可取用不尽"。

经方大家胡希恕先生心得与经验："重感冒，发汗后，高热不退，脉浮数，大便偏干者，多宜下之，尤以小柴胡加大黄石膏汤证和大柴胡加石膏汤证为最常见，下之即解。"确实如此，临证用之多获效。如治一名 4 岁女童，发热、咽痛、咳嗽 3 日。初诊日期：2022 年 7 月 15 日。无汗，高热，不怕冷，反复口服布洛芬退热，现喜食寒凉，进食少，大便干，咽痛，脉数有力，舌淡苔薄黄。辨为少阳阳明合病，予小柴胡汤加味，咽痛加桔梗，里热实便秘加大黄，里热喜凉加生石膏。处方：柴胡 18g，黄芩 10g，清半夏 8g，生姜 8g，甘草 8g，大枣 20g，人参 10g，桔梗 10g，大黄 3g，生石膏 80g，颗粒剂，3 剂。服药 1 剂后，腹痛，解大便，后未再发热，偶有咳嗽。

**【原文】**脉浮数者，法当汗出而愈。若下之，身重心悸者，不可发汗，当自汗出乃解。所以然者，尺中脉微，此里虚，须表里实，津液自和，便自汗出愈。（49）

**【提要】**本条以脉言证，论述表证误下变证及其转归。

**【解析】**脉浮数者，病势必向外而发热，当依太阳法发其汗。脉浮为表证，脉数为有热，数脉是发热（体温升高）的脉学表现，但此数脉绝非热证，此时唯温药发汗是正确治疗，《内经》所言"体若燔炭，汗出而散"者是也。无汗、恶寒、脉浮紧数的表实证用麻黄汤，汗出、恶风、脉浮缓数的表虚证用桂枝汤，即文中"法当汗出而愈"所指的具体方证。

此绝非"恶热"的里热证阳明病，如错误地以为是阳明病，用寒药下之，则属误治，乃生"身重、心悸、尺中脉微"的里虚寒变证，若此之时，唯有健胃温中一法可用，小建中汤、桂枝新加汤、炙甘草汤可适症选用，绝不能用麻黄汤发汗。对于文中所言"当自汗出乃解"应灵活理解，不能坐等病愈，"津液自和，便自汗出愈"是言经过治疗里虚得补，汗出表里和，病愈。

　　关于数脉，后世以数脉为热证，此大谬。热证的全身症状以恶热识别，寒证的全身症状以恶寒识别，寒热错杂证的全身症状以往来寒热识别，知此方可理解"恶寒"是太阳病，"往来寒热"是少阳病，"恶热"是阳明病，此处的恶寒、恶热、往来寒热均是患者的自觉症状。"病有发热恶寒者，发于阳也"，如果是发热（体温升高）性疾病，则脉肯定是数脉，三阳病均可见。太阳病则发为"发热恶寒"，少阳病则发为"发热而往来寒热"，阳明病则发为"发热而恶热"。具体治疗，太阳病用温药发汗，少阳病用寒热错杂药以和解，阳明病用寒药以清热，此为不可违逆的大法。《方剂学》教材更是无视以温药发汗解表退热治疗发热性疾病这一大法，记录麻黄汤证的脉为浮紧，桂枝汤证的脉为浮缓或浮弱，银翘散证的脉为浮数。以脉紧张度的缓、弱、紧与脉跳动快慢的数（快）、缓（慢）作为鉴别三方的脉证，已是大错。只要有点医学常识的人都知道，发热时基本都是数脉，有此脉学误导，致使临床医生一见发热、脉数，就用寒凉之药，无视表证的存在，"体若燔炭，汗出而散"只能停留在课堂教学之中，发汗解表退热之法逐渐被遗忘，再也不会用麻黄汤、桂枝汤等温药发汗治疗表证，导致发热患者常常被贻误病情，在没有西药解热镇痛剂时，往往会有死亡的不良结局，下文中恽铁樵三子之丧就能说明这一问题。

　　后世以脉数为有热，有热是温病立论，如《温病条辨》所云"太阴之为病，脉不缓不紧而动数，或两寸独大，尺肤热，头痛，微恶风寒，身热自汗，口渴，或不渴，而咳，午后热甚者，名曰温病"，以脉的紧张度与至数强分中风、伤寒、温病，谬误显然。用药以寒为主，又错杂部分温药以组方，如桑菊饮、银翘散，此类方用来治疗太阳与阳明合病的轻证尚可，遇到恶寒、高热重证则往往偾事，如恽铁樵三子患伤寒，以温病之法治之而毙，即是其例。此医案记录于《经方实验录》，云："越年，二公子三公子相继病伤寒殇。先生痛定思痛，乃苦攻《伤寒论》……如是者有年，而四公子又病伤寒。发热，无汗，而喘。遍请诸医家，其所疏方，仍不外乎历次所用之豆豉、山栀、豆卷、桑叶、菊花、薄荷、连翘、杏仁、象贝等味。服药后，热势依然，喘益加剧。先生乃终夜不寝，绕室踌躇。迨天微明，乃毅然曰：此非《伤寒论》'太阳病，头痛，发热，身疼，腰痛，骨节疼痛，恶风，无汗而喘者，麻黄汤主之'之病而何？乃援笔书：麻黄七分，桂枝七分，杏仁三钱，炙草五分。持方与夫人曰：'吾三儿皆死于是，今四儿病，医家又谢不敏。与其坐而待毙，曷若含药而亡！'夫人默然。嗣以计无他出，乃即配药煎服。先生则仍至商务印书馆服务。及归，见病儿喘较平，肌肤有润意，乃更续予药，竟得汗出喘平而愈。四公子既庆更生，先生乃益信伤寒方。"

【原文】脉浮紧者，法当身疼痛，宜以汗解之。假令尺中迟者，不可发汗。何以知然？以荣气不足，血少故也。（50）

【提要】本条以脉言证，论述表证汗法的适应证及禁忌证。

【解析】"脉浮紧"与第3条"脉阴阳俱紧"同，对应症状的"无汗、恶寒"，为表实证，"身疼痛"与第35条"头痛，身疼，腰痛，骨节疼痛"同，是麻黄汤证，治法应以麻黄汤发汗。麻黄汤证为人体津液不虚，大量体液充实于体表，欲汗而不得的状态，但迟脉为津液不足之应，故即使外有麻黄汤的表证，也不能单独应用麻黄汤治疗。至于治法，参后文第62条新加汤之意，内益精气与外发汗解表同时治疗即可。陆渊雷云"阴虚血少之甚者，可于麻黄汤中加当归地黄人参生姜等补血之味，与之。其不甚者，径与麻黄汤急发其汗，犹无伤也"，可作为临证参考。

【原文】脉浮者，病在表，可发汗，宜麻黄汤。（51）

【提要】本条承第50条，以脉言证，论述治疗表证的麻黄汤。

【解析】浮脉主病在表，为邪正交争于体表，欲得由体表汗出而解除疾病的状态，治疗则因势利导、顺势而为，用药物助人体发汗以解除疾病，即如陆渊雷所云"脉浮者，知其病在表，其实非病之本体在表，乃正气驱病于表，欲使从表解耳。正气欲从表解，当因其势而汗之"。

如脉浮紧为表实、津液不虚，用麻黄汤发汗；浮缓则为表虚，宜桂枝汤解肌发汗。如为阴证，则需强壮发汗、强壮解肌发汗，前桂枝加附子汤及少阴病篇麻黄附子甘草汤、白通汤即是。本条但言"宜麻黄汤"，且上接于第50条，知为浮紧之脉，且津液不虚——对比第50条"假令尺中迟者，不可发汗"。

【原文】脉浮而数者，可发汗，宜麻黄汤。（52）

【提要】本条以脉言证，论述表证脉数（发热）的麻黄汤证，对第49、50、51条做总结。

【解析】表证的脉证为"脉浮，头项强痛而恶寒"，伤寒的主症为第3条"或已发热，或未发热，必恶寒，体痛呕逆，脉阴阳俱紧"，仔细分析原文并结合临证实践，知表证不一定发热，但发汗为表证的证治大法，故脉浮的病机状态永不改变。伴随发热则脉数，无发热则脉但浮，见数脉可以认为体温升高、发热，但绝不能认为是热证。其发热、脉数的实质是体表毛孔闭塞，不得汗而表不解、热不退，应以温药开毛孔，汗出则表解热退，脉静身凉，故云"脉浮而数者，可发汗，宜麻黄汤"。

第49条与第52条言脉数，第50条与第51条只言脉浮，对比学习第1条与第3条，提示表证不一定都脉数，不一定都发热。仲景书八纲六经辨证为百病立法，而不只为发热性疾病，即使其可以指导治疗发热性疾病，但不能因此将其局限为治疗发热性疾病的专书。明乎此，则无所谓伤寒、温病之争论。又虚劳发表证，虽然无发热，无体温升高，亦多见数脉，故仲景表证提纲只言脉浮，其表证外延较单纯发热性疾病广。

发热时均是数脉，后世方书在论及发热性疾病的用方时，将麻黄汤证之脉描述为浮紧，桂枝汤证之脉描述为浮缓，而银翘散证之脉描述为浮数。缓、紧均是脉的紧张度，而数是脉的至数，根本不能代表证的寒与热，相反，却因此将伤寒、温病对立，这显然是回避临床事实，将发热性疾病的治疗思路束缚在了阳明病，致使温药发汗退热之法、和解退热之法不被临床使用，实乃中医学之大不幸。

一则经方大家胡希恕先生会诊治疗肺炎的医案体现了上述弊端，同时反应了经方医学的治病特点——辨八纲六经，明确治法，辨方证治愈疾病。现意引之：吴某，男，22岁。1959年12月15日初诊。发热恶寒2天，伴头痛、咽痛、咳嗽、胸痛胸闷，经X线检查示右肺下叶非典型肺炎。既往有肝炎、肺结核、肠结核史。常有胁痛、乏力、便溏、盗汗。前医先以辛凉解表（桑叶、银花、连翘、薄荷、羌活、豆豉等）一剂，服后汗出热不退，仍继用辛凉解表，急煎服，高热、自汗、头痛、咳嗽、胸闷、恶风、胁痛诸症加重。14日静脉滴注抗生素，当夜高热仍不退，体温39.4℃，并见鼻煽、头汗出。又与麻杏石甘汤加栀子豉等，服三分之一量，至夜11时出现心悸、肤凉，因请胡老会诊。现症：晨起体温38.2℃，下午在39℃以上，呈往来寒热，并见口苦、咽干、目眩、头晕、盗汗、汗出如洗、不恶寒，苔黄、舌红，脉弦细数。证属表已解，连续发汗解表，大伤津液，邪传少阳阳明。治以和解少阳兼清阳明，为小柴胡加生石膏汤证。处方：柴胡五钱，黄芩三钱，半夏三钱，生姜三钱，党参三钱，大枣四枚，炙甘草二钱，生石膏二两。结果：上药服一剂，后半夜即入睡，未作寒热及盗汗。16日仍头晕、咳嗽痰多带血，上方加生牡蛎五钱，服一剂。17日诸症消，体温正常，12月22日X线检查：肺部阴影吸收。

按：发病之始，本是恶寒、发热的太阳病，误以阳明病用寒凉之药治之，病传少阳，发为往来寒热、胸胁苦满、头晕等，仍以阳明病用寒凉药治之，病情危重，胡老会诊时呈少阳阳明合病，用小柴胡汤加生石膏则热退，病症缓解。由此医案一则，足见在治疗发热性疾病时，以病因学说立论的温病体系目无表证、无半表半里证，故每每犯错，其所用辛凉解表诸方，虽曰表证，所治仍是阳明病，或太阳阳明合病，太阳病轻阳明病轻者。

【原文】病常自汗出者，此为荣气和，荣气和者，外不谐，以卫气不共荣气谐和故尔。以荣行脉中，卫行脉外，复发其汗，荣卫和则愈。宜桂枝汤。（53）

【提要】本条为治疗表虚证、自汗出（太阳病）的桂枝汤立论，借助荣卫理论解析桂枝汤病机。

【解析】桂枝汤为治疗表证自汗的有效方，患者往往汗出后伴随恶风症状，用桂枝汤治疗。

就本体论中医学认为血在脉内为营、在脉外为气，就功能论血在脉内为荣、在脉外为卫，气在外发挥护卫功能，血在内发挥荣养功能。此处认为桂枝汤证的自汗出为卫外功能失调，毛孔相对开泄，予桂枝汤健胃气、增津液、发汗调节汗出异常。其实麻黄汤证的无汗，也是卫外功能失调，毛孔闭塞，麻黄汤有开毛孔、发汗、调节汗出异常之功。

后世所谓桂枝汤治疗风伤卫、麻黄汤治疗寒伤营，为无稽之谈。关于荣卫理论，本是医经家言，陆渊雷有深刻认识，言："此条但论桂枝汤治自汗耳，乃说出尔许废话。营卫之说，出自《灵枢》，丹波氏所引是也。《灵枢》之书晚出，昔贤或谓依傍皇甫谧《甲乙经》而伪撰，此岂仲景所及见。仲景自序，有撰用《素问》《九卷》之语，说者以谓《九卷》即《灵枢》，想当然而已。今考仲景书，同于《素问》者，十无一二，同于《灵枢》者，百无一二，惟辨脉平脉伤寒例，及可不可诸篇，多出入灵素，则叔和编次之文，非仲景之旧已。何以知之？数篇者，文皆相似，而伤寒例有搜采仲景旧论之语，其为叔和之文甚明。《灵枢》所谓营卫者，营指血浆，卫指体温。体温之来源在内脏（肝脏温度最高），而随血行以温及四末。血之行于脉中也可见，故曰营在脉中。体温之随血运行也不可见，故曰卫在脉外。血之运行，至静脉而还流，故曰精气之行于经者。体温之随血运行，至浅层血管而放散于外，故曰浮气之不循经者。营卫之故，如是而已。病常自汗出者，由于肌腠疏，汗腺分泌过多耳，何有于卫气不共营气谐和哉？桂枝汤之治自汗，由于桂枝收摄浅层血管，芍药弛缓内部组织血管耳，何有于和营卫哉？后世医家，好援引灵素以释经方，其失往往如此，不可从矣。又案，用桂枝汤治不发热之自汗盗汗者，宜用白芍。"

用桂枝汤治疗汗出异常，不只局限于周身，对于脑梗死、脑出血后偏身汗出异常以及脊髓损伤后上、下半身汗出异常者，只要符合桂枝汤证病机，临证应用均取得较好疗效。但对于脑血管病导致的偏身感觉障碍，临证表现为桂枝汤证者，用桂枝汤往往无效，即使用黄芪桂枝五物汤亦无明显疗效。临证体会，桂枝汤有治疗表虚证汗出异常的特能，汗出异常为自主神经功能紊乱所致。

现举笔者治疗脑出血、脑梗死后偏侧汗出异常以及脊髓损伤后半身汗出异常医案四则如下。

（1）脑出血后偏侧汗出异常：张某，男，70岁。初诊日期：2023年4月11日。主因"脑出血后右侧肢体活动不利、吞咽障碍、汗出异常2个月余"于2023年3月28日入院。现症：发病后偏瘫侧（右侧）凉汗出、大汗，在做康复运动、劳累时加重，为凉汗，家属诉手臂上的汗能往下滴。左侧无汗，同时有小便不利，怕风，口渴，饮水多，大便可。脉滑有力，舌淡苔白。腹诊：腹部平，腹力中等，右侧胸胁部按之抵抗，脐下压痛。诊断：脑出血恢复期。辨六经：太阳少阳阳明合病。辨方证：桂枝汤、小柴胡汤、桂枝茯苓丸、黄芪赤风汤合方。处方：肉桂5g，炙甘草10g，生姜10g，赤芍20g，桃仁10g，柴胡20g，黄芩10g，党参10g，山药10g，泽泻8g，当归15g，大枣10g，防风10g，生黄芪30g。新国标颗粒剂7剂。每日1剂。

2023年4月24日查房：患者汗出正常，刚做完康复运动也没有明显的偏侧大量凉汗出。双侧皮温正常，双侧前额及胸部潮汗，仍有小便不利，继续治疗。半年后随访：汗出一直正常。

按：该患者发病时健侧无汗，偏瘫侧有凉汗、怕风，辨为太阳病；口渴、饮水多、小便不利，考虑里热证阳明病；而腹诊的"右侧胸胁部按之抵抗"提示"胸胁苦满"之少阳病的存在；脐下压痛，提示瘀血。故综合辨为太阳少阳阳明合病。辨方证，太阳病，偏侧凉汗出为桂枝汤证；胸胁苦满，腹力中等，为少阳病小柴胡汤证；口渴、小便不利，阳明病，用泽泻止渴利尿；桂枝茯苓丸为治疗瘀血之主方；黄芪赤风汤、黄芪甘草汤为王清任《医林改错》方，乃治疗气虚偏瘫、排尿障碍效方！

（2）脑梗死后偏侧汗出异常：王某，男，47岁。初诊日期：2019年4月24日。主因"发作性言语不清2天，再发伴头痛、右侧肢体麻木无力5小时"于2019年3月23日住院治疗。3月23日查头颅磁共振弥散加权成像示脑干、左侧小脑半球及双侧顶叶、枕叶可见斑点状及片状高信号影，部分病灶表观扩散系数呈低信号影。诊断：急性脑梗死。现症：言语不利，右侧偏瘫步态，自脑梗死发病以来右侧肢体出汗多，动则右侧偏身及面部冷汗出，夜间睡眠中右半身及面部也出汗较多，为冷汗。左侧肢体及面部基本无汗出，在康复用力时左半身也有微微汗出，但平时左侧基本无汗。脉细弱，舌苔水滑、舌底瘀紫。辨六经：太阳病兼有瘀血。辨方证：桂枝汤、桂枝茯苓丸合方。处方：桂枝 12g，白芍 12g，生姜 10g，炙甘草 10g，大枣 15g，茯苓 15g，桃仁 12g，牡丹皮 10g，颗粒剂，7 剂，每日 1 剂，分 2 次，水冲服。

5 月 1 日复诊：家属诉患者以前出汗的时候半身全是冷汗，尤其是夜间，偏瘫侧出的汗在被子里用手摸上去感觉特别凉。吃药第 3 天，一方面汗出少了，另一方面已经不再冒凉汗了，所出的汗摸着是温的。吃药第 6 天，双侧汗出均已经正常，诊脉时也可察觉，双侧腕部均潮湿，微汗，不凉，家属摸其后背，双侧对称汗出，不凉手。患者汗出正常后，康复治疗时体力明显增强，肢体无力的康复进程也加快。在后续 2 个月的康复过程中，肢体汗出正常。

按：该患者偏侧凉汗出，为太阳病桂枝汤证，舌底瘀紫、苔水滑提示血水同病的状态，为桂枝茯苓丸主证，故合方治疗而获佳效。桂枝汤证本身就有"自汗出"的症状，用桂枝汤"发汗"后又能"止其自汗出"。也就是说，桂枝汤是一个发汗剂，又可通过发汗治疗"自汗出"。

（3）脊髓外伤后上半身大汗出：张某，男，56 岁。会诊日期：2021 年 6 月 4 日下午。主诉：颈椎外伤术后双下肢截瘫 3 个月余，气短、汗出异常 10 余天。现症：每日夜间 1~4 点，脐以上凉汗出、量大，得更换"小床单"，脐以下无汗。自觉下肢冷，无恶寒，口渴、饮水多，尿管保留、导尿通畅，口服乳果糖，大便日一行。下午 3：30 就诊时患者上半身汗出明显，纯棉睡衣被汗浸湿，头汗出明显（家属诉夜间汗出更明显）。此刻解开衣扣视之，脐以上汗出，脐以下无汗；以手抚之，脐以上（前胸后背）发凉、汗出，脐以下皮温正常、无汗。脉滑有力，舌淡胖有齿痕，苔略腻，舌底有水色。腹诊：腹部平，腹力弱，无明显悸动、压痛。辨六经：太阳阳明合病。辨方证：桂枝汤方。处方：桂枝 12g，赤芍 12g，生姜 12g，炙甘草 10g，大枣 20g，颗粒剂，3 剂，6 袋。嘱患者即刻拿药（患者及家属听说中药能治疗，信心倍增，催着大夫开方抓药，先吃完药再去做康复治疗）喝 1 袋，睡前 21：00 左右喝 1 袋，次日晨起 1 袋、中午 1 袋、下午复诊。

6 月 5 日下午复诊：汗出正常。昨晚即使穿睡衣睡觉，也无大汗，无衣服湿透（以前每晚因为汗出多，睡觉时用小薄棉床单垫在身子下面，湿后再换），就诊过程中也无明显汗出，现仍胸闷，活动后加重（查血气分析示氧分压低，D- 二聚体水平高，但肺动脉 CT 示无明显血栓，西医继续抗凝治疗），口渴、饮水多。舌淡、有齿痕，苔白，脉细弱。脐以上腹部皮温低，背部上下皮温相同，脐以下无汗，脐以上少量汗出，余同前。辨六经：太阳太阴阳明合病。辨方证：五苓散、茯苓杏仁甘草汤、苓桂术甘汤合方。处方：茯苓 25g，杏仁 12g，炙甘草 6g，桂枝

15g，苍术 10g，泽泻 15g，猪苓 10g，肉桂 5g，颗粒剂，5 剂，10 袋，每次 1 袋，水冲服，每日 3 次。后因截瘫在门诊就诊，经治未再出现上半身大汗出的情况，双下肢无力及胸闷症状也逐渐好转，半年后可独自行走。

按：该患者为颈椎外伤术后，上半身大汗、凉汗出，太阳病诊断明确，又见口渴、饮水多，为里热证阳明病。太阳阳明合病，应先治太阳病，故先予桂枝汤治疗表证。2 剂后汗出正常，后在门诊治疗胸闷、气短等。"阳加于阴谓之汗"，汗出异常，中医学认为是阴阳功能失调所致，往往伴随胸闷、气短，甚至失眠等，通过调整阴阳，恢复正常汗出，其余诸症亦随之缓解。本案患者从汗出异常就诊，到能独自行走的半年中，一直门诊就诊，截瘫逐渐恢复，汗出一直正常。

（4）腰椎外伤后下半身汗出：和某，女，50 岁。初诊日期：2022 年 11 月 8 日。于 2020 年 8 月 20 日因"车祸致双下肢截瘫"住院康复治疗。现症：患者诉发病后双下肢汗出较多，近 3 天加重，晚上可以湿透衣被，腰以下出的是清稀凉汗，不粘手、不臭。无明显恶寒，无发热，口干，饮水多。舌质红，苔薄黄，脉滑有力。辨六经：太阳阳明合病。辨方证：桂枝加黄芪汤加知母、猪苓方。处方：肉桂 6g，赤芍 15g，炙甘草 10g，生姜 10g，大枣 10g，黄芪 50g，猪苓 10g，知母 10g。颗粒剂，3 剂，水冲服。服药第 3 天，11 月 10 日上午查看患者，知 8 日服药当晚，汗出即明显减少，现服药 3 袋，汗出正常。后续随访半年，一直汗出正常。

按：本案患者为腰椎外伤后双下肢汗出异常，为凉汗，不粘手、不臭，考虑太阳病，又见口干、饮水多，舌质红，苔薄黄，脉滑有力，考虑阳明病，辨为太阳阳明合病。故选择太阳阳明合治，太阳病，予桂枝加黄芪汤，加黄芪可固表止汗；阳明里热证，口渴、饮水多，加猪苓、知母，清阳明里热，止渴，且依据张锡纯经验知母还可以制约黄芪的温性。桂枝加黄芪汤为在桂枝汤内加黄芪，张仲景在《金匮要略·水气病脉证并治》中记载其主治："黄汗之病，两胫自冷。……又从腰以上必汗出，下无汗……剧者不能食，身疼重，烦躁，小便不利……桂枝加黄芪汤主之。"本用来治疗太阳病表虚证上半身汗出而下半身无汗的病症，而本案与其病机相同，即太阳病表虚证，且均为汗出异常，所出为凉汗，故用而能效！

【原文】病人脏无他病，时发热自汗出而不愈者，此卫气不和也，先其时发汗则愈，宜桂枝汤。（54）

【提要】本条承第 53 条，为治疗表虚证发热、自汗出（太阳病）的桂枝汤立论。

【解析】"脏无他病"是说，除了后面的时发热、自汗出，无其余伴随的不适症状，即饮食、二便、月经等均正常。"时发热"，可为定时发热，或在某种条件下诱发的发热，比如劳累后发热，也可以是没有规律的发热。此类病症往往表现为发热、自汗出，汗出热退，反复不愈。"先其时发汗"即在发热前约1小时服用桂枝汤，以健胃气、增津液、解肌退热、发汗止汗。如发热没有规律，可在发热时服用药物，按桂枝汤调护法取汗以愈病。

桂枝汤证本身有自汗出，而桂枝汤又通过发汗以调节自汗出，临床如何确认是桂枝汤证的自汗出还是服用桂枝汤后的汗出？《经方实验录》提出"病汗""药汗"说，认为桂枝汤证的自汗出为凉汗，是"病汗"，服用桂枝汤后的汗出为"温汗"，称之为"药汗"。如在前文笔者治疗中风病脑梗死后偏身汗出异常一案中，治疗前患者偏侧汗出时，家属描述皮肤冒凉气，服药后双侧均恢复正常汗出，家属诉汗出无明显凉感。汗出散热，正常人汗出后往往皮温偏低，此是生理现象，不可不知。

本方证亦可见于病程较久者，如岳美中医案：张某，女，15岁。发热半年余，体温高达40℃，多方治疗无效，且但渴而不多饮，二便自调，舌淡苔黄，发热恶风，脉见浮缓，时有汗出，诊为中风证未罢，营卫失和，用桂枝汤3剂，如法服用而痊愈。

【原文】伤寒脉浮紧，不发汗，因致衄者，麻黄汤主之。（55）

【提要】本条承第46、47条言阳气重的伤寒重症，不发汗而衄（太阳病）的麻黄汤证。

【解析】第46条言服用麻黄汤而衄，后得病愈。第47条言伤寒自衄者愈。本条言伤寒重症，虽然衄而表不解，麻黄汤证依然存在，予麻黄汤治疗。

仲景书中反复讨论，意在说明总体辨证。伤寒而阳气重的病症，因无汗，热不得越而衄，只有发汗解热，衄方可愈，不能认为麻黄汤可以治疗衄，也不能认为衄可以解表。

舒氏《女科要诀》有一则麻黄汤医案，甚是精彩，对理解表实证麻黄汤证大有裨益，录于下："会医一产妇，发动六日，儿已出胞，头已向下，而竟不产。医用催生诸方及用催生灵符，又求灵神炉丹，俱无效。延予视之，其身壮热，无汗，头项腰背强痛，此太阳寒伤营也，法主麻黄汤。作一大剂投之，令温覆，少顷得汗，热退身安，乃索食，食讫，豁然而生。此治其病而产自顺，上乘法也。"

衄指出血，多见于鼻出血，然亦有吐血者，其证以麻黄汤证出现，服麻黄汤即可治愈（医案见第 115 条注解后）。

【原文】伤寒不大便六七日，头痛有热者，与承气汤。其小便清者<sub></sub>一云大便清，知不在里，仍在表也，当须发汗。若头痛者，必衄，宜桂枝汤。（56）

【提要】本条论述太阳阳明合病先解表后治里。解表无汗用麻黄汤，下后表不解用桂枝汤。

【解析】本条应分三节：第一节言"头痛""发热"为表（太阳）里（阳明）共有之证，表里合病（太阳阳明合病）的治疗应先表后里，这是定法；第二节言发汗后，表不解，只能用桂枝汤解表，也是定法；第三节承第 55 条，言"头痛""衄"除表实证麻黄汤证外，也有表虚证桂枝汤证的可能。

伤寒六七日，一般为由表传里之期，若不大便则里实已成，头痛为阳明热扰，此时可与承气汤下热实。然伤寒也有六七日仍在表者，头痛发热可为表里共有之证，即使不大便为里实已成，仍需通过小便是否灼热、清长等，判断里证是否为热证。如果小便清，则里实而不热，无汗、头痛、发热等表证仍在，表里合病仍当先解表，这是定法，用麻黄汤发汗解表散热。服用麻黄汤汗出，而仍有头痛，甚至衄，即表证已经通过发汗治疗，仍有表不解，此时不能用麻黄汤，只能用桂枝汤。表解里未和，大便干，方可用承气汤。

陆渊雷注解本条言："胃肠病往往引起脑症状，故不大便六七日者，可以致头痛，盖亦自家中毒之一种也。不云发热而云有热，则不但身热，亦含恶热之意，是可与承气汤矣。然此证若小便清者，为里无热。里所以无热，因抗病力尚未向里向下，气血尚未趋集于里故，是则仍须桂枝汤发汗也。"可加深对表证、里证的认识，启迪临证思路。

太阳阳明合病，先治太阳，此为定法，不可违背，否则病传入里，变证丛生。少阳病不解，不可攻下，依法和解少阳，治不为逆。如赵守真医案，先误下，太阳病传里，发为太阳少阳合病，后依法治病，和解少阳（第 230 条亦体现这一原则）兼以解表，用柴胡桂枝汤，病得治愈。录其医案如下："农民谢荆生，年二十五岁。先病感冒未解，寻又大便不利多日，但腹不痛不胀。诸医偏听主诉之言，皆斤斤于里证是务，频用大小承气汤，大黄用之半斤，芒硝达乎四两，且有投备急丸者。愈下而愈不通，病则日加剧矣。病家惧，因征及余，诊脉浮而略弦，问答不乱，声音正常。据云：'口苦胁痛，多日未食，最苦者两便不通耳。'细询左右，则谓：'患者日有寒热，寒时欲加被，热则呼去之，两月来未曾一见汗。头身时痛，常闻呻吟，是外邪尚未尽耶？'吾闻之恍然有悟。是病始由外感未解而便闭，屡下未行。乃因正气足以驱邪，邪不内陷，尚有外出之势，故下愈频而气愈闭，便愈不通，此由邪正之相持也。如医者果能缜密审辨，不难见病知源。从其腹不胀不痛，即知内无燥结，况发热恶寒之表证始终存在，岂可舍表以言里。假使因误下而表邪内陷，仍不免于结胸，或酿成其他之变证、为害曷可胜言。幸其人体力健，抗力强，苟免如此，今当依据现有病情，犹以发汗解表为急，表去则里未有不和者。证见脉弦口苦，胸胁满胀，病属少阳，当用柴胡和解。头身疼痛，寒热无汗，病属太阳，又宜防、桂解表。因拟柴胡桂枝汤加防风。服后温复汗出，病证显然减轻。再剂两便通行，是即外疏通内畅遂之义。遂尔进食起行，略事培补，日渐复元。"

【原文】伤寒发汗已解，半日许复烦，脉浮数者，可更发汗，宜桂枝汤。（57）

【提要】本条论述表实证（太阳病）用麻黄汤发汗后表不解，用桂枝汤解表退热。

【解析】表证用汗法治疗，如发热则脉必数。伤寒发热无汗之表实证，用麻黄汤发汗解表退热，一般汗出表解热退，脉静身凉病愈。但半日复烦，依据病情反应，脉浮主表，数为发热之应，病仍在表，理应发汗，此时不应拘泥于无汗用麻黄汤的思维定式，如果无汗、脉浮数、心烦，经过发汗，表仍不解，津液不足，不能再用麻黄汤，宜桂枝汤治疗。

本条应与第52条"脉浮而数者，可发汗，宜麻黄汤"前后互参学习。因病在表，恶寒是主症，也提示是寒证，故均应以温药发汗法治疗。脉数为有热（实为寒证），提示发热，因表证是寒证，故均用偏温的药物取汗解表退热，进一步提示有热、发热不一定是中医的热证。在发热时伴随明显恶寒，则是表证，是寒证，用温药发汗治疗。

如出现恶热、不恶寒，则是阳明病，是真正的热证，用清热及寒下之法治疗。关于此，仲景书中有明确描述，如第6条"太阳病，发热而渴，不恶寒者，为温病"，第182条"问曰：阳明病外证云何？答曰：身热，汗自出，不恶寒反恶热也"。同时进一步说明表证是典型的寒证，依此分析，后世温病所谓用辛凉解表法治疗的"表证"，都是仲景书中的"温病"与"阳明病"，属于里热证，不能视为表证而用发汗之法治疗（第6条"为温病"后就在反复论述里热证以表证治疗而出现的种种变证）。因而断言，温病其实是里热证，温病无表证，辛凉解表，欺世之名号耳。

【原文】凡病若发汗、若吐、若下，若亡血、亡津液，阴阳自和者，必自愈。（58）

【提要】本条论述疾病调治大法——和阴阳。

【解析】发汗、吐、下均是去病之法，伴随病去，往往伤津、亡血，阴阳表里短暂不和。关于阴阳自和，乃指经过正确调治或人体自我修复后，汗出表里和，机体处于阴阳动态平衡的健康状态，此谓自愈，而非不用药物干预，静等病愈。陆渊雷认为："毒药治病，当汗则汗，当吐下则吐下。虽亡津液，有所不避。何则？毒害性物质既除，则阴阳自和，无所用其补益也。盖细胞之生活力恢复常态，消化吸收分泌俱无障碍，是为阴阳自和。阴阳自和，则津液自生，弗药自愈。"

【原文】大下之后，复发汗，小便不利者，亡津液故也。勿治之，得小便利，必自愈。（59）

【提要】本条论述通过小便判断津液的亡失及机体功能恢复。

【解析】本条承第58条，前言阴阳和、汗出表里和是津液复，此以小便利判断津液恢复。第58条之阴阳和乃暗指表里和，本条言下、发汗均可影响人体津液代谢。津液代谢可见者乃汗和二便，汗、下伤津液，小便不利为津液亡失的表现。如果人体里和，胃气生成津液正常，则小便利，故曰"勿治之，得小便利，必自愈"。此处"勿治之"和上条"阴阳自和"可理解为人体在患病时，邪正交争持续，机体不断抗邪，修复自身功能，以期达到阴阳平和的健康状态，不能简单理解为不需要治疗，静等自愈。临证还需结合具体情况"观其脉证，随证治之"。

【原文】下之后，复发汗，必振寒，脉微细。所以然者，以内外俱虚故也。（60）

【提要】本条论述汗、下之后，病由阳证陷入阴证。

【解析】下法治疗里证，汗法治疗表证，表证、里证的汗、下治病之法，均会伤及胃气，故胃气失振。脉微为动力不足，后世谓为阳虚，阳主外为表；脉细为脉内津血不足，后世谓为阴虚，阴主内为里。故曰内外俱虚，病陷入阴证。振寒为人体奋起抗病的表现，临床可以寒战、战汗等出现。如汗出病解，则表里和，病愈。如汗出病不愈，临床依据症状反应，当选用适证的方剂治之，麻黄附子甘草汤、桂枝加附子汤，以及四逆汤、芍药甘草附子汤等方，可随证选用。陆渊雷认为："前两条（注：第58、59条）是津伤而阳不亡，此条是阳亡而津不继，即太阳误治而成少阴也。"

**【原文】** 下之后，复发汗，昼日烦躁不得眠，夜而安静，不呕，不渴，无表证，脉沉微，身无大热者，干姜附子汤主之。（61）

**【提要】** 本条承第60条，论述汗、下后病传入里陷入阴证（太阴病）的干姜附子汤证，同时提示临床用阴性症状的排除诊断法。

**【解析】** 此处的烦躁与第29条的"烦躁"病机相同，均是在里的阴寒证，但二者程度不同。此处阴寒重，而不急迫，表现为白天烦、虚烦。古人顺应天时"日出而作、日落而息"，白天也无需眠睡，此处单列昼日不得眠，非白天不能入睡，是用来说明虚烦、躁扰不得宁的状态，"夜而安静"也非正常状态，而指夜间无烦躁情况，精神状态为不及的表现。

烦躁一证，六经皆可见，后面是仲景结合六经主症，用排除法对烦躁一症的鉴别。在仲景《伤寒论》中，呕为半表半里少阳证的特点，渴为阳明里热证的特点，恶寒为表证的特点，此处以"不呕不渴，无表证"七字，基本排除太阳病、少阳病、阳明病和表阴证少阴病。脉沉主里，微主功能沉衰，后世谓为阳虚，至此可以判断前面的烦躁为里阴证。

第7条曰："无热恶寒者，发于阴也。"阴证本无热，本条却单列"身无大热"，似属矛盾。此应结合后文第366条"下利，脉沉而迟，其人面少赤，身有微热，下利清谷者，必郁冒汗出而解，病人必微厥，所以然者，其面戴阳，下虚故也"及第370条"下利清谷，里寒外热，汗出而厥者，通脉四逆汤主之"学习，知阴寒重症，有虚阳外越的"表热"情况，但此热绝非阳明证、太阳证的"大热"，单列于此，意在鉴别。同时提示，阴寒重症可有虚阳外浮的热象表现，通过排除法，确立"昼日烦躁，不得眠，夜而安静，脉沉微"为里阴寒证，给予干姜附子汤治疗。

本方诉证较少，《三因极一病证方论》所记载的"干姜附子汤，治中寒，卒然晕倒，或吐逆涎沫，状如暗风，手脚挛搐，口噤，四肢厥冷，或复燥热"可作为本方证的补充。

**干姜附子汤** 干姜一两，附子一枚（生用，去皮，切八片）。
上二味，以水三升，煮取一升，去滓、顿服。

【解析】干姜附子汤，用干姜一两、生附子一枚，同煎顿服，其剂量及用法类似桂枝甘草汤，症重药少，量大力专。较之四逆汤，干姜、附子单次服用量大，且无炙甘草缓解药效，两药合用回阳救逆，治疗阴寒重症的燥扰不宁。柯韵伯认为："姜、附者，阳中之阳也。用生附而去甘草，则势力更猛，比四逆为峻，回阳当急。"

本方治疗太阴证，亦可治疗虚寒之咽痛，如李肇恽医案：李某，男，40岁，1986年4月16日就诊。6天前患风寒感冒，经治诸症悉减，但遗留咽痛，曾口服红霉素及肌内注射青霉素，咽痛不但不减，反而加重，甚至不能进食及讲话。刻下见面色㿠白，身冷恶寒，口淡不渴，不思饮食，微有咳嗽，咳吐少许白色痰液。查咽峡部不红不肿，扁桃体不大，咽后壁无滤泡增生。舌淡苔白，脉沉紧。证属阳虚，外感寒邪滞结于咽部所致。法当温阳散寒，投干姜附子汤为治。处方：熟附子15g，干姜10g，2剂，久煎顿服。药后咽痛大减，已能进食、言谈。嘱其将原药服完，遂告痊愈。

【原文】发汗后，身疼痛，脉沉迟者，桂枝加芍药生姜各一两人参三两新加汤主之。（62）

【提要】本条论述发汗表未解，里虚津液损伤表里合病（太阳太阴合病）的桂枝加芍药生姜各一两人参三两新加汤证。

【解析】发汗本为解表之法，如人体素虚或发汗太过，不但表不解，身体疼痛加重，且伤及胃气，致胃虚，生成津液功能受损，出现津液不足的脉证。脉沉主里，迟主不及，津液虚。表不解，于发汗之后只能用桂枝汤，里虚不及，故在原方基础上加生姜、人参健胃气，又加芍药用量以通痹活血治身痛。此处表里合病，表为太阳病，里为太阴病，即太阳太阴合病，由于里虚寒不重，故表里同治。

**桂枝加芍药生姜各一两人参三两新加汤** 桂枝三两（去皮），芍药四两，甘草二两（炙），人参三两，大枣十二枚（擘），生姜四两。

上六味，以水一斗二升，煮取三升，去滓，温服一升。本云，桂枝汤，今加芍药、生姜、人参。

【解析】本方为桂枝汤加芍药、生姜用量，再加人参而成，治疗太阳太阴合病。人参、生姜健胃气生津液，生姜加大剂量也可散外寒（如黄芪桂枝五物汤、当归四逆加吴茱萸生姜汤），芍药有通血脉、止痛之能（如当归芍药散、枳实芍药散治腹痛），疼痛类病症可加量应用（如在桂枝汤内加芍药用量，组成桂枝加芍药汤治腹痛）。

关于本方命名，考诸文献《金匮玉函经》《脉经》《千金翼方》，均无"各一两"及"三两新加"七字，结合仲景书桂枝加芍药汤、桂枝加桂汤、白虎加人参汤等命名均未提到药量，则方名以"桂枝加芍药生姜人参汤"为是。

本方亦可用于慢性疼痛，病久多陷入阴证，可在本方内加附子。笔者医案举例：张某，男，65 岁。初诊日期：2021 年 7 月 31 日下午。身痛半年余，周身疼痛，活动受限，肩背部尤甚，少量汗出，痛不堪言，夜间加重，翻来覆去，难以入睡。口中和，饮食、二便可。曾在西安某医院行颈椎磁共振检查，没有查出可解释症状的明确病变，也曾口服中药治疗，疗效不佳。辨方证：桂枝加芍药生姜各一两人参三两新加汤加附子。处方：炮附子 10g，桂枝 12g，赤芍 15g，炙甘草 10g，人参 15g，生姜 5 片，大枣 12 枚，中药饮片，5 剂，水煎服。早上口服一煎，半剂药，周身汗出（不动也汗出），病去大半，晚上可安然入睡，第 2 天可下地干活。家人诉其以前身痛致难以端一杯水，服药后第 2 天可以打一桶水。2021 年 8 月 4 日复诊，诉病痛减轻 90% 以上，只是服药以后目眵多、头昏沉，昨日没有口服药物，周身无明显不适，基本痊愈。

临床中妇人产后身痛、恶风、汗出，多见此方证，如陷入阴证，可适症选用桂枝加附子汤。如笔者医案：白某，女，27 岁，体胖。初诊日期：2021 年 7 月 8 日。主诉：产后 52 天，受风后身冷、汗出 16 天。现症：右侧上肢酸麻，恶风，汗出，扇扇子后右侧面部疼痛，吹空调后四肢无力。脉滑有力，舌淡、苔白、舌底略瘀。腹诊：腹部膨隆，腹力弱，脐下压痛。辨方证：桂枝加芍药生姜各一两人参三两新加汤、桂枝茯苓丸合方去牡丹皮加当归。处方：桂枝 12g，赤芍 15g，生姜 15g，炙甘草 10g，大枣 10g，人参 10g，茯苓 12g，桃仁 12g，当归 10g，4 剂，每次 1 袋，晨服。2021 年 7 月 15 日复诊：患者初诊时穿长衣长裤，本次就诊穿着裙子，诉无肢体疼痛、酸麻，恶风减轻，汗出多，可吹空调，受寒凉时间长后四肢抖。脉滑有力，舌淡、苔白、舌底瘀、有水色。腹诊：腹部膨隆，腹力中等，右侧胸胁部抵抗明显，脐下压痛。辨六经：太阳少阳合病兼有瘀血。辨方证：柴胡桂枝汤、桂枝茯苓丸合方去牡丹皮加当归、黄芪。处方：桂枝 12g，赤芍 12g，生姜 12g，炙甘草 10g，大枣 20g，人参 10g，茯苓 12g，桃仁 12g，当归 10g，柴胡 24g，黄芩 10g，清半夏 10g，生黄芪 30g，7 剂，水冲服。

按：初诊时患者恶风、汗出、上肢酸痛，伴面部疼痛，结合第 62 条原文，知产后出现上述症状，是为汗出后津液虚，表证（身疼痛）仍在，辨为太阳表虚证，故予基本方桂枝汤以解表，加生姜、人参健胃生津，芍药止痛。腹诊有压痛提示瘀血，选择桂枝茯苓丸。复诊时患者症状明显改善，但仍有恶风、汗出，腹诊见胸胁部抵抗，辨为太阳少阳合病，选方柴胡桂枝汤。又因体表虚衰，同时加用大剂量黄芪；腹力中等、脐下压痛，故合用桂枝茯苓丸祛瘀血。1年后患者因关节痛复诊，诉服第二方后，诸症已。

汉方医，据腹诊的心下痞、腹力弱及气上冲症状用本方，多获效，如《伤寒论今释》载《续建殊录》云："一老父，大便不通者数日，上逆目眩，医与备急圆，自若也，因倍加分量投之，乃得利，尔后身体麻痹，上逆益甚，大便复闭。更医，医诊而与之大剂承气汤，一服得下利，复三帖，下利如倾盆，身体冷痛，不能卧，大便复结。又转医，医作地黄剂服之，上逆尤剧，面色如醉，大便益不通。于是请治于先生（吉益南涯），先生诊之，心下痞硬，少腹无力，即与桂枝加芍药生姜人参汤，服之三帖，冲气即低，大便快通，经二三日，冷痛止而得卧，二旬之后，诸证悉去而复常。"

【原文】发汗后，不可更行桂枝汤，汗出而喘，无大热者，可与麻黄杏仁甘草石膏汤。（63）

【提要】本条论述发汗后表实证（无汗而喘之无汗）去，出现表里合病（太阳与阳明合病）汗出而喘的麻黄杏仁甘草石膏汤证。

【解析】发汗为解表之法，无汗而喘的表证用麻黄汤治疗。一般情况下，发汗后表不解，治疗表证用桂枝汤。如发汗后表不解，"汗出而喘"，可予桂枝加厚朴杏子汤，于此处强调"不可更行桂枝汤"，是因为此处的"汗出而喘"为表不解而里热已现，为太阳阳明合病。同为表里合病，桂枝加厚朴杏子汤可治疗太阳太阴合病的汗出而喘，而麻黄杏仁甘草石膏汤治疗的是太阳阳明合病的汗出而喘。"无大热"者，汗出表解，外无在表的大热，里热未重，内无在里的大热，"无大热"可理解为无高热，但非无热证，如无热证，何用石膏？

**麻黄杏仁甘草石膏汤** 麻黄四两（去节），杏仁五十个（去皮尖），甘草二两（炙），石膏半斤（碎，绵裹）。

上四味，以水七升，煮麻黄，减二升，去上沫，纳诸药，煮取二升，去滓，温服一升。本云，黄耳柸。

【解析】本方治疗表未解而里热饮重，表现为汗出而喘，故于麻黄汤方中去桂枝，加麻黄用量而解表治饮（参《金匮要略》中治疗里水的甘草麻黄汤）、下气平喘，里热喘逆加生石膏清热降逆平喘。

关于汗出、无汗用麻黄，其关键在于药物的配伍，不单在麻黄一药。无汗为毛孔不开，热不得散，故多见高热，麻黄需要与温通血脉的桂枝配伍，发汗解表散热。如里热汗出，热得外散，故曰"无大热"，在汗出、咳喘的同时有表证，此时用麻黄与石膏配伍，可解表、清热、止汗、祛饮、止咳喘。故有"无汗不得用桂枝、汗出不得用麻黄"之论，实为桂枝汤、麻黄汤立论，非为单味桂枝、麻黄药物立论。本方为两服法，单次服用剂量较大，治疗太阳阳明合病兼有停饮的汗出而喘。

关于汗出用麻黄、无大热用石膏，后人多认为本方证有误，实非。陆渊雷引用文献、结合临证及药物配伍分析，辨之甚精。其曰："汗出而用麻黄，无大热而用石膏。或疑经文有误，今考本论，麻杏甘石证两条，皆云汗出而喘，无大热，知非传写错误。又，本方即《金匮》越婢汤去姜枣加杏仁。越婢汤证云：续自汗出，无大热。越婢加术汤证云：腠理开，汗大泄。《千金·肉极门》解风痹汤、西州续命汤，皆君麻黄，其证皆云汗大泄。解风痹汤且云：麻黄止汗通肉。《外台》引删繁同。是知汗出者不必禁麻黄，无大热者不必禁石膏矣。凡言汗出禁麻黄者，惧其放散体温，汗多亡阳也；无热禁石膏者，惧其遏制造温也。今考仲景用麻黄诸方，欲兼放散体温者，必合桂枝，不合桂枝，则但治喘咳水气；用石膏诸方，欲抑制造温者，必合知母或麻桂（唯麻黄升麻汤可疑，证亦不具），不合知母麻桂，则但治烦渴。方药之用，因其配合而异，岂可拘拘于一味之宜忌乎。吉益猷《气血水药征》云：麻黄合杏仁，则治疼痛及喘，合桂枝，则治恶寒无汗，合石膏则治汗出。斯言得之。"

本方与麻黄汤的组成仅一味之差，其关键在于有无里热、汗出与否。里热汗出用石膏、去桂枝，表不解无汗用桂枝。临证实践过程中，亦可见无汗表不解而里热重者，可两方合用，即是麻黄汤加生石膏，临证应随具体病情，灵活加减应用经方，方可方证相应，治愈疾病。

笔者曾用本方治疗发热，医案如下：王某，女，5岁。2023年11月29日初诊。主诉：发热5天，加重伴咳嗽3天。现病史：患儿5天前出现发热，发热第1~2天无明显不适，当地医生看舌苔厚腻，考虑食积，给予口服小儿七珍丹治疗。服药后仍发热，又口服布洛芬混悬液退热。近3日症状加重，且出现咳嗽，发热时恶寒，四肢厥冷，无汗，身灼热，面红，服"退烧药"后汗出热退，肢体转温，进食差，腹满，小便正常，大便可。舌质暗红，苔厚腻，脉浮细。腹诊：腹部膨满，无压痛。辨六经：太阳阳明合病。方用麻黄汤加生石膏：生麻黄15g，生石膏80g，炙甘草6g，桂枝10g，炒苦杏仁10g。1剂，水煎服。加大米一把，泡两小时，煎药45分钟。煎出的药物分4次服用。服药后，盖被子取汗，微微汗出2小时以上，汗出热退，停后服。12月2日家属反馈当天下午3点煎好药物，服用约1/4剂药，盖被，微微汗出。至晚上8点，体温38.2℃，继续服用1/4剂，一夜微微汗出，后未再发热。

按：患者发热汗出，体温下降，为表证的特点。表证禁用下法，小儿七珍丹为攻下治阳明病之药，故而后来症状加重。就诊时患者有恶寒、无汗之症，说明病邪还在表，依然可以用发汗之法退热。又因发热之时，身灼热，面红，舌苔有热象，考虑合并阳明，故辨六经为太阳阳明合病。无汗、发热、恶寒，为表实证麻黄汤证，针对里热，加生石膏退热，故方用麻黄汤加生石膏。在应用麻黄汤时，麻黄剂量一定要大于桂枝，否则不利于汗出。关于这一点，经方大家胡希恕、刘渡舟先生均有论述，经方麻黄汤原方中麻黄、桂枝的比例为3：2。中医发汗退热，必须重视取汗的护理方法：首先是温服；其次是盖被取汗，要微微汗出，约"一时许"即2小时；最后，中病即止，不必尽剂。否则，无汗不能愈病，过汗则伤及人体，中病不停药，则发汗攻伐人体之正气，变证百出。

【原文】发汗过多，其人叉手自冒心，心下悸，欲得按者，桂枝甘草汤主之。（64）

【提要】本条论述发汗过多，津液不足，而致悸、冒（太阳病）的桂枝甘草汤证。

【解析】发汗过多，津液、血液不足，热量散失，心不得血所养，故心悸。动力不足，则奋起自救，表现为心率加快，自觉心悸，甚至有按之舒服，"欲得按"的被动体位。"冒"为眼前发黑、视物不清、意识障碍，人体虽奋起自救，然此自救有限，不能维持循环，心血不足则心悸，脑、目不得血之濡养，故冒，用桂枝甘草汤治疗。陆渊雷认为："表证为气血上冲，发表剂则借其冲势以取效，故发表过度，则冲势亦剧。……桂枝虽是表药，用大量，则反不见汗出，特见平冲逆之效，故独任之。……用桂诸方，仲景书皆作桂枝，《千金》《外台》，则或作桂，或作桂心，或作桂枝。细核之，殊无义例。知古人于肉桂、桂枝，固通用也，今则温补降纳之剂例用肉桂，若本方，及下文之苓桂甘枣、苓桂术甘诸方，皆宜用肉桂者。"

**桂枝甘草汤** 桂枝四两（去皮），甘草二两（炙）。

上二味，以水三升，煮取一升，去滓，顿服。

【解析】本方药仅两味，桂枝用四两，炙甘草用二两。单次顿服，为急救用药法，此服法同第61条干姜附子汤。桂枝强心，甘草增液，合用强心助运，补养血脉，治疗阳虚津液不足的悸、冒。在临证实践过程中，遇到心悸、心率快的患者，如舌淡白，则合用桂枝甘草汤，每剂桂枝用24g，甚至用至36g，常可获佳效。关于心悸，心率是快还是慢，以常理解之，心悸时心率多是偏快，然亦有心悸而心率慢的情况，单用桂枝甘草汤而获效者。

　　桂枝甘草汤，亦可用于治疗剧烈气上冲导致的失眠、心烦、上半身汗出异常。笔者曾以本方为主，治疗一名颈部脊髓损伤后住院康复，因汗出、失眠、心烦影响生活及康复的青年女性。患者何某，女，18岁，会诊日期：2023年12月20日10时。主诉：夜间大汗出、心烦、影响睡眠。病史：因"车祸外伤致四肢活动不利"于7月入院。患者颈部脊髓损伤，现头部、背部大约第7胸椎椎体水平以上汗出多，为冷汗，心烦，影响睡眠及康复治疗，进食可，无明显恶寒，二便不能自控。双下肢活动受限，右上肢活动可，左上肢活动差，双手轻微肌肉萎缩。12月19日发热，无寒战。脉细弱，舌淡苔白。予桂枝甘草汤治气上冲的头汗，玉屏风散（白术止汗，用量最大；黄芪实表，用量为白术的一半；防风用量最小）、桂枝汤调节汗出异常而无热证，牡蛎、龙骨安神止汗。处方：桂枝24g，炙甘草10g，生龙骨15g，生牡蛎15g，赤芍10g，生姜10g，大枣10g，黄芪15g，白术30g，防风10g，中药饮片，7剂，水煎服。2024年1月3日复诊：服药2剂后汗出正常，睡眠好转，现心烦已，可正常进行康复锻炼，口中和，纳可，脉细弱，舌淡、尖红。腹诊：腹部平，无悸动，无压痛。予桂枝甘草龙骨牡蛎汤，降逆镇静，舌尖红加黄连清热利眠。处方：桂枝10g，炙甘草10g，生龙骨20g，生牡蛎20g，黄连8g，中药饮片，7剂，水煎服。服药后睡眠正常。

　　本方亦可治疗冠状动脉粥样硬化性心脏病（简称冠心病）急性发作，心悸不安者。有位何医生曾随笔者学习经方，以下是他的病案：岳父，男，75岁，我（何医生）于2019年5月29日早上5点半左右接到电话诉岳父因憋气彻夜未眠。赶到家后，见老人正坐在椅子上，双手交叉按在两胸上，表情很痛苦，测血压160/100mmHg，心率54次/分，脉迟缓，无结代脉，舌淡，苔白、根黄腻，舌底静脉瘀血，心悸，后背无不适，左肩无不适。仔细问症状，诉昨晚睡觉时感觉有一股气，从心口窝（剑突处）向上冲，冲到咽喉则憋气，冲到头部则头晕、头痛，整夜间断出现，苦不堪言。检查、问诊完毕思考，虽血压高且既往有高血压病史，但规律口服降压药物，血压控制可，心率过缓考虑是否与常年的体力劳动有关，没有冠心病或心绞痛的明显征兆。但看到岳父双手交叉按在胸前，问："您把手这样放着轻快吗？"答："比不这样舒服。"此时脑中想起"发汗过多，其人叉手自冒心，心下悸，欲得按者，桂枝甘草汤主之"，根据条文再对照症状联想，这不正是桂枝甘草汤证吗？（当时还想到了桂枝加桂汤，但该方证是气从少腹上冲心者。）想到此便提出用中药治疗。但有家属觉得中药太慢，而此时的病情看上去如此严重，建议立即去医院住院治疗。岳母问用中药何时能见效，我果断地说1剂即有效（注：何医生的父亲是老中医，其随父习医，用中药治病12年，以前用时方，一开药都是 5 剂，自从学习经方后，开始转变思路，应用经方，每次就开 1~2 剂，用他自己的话说就是"经方用对了，1 剂就有效，没效就得换方"，故有是言）。后来岳母同意中药治疗，如果病情加重或者服用中药后不见效再去医院治疗，于是我开了 1 剂处方：桂枝 36g，炙甘草 18g，熬好装 3 袋，每 5 小时服用 1 袋。药送到时约 11 点半，再次检查，血压 130/80mmHg，心率 56 次 / 分。患者 12 点左右服用中药 1 袋，于 13 点左右睡下，14 点左右电话回访时被吵醒，诉服药后 1 小时左右，气上冲感几乎没有了，所以睡了一觉。下午 5 点左右服用了第 2 袋，6 点半左右已无任何不适，血压 130/80mmHg，心率 62 次 / 分。次日早上 6 点回访，诉晚上睡得特别香，没有任何不适，现在略有气冲感，于是予桂枝甘草汤原方继续服用 2 剂。至 5 月 31 日下午回访，已无任何不适。再一次被经方所征服。

门纯德在《名方广用》中记录了两则用本方治疗失眠的医案，均是因大汗出所致，其中一例有明显的"叉手自冒心"体征，今摘要于下："郑某，男，46 岁，初诊日期：1964 年 4 月 27 日。近 3 个月持续失眠，屡治不效，收入院。诊见其面色青。双目布满血丝，彻夜不卧，烦躁，在病房四周行走不休。白日喜独自蜷卧，少言，少食，脉弦细，舌淡苔少。所服西药甚多，中药如磁朱丸、柏子养心丸、安神丸也屡服少效。……细询之方知其患病前，曾因着雨外感，自己大剂服葱姜红糖汤，得大汗，风寒得解，而不寐旋起。知其气血失和，心气馁虚，疏桂枝甘草汤一料试服：桂枝 12g，炙甘草 9g，睡前服一煎。次日晨 8 时，余查房，见其正在酣睡. 同室人谓其昨一夜安眠。9 时半，问余还可服否？遂嘱其再进 2 剂。以后经调理病愈而出院。另忆 1970 年曾治陈某，患结核性胸膜炎，经抗痨治疗，其患大愈。只因体质日弱，动辄出汗，患不寐证，经治，屡不收效，后致每每入夜不眠，坐以待旦，偶有小卧，双手冒心，证属心液受伤，心阳已弱。亦以桂枝甘草之小方，投石问路，三服而安。"

此外，有以叉手自冒心为抓手，应用本方治疗嗜睡者，亦获效。

【原文】发汗后，其人脐下悸者，欲作奔豚，茯苓桂枝甘草大枣汤主之。（65）

【提要】本条论述外邪里饮（太阳太阴合病）误用发汗致水气上冲脐下悸的茯苓桂枝甘草大枣汤证。

【解析】第 64 条为汗出太多，津液损伤的悸动，心脏奋起补救，故心下悸。此则误发内有停饮者之汗，即使汗出不多，然诱发水气欲得上冲，故脐下悸。《金匮要略》记录奔豚为"病从少腹起，上冲咽喉，发作欲死，复还止"，知奔豚为一发作性的气上冲证。外邪里饮证，在解表时必须利饮，这是定法，治疗脐下悸用茯苓桂枝甘草大枣汤。

本方证之脐下悸为明显的自觉症状，亦可有腹证表现，汤本求真认为："瘀血之上冲，必在左腹部，沿左侧腹直肌而发。气及水毒之上冲，必在右腹部，沿右侧腹直肌而发。所以然之故，至今未明。古人盛倡左气右血，征之实验，乃适相反。本方治奔豚，故腹诊上，右侧腹直肌之挛急甚明显，按之疼痛。但芍药证之挛急，浮于腹表而较硬，本方证，则沉于腹底而较软，触之觉挛引而已。"可作临证参考。

**茯苓桂枝甘草大枣汤** 茯苓半斤，桂枝四两（去皮），甘草二两（炙），大枣十五枚（擘）。

上四味，以甘澜水一斗，先煮茯苓，减二升，纳诸药，煮取三升，去滓，温服一升，日三服。作甘澜水法：取水二斗，置大盆内，以杓扬之，水上有珠子五六千颗相逐，取用之。

【解析】外邪内饮，发汗则表不解，诱发水气欲得上冲，用桂枝甘草汤降逆解表，加大剂量茯苓降逆气、利小便、祛水饮，大枣为有利饮作用的甘药，十枣汤用之亦是此意。茯苓桂枝甘草大枣汤治疗太阳太阴合病的外邪里饮，水气上冲证。

茯苓有治疗水饮类神经症的特能，《神农本草经》谓其主治"忧患，惊邪恐悸"，桂枝治疗气上冲，大枣在甘药中有利尿作用，故临床用本方治疗水饮上逆类脑病，亦多获效，如《橘窗书影》云："烟田传一郎妹，脐下动悸，任脉拘急，时时冲逆于心下，发则背反张，人事不省，四肢厥冷，呼吸如绝。数医疗之，不验。余诊之曰：奔豚也。与苓桂甘枣汤，服之数旬，病减十之七八，但腹中常拘急，或牵引手足拘挛，因兼用当归建中汤，数月而全治。"

胡希恕先生用本方治疗失眠亦获佳效，意引其治验：张某，女，65 岁，1965年 12 月 13 日初诊。多年失眠，久治无效。近症：头晕，心悸，脐左跳动，有时感气往上冲，冲则心烦、汗出，口干不思饮，舌苔白，脉缓。此属寒饮上扰心神，治以温化降逆、佐以安神，与苓桂枣甘汤加味：茯苓 24g，桂枝 12g，大枣 5 枚，炙甘草 6g，酸枣仁 15g，远志 6g。结果：上药服 3 剂，睡眠稍安，头晕、心烦、气上冲感亦减，前方加生龙牡各 15g，继服 6 剂，除眠多梦外他无不适。

【原文】发汗后，腹胀满者，厚朴生姜半夏甘草人参汤主之。（66）

【提要】本条论述里虚寒腹胀满（太阴病）的厚朴生姜半夏甘草人参汤证。

【解析】同是用发汗法治疗表证，因体质不同，汗后有各种不同表现。此条论述发汗虚其胃气所致腹胀满证治。胃气以下行为顺，发汗攻表，虚其胃气，产气过多，动力不足则腹胀满，治疗用厚朴生姜半夏甘草人参汤。

**厚朴生姜半夏甘草人参汤**　厚朴半斤（炙，去皮），生姜半斤（切），半夏半升（洗），甘草二两，人参一两。

上五味，以水一斗，煮取三升，去滓，温服一升，日三服。

【解析】本方以小剂量人参、炙甘草健胃气，用大剂量生姜、厚朴、半夏，下气降逆祛饮，治疗胃虚气滞的腹胀满。诸药合用，性偏温，故此胀满为太阴虚寒之胀满，厚朴生姜半夏甘草人参汤治疗太阴病腹胀满。本方治疗腹胀满效佳，重症患者卧床，易发腹胀、便秘等证，用之多能获效。

本方单独应用较少，多依据病情，合方应用。

笔者曾以此与四逆散合方治疗腹胀、阳痿早泄：王某，男，42岁。初诊日期：2020年7月9日。腹胀，进食后腹胀加重，进食寒凉后大便不成形，饮酒后腹胀加重且大便不成形，口苦、口干、心烦、气短、胸闷、阳痿、早泄、脉滑、舌淡、苔白、舌底瘀。腹诊：腹部平，腹力中等，右侧胸胁部抵抗，脐下右侧压痛。予厚朴生姜半夏甘草人参汤与四逆散合方。处方：柴胡15g，枳实10g，赤芍12g，炙甘草10g，厚朴30g，清半夏15g，人参10g，桂枝10g，自加生姜3片，大枣4枚。中药饮片，7剂，水煎服。2020年7月16日复诊：服药后腹胀明显减轻，近4个月由于阳痿、早泄，自诉夫妻生活不和睦，服药后阳痿、早泄均明显好转，夫妻生活变得和谐。

笔者曾以此与越婢汤合方治疗腹胀、水肿：周某，女，48岁。初诊日期：2023年6月20日上午。主诉：孕49天，四肢及头面部水肿、腹胀、呃逆、汗出少、眼干、眼涩，用力时有阴道出血，无寒热、口中和、纳可，小便量少、不畅，大便不畅，曾服用桂枝茯苓丸、当归芍药散症状无明显改善。脉左紧右滑，舌淡、苔白、舌底瘀。腹诊：腹胀满，叩之鼓。辨方证：厚朴生姜半夏甘草人参汤与越婢汤合方加茯苓、杏仁。处方：麻黄15g，苦杏仁10g，生石膏45g，厚朴30g，清半夏10g，茯苓15g，人参10g，炙甘草6g，自加生姜5片，大枣4枚。中药饮片，1剂，水煎服，见汗止后服。2020年6月21日7:16微信回复：服药后腹胀消失，小便畅利，身肿消，小便时阴部出血、鲜红色、有血块，二便通畅，后未再服药，病愈。


【原文】伤寒若吐、若下后，心下逆满，气上冲胸，起则头眩，脉沉紧，发汗则动经，身为振振摇者，茯苓桂枝白术甘草汤主之。

（67）

【提要】本条承第 65 条，论述外邪里饮（太阳太阴合病）水气上冲的茯苓桂枝白术甘草汤证。

【解析】第 65 条为误发内有停饮人之汗的变证，此则论述表证兼有停饮，误吐、误下后的证治，以及误汗出现的变证。伤寒为太阳病中无汗、恶寒的一类病证，理应发汗治疗，吐法、下法均是治疗里证的方法，施之则为逆治。如伤寒兼有停饮，则需发汗与利饮同行，如第 28 条的桂枝去桂加茯苓白术汤证、第 40 条与第 41 条的小青龙汤证。内有停饮，兼有无汗的伤寒表证，用吐、下法后，诱发水气上冲，其水气由下向上，至心下则心下满，再上逆至胸则胸闷，至头则头眩，脉沉主里证、主停饮，脉紧为寒、为饮，此时应予降冲气、利水饮的茯苓桂枝白术甘草汤治疗。若误用发汗法，则停饮上逆于脑，站立不稳、身为振振摇，外溢于体表即动经，肢体有瞤动感，应予真武汤治之。

**茯苓桂枝白术甘草汤**　茯苓四两，桂枝三两（去皮），白术、甘草（炙）各二两。

上四味，以水六升，煮取三升，去滓，分温三服。

【解析】本方以桂枝、甘草治疗气上冲，茯苓、白术利水，合用治疗水气上冲诸症。茯苓桂枝白术甘草汤治疗外邪内饮的太阳太阴合病，水气上冲者。

用本方治疗水气上冲的胸闷、心悸、咳嗽、鼻炎、头晕、头痛，屡获佳效，以舌淡嫩胖、苔水滑为典型舌象，如无典型舌诊，临床排除舌质红苔黄的里热证，亦可应用。吾儿 10 岁，患鼻炎 5 年，长期鼻流清涕，服鼻炎丸无效，用本方仅 3 剂痊愈；笔者某同事，患偏头痛，劳累、休息不好时加重，舌淡胖嫩、有齿痕，前用越婢加半夏汤则小便不利、无效，自己煎服本方，病去十之八九，劳累、紧张、休息不好时亦无明显头痛。

笔者治疗劳累后与心跳同步的咳嗽：王某，男，44 岁，医生，2019 年 3 月 21 日初诊。自述每于劳累后出现咳嗽。在诊疗过程中发现了一个规律，拿听诊器听心率，咳嗽的时候必有心律不齐，咳嗽随着心律不齐而出现，心跳一次，咳嗽一次。舌淡苔白滑，脉沉紧有力。考虑水饮病，水气上犯，具有上冲（咳嗽是气逆表现）的证候特点，予苓桂术甘汤。处方：桂枝 15g，肉桂 10g，炙甘草 10g，茯苓 15g，苍术 10g。7 剂。2019 年 4 月 25 日复诊，患者服药后咳嗽消失，近期劳累，咳嗽再次出现，要求处方。查脉沉紧，舌淡苔白滑，舌底瘀紫。予苓桂术甘汤与桂枝茯苓丸（瘀血）合方，茯苓加至 25g。处方：桂枝 15g，肉桂 10g，炙甘草 10g，茯苓 25g，苍术 10g，桃仁 12g，白芍 10g，牡丹皮 10g。2019 年 4 月 27 日随访，咳嗽未发作。本案的咳嗽为劳累所诱发，与心律失常伴随而出现，笔者以为，其咳嗽是劳累后诱发的心律失常波及神经反射所致，所以要想根治咳嗽就得根治心律失常。患者心律失常的时候，没有任何与心律失常相关的症状，比如心慌、心悸、心脏漏跳，以及胸闷、眼前发黑等。但心律失常的发现对于指向方剂的应用至关重要，在识别方证时舌苔白滑是水饮病的辨证要点。

笔者治疗神经系统外伤后相关症状，表现为水气上冲者：常某，男，51岁。初诊日期：2019年10月31日。电击伤致颈髓损伤术后87天，现双手麻木、疼痛，四肢僵直、活动困难，右手握拳困难。脉沉，舌淡苔白。腹诊：腹部平，腹力中等，黄瓜样悸动，脐以下压痛。予苓桂术甘汤、桂枝茯苓丸合方。处方：茯苓30g，桂枝15g，苍术10g，炙甘草10g，桃仁12g，赤芍10g，牡丹皮10g。颗粒剂，7剂，每次1袋，水冲服，每日2次。2019年11月11日复诊，患者双手麻木、疼痛减，右手可持筷子进食。具体症状变化：服中药以前每晚双手及上臂疼痛、麻木不能入睡，服中药1天后手无疼痛、麻木，尤其右手的变化更加明显，以前无法拿筷子，现在可以拿筷子吃饭，以前查体见右上肢肌张力高，现肌张力基本正常且活动明显比以前灵活。患者诉右手握拳时还有肿胀的感觉，但握得更牢了。以前胸痛（胸骨骨折，考虑与电击伤后的病程相关），现在疼痛消失。期间有一天患者忘吃中药，结果晚上上肢酸痛、麻木，不能入睡，只能口服普瑞巴林缓解症状，次日继续口服中药则诸症消失。7剂中药服完后，有3天没吃中药，晚上麻木、疼痛也不再明显，但右手的握固和灵活度有所下降，且感觉手部发胀。现脉沉滑有力，舌淡苔腻。腹诊同前，原方加白芍10g，颗粒剂，14剂。患者服用本方后症状消失，由于神经系统病症顽固，嘱继续服药2个月，后未复发。

笔者与泽泻汤合用治疗水气上冲的头晕：黄某，男，22岁。初诊日期：2021年7月8日。主诉：头晕、流涕2周，头痛1周。现症状：头晕、头昏、头沉，自诉如喝醉的感觉，鼻流清涕如水，怕热，口渴，饮水多，进食可，二便正常。脉滑有力，舌体胖、有齿痕、舌底有水色。辨方证：泽泻汤、苓桂术甘汤合方。处方：泽泻60g，苍术10g，茯苓18g，桂枝12g，炙甘草10g，颗粒剂，2剂。2021年7月13日回访，患者诉就吃了2袋药，现无头痛、头晕，偶有流涕。

【原文】发汗，病不解，反恶寒者，虚故也，芍药甘草附子汤主之。（68）

【提要】本条上承第29条，论述外邪内饮，表里合病（少阴阳明合病）的芍药甘草附子汤证。

【解析】第29条言"伤寒，脉浮，自汗出，小便数，心烦，微恶寒，脚挛急"，本是表不解、内有停饮且有汗出，误用桂枝汤发汗，病不解，原有"微恶寒"的轻微表证转为阴证，出现明显的恶寒，故曰"反恶寒"，此时脚挛急一症依然存在，故在予芍药甘草汤的基础上，加附子以振奋功能。

**芍药甘草附子汤**　芍药、甘草（炙）各三两，附子一枚（炮，去皮，破八片）。

上三味，以水五升，煮取一升五合，去滓，分温三服。疑非仲景方。

【解析】本方用芍药甘草汤缓挛急、止痹痛，加附子振奋功能，治疗恶寒的表证。芍药甘草附子汤治疗少阴阳明合病，脚挛急而恶寒者。

从药味而言，本方与四逆汤仅芍药、干姜之异。但本方用炮附子而长于止痛，治疗挛急疼痛而恶寒甚；四逆汤用生附子而长于强壮功能、回阳救逆，治疗吐泻、四肢厥逆。本方津液不足，故炙甘草用三两，较四逆汤多一两，四逆汤重在回阳（治疗功能沉衰，即亡阳），芍药甘草汤重在增津液（治疗津液损伤）。本方为芍药甘草汤减甘草、芍药用量加炮附子而成，四逆汤可视为第29条甘草干姜汤减甘草、干姜用量加生附子而成。本条可与第29条互参学习，从中体悟药物剂量、炮制与功效之间的关系。

附子强壮功能，长于止痛，治疗肢体挛急疼痛，多用于双下肢，亦可用于止腰椎间盘突出症的单侧疼痛。如笔者医案：吴某，男，37岁，大车司机，初诊日期：2019年7月8日。右侧臀部酸胀不适3天，加重伴右下肢背侧酸胀不适1天。自诉臀部像"有个球儿一般"不适，活动受限，不能久坐，来诊时考虑腰椎间盘突出症，查腰椎CT提示：第4腰椎至第1骶椎椎间盘突出。舌淡苔白，舌体略胖、有齿痕、舌面水滑，脉沉有力。予芍药甘草附子汤、大黄附子汤、桂枝汤合方，加苍术、茯苓。处方：白芍30g，赤芍30g，炙甘草10g，附子10g，大黄5g，桂枝10g，细辛3g，茯苓10g，生姜10g，大枣12g，苍术10g。颗粒剂，7剂，水冲服。同时外用护腰。2019年7月17日电话回访：患者诉服药至第4天症状明显缓解，至第6天可开车外出，已无明显不适，痊愈。按：在解表剂中加苍术、茯苓等利尿药，为微汗解表之法，治疗风湿类疼痛性疾病效佳。

本方可治疗以挛急、疼痛为主症的病症，面肌痉挛及三叉神经痛应用本方，亦可获佳效，如笔者医案：范某，女，55岁，初诊日期：2024年9月29日。主诉：右侧舌面痛、右侧口角抽搐6年。现症：因右侧面痛口服药物无效，于2024年7月24日行微血管减压术，原下唇痛术后缓解，余变化不明显。疼痛影响进食、刷牙，因长期疼痛，情绪低落，心烦。近6天出现上唇痛，口服卡马西平无效；失眠，口服维生素$B_1$、甲钴胺、谷维素，无效。无寒热，汗出可，大便不畅，小便正常。舌淡苔薄白腻，脉沉紧有力。腹诊：腹部平，腹力中等，右侧胸胁部轻度抵抗，悸动明显，无压痛。辨六经：少阴太阴合病。辨方证：苓桂术甘汤、芍药甘草附子汤合方加牡蛎。处方：茯苓30g，肉桂15g，苍术10g，炙甘草10g，赤芍20g，牡蛎15g，黑顺片10g，中药颗粒剂，6剂。2024年10月9日复诊，服药后疼痛明显缓解，“十一”期间外出旅游，中间间断服药，后以本方加减，治疗2个月余，进食、刷牙无疼痛，洗脸时偶有右侧面部不适，不影响日常生活。

**【原文】**发汗，若下之，病仍不解，烦躁者，茯苓四逆汤主之。（69）

**【提要】**本条承第68条论述外邪内饮，表里合病（太阳太阴合病）的茯苓四逆汤证。

**【解析】**第68条为少阴阳明合病，表里同治；本条为太阳太阴合病，急则治其里。发汗治表、下法治里，用之而病仍不解，缘于本是外邪内饮，应解表化饮，因此汗、下误治，表证未解，而里证陷入阴证，表现为“烦躁”。此处烦躁与第29条甘草干姜汤证的“烦躁”、第61条干姜附子汤证的“昼日烦躁不得眠”同，均是里寒。然本条停饮明显，且兼胃气虚，故合甘草干姜汤、干姜附子汤于一方，同时加人参健胃气，用茯苓利饮治烦。

治学仲景书，当以症状反应为主，述证不全者，可以方测证。茯苓四逆汤为四逆汤加人参、茯苓而成，故治四逆证，而心下痞硬，心下悸，小便不利，身瞤动，烦躁者。关于这一治学方法，陆渊雷有深刻认识，曰：“前条但云恶寒，此条但云烦躁，证候皆不完具也。《金鉴》以已汗下未汗下，辨烦躁之虚实，山田氏以或汗或下犯其一，辨成注之非，皆拘执文字。须知仲景著书，不同春秋笔削，非可于一字一句间求其义例者。且已往之治疗经过，但可供诊断上参考，若夫决择方剂，自当凭其见证。不汗出者，不必皆实，已汗下者，不必皆虚，汗下俱犯与犯其一，又岂得为干姜、附子与茯苓、四逆之标准哉？”

**茯苓四逆汤**　茯苓四两，人参一两，附子一枚（生用，去皮，破八片），甘草二两（炙），干姜一两半。

上五味，以水五升，煮取三升，去滓，温服七合，日二服。

**【解析】**本方为甘草干姜汤、干姜附子汤合方加人参、茯苓而成，急迫不如甘草干姜汤证、虚寒不如干姜附子汤证，故小其制。然此烦躁兼胃虚停饮，《神农本草经》谓“茯苓味甘，平，主胸胁逆气、忧恚、惊邪恐悸……烦满”“人参味甘，微寒，主补五脏、安精神、定魂魄、止惊悸”，故加茯苓利饮止烦，人参健胃气，此二味又为前两方所无。整体分析，茯苓四逆汤主治里寒饮停证，主治太阴病汗下吐利、四肢厥逆而烦躁者。

关于方名、药证，本方虽言茯苓四逆汤，实为四逆汤加人参、茯苓，其主症为烦躁，茯苓用四两，为方中最大剂量者，茯苓及人参治疗神志不宁、烦躁之药证应在此方体会。同时进一步认识，仲景书与《神农本草经》属经方医学流派，药证经验，一脉相承。

本方可以治疗疫病，亦可以治疗慢性病。如《橘窗书影》记录治验："尾池治平女，患疫八九日，汗大漏，烦躁不得眠，脉虚数，四肢微冷，众医束手。时藩医员黑岩诚道者，在余塾，其父尚谦，延余诊之。投以茯苓四逆汤，服之一二日，汗止，烦闷去，足微温矣。"

胡希恕先生治验：赵某，男，45 岁，1966 年 3 月 18 日初诊。于 1963 年发现十二指肠球部溃疡。现症：时胃脘疼，泛酸，腹胀，欲呕，吐涎沫，心烦，口中和，不思饮，小便少，时心悸，苔白根腻，脉沉细弦。证为中寒停饮，属茯苓四逆汤证。处方：茯苓 12g，党参 10g，制附片 10g，干姜 6g，炙甘草 6g。结果：上药服 1 剂，胃脘疼减，3 剂后诸症明显减轻，继随证调理月余，自感无所苦。

【原文】发汗后恶寒者，虚故也。不恶寒，但热者，实也，当和胃气，与调胃承气汤。《玉函》云，与小承气汤。（70）

【提要】本条论述发汗后虚寒与实热的不同证治，热实证（阳明病）用调胃承气汤。

【解析】本条上承第 69 条，论述调胃承气汤证，其证病位相同，均为在里，但其病性一寒一热、一阴一阳、一虚一实，前后对比，示人以辨病位、病性的八纲辨证法则。细分之则前半部分上承第 68 条，后半部分上承第 29 条言调胃承气汤证。"发汗后，恶寒者，虚故也"详解及方治见第 68 条。

太阳病提纲证曰"太阳之为病，脉浮，头项强痛而恶寒"，恶寒为表证的特征，发汗为治疗表证的大法。第 6 条言温病时曰"太阳病，发热而渴，不恶寒者，为温病"，知不恶寒为表解。故本条"发汗后""不恶寒"即表解。第 182 条言阳明病外证曰"身热，汗自出，不恶寒反恶热"，则此处"不恶寒，但热"即发热、恶热之意，可确断阳明病，然阳明病有热证、热实证之不同，治法也不相同，热证用白虎汤、热实证用承气类方。第 180 条曰"阳明之为病，胃家实是也"，指出了阳明实证的识别方法，本条中"实也"之意在此，是言腹部按之硬满疼痛的腹证。整体分析"不恶寒""但热者""实也"，则可确定其为阳明里热实证，治法宜"和胃气"，即用调胃承气汤下热实。调胃承气汤与大、小承气汤不同，方名曰调胃，因方中甘草故，言大小，因方中枳实、厚朴量不同故。

陆渊雷认为："发汗后，因虚恶寒者，如干姜附子汤证、芍药甘草附子汤证、茯苓四逆汤证，皆由误治过治而传为少阴者也（注：陆渊雷认为少阴病为心力不济、全身功能衰减之病）。若汗后不虚而实，则不恶寒但热，是太阳已罢而传为阳明者也。三阳皆属实，皆为机能亢进，太阳实于肌表，阳明实于胃肠，少阳实于胸胁间。实于肌表者，汗之而愈，实于胃肠者，下之而愈，实于胸胁间者，和解之而愈。今实于胃肠，而为实犹轻，故与调胃承气汤。"

【原文】太阳病，发汗后，大汗出，胃中干，烦躁不得眠，欲得饮水者，少少与饮之，令胃气和则愈。若脉浮，小便不利，微热消渴者，五苓散主之即猪苓散是。（71）

【提要】本条论述应用大发汗的错误治法，导致疾病传里发为烦躁不得眠的阳明病，或表不解里有停饮（太阳阳明合病）的五苓散证。

【解析】本条上承第69条，对比分析，烦躁一症有阴阳之不同。本条前后对比分析，知其论述同一治法，但因体质不同而有不同转归。

太阳病应用发汗的方法治疗，发汗的目的是由体表祛除病邪，故应取微汗出，大汗则伤及胃气，且不能祛病。本条见大汗出，胃中热而口渴欲饮，上扰脑神而烦躁不得眠，此与第69条茯苓四逆汤的烦躁有阴证、阳证之别。如果病轻，予水，少少饮之，胃气功能恢复正常则病愈；如重者不愈，则应因证施治，调胃承气汤、栀子豉汤、白虎加人参汤均可清里热而和胃气，治疗里热烦躁不得眠。如患者本有停饮，大发其汗，表不解而里饮化热，出现小便不利、发热、口渴而饮水不能缓解的消渴，用五苓散治疗。

五苓散　猪苓十八铢（去皮），泽泻一两六铢，白术十八铢，茯苓十八铢，桂枝半两（去皮）。

上五味，捣为散，以白饮和服方寸匕，日三服。多饮暖水，汗出愈。如法将息。

【解析】本方治外邪里饮，饮郁化热。方中泽泻、白术、猪苓、茯苓均有利小便的作用，泽泻甘寒，利水止渴，用量最大；猪苓、茯苓甘平，猪苓利水止渴，茯苓利水止悸；白术苦温，止汗利小便。诸药合用，通利小便，治疗里有停饮。又用小剂量桂枝化气利水，在本方中起解表作用。方证结合，总体分析，内有停饮为热证，为阳明病，故五苓散治疗外邪内饮的太阳阳明合病。

《金匮要略·消渴小便不利淋病脉证并治》云："脉浮，小便不利，微热消渴者，宜利小便发汗，五苓散主之。"临证服用五苓散后多见尿量增加，利水作用明显，方后注云"多饮暖水，汗出愈"，说明本方有利小便、解表的功效，临证需要注意调护方法。五苓散是发汗解表、利水止渴的表里同治之方。

本方证患者口渴喜饮，饮不解渴，需要和白虎加人参汤证鉴别。白虎加人参汤为阳明里热而无停饮，无小便不利，且口渴喜冷饮，外证恶热、怕热；五苓散有表证，伴恶风、恶寒，且有小便不利。临证可结合舌象鉴别，舌体胖嫩、舌苔水滑为五苓散证，舌红少苔为白虎加人参汤证。

本方亦可治疗疫病，《博阅类纂》记录："春夏之交，或夏秋之交，霖雨乍歇，地气蒸郁，令人骤病，头疼壮热呕逆，有举家皆病者，谓之风湿气，不知服药，渐成温疫，宜用五苓散半帖，入姜钱三片，大枣一枚，同煎，服一碗，立效。"观其证，头痛、壮热是表不解，呕逆是里有热兼停饮，根据临证观察，一般多伴有腹泻、小便不利等症状。言其为疫病，知其有传染性，病症表现为太阳阳明合病的五苓散证，用之即可痊愈。

经方辨证依据客观症状反应，不是针对病因，无论是否疫病，方证相应，均可治愈。仲景《伤寒论》一书，后专列《辨霍乱病脉证并治》一章，意在示人，疫病亦可以"伤寒"辨六经、辨方证之法治之，故陆渊雷云"古人审证用药，经验丰富，足为吾侪法式也"。

**【原文】**发汗已，脉浮数，烦渴者，五苓散主之。（72）

**【提要】**本条承第 71 条，论述外邪里饮（太阳阳明合病）的五苓散证。

**【解析】**"发汗已"指表证经过发汗治疗，脉浮主表、主热，脉数主热，烦为有热，又因里热而渴，口渴令人心烦，多饮不解渴，故曰烦渴。本条重在强调五苓散证虽有表证，但以内有停饮的里热证口渴为主。

五苓散可治疗太阳阳明合病，消渴多饮，饮不解渴。如笔者医案：王某，女，80 岁，初诊日期：2019 年 8 月 6 日。体重：67.5kg。身高：155cm。口渴、饮水多、大汗出 2 年余。口渴、饮水多，一昼夜饮水大约 6000ml，无糖尿病，爱吃凉食，自觉身热，蒸汗而出，怕热，夏天即使在空调屋中还需开电扇，出汗为冷汗，无论冬夏昼夜均是如此，发作性困乏，需要立刻睡觉，饮食吃肉不吃素。便秘，头痛 40 余年。脉沉有力，舌淡、舌体胖、有齿痕，舌底苍白、色瘀紫。腹诊：按之胸胁部抵抗。依据腹诊，予小柴胡汤。依据消渴多饮症状，予五苓散。喜凉食，考虑有热，加黄连；舌白体胖，考虑寒饮在中，加干姜。胃虚则寒热水饮错杂于中，三个泻心汤均用黄连、黄芩泄热，干姜、半夏温中祛痰水，甘草、大枣、党参补胃本之虚，建中气以治本。学习黄煌老师经验，不合方，开两方，一天一方，分服。第一方：小柴胡汤加干姜、黄连。处方：柴胡 25g，黄芩 10g，清半夏 10g，生姜 10g，黄连 6g，干姜 10g，党参 6g，炙甘草 12g，大枣 12g。4 剂，颗粒剂。

第二方：五苓散方（桂枝、肉桂合用）。处方：茯苓 10g，猪苓 15g，泽泻 20g，苍术 10g，桂枝 12g，肉桂 5g。8 月 20 日复诊，汗出正常，每日饮水 2000ml 左右，口渴已，夜尿 1~2 次（以前虽大量饮水，但由大汗而出于体表，所以夜尿 0 次。人体的水液代谢以出汗和排尿为最主要途径，肺的呼吸与正常大便所排水量极少。因而本患者是夜间不出汗以后水湿正常代谢，所以有夜尿）。本次就诊，目的是治疗口腔溃疡反复发作 30 余年，每月仅 3~5 天不发作，脉沉滑有力，舌淡苔腻，舌底瘀血、有水色。以甘草泻心汤加减治疗。口渴、多饮痊愈。

【原文】伤寒汗出而渴者，五苓散主之；不渴者，茯苓甘草汤主之。（73）

【提要】本条论述外邪里饮证治，停饮有寒热之不同，故方治不同。里热口渴（太阳阳明合病）为五苓散证，里寒不渴（太阳太阴合病）为茯苓甘草汤证。

【解析】伤寒本无汗，后言汗出者，暗示服用过麻黄汤发汗解表。如果内有停饮，虽汗出而表不解，水饮为代谢后的病理产物，临证辨识其病症，亦应归八纲统辖。若口渴，是里热；若不渴，是里寒。里热则解表清热利水，用五苓散；里寒则解表温里祛饮，用茯苓甘草汤。

五苓散治疗太阳阳明合病，茯苓甘草汤治疗太阳太阴合病。两方均是治疗外邪里饮表里合病方，但里证有寒热的不同，故方治不同。里证寒热之辨，以症状的口渴与不渴识别。

*茯苓甘草汤* 茯苓二两，桂枝二两（去皮），甘草一两（炙），生姜三两（切）。

上四味，以水四升，煮取二升，去滓，分温三服。

【解析】茯苓甘草汤证应结合第 356 条"伤寒，厥而心下悸，宜先治水，当服茯苓甘草汤，却治其厥，不尔，水渍入胃，必作利也"理解。本方治疗外邪内饮之心悸、手足凉、下利，方中生姜用量最大，温胃祛水饮，茯苓利水止心下悸，桂枝甘草合茯苓温阳利水止悸，饮去阳通则手足温、利止、悸已。内有寒饮之人，往往不口渴，饮去病已，胃气复原，则可恢复正常的口渴感，第 41 条"服汤已，渴者，此寒去欲解也"即是言此理。

茯苓甘草汤治疗太阳太阴合病，下利、手足厥冷。笔者曾治一名 80 岁老年男性，患帕金森病，自主神经功能障碍，意识障碍，长期卧床，肠管进食。病程中出现手足逆冷，经肠管进食后即腹泻，大便不臭，舌淡苔白，脉滑有力，予茯苓甘草汤，半剂利止。

本方含茯苓、桂枝等利水降逆之品，可治疗水气上逆的脑病。《伤寒论今释》载方舆輗云："心下悸，大率属痫与饮，此方加龙骨牡蛎绝妙。又，此症有致不寐者，酸枣汤（《金匮》方）归脾汤（后世方）皆不能治，余用此方，屡奏奇效。有一妇人，自心下至膈上，动悸甚剧，有城郭震撼之势，于是眩晕不能起，夜则悸烦目不合，如此者数年，更医而不愈。余最后诊治，谓病家曰：'群医方案不一，今我姑置其病因，止投一神方，服之弗怠，可以收功起身。'即用茯苓甘草汤加龙骨梅花蛎与之，日渐见效，淹久之病，半年而痊愈，病家欣忭不已。夫非奇药异术，能起沉疴痼疾者，其惟汉以上之方药乎。"

【原文】中风发热，六七日不解而烦，有表里证，渴欲饮水，水入则吐者，名曰水逆，五苓散主之。（74）

【提要】本条论述水逆（太阳阳明合病）的五苓散证。

【解析】"中风发热"为表证，"六七日不解"暗示应用桂枝汤治疗而病不解，"烦"为里热或表不解，"渴欲饮水"为里热。五苓散证本为消渴，饮水不能解渴。"水入则吐"为里热饮停的水逆证。本是外邪里饮，表里合病，既有表证又有里证，表为太阳，里为阳明，且有停饮，治疗需表里同治，且需利饮，这是定法，用五苓散。

笔者曾治疗一名青年男性，患急性胃肠炎，表现为水逆证，发病7日，不能饮食，口渴欲饮水，进食则呕吐、腹泻，水样便。胃肠镜均已检查，未见异常。经西医静脉滴注支持治疗1周，病情依旧。查其体胖、舌淡、苔水滑，予五苓散汤剂。服半剂可进食而不吐泻，进2剂即病已。

关于五苓散服用散剂还是汤剂，仲景书中均是用白饮和服散剂，后世临证经验为"治疗水逆证时，服用散剂，因为水逆饮水即吐，其余情况可用汤剂"。然如上水逆证，服用汤剂亦获佳效，实践过程中，不可执着一端，更应结合临证实践理解经典，判断注家"是非"。

【原文】未持脉时，病人手叉自冒心，师因教试令咳，而不咳者，此必两耳聋无闻也。所以然者，以重发汗，虚故如此。发汗后，饮水多必喘，以水灌之亦喘。（75）

【提要】本条承第64条论述桂枝甘草汤证诊法及病后调护不得法诱发的喘证。

【解析】诊脉时（切诊），医生发现患者表现为"手叉自冒心"的典型桂枝甘草汤证体征（望诊），此时让患者咳嗽而患者不遵医嘱咳嗽（闻诊、问诊），推断患者耳聋，反推其病机为津血不足，耳脉失养。虽未出方治，前桂枝甘草汤可参考应用。

"形寒饮冷则伤肺"，肺气上逆则发咳、喘。发汗后胃虚，即使需要饮水，也需少少予之。如大量饮水，不能运化，上逆为喘；如用水浇身，表气不通，迫肺气上逆亦喘。虽未出方，小青龙汤、苓桂术甘汤可适症选用。

# 小结

前第 31~41 条论述以麻黄为主药的表实证方证。第 42~75 条则继续论述表虚证桂枝汤类方证，强调表证宜发汗，脉数用发汗法解表退热，表实证用麻黄汤、表虚证用桂枝汤，亦论述疾病表里相传，表证传里，发为太阴病或阳明病，亦有表里合病证治。

第 42 条论述表虚证，外证未解，脉浮弱，宜桂枝汤发汗解肌。第 43 条论述表不解，气上冲微喘的桂枝加厚朴杏子汤证。第 44 条论述表里合病（太阳阳明合病），宜先发汗解表而不可攻下的表里合病治疗原则。第 45 条论述表证误下，外证仍在，应以桂枝汤解外则愈。第 46 条论述太阳病，不汗出，热不散而衄血的麻黄汤证。第 47 条论述表实证自衄，表解而愈的情况。第 48 条论述二阳并病，太阳病不罢，不可下之，"面色缘缘正赤""阳气怫郁不得越，其人躁烦，不知痛处，乍在腹中，乍在四肢，按之不可得，其人短气，但坐""脉涩"，应微汗解表，以及表解传里"续自微汗出，不恶寒"发为阳明病的情况。第 49 条论述表证误用下法，致津血虚身重、心悸病症，表里和则愈（其中暗含服用表里双解的小建中汤）。第 50 条论述表实里虚，作汗无源，"脉浮紧，身疼痛，尺中迟"，不可用麻黄汤发汗。

第 51 条与第 52 条论述表实证，无论有无发热，均应用麻黄汤发汗解表。

第 53、54 条承第 51、52 条，论述汗出的表虚证，无论有无发热，均应用桂枝汤发汗解肌，麻黄汤证以脉言（脉浮、脉浮数），桂枝汤证以症状言（汗出，发热汗出）。

仲景一书，反复对比论述，以强化对表证、里证，以及表虚证、表实证两类方证的认识。第 55、56 条又对比麻黄汤证、桂枝汤证论述表证致衄的不同证治。第 55 条论述表实证衄用麻黄汤治疗；第 56 条论述表虚证衄用桂枝汤治疗，以及头痛发热为表里共有证，应先解表、后治里，这是定法。第 57 条论述伤寒用麻黄汤发汗解表（发热或不发热），复发者，脉浮数（发热或不发热），因津液虚，用桂枝汤健胃气、增津液、解肌发汗。第 58 条论述中医治病以阴阳和（表里和）为准则。第 59 条是第 58 条原则的具体实践，通过小便判断功能恢复情况。

第 60 条论述汗、下伤表里，病由阳证陷入阴证，见"振寒""脉微细"。第 61 条论述里阴证，"昼日烦躁不得眠，夜而安静"的干姜附子汤证，同时提出太阴病烦躁的排除诊断法："不呕，不渴，无表证，脉沉微，身无大热。"第 62 条论述太阳太阴合病，"身疼痛，脉沉迟"的桂枝加芍药生姜各一两人参三两新加汤证治。第 63 条对比第 62 条（两者均是表里合病，表证均是太阳，里证却有阳明、太阴之不同），论述太阳阳明合病，"汗出而喘，无大热"的麻黄杏仁甘草石膏汤证治。

第 64 条论述表证剧烈气上冲的桂枝甘草汤证治，该方为全书单次服用桂枝量最大者，明确剧烈气上冲的桂枝甘草汤证为表证，随后第 65 条论述太阳太阴合病，"其人脐下悸者，欲作奔豚"的茯苓桂枝甘草大枣汤证治。第 66 条论述太阴病，"腹胀满"的厚朴生姜半夏甘草人参汤证治。第 67 条论述太阳太阴合病的茯苓桂枝白术甘草汤证治。第 68 条对比太阴病四逆汤（干姜甘草附子汤），论述芍药甘草附子汤证治（脚挛急、恶寒）。第 69 条论述太阴病，吐利、汗出、四逆、烦躁的茯苓四逆汤证治。第 70 条对比脚挛急、恶寒的芍药甘草附子汤，论述阳明病里热实证，"不恶寒，但热"，胃家实的调胃承气汤证治。

第 71、72、74 条论述太阳阳明合病的五苓散证治。第 73 条鉴别论述表里合病，里有停饮，寒热不同，热者渴，寒者不渴的五苓散（太阳阳明合病）与茯苓甘草汤证治（太阳太阴合病）。第 75 条论述大汗亡津液，发现患者"耳聋"的诊法，大病后胃虚，内不可多饮、外不可以水浇身，否则内外合病，易发喘病（常见无汗表不解、心下有停饮的小青龙汤证，苓桂术甘汤证亦可见）。

【原文】发汗后，水药不得入口为逆，若更发汗，必吐下不止。发汗吐下后，虚烦不得眠，若剧者，必反复颠倒，心中懊侬，栀子豉汤主之；若少气者，栀子甘草豉汤主之；若呕者，栀子生姜豉汤主之。（76）

【提要】本条承第 74 条论述外邪里饮（太阳阳明合病）的水逆证（五苓散证）及病传于里心中懊侬（阳明病）的栀子豉汤类方证。

【解析】内有停饮而表不解，应利饮、解表同时进行，前桂枝去桂加茯苓白术汤证、小青龙汤证、五苓散证均是。如果只是发汗，则有可能激动里饮，使胃气上逆，饮食不能，进食、饮水即呕吐，此为逆。可依据是否口渴，适症选用五苓散、茯苓甘草汤等解表利水方治疗。如果再次以发汗的方法逆治之，病传于里，则吐下不止，依据症状反应，辨其寒热，可选用适症方治，如四逆汤、葛根黄芩黄连汤、半夏泻心汤等方均有可能遇到。

后半部分论述，经过发汗、吐、下误治，热入于里，内无所结的阳明里热证。里热上扰脑神，则虚烦不得眠，剧者则卧不得眠，在床上辗转反侧，或卧起不安；热聚胸中，则心中懊侬，莫名不适。因有热无结，予栀子豉汤治疗。如因汗、吐、下及里热伤及胃气，出现气短症状，则在栀子豉汤中加甘草益气。如胃虚饮逆，呕吐者，则在栀子豉汤中加生姜，祛饮止呕。

血为热，少血则寒，多血者多热，充血者大热。表证血液充斥体表，津液在体表不得汗出则高热，血液在里充斥则烦、闷。以血解热，陆渊雷颇有心得，曰："心中懊侬，即虚烦之剧者，反覆颠倒，即不得眠之剧者，无论剧易，皆栀子豉汤主之。夫既经发汗吐下，则毒害性物质之在表者，已从汗解，在上者，已从吐解，在下者，已从下解，其虚烦不眠，非因毒害性物质，乃由脑部心脏部之充血，阳证机能亢进之余波也。何以知是充血？以其用栀豉知之。栀豉皆称苦寒药，夫药之寒温，非可以温度计测而知也。能平充血症状，抑制机能之亢进者，斯谓之寒，能治贫血症状，兴奋机能者，斯谓之热。《本草》于栀豉，皆云味苦寒，故知其病为充血也。何以知充血在脑与心脏？因不得眠是脑充血症状，虚烦懊侬是心脏部充血症状也。既是充血，则其病为实，今云虚烦，何也？因吐下之后，胃肠空虚，无痰饮食积相夹为患，异于胃实结胸之硬满，故谓之虚耳。若阴证之虚，岂得用栀豉之苦寒哉？少气，即西医所谓呼吸浅表，亦即东洞所谓急迫，故加甘草。"

**栀子豉汤** 肥栀子十四个（擘），香豉四合（绵裹）。

上二味，以水四升，先煮栀子，得二升半，纳豉，煮取一升半，去滓，分为二服，温进一服，得吐者，止后服。

【解析】热在里，郁于胸则出现胸部烦闷、窒塞等症状；热上扰于脑，则出现烦、失眠、反复颠倒等诸多神经症状。栀子苦寒，主治五内邪气、胃中热气，《名医别录》云"豉味苦寒，主治烦躁、满闷"，栀子、香豉合用，有清热之功而无攻下之能，故治阳明里热证热而不实者。本方非吐剂，服后很少有呕吐者。栀子豉汤主治阳明里热证，心中懊侬，虚烦不得眠者。

**栀子甘草豉汤** 栀子十四个（擘），甘草二两（炙），香豉四合（绵裹）。

上三味，以水四升，先煮栀子、甘草，取二升半，纳豉，煮取一升半，去滓，分二服，温进一服，得吐者，止后服。

【解析】《神农本草经》记载"甘草，味甘平，主治五脏六腑寒热邪气，坚筋骨，长肌肉，倍力"，可知其是一味健胃补益药。由于各种原因伤及胃气，出现少气、气短症状者，可加甘草。栀子甘草豉汤主治阳明里热证兼气短者。

**栀子生姜豉汤** 栀子十四个（擘），生姜五两，香豉四合（绵裹）。

上三味，以水四升，先煮栀子、生姜，取二升半，纳豉，煮取一升半，去滓，分二服，温进一服，得吐者，止后服。

【解析】生姜辛温，祛饮止呕，后世谓生姜为"呕家圣药"。在栀子豉汤证的基础上出现呕吐，可于原方加大剂量生姜止呕。生姜祛饮止呕，饮逆呕重则重用，饮轻呕轻则小剂量应用，如治小柴胡汤证之喜呕用三两，大柴胡汤证之呕不止则用五两，本方亦用五两。栀子生姜豉汤治疗上热中寒饮停证。

【原文】发汗若下之，而烦热胸中窒者，栀子豉汤主之。（77）

【提要】本条论述烦热、胸中窒（阳明病）的栀子豉汤证。

【解析】第76条言"心中懊憹"，本条言"胸中窒"，均是热在上，局部不适。胸中窒言窒息感，热扰脑神，故曰烦热，用栀子豉汤解热除烦。

笔者医案：马某，男，42岁，司机，2009年10月初诊。烦热、失眠2周，平日体格强健，体多痰热，口时苦，口出热气，胸部热闷。2周来烦热，夜不能寐，自觉口鼻出热气加重，饮食如常，无腹胀，大便不畅，日一行。舌苔黄厚腻，脉滑有力。考虑阳明病，处以泻心汤。处方：大黄9g，黄连9g，黄芩9g，3剂，水煎服，水开后煎5~10分钟，分2次服用。服药后无腹泻，心烦除，睡眠正常，口鼻出热气明显减轻。但自觉胸部满闷、窒塞（如为咽部痰阻感明显，则是半夏厚朴汤证），如有物阻，异常难耐，无疼痛，此为伤寒栀子豉汤证，于前方中加栀子10g、豆豉10g，2剂。服药1剂，未吐，亦未泻下，胸部自觉豁亮，病去大半。2剂药服完后，诸证消失。

【原文】伤寒五六日，大下之后，身热不去，心中结痛者，未欲解也，栀子豉汤主之。（78）

【提要】本条承第76、77条论述心中结痛（阳明病）的栀子豉汤证。

【解析】伤寒五六日多为疾病由表传里之时，大下为误治，可引热入里。伤寒发热伴恶寒是表证，阳明病发热伴恶热是里证，因此总体分析，此处身热不去应为热入于里之证，与表证身热的区别在于患者恶热不恶寒。心中结痛，为胸部疼痛，若有所结。由第76条"心中懊憹"至第77条"胸中窒"再至本条"心中结痛"，其病机相同、病位相同，均是阳明里热在上，而症状轻重不同，逐渐加重。病机同、病位同则治法、用方同，故均用栀子豉汤清热解郁、除烦。

依据症状反应，辨方证，本方亦可治疗食管病变，如胡希恕治验："昔时邻居老工人尹某，一日来告。谓经过钡餐造影检查，确诊为食管憩室，请我治疗，因笑答曰：食管憩室我未曾见过，请告所苦。据述只觉食管阻塞，心烦不宁，因与栀子豉汤三服后，证大减，但食时尚觉不适，续服二十余剂，症全消失。后再进行钡剂造影检查，未再见憩室形象。"

【原文】伤寒下后，心烦腹满，卧起不安者，栀子厚朴汤主之。（79）

【提要】本条论述上热下寒心烦腹满（少阳病）的栀子厚朴汤证。

【解析】伤寒下法为误治，下后里无结滞，热扰于上则心烦，里寒气滞则腹满，卧起不安既有上热心烦之因，也有中满腹胀之由，治宜清上热、温下寒、消腹满，主以栀子厚朴汤。本病症功能不沉衰，不是阴证，又上热下寒，故考虑为少阳病。不言阳明太阴合病，因同一病位，不能合病。

**栀子厚朴汤**　栀子十四个（擘），厚朴四两（炙，去皮），枳实四枚（水浸，炙令黄）。

上三味，以水三升半，煮取一升半，去滓，分二服，温进一服，得吐者，止后服。

【解析】栀子苦寒，清上热，解郁除烦；厚朴苦温，下气消胀，除腹满、腹胀；枳实苦寒，清上热，合栀子宽胸除烦；同时枳实、厚朴同用，下气消胀满。得小承气汤、大承气汤之半，栀子厚朴汤治上热下寒（少阳病），心烦、腹满。

【原文】伤寒，医以丸药大下之，身热不去，微烦者，栀子干姜汤主之。（80）

【提要】本条承第79条论述寒热错杂身热不去、微烦（厥阴病）的栀子干姜汤证，同时应与第78条之身热不去对比学习。

【解析】伤寒为表证，本应用汗法治疗，但误用丸药温下，身热不去。结合后面方证分析，此热必非大热，乃阳明病发热的微热。栀子豉汤证之心烦明显，而此处言微烦，后又以栀子干姜汤治疗，以方测证，此烦包含干姜证、栀子证，为寒热错杂的心烦，用栀子干姜汤治疗。

病在表，有麻黄汤治疗的无汗表实证，桂枝汤治疗的汗出表虚证，更有麻黄桂枝各半汤、桂枝二麻黄一汤等治疗的虚实互现的表证；病在里，心烦，有干姜附子汤、甘草干姜汤治疗的阴寒证，有栀子豉汤治疗的阳热证，更有栀子干姜汤治疗的寒热错杂烦证。此为仲景临证虚实错杂、寒热错杂证治的活法。栀子干姜汤证身热不去、微烦，考虑功能沉衰。用方寒热错杂，综合分析，栀子干姜汤治疗半表半里阴证厥阴病。

关于丸药，多为含巴豆的温下、温吐法，故陆渊雷云："丸药，盖汉时俗医习用之剂，有巴豆者，虽制为丸，吐下之力仍剧。伤寒大法，有表证者，当先解其表。今以丸药大下之，里已虚寒，表仍未解，成上热下寒之局，故身热不去而微烦也。栀子豉汤之虚烦，系纯于热者，此条之微烦，乃寒热交错者，故以栀子清上热，干姜温下寒，与泻心黄连等汤同义。"

**栀子干姜汤** 栀子十四个（擘），干姜二两。

上二味，以水三升半，煮取一升半，去滓，分二服，温进一服，得吐者，止后服。

【解析】栀子苦寒，干姜辛温，两药均可治烦，所异者寒热不同。临证既有甘草干姜汤与干姜附子汤之单纯虚寒性烦躁，以及栀子豉汤单纯上热之烦，也有寒热错杂，栀子、干姜合用之烦，故仲景反复论之。

【原文】凡用栀子汤，病人旧微溏者，不可与服之。（81）

【提要】本条论述栀子类方的禁忌证（里虚寒证）。

【解析】栀子苦寒，不适用于脾胃虚寒之腹泻病人，故不可与服之。对此应灵活看待，栀子苦寒解热除烦，主治胸中烦热、窒、闷、结痛，如病人在原有下寒腹泻的基础上出现栀子证，固然不能单独应用栀子苦寒之药，但可寒热并用，第80条栀子与干姜同用即是一例。

治疗里热证的白虎汤中可以加温药桂枝，里证下寒上热证的下利、心烦亦可仿此，于理中丸中加栀子。陆渊雷云："此条为栀子诸汤之禁例，亦为一切寒凉药之禁例。旧微溏者，平日大便微溏也。举微溏，以明其人里虚而下焦寒。里虚而下焦寒者，虽有心烦懊憹之栀豉证，不可与栀豉苦寒药，当先以温药调其里。"

【原文】太阳病发汗，汗出不解，其人仍发热，心下悸，头眩，身瞤动，振振欲擗—作僻地者，真武汤主之。（82）

【提要】本条上承第67条，论述外邪里饮（少阴太阴合病）的真武汤证。

【解析】病人内有停饮，患伤寒表证，应发汗、利饮同治，然医者予麻黄汤发汗治疗，表不解陷入阴证。阴证一般无发热，但伴有停饮则可发热，如第301条"少阴病，始得之，反发热脉沉者，麻黄附子细辛汤主之"即是。故汗出热不退，且激动里饮，水气上逆，至心下则心下悸，至头则头眩，停饮上泛于脑，则站立不稳、身为振振摇，外溢于体表即动经，肢体有瞤动感，与真武汤治疗。

此与苓桂术甘汤水气上逆之病机同，在里均为停饮的太阴证。所不同者，苓桂术甘汤无水气外溢肢体，在表未陷入阴证，为太阳病；而真武汤证，则表已陷入阴证，为少阴病，其证为少阴太阴合病内有停饮，诚如汤本求真所言："发汗后，其人仍发热，此非表证（注：当指太阳），乃少阴发热也。心悸头眩，身瞤欲仆，虽因阳虚，亦由水毒侵袭，故主以真武。真武证与苓桂术甘证相似，而有阴阳虚实之别。"

**真武汤** 茯苓、芍药、生姜（切）各三两，白术二两，附子一枚（炮，去皮，破八片）。

上五味，以水八升，煮取三升，去滓，温服七合，日三服。

【解析】本方用茯苓、白术、芍药利水饮，其中茯苓利饮止悸、芍药利饮止痛、白术利饮止晕，各有特能，又用附子强壮功能、生姜解表，诸药合用治疗少阴太阴合病兼有停饮者。

咳嗽为心下寒饮上逆，加干姜、细辛温化寒饮止咳，五味子酸温收敛止咳；小便利，去茯苓；芍药苦平，功似大黄，有"小大黄"之称，下利为下寒，故去芍药、加干姜以温下寒，止利；如呕吐，为停饮内盛，胃气上逆，故加生姜量，温胃利水止呕。

少阴病表不解，兼里饮上逆，不但可有头晕，亦可有头痛，如笔者用本方治疗迁延20余年之头痛案：王某，女，44岁，2023年11月25日初诊。主诉：间断头痛20余年。现病史：患者久居上海，近期因反复头痛20余年于当地某医院就诊，完善头部磁共振检查发现脑膜瘤，位于左侧顶部，大小约46mm×39mm，医生建议手术！患者此次来诊为咨询其脑膜瘤是否需要手术治疗。现症见偏头痛，伴恶心、呕吐，发病时需服药、休息，夜间觉盖被潮湿，一年四季睡前均要开"电褥子"，膝盖发凉，进食可、脐周不适、压痛10余年，左手关节疼痛3年余，无寒热，汗出正常，二便正常，月经正常、量相对偏少。脉左滑、右沉弱，舌淡，苔白，舌质暗，有齿痕，舌底瘀。腹诊：腹部平，腹力弱，脐周压痛明显，小腹满，按之痛。建议观察、随访脑膜瘤变化，同时以中药治疗头痛。中医诊断：少阴太阴合病。辨方证：真武汤、桂枝茯苓丸合方，加当归、川芎、泽泻，去牡丹皮。处方：白附片10g，赤芍15g，茯苓20g，苍术10g，桂枝10g，桃仁12g，当归10g，川芎10g，盐泽泻6g，自加生姜5片，中药饮片，7剂，水煎服，每日1剂。2023年12月2日复诊：服药期间无头痛，左手关节疼痛消失，脐周不适及压痛亦明显缓解。现无明显怕冷等不适。脉左紧有力、右沉，舌淡白，有齿痕，舌质发暗，舌底黑瘀。腹诊：腹部平，腹力弱，右侧胸胁部按之痛，脐周压痛减，小腹满，按之痛！原方加白芍15g，14剂，患者带药返回上海。至2023年12月

27日复诊，已无明显不适。2024年夏天患者家人就诊，得知其半年以来，已无不适。

《伤寒论今释》载《医学纲目》云："孙兆治太乙宫道士周德真，患伤寒，发汗出多，惊悸目眩，身战掉欲倒地，众医有欲发汗者，有作风治者，有用冷药解者，病皆不除。召孙至，曰：太阳经病，得汗早，欲解不解者，因太阳经欲解，复作汗，肾气不足，汗不来，所以心悸目眩身转（案：说理皆不核不可从），遂作真武汤服之，三服，微汗自出，遂愈（此下本有一段议论以其不核删之）。"陆渊雷云："此条亦是误汗过汗之逆，当次于苓桂术甘汤后，而次于此者。殆因下文诸条，出禁汗之例，故以此发端欤。"

**【原文】**咽喉干燥者，不可发汗。（83）

**【提要】**本条论述咽喉干燥者（阳明热结津伤）不可发汗。

**【解析】**本条论述阳明热结津伤，咽喉干燥，不可发汗，只能以大承气汤急下热结以存津液。第320条所论"少阴病，得之二三日，口燥咽干者，急下之，宜大承气汤"乃其正治之法。

**【原文】**淋家不可发汗，发汗必便血。（84）

**【提要】**本条论述淋家不可发汗。

**【解析】**"淋家"为长期小便淋沥不尽的病人，或为里热证，或为里有停饮之人，里热证不可发汗，内有停饮亦不可发汗，前已反复论述。

**【原文】**疮家，虽身疼痛，不可发汗，汗出则痉。（85）

**【提要】**本条论述疮家不可发汗。

**【解析】**"疮家"应指久患疮疡之人，其出脓血多而津血大伤，身体多羸弱，虽患表证身痛，但不可单独应用发汗法。如误用麻黄汤发汗，汗出伤津液，筋脉失养，则肢体抽搐、挛急，发为痉病。若论治疗，后世益气增液发汗之法可从，于发汗方中加黄芪、玉竹、麦门冬、天花粉、玄参等药。关于疮家，陆渊雷认为："疮家有二义：一者，刀剑所伤，亡血过多；二者，痈疡之病，流脓已久。"可作临证参考。

**【原文】**衄家，不可发汗，汗出必额上陷，脉急紧，直视不能眴_

作瞬。不得眠。（86）

**【提要】**本条论述衄家不可发汗。

**【解析】**衄家指素有出血的患者，本身津液、血液不足，如患表证，不可单用发汗之法，如果发汗，汗出多则处于脱水状态，额部两侧肌肉脱水，呈凹陷状，脑神失养，目直视，不能眴，不得眠。

**【原文】**亡血家，不可发汗，发汗则寒栗而振。（87）

**【提要】**本条论述亡血家不可发汗。

**【解析】**亡血家谓久患失血者，其津血不足，即使有表证，也不可单独发汗。发汗则陷入阴证，见恶寒、心悸、震颤。《伤寒论今释》载山田氏云："亡血家者，如呕血下血崩漏产后金疮破伤类是也。亡者失也，非减也。寒栗而振，乃干姜附子汤证。"

**【原文】**汗家，重发汗，必恍惚心乱，小便已阴疼，与禹余粮丸。（88）

**【提要】**本条论述汗家不可发汗。

**【解析】**汗家，为平日汗出较多之人，如再予发汗，则亡阳伤津，脑神失养则恍惚，心失所养则心乱，津液虚少，小便不利，故小便后阴部疼痛，与禹余粮丸。

曹颖甫在《伤寒发微》中对本条有独到认识，对学习颇有启发，认为："汗家非中风有汗之证，中风之证当云风家，汗家云者，以阳明多汗言之也，阳明有余之证，复发汗以劫胃中之液，则胃中燥气上搏于脑而心神为之不宁。按：人之思索事理，必仰其首，或至出神而呼之不应，心神有所专注，凝定而不散也。若胃中燥热，上搏，则心神所寄，欲静而不得，于是恍惚心乱，遂发谵语，则论中'恍惚心乱'四字，直以谵语当之。所谓胃中水竭，必发谵语也。后文又云'小便已阴疼'，盖汗后，重发汗必大肠燥实，燥气熏灼于前阴故小便短赤而阴疼，此为大承气的证，予亲验者屡矣。"

**【原文】**病人有寒，复发汗，胃中冷，必吐蛔—作逆。（89）

**【提要】**本条论述里虚寒者不可发汗。

**【解析】**汗之源在于胃，对于平素胃中虚寒之人，如发汗，则伤胃气，胃内虚寒，胃气上逆则吐。古时卫生条件差，蛔虫症多发，如有蛔虫，则可见吐蛔。厥阴病提纲证也言"吐蛔"，其病机相同，为胃内虚寒。陆渊雷认为："里寒之人，虽有表证，仍当先温其里，否则表证虽除，里寒转甚，胃中冷而呕吐作矣。"依据陆渊雷的认识，患者发为太阳太阴合病，应先温其里，第91条即在论其证。

　　用发汗法治疗的病症称为表证，发汗的目的是从体表排除病邪，是愈病的最理想疗法。然既知其要，亦要知其不可为，第83~89条论述不可发汗的情况，不可单独应用发汗法的情况。陈修园提出《伤寒论》一书重在"保胃气，存津液"是要言。然太阴虚寒里证与阳明热实里证自有不同，太阴虚寒重在温中扶正以保胃气，阳明热实重在攻下热结以存津液，均不可发汗。第83条为阳明里热结实，第89条为太阴虚寒，其余诸条或是津伤，或是里有热，或是亡失津血，或是里有停饮不可发汗的相关论述。仲景将第83、89条置于不可发汗诸证之首尾，充分体现了存津液、保胃气这一思想。

　　【原文】本发汗，而复下之，此为逆也；若先发汗，治不为逆。本先下之，而反汗之，为逆；若先下之，治不为逆。（90）

　　【提要】本条论述表里合病证治，汗下先后原则。

　　【解析】前后对比学习，"复"与"反"同义，是错误治疗的意思。病在表，本应发汗治疗，反而用下法，这是逆治。如果先发汗，治不为逆。病在里，应下之，而反用发汗治表，此为逆治。如果先攻下，治不为逆。

　　治疗六经合并病，表证急者即宜汗，里证急者即宜下，不可拘泥于先汗而后下，汗下得宜，治不为逆。表里合病，里为阳证，如太阳阳明合病，一般功能亢进，人体抗力有余，则需先发汗、后攻下，为先表后里；里证急迫则先治里，如第124条抵当汤证。如为少阴病很快传里，发为少阴阳明合病，人虚病实，则需急下热实以存津液，少阴病三急下证（第320、321、322条）即是，为先里后表。

　　表里合病，里为阴证，如太阳太阴合病，一般先治太阴，后治太阳；如少阴太阴合病，先治太阴，后治少阴。若太阴里证不急迫，亦可表里同治，太阳与太阴同治，桂枝人参汤即是，少阴与太阴同治，麻黄附子细辛汤即是。

　　仲景书处处讲八纲、六经辨证，八纲六经是病位与病性的复合概念，病位决定治法，治法依据病位所在因势利导，以就近排邪为原则。病在表，用汗法治疗；病在里，用下法治疗；病在半表半里，既不能汗又不能下，只能用和法。冯世纶教授考证，对于六经病位的认识均来自临床实践，故而对汗法、下法的认识较充分，而对半表半里证的认识是在充分认识表证、里证的基础上逐渐认识的，这一点通过学习仲景原文也可深深体会到，比如此条，就只是对表证的汗法、里证的下法立论。如果表里同病，治疗则有先后顺序的不同，以下就是具体的论治。

少阳病篇对半表半里证不能用"汗、吐、下法"有所论述，这是区别表证、里证的主要一点。但此时尚未提出和法，可见经方医学的发展历程，先认识病位的表、里，治法的汗、吐、下，后认识到治法的和法，进而认识到病位的半表半里，逐渐将八纲辨证上升到六经辨证，这是一个漫长的过程。

【原文】伤寒，医下之，续得下利，清谷不止，身疼痛者，急当救里；后身疼痛，清便自调者，急当救表。救里宜四逆汤，救表宜桂枝汤。（91）

【提要】本条论述表里合病（太阳与太阴合病），先治里，后治表。

【解析】本条承第90条原则，具体论述表里合病证治涉及两个定法。本是太阳病伤寒证，应该用麻黄汤发汗治疗，医生却错误地用攻下之法，致使患者下利，所下皆为不化的完谷，据此判断里证的下利、清谷不止为里阴寒证，即太阴病，然表证的身痛依然存在，由于误下，形成了太阳太阴合病。

里虚寒的表里合病，应先治疗里证，这是定法，故先予四逆汤温中救里保胃气，里和表未解，津液已伤，解表只能用桂枝汤。关于此，前文多有论及，即汗吐下之后，胃气不振，表未解，即使无汗，也只能用桂枝汤健胃气、增津液、发汗止汗以解表，这也是定法。

陆渊雷云："此条言病有表里证者，当权其轻重，知所缓急，此治病之大法，学者宜细心体味。伤寒误下之后，下剂之药力虽尽，其人仍下利不止，且所下者是完谷，未能消化，则知胃肠虚寒，消化机能全失，斯时虽有表证，急当用温药救里，不可兼解其表。学者须知治病之原则，不过凭借人体之自然疗能，从而辅翼匡赞之尔。阳证之机能亢进，自然疗能祛病之现象也。太阳证之亢进于肌表，自然疗能祛病之趋向也，医者因势利导，助自然疗能祛除毒害性物质于肌表，则有发汗解肌之法。胃肠者，后天水谷之本，胃肠虚寒，自然疗能内顾且不暇，夫何能祛病于外？当此之时，与解表之药，既无所凭借，乃不能祛除毒害性物质，反伤其阳。阳既伤，毒害性物质且内陷而益猖獗，以是急当救里也。及其清便自调，则胃肠之机能已复，内顾无忧，自然疗能必奋起祛病，斯时设仍有身疼痛之表证，自当急解其表矣。……前条先汗后下，就阳证而言，古人所谓祛邪也。此条先温后表，就阴证而言，古人所谓扶正也。治阳证之法，汗下吐和，无非祛除毒害性物质。治阴证之法，虽有异证，惟务温补，则欲恢复机能也。"此论甚精，颇得表里合病证治之要。

太阳太阴合病，临证亦有只治疗太阴病，机体抗力恢复，而表证得解者，如《胡希恕经方理论实践录》记录的第一则医案即是，意引于下。

某女，58 岁，主因"头痛、腹泻 4 日"于 2012 年 4 月 29 日就诊。4 日前晚饭后因着凉出现头痛、面颊热、恶寒、腹泻。西医诊断为病毒性胃肠型感冒，经静脉给药治疗 3 天毫无疗效，腹泻每日 10 余次，质稀如水，饮水即泻，腹痛不明显，身畏寒，手足冷，舌苔白根腻，脉沉细。西医诊断：病毒性胃肠型感冒。辨六经：太阳太阴合病。辨方证：四逆汤证。处方：炮附子 15g，炮姜 10g，炙甘草 6g。1 剂，水煎服。药后泻止，但晚上食粥 1 碗又腹泻 3 次，食无味，心下满。上方加党参 10g，服 1 剂痊愈。按：患者现表里合病，但因里急泄利甚，故先温其里。1 剂泻止，再次进食又发生泄泻，饮食无味，为里虚寒甚虽效而未全康复，心下满为虚满，故以党参补中健胃，解心下痞。合仲圣之'护胃气，存津液'之大法。

【原文】病发热头痛，脉反沉，若不瘥，身体疼痛，当救其里。四逆汤方。（92）

【提要】本条承第 90、91 条，论述表里合病（少阴太阴合病）证治，先表里同治，后急救其里。

【解析】第 91 条是人为造成的表里合病，表为太阳、里为太阴，先治里、后治表。本条发病之始即是少阴太阴合病，里有停饮，需在强壮解表的同时化饮，表里同治，这是定法。热退饮化，表仍不解，仍是少阴太阴合病，此时应先救太阴之里，后虽未言解表，但结合第 20、91 条论述，身痛表不解，应用桂枝汤类方，加能强壮功能的附子治疗。

从"若不瘥"三字看，前面的症状是接受过正确治疗的。要理解发病之始的"病发热，头痛，脉反沉"，需要结合少阴病篇麻黄附子细辛汤证学习。第 301 条曰："少阴病，始得之，反发热脉沉者，麻黄附子细辛汤主之。"总体分析，本条之患者在发病之始即同第 301 条，是外邪里饮少阴太阴合病的麻黄附子细辛汤证。"病有无热恶寒者，发于阴也"，少阴病为病位在表的阴证，本不应发热，脉也是浮而微细，治疗用麻黄附子甘草汤微发汗。之所以出现发热，是因为合并里饮，内有水饮则脉沉，饮不得化则发热，故第 301 条曰"反发热脉沉"，一个"反"字，将发热、脉沉说得明明白白。患者有表证则用麻黄发汗解表，是阴证则用附子强壮功能，里有停饮则用细辛温化里饮。

经过以麻黄附子细辛汤的正确治疗，患者里饮化，发热止，但身体疼痛依旧即表未解，此时如脉沉，则为病有内传太阴之应。此时虽有少阴之表，也应依据第 323 条"少阴病，脉沉者，急温之，宜四逆汤"的治法，急与四逆汤救里。后未言身痛表证治疗，但结合第 91 条分析，发汗后表证未解只能用桂枝汤类方，又因病为在表的阴证，需加强壮功能的附子，故可知，其治疗应用桂枝加附子汤。

有里虚寒的下利，亦可有发热，即使有表证，也应先救其里，否则病必不愈，这是定法。如冯世纶教授治疗案例：某女，88 岁。2023 年 5 月 18 日初诊。长期卧床，生活不能自理，不识人，保姆全天护理。保姆确诊感染新型冠状病毒后，患者第二天出现高热，大便一日 2 行，给服小柴胡汤加桔梗、生石膏，服后体温 39.8℃，大便不断自流出，四肢冰凉。与四逆汤：炮附子 24g，炮姜 15g，炙甘草 6g。服后泻止，体温 38.5℃。又给小柴胡汤 1 剂，又出现腹泻，又给四逆汤服 1 剂。5 月 21 日未见腹泻，体温 37.3℃，病愈。

**【原文】**太阳病，先下而不愈，因复发汗，以此表里俱虚，其人因致冒，冒家汗出自愈。所以然者，汗出表和故也。里未和，然后复下之。（93）

**【提要】**本条上承第 91、92 条论述表里合病（太阳阳明合病）证治。

**【解析】**同为表里合病，第 91 条为太阳太阴合病，第 92 条为少阴太阴合病，本条为太阳阳明合病。从"里未和，然后复下之"分析，知发病即为太阳阳明合病，治疗应先发汗治表，后攻下治里，此为定法。错误地先下则表不得解，此时唯有桂枝汤一法用以解表。原文"因复"二字暗含贬义，即用麻黄汤的错误发汗治疗。下法治里、汗法治表，汗、下均伤津液，故曰"表里俱虚"，津血同源，血不足于脑则昏冒、视物不清。此时幸赖机体抗力可维持从表解之机，然后汗出而表解，此与妇人产后病冒之"冒家欲解，必大汗出。……故当汗出，阴阳乃复"机制同。

汗出表解，如在里的阳明病不得解，津液进一步损伤，则热结加重，故曰"里未和"，表解里未和，只是单纯的阳明里热实证，下之即可。言"复"者，因前已有误下之治。

**【原文】**太阳病未解，脉阴阳俱停—作微，必先振栗，汗出而解。但阳脉微者，先汗出而解，但阴脉微—作尺脉实者，下之而解。若欲下之，宜调胃承气汤。—云用大柴胡汤。（94）

**【提要】**本条以脉定证，论述太阳病发汗后的三种不同转归及其治疗，即汗出自愈、汗法治表证、下法治里证。

【解析】本条之重点在于论述疾病的表里汗下之治，难点在于对脉学的理解。太阳病为表阳证，发汗为正治之法，"未解"二字隐含用发汗法治疗后表证未解之义。仲景言脉之阴阳有以浮沉说者，有以寸尺说者，结合本条整体文意，此处"阳"指浮取以候表，"阴"指沉取以候里。"停"非指脉停止跳动，为停当、匀整之意，即浮取、沉取脉均和缓有力，为正常脉象。外有表证而脉自和，故有自汗而愈之机转，振、悸（栗）为正气抗邪的症状反应，正胜邪却，汗出而病解。

"阳脉"言浮取以候表证，"阴脉"言沉取以候里证，表证因势利导用汗法治疗，里证因势利导用下法治疗。两处俱言"微"而治用汗下攻邪之法，尤其后文，下用调胃承气汤，则"微"绝非不及之脉，以邪气言即可。

发汗后，表不解，只能用桂枝汤类方解表，如果是阴证，加强壮功能的附子。依据文意，"阳脉微者，先汗出而解"，则用桂枝汤类方，服后取汗则表解。"但阴脉微"中一"但"字，表明表已解，表解方可治里，治里用下法，方选调胃承气汤。因调胃承气汤较大承气汤、小承气汤，攻下之力弱，且有炙甘草护胃，故选用之。

【原文】太阳病，发热汗出者，此为荣弱卫强，故使汗出，欲救邪风者，宜桂枝汤。（95）

【提要】本条论述表阳证桂枝汤证。上承第12条及第54条，论发热、汗出之表虚证（太阳病）的病机、证治，下启第96、97条，引出半表半里阳证（少阳病）的证治。

【解析】太阳病是表证，"病有发热恶寒者，发于阳"，表阳证应用发汗法治疗。"汗出"为表虚；"荣弱"指胃气虚，体表汗出；"卫强"指邪正在体表交争，抗邪有力的发热言。本条与第12条"阳浮而阴弱，阳浮者，热自发，阴弱者，汗自出"描述的病机同。

同是桂枝汤证，言其机制时，第53条曰"荣气和者，外不谐"、第54曰言"卫气不和"，本条曰"荣弱卫强"、第12条言"阳浮而阴弱"，前后岂不矛盾？临床应将具体问题放在具体方证条文解析，明理即可。

【原文】伤寒五六日中风，往来寒热，胸胁苦满，嘿嘿不欲饮食，心烦喜呕，或胸中烦而不呕，或渴，或腹中痛，或胁下痞硬，或心下悸、小便不利，或不渴、身有微热，或咳者，小柴胡汤主之。

（96）

**【提要】**本条论述表证（太阳病）传入半表半里（少阳病）的小柴胡汤证。

**【解析】**伤寒、中风均是病位在表的阳证太阳病，疾病传变规律为由表经半表半里传里，阳性病症的四五日或五六日多为传半表半里之期。"往来寒热"，为半表半里阳证的特点。表阳证太阳病之"恶寒"即自觉怕冷，可通过汗出由表排邪祛病；里阳证阳明病之"恶热"即自觉怕热，可通过吐、下，以下为主，由消化道排邪祛病；半表半里阳证少阳病，邪正交争于胁下，欲外出于表排邪则表现为恶寒的表证，如体弱病入于里通过消化道排邪，则表现为恶热的阳明里证，邪正交争，出表入里，故而表现为往来寒热。此处之热非指发热，而是自觉症状的怕热。表证曰"头项强痛"，病位偏上、偏外，半表半里证病由表逐渐入里，邪正交争于胁下，故出现胸胁部满闷、苦痛不适，为胸胁苦满。"嘿嘿"与"心烦"均是热扰脑神的精神症状，"嘿嘿"为情绪低落的无欲貌，"心烦"为烦躁不安的亢奋症状，两证相合，与今日焦虑、抑郁状态同。由于病邪迫近于里的消化道，胃气虚，不能化物，故"不欲饮食"；胃虚内有停饮，饮逆于上则"喜呕"。以往断句为"往来寒热，胸胁苦满，嘿嘿不欲饮食，心烦喜呕"且约定俗成地称其为"柴胡四证"，通过多年临证实践，自觉断句为"往来寒热，胸胁苦满，嘿嘿，不欲饮食，心烦，喜呕"，更切合临证实践，具体解析如上。

由于正邪交争于半表半里，兼胃虚饮停，故或然证较多。胃不虚，无饮停则不呕；痰热上扰则胸中烦；胃虚有热，津伤重则口渴；下寒，脉络不通则腹中痛；痰气交阻于胁下则胁下痞硬；饮停于内，随气上逆则心下悸、小便不利；里热轻、胃不虚则不渴；表不解则身有微热；停饮上逆于肺则咳。

关于太阳病、少阳病、阳明病，表证、半表半里证、里证之辨，其传变、实质及与《内经》之异同，陆渊雷在《伤寒论今释》中辨之甚精，云："自此以下，论柴胡汤一类证治。柴胡汤主少阳病，大论列柴胡诸证于太阳篇，而少阳篇仅存空洞之词，何也？曰：仲景之论六经，沿热论之名，而不袭其实故也。热论三阳之次，太阳阳明少阳，谓太阳传阳明，阳明传少阳也。仲景次少阳篇于阳明篇后，沿热论之名也。然仲景之少阳，来自太阳，传诸阳明，故柴胡证不可次于阳明之后，即不可列于少阳篇矣。热论之三阳，皆仲景之太阳，故皆可发汗。仲景之少阳，则为柴胡证，不可发汗。此一证候群，为热论所不言，此皆不袭热论之实也。故柴胡诸证虽在太阳篇，曾不称为太阳病，大柴胡条虽有太阳病过经十余日之文，已过太阳经，即非太阳病，此皆明其病之非太阳也。少阳篇云'太阳病不解，转入少阳者，与小柴胡汤'，明太阳传少阳，少阳主柴胡也。百一条云'服柴胡汤已，渴者，属阳明'，明少阳传阳明也。凡此，皆仲景自异于热论之微旨，故列柴胡证于太阳篇。次少阳篇于阳明篇之后者，仲景之不得已，亦仲景之不彻底也。仲景之三阳，皆视抗病力所在而为之界说。太阳为在表在上，阳明为在里在下，而少阳自昔称为半表半里。所谓半表半里者，非半在表半在里之谓，谓在表里上下之间也。故太阳证在头项，在躯壳，头项为上，躯壳为表也。阳明证在肠在腑，腑为里，肠行大便为下也（阳明之胃实指肠，三泻心汤治胃者，注家犹指为少阳焉）。而少阳证在胸胁、在胸膜若膈膜，胸胁与膈膜为上下之间，胸膜为表里之间也。腹膜病不属少阳者，位已近下，虽在表里之间，不在上下之间故也。余常谓表与上，里与下，常相因，以是推之，其事益明。"

并引岛寿云："半表半里者，不表不里，正在表里之中间也。又有表里俱见者，不与此同。夫表里俱见者，有头痛寒热之表证，而复有口舌干燥腹满等之里证也，非若所谓半表半里，寒热往来，胸胁苦满等证也。后学不察，误者亦多，特表而出之。"

又案："药治之原则，在利用人体之天然抗病力，而顺其趋势，证在上在表者，知抗病力欲外达，故太阳宜发汗；证在下在里者，知抗病力欲下夺，故阳明宜攻下；至于证在表里上下之间，则抗病力之趋势不可知。故汗吐下诸法，皆禁施于少阳。夫阳证祛毒之治，除汗吐下，更无他法，汗吐下俱在所禁，则少阳之药法，几于穷矣，独有柴胡一味，专宜此病。征诸实验，若服柴胡剂得当，有汗出而解者，有微利而解者，非柴胡兼有汗下之功，特能扶助少阳之抗病力，以祛除毒害性物质耳。亦有不汗不利，潜然而解者，昔贤因称柴胡为和解剂，意者，柴胡特能产生少阳之抗毒力，与毒害性物质结合，而成无毒之物，故不假祛毒，而病自愈欤。"

**小柴胡汤** 柴胡半斤，黄芩三两，人参三两，半夏半升（洗），甘草（炙）、生姜（切）各三两，大枣十二枚（擘）。

上七味，以水一斗二升，煮取六升，去滓，再煎取三升，温服一升，日三服。若胸中烦而不呕者，去半夏、人参，加栝楼实一枚；若渴，去半夏，加人参，合前成四两半，栝楼根四两；若腹中痛者，去黄芩，加芍药三两；若胁下痞硬，去大枣，加牡蛎四两；若心下悸、小便不利者，去黄芩，加茯苓四两；若不渴，外有微热者，去人参，加桂枝三两，温覆微汗愈；若咳者，去人参、大枣、生姜，加五味子半升，干姜二两。

【解析】柴胡苦平，主治心腹，去肠胃中结气、饮食积聚、寒热邪气，推陈致新，有疏泄胸胁部的特能，合黄芩解半表半里之热邪。邪之所以能由表传至半表半里，因于胃气之虚，故用人参、炙甘草、大枣补益胃气以建中；胃虚则饮停，用生姜、半夏，以祛饮健胃、增进饮食、止呕。柴胡与黄芩，生姜与半夏，人参、炙甘草与大枣可视为小柴胡汤的三个核心药组。

胃不虚、无饮停则不呕，去补虚的人参、祛饮止呕的半夏；胸中烦为痰热上扰，加栝楼实清热宽胸祛痰；胃虚有热、津伤重则口渴，加人参量健胃生津止渴，加苦寒之栝楼根祛热止渴；下寒、脉络不通则腹中痛，去苦寒之黄芩，加除血痹、善治腹痛的芍药；痰气交阻于胁下则胁下痞硬，去甘药大枣，加味咸而能软坚、"除拘"的牡蛎；饮停于内，随气上逆则心下悸、小便不利，去苦寒之黄芩，加茯苓利小便、定悸；里热轻、胃不虚则不渴，表不解则身有微热，胃不虚去人参，表不解加桂枝；停饮上逆于肺则咳，去补中之人参、大枣、生姜，加五味子、干姜温肺降逆化饮止咳。

小柴胡汤可以治疗疫病，治疗新型冠状病毒感染所应用的清肺排毒汤方内含小柴胡汤，疫病咳嗽亦可用小柴胡汤加减治疗，如《苏沈良方》记载："元祐二年，时行无少长皆咳，服此皆愈。"

新型冠状病毒感染（肺炎）后咳嗽、乏力用本方亦可获佳效。笔者医案举例：李某，女，66岁，初诊日期：2022年12月19日。主诉：咳嗽、胸痛，咳痰黏、黄、干10余天。现症：咳嗽，口干，口渴，口苦，胃脘满，饮水多，纳差，二便正常，曾口服连花清瘟胶囊。脉滑有力，舌淡，苔薄黄，舌底有水色。腹诊：右侧胸胁部叩击痛。辨六经：少阳阳明合病。辨方证：小柴胡汤、甘草桔梗汤合方加生石膏、陈皮证。处方：北柴胡24g，黄芩10g，清半夏10g，生姜10g，人参10g，甘草10g，桔梗10g，大枣20g，生石膏45g，陈皮30g。中药饮片，7剂，水煎服。12月29日复诊：诸证均缓解，已无咳嗽、胸痛。

按：新型冠状病毒感染以小柴胡汤证多见，清肺排毒汤的组方亦含小柴胡汤。个人体会：①新冠病毒感染发热后诸证，多见半表半里阳证少阳病。本案中除了症状，腹诊也是识别"胸胁苦满"的重要抓手。②生石膏、大剂量陈皮都有解凝、稀释痰液、下气止咳嗽的作用。所不同者，石膏性凉，陈皮性略温。寒热错杂而咳嗽明显时，可两药同用，但其中陈皮必须大剂量应用。

【原文】血弱气尽，腠理开，邪气因入，与正气相搏，结于胁下。正邪分争，往来寒热，休作有时，嘿嘿不欲饮食。脏腑相连，其痛必下，邪高痛下，故使呕也。一云脏腑相违,其病必下,胁膈中痛。小柴胡汤主之。服柴胡汤已，渴者，属阳明，以法治之。（97）

【提要】本条论述阳性病症由表传半表半里再传里的表里相传过程，也是对第

96 条半表半里阳证少阳病小柴胡汤证的病机学阐释。

【解析】"血弱气尽，腠理开"是对正邪交争在表的阶段正气没能战胜邪气的论述。正是由于表失去了防守，疾病才进一步往里传变。人体正气不欲使病邪传里，与其交争于胁下，因而胸胁苦满。正胜邪退，病出于表，则恶寒；邪胜正退，病入于里，则恶热；正邪交争，你来我往，故而往来寒热。休作有时谓往来寒热反复出现；正邪僵持不下，无进退之机则无往来寒热。嘿嘿为情绪低落的无欲貌，是热扰脑神的精神症状。由于病邪迫近于里的消化道，胃气虚衰，不能化物，故"不欲饮食"。胸腔、腹腔间，为半表半里之病位，内含诸多器官故曰"脏腑相连"。"其痛必下"应结合第 100 条"腹中急痛"理解。胸胁苦满，胸胁在上，腹中痛，病痛在下，故曰"邪高痛下"。呕为胃气上逆，今邪正交争于胁下，胁下在胃之上，故曰"邪高痛下，故使呕也"。半表半里阳证少阳病，寒热错杂、虚实互现，主以小柴胡汤。方证相应，服药病已，乃理想状态，即"服柴胡汤已"。

临证复杂多变，患者个人体质不同，病情危重程度不同，即使治疗正确，疾病仍有可能进一步向里传变，内传阳明，表现为里热证。此处以"渴"示疾病已经传变，临证则需观其脉证，知犯何逆，随证治之。第 6 条言"太阳病，发热而渴，不恶寒者，为温病"，本条言"渴者，属阳明"，其实质都是里热证，如能正确运用八纲概念解析临证，则温病、阳明病均是里热证，就不会惑于"温病""阳明病"等名称，也就无后世所谓"伤寒""温病"之争。

临证辨治，依据症状反应，辨六经、八纲，辨方证，做到方证对应，方可治愈疾病。笔者医案举例：王某，女，4 岁，2022 年 7 月 15 日初诊。发热、咽痛、咳嗽 3 日，汗出，不怕冷，反复口服布洛芬退热。现喜凉食，进食少，大便干，咽痛，脉数有力，舌淡苔薄黄。辨证思路：无恶寒是无表证，发热、咽痛考虑少阳病，大便干、喜食寒凉为阳明里热证且内有结实。辨六经为少阳阳明合病。辨方证为小柴胡汤加桔梗、大黄、生石膏证。处方：柴胡 18g，黄芩 10g，清半夏 8g，生姜 8g，甘草 8g，大枣 20g，人参 10g，桔梗 10g，大黄 3g，生石膏 80g，3 剂，生石膏用粳米煮，其余用颗粒剂。服药 1 剂后，腹痛，解大便。后未再发热，偶有咳嗽。

【原文】得病六七日，脉迟浮弱，恶风寒，手足温。医二三下之，不能食，而胁下满痛，面目及身黄，颈项强，小便难者，与柴胡汤，后必下重。本渴饮水而呕者，柴胡汤不中与也，食谷者哕。（98）

【提要】本条论述（外邪里饮病症）三阳合病兼有停饮，不可舍饮而单治少阳，不可予小柴胡汤。

【解析】结合第 99 条知三阳合病治从少阳，然内有停饮，必须兼化内饮，太阳病如此（小青龙汤证），少阴病如此（麻黄附子细辛汤证），半表半里阳证少阳病亦如此。

六七日一般为病由表传半表半里及里的时间，脉迟、手足温提示里热证阳明病，脉浮、恶风寒提示表证太阳病，脉弱、不能食而胁下满痛提示血弱气尽的半表半里证少阳病，颈项强为太阳、少阳共有之症，面目及身黄、小便难为内有湿热。

太阳病不能下、少阳病不能下、内有湿热不能下，如反复误下之，则病不解，仍为三阳合病兼有停饮。少阳病不能发汗、不能吐下，故三阳合病只能从少阳论治。然内有停饮，必须利饮，否则病必不愈，此本为小柴胡汤与茵陈五苓散合方证，柴胡汤有疏泄的功能，单独服之使湿热下注，故而下重。

"本渴饮水而呕"，为五苓散之水逆证。即使有柴胡证，亦需合用五苓散，不可单独应用柴胡汤。"食谷者哕"为胃气衰败之象，乃非柴胡证而用柴胡汤，损伤胃气所致。

【原文】伤寒四五日，身热恶风，颈项强，胁下满，手足温而渴者，小柴胡汤主之。（99）

【提要】本条论述三阳合病治从少阳的小柴胡汤证。

【解析】第 98 条言得病六七日，此言四五日，均是约略之数。临证识别是何病何证，必须依据症状反应，此与第 4 条、第 5 条的精神实质一致。

伤寒为表证，至四五日身热恶风、颈项强提示表证仍在，出现胁下满提示正邪交争于胁下的半表半里证少阳病，手足温而渴提示里热证为阳明病。全证呈三阳合病，少阳病为半表半里证，不能单独应用发汗法治表、吐下法治里，故而三阳合病不能舍半表半里而治。后世依据本条及第 264、265 条，总结出三阳合病治从少阳的规律，予小柴胡汤治疗。

本条与上条均是三阳合病，依法均当从少阳而治。但本条主以小柴胡汤，第 98 条因体内有水饮，故不能单独应用小柴胡汤，此为两者之别。陆渊雷也认识到两条均是三阳合病，第 98 条之所以不能用小柴胡汤，是因为有"太阴寒湿"，其言曰："此条之伤寒四五日恶风是太阳证。身热及自觉手足温而渴是阳明证，颈项强，胸胁满，是少阳柴胡证，故知此条，是三阳合病。而治从少阳者也。刘栋以上条为此条之注文，盖后人附注疑似证，以示临床鉴别。今案两条所同者，为恶风，颈项强，胁下满，手足温而渴。此条与上条异者，一则身热，二则身面不黄，三则饮水不呕，四则食谷不哕。此条主柴胡，上条则当于太阴寒湿中求之。又案：以证候言，此条实是三阳合病，而经文不著合病之名，其明称合病者，又皆不具合病之证候，盖合病云者，古医家相传之术语，仲景沿而用之。"

三阳合病，治从少阳，这是定法。如治疗吾儿感冒后咳嗽久不愈案：2024年4月20日初诊，感冒后出现咳嗽，前期服用既往有效的方剂——麻黄附子细辛汤、苓桂术甘汤、半夏厚朴汤，均未获明显疗效。现咳嗽持续月余，鼻塞，流涕，咳嗽、咳痰，咽部略痛、口干，舌边略红，苔薄白。鼻塞、流涕是表证，咳嗽、咽痛为少阳病，口干、舌边红为里有热的阳明病，诊断为三阳合病，辨方证为小柴胡汤去人参加南沙参、陈皮合桔梗汤证。处方：柴胡28g，黄芩10g，清半夏10g，南沙参10g，生甘草8g，桔梗10g，大枣10g，陈皮30g，颗粒剂，3剂。服用1袋后咳嗽明显减轻，鼻塞、流涕亦减轻，服3袋（1剂半）后病愈。

按：辨六经如前所论，关于辨方证，胡希恕先生认为小孩久咳，甚至百日咳，多见小柴胡汤加陈皮方证，且陈皮应大剂量应用，诚临证之得。有学者认为小柴胡汤中的人参就是南沙参，具体问题具体分析，南沙参对咽部疼痛偏热证较党参或人参更有效，故用南沙参。咽痛，考虑上热，合用桔梗汤。

【原文】伤寒，阳脉涩，阴脉弦，法当腹中急痛，先与小建中汤，不瘥者，小柴胡汤主之。（100）

【提要】本条论述表里先后之治。病症之病机相同，因病位病性不同，证治有先后之别。

【解析】伤寒为太阳表证的一类，因无汗而津液充斥在体表，故脉应浮紧。"阳脉涩"即浮取脉涩，为气血不足于表的脉理脉象，与"血弱气尽，腠理开"的半表半里证少阳病病机相同。"阴脉弦"即沉取脉弦，沉主里，弦主痛、主饮，此处应腹中急痛。脉证及病机相同，可同时见于半表半里的少阳病小柴胡汤证及里虚寒的太阴病小建中汤证。太阴病为里虚寒证，少阳病为半表半里阳证，先治里虚寒，再治半表半里阳证，这是定法。故先予小建中汤，如里虚寒证得解，而依然腹痛，此为半表半里少阳病的腹痛，即第97条所言"邪高痛下"之腹痛，再予小柴胡汤和解少阳，腹痛自解。

关于表里内外之治，仲景一书反复论述，柯韵伯总结对比言："仲景有一证用两方者，如用麻黄汗解，半日复烦，用桂枝更汗同法，然皆设法御病，非必然也。先麻黄，继桂枝，是从外之内法。先建中，继柴胡，是从内之外法。"

小建中汤为桂枝汤加芍药用量，能发挥芍药止腹痛的作用，同时加大甘药饴糖的剂量以温中补虚。全方偏于温补而治里虚寒，为治太阴病方，止太阴虚寒腹痛如神。临床体型偏瘦的小儿，易患腹痛，B超检查多见肠系膜淋巴结肿大，表现为里虚寒证者多，用小建中汤多能取效；临床见到体型偏瘦的男性，脉数细，舌淡白、平时怕冷，乏力、气短，稍微活动后症状即加重，为虚劳，多是小建中汤证。

临证关于两方证的腹痛之辨，不能只看一症，还需综合看待。小柴胡汤为半表半里证，故多见胸胁苦满，而小建中汤长于治疗虚寒性腹痛。应重视腹证"按之不痛为虚，痛者为实"对虚实的辨识意义，更应结合临证实践以探求。关于此《苏沈良方》中有较详细的论述，可作为临证参考，其云："此药治腹痛如神。然腹痛按之便痛，重按却不甚痛，此止是气痛（虚证）。重按愈痛而坚者，当自有积也（实证）。气痛不可下，下之愈痛，此虚寒证也。此药尤相当。……若作散，即每服五钱匕，生姜五片，枣三个大者，饴一粟大。若疾势甚，须作汤剂，散服恐力不胜病。"

由于本方是以桂枝汤为基础的加味方，治疗虚寒性腹痛兼有表证者效佳，如胡希恕医案：王某，男，46岁。初诊日期为1965年11月30日。10多年来胃脘疼痛，近来加重，在当地经中西医治疗无效。中药多是温中理气、活血祛瘀之品。西药治疗无效后，动员其做手术，因惧怕拒绝手术而来京治疗。近症：胃脘刺痛，饥饿时明显，背脊发热，午后手心发热，有时烧心，心悸，头晕，身冷畏寒，汗出恶风，口中和，不思饮，大便微溏，舌尖红苔白，脉细弦。X线钡剂造影检查：十二指肠球部溃疡，大小0.4cm×0.4cm。与小建中汤，处方：桂枝三钱，白芍六钱，生姜三钱，大枣四枚，炙甘草二钱，饴糖一两半（分冲）。二诊（1965年12月3日）：疼减，手心发热亦减，但仍胃脘刺痛，背脊发热，大便日行一次。上方加炒五灵脂二钱，延胡索粉五分（分冲）。三诊（1965年12月9日）：胃脘痛已不明显，唯食后心下痞，四肢发凉，夜寐不安。将返东北原籍，改方茯苓饮（茯苓五钱，党参三钱，枳壳三钱，苍术三钱，生姜三钱，陈皮一两，半夏四钱），带方回家调理。

原按：胡老在患者走后讲道：当表邪存在时，治疗不解表，专温补或理气血，造成外邪久不去，且引邪入内，故胃脘痛长期不愈。当治以温中同时解表，则胃脘痛很快缓解。本患者因有汗出恶风、头晕心悸等症，即有邪在表，并现表虚证，因为小建中汤的适应证，故服药3剂即效，服9剂症状基本消除。小建中汤乃是桂枝加芍药再加饴糖而成，桂枝加芍药汤原治胃腹痛，今加大量甘温补虚缓急的饴糖，虽仍治胃腹痛，但已易攻为补，故名之为建中。谓之小者，以其来自桂枝汤，仍兼解外，与专于温补的大建中汤比较为小也。

【原文】伤寒中风，有柴胡证，但见一证便是，不必悉具。凡柴胡汤病证而下之，若柴胡证不罢者，复与柴胡汤，必蒸蒸而振，却复发热汗出而解。（101）

【提要】本条论述半表半里阳证——柴胡汤证应用的广泛性，服药后汗出病解的瞑眩状态。

【解析】半表半里的病位导致其不像表证、里证有明确的排邪途径，故不可单独应用发汗治表、吐下治里的方法治疗。然半表半里为诸脏器所在之地，病变影响广泛，临证变化复杂，较表证、里证更多见。其机制是诸脏器合力，将病邪排出，故其必通过表或里排邪，正是由于其禁忌多且排邪途径不定的两大特性，决定了半表半里证各方证的临床应用广泛。

伤寒、中风均是病在表的阳证，为太阳病的两个类型。柴胡证代指半表半里证，以小柴胡汤证为代表，但见一证便是。历来对"一证"的讨论很多，有从症状层面讨论者，有从病机层面讨论者。两种讨论各有优缺点，从症状讨论，临证抓手明确，可操作性强；从病机层面讨论者，比较宽泛，隐性的约束力强。

从症状层面讨论："往来寒热""胸胁苦满""默默不欲饮食""心烦喜呕""呕而发热""诸黄，腹痛而呕"均可作为"一证"参考应用。但结合病机学"邪正交争于胁下"考虑，胸胁苦满一证最为确切，且多为腹诊按之所得，与"胃家实"一样，是腹证。

关于腹诊、腹证，汤本求真认识得比较深刻，在其《皇汉医学》一书中言："腹者，生之本，故为百病之根，是以诊病必候其腹。"腹证可以识别临证致病之因——三毒，汤本求真认为："疾病之大半因于肠管之排泄障碍（即食毒）、肾脏之排泄障碍（即水毒）与夫瘀血之停滞（即血毒），或此二三因之并发。其他之所谓原因者，皆不过为诱因或近因而已。故此三因发源之脏器组织之腹部为百病之根本。是以诊病者，不可不候腹，良有以也。"

其书中还重点论述了腹诊渊源及经方腹诊之法，认为："中医之腹证及诊腹法，创造于东汉时长沙太守医圣张仲景所著《伤寒论》及《金匮要略》。晋唐以降，医道渐衰，神仙、阴阳五行等玄谈往往搀入，而诊腹之法几被遗亡。……中医以数千年之经验，不惟熟知此法，且有治疗此证之方剂故名此曰腹证，其诊此之法曰诊腹法。以之为诊治之基本，再参以脉应、舌证、外证，即可决定其治法而确定其方剂，则腹证与方剂恰如影之随形不能离矣。例如小柴胡汤、柴胡姜桂汤、大柴胡汤、四逆散等之柴胡剂之主治证为胸胁苦满之腹证，即为胃炎、肠炎及肝脏、胆囊、输胆管之炎证，疟疾、脚气、心脏病、胸膜炎、肺结核、肾炎、子宫疾患等屡见之腹证。若见此类病而有胸胁苦满证，更参脉、舌、外证等后，选用柴胡剂中之适当方剂则诸证皆能治愈。故假令肺尖炎误诊为胃炎，右侧胸膜炎误为肝脏病，然其腹证不误，只其病名之误诊，亦可用其疗法而治愈，与西医之误诊而误治者大相径庭矣。又同此理，以此诊断法诊察各病之初期，因症状不定，断诊困难。虽不能确定病名，但于治法始终无误，决不致造成迁延治期及难以挽回之祸害，又同此理。用此诊腹法时，虽有病而不自觉之外观健康者，能触知其潜伏的病根，即可消患于未然。……病变并发于二脏器以上，即甲脏器为原发的病变，引起乙脏器续发的病变时。例如胃肠炎与子宫病并发之际，若见胸胁苦满证，则选用柴胡剂中之适当方剂，而胃肠炎与子宫病并能治愈。又如脚气病、续发心脏病时，见有胸胁苦满证而亦选用柴胡剂中之适当方剂，则原发之脚气病治愈，续发之心脏病亦随之而自愈。此中医之所以微妙，非西医所得而企及也。"

此外，汤本求真认为应用小柴胡汤之主症为胸胁苦满。胸胁苦满是腹证，诊察之法为"使病者仰卧，医以指头自肋骨弓下沿前胸壁里面向胸腔按抚压上之际，触知一种之抵抗物，并同时有压痛，是即胸胁苦满证也"。通过多年临证实践及应用柴胡类方，知其所论皆合乎临证事实。曾以胸胁苦满、腹力中等为抓手，应用小柴胡汤治疗失眠、发热、咽炎、牙痛、痔疮、腹痛、咳嗽、焦虑抑郁、中风病等，均获佳效。

从八纲六经的病机层面讨论：表证用汗法从体表排邪，里证用吐、下法从消化道排邪，半表半里不能单独用汗、吐、下法，只能用和法。从排邪途径讲，半表半里可借表、里排邪，故其应用广泛。

"伤寒中风，有柴胡证，但见一证便是，不必悉具"，即太阳病无论是伤寒中风、有汗无汗、表虚表实，只要出现半表半里柴胡证中的一证，即是太阳少阳合病。此时只能从少阳治疗，用柴胡汤。柴胡汤证的本质是"血弱气尽，腠理开"的寒热虚实互现之证，只能用补益和解之法。下之伤胃气，幸赖疾病仍在半表半里，故还予柴胡汤，服药后病由半表半里出表，热从内往外出，而见蒸蒸然，肢体震颤，然后发热，汗出病解。此乃瞑眩的战汗状态，非谓服用小柴胡汤必然汗出，更不能说小柴胡汤为发汗剂。

王叔和当年整理仲景遗论，在《脉经》中用治法分篇时，还没有认识到半表半里的病位，也无和法，又见服用柴胡剂有汗出的现象，因而将小柴胡汤证诸条文列入《病可发汗证》篇中，可见当时对和法及半表半里证的认识是不充分的。

后世认为服用小柴胡汤"蒸蒸而振，却复发热汗出而解"是瞑眩反应，考

"瞑眩"二字出自《尚书·说命上》，曰："若药弗瞑眩，厥疾弗瘳。"孔颖达疏："瞑眩者，令人愦闷之意也。"后世多谓服药后出现的恶心、头眩、胸闷等反应为"瞑眩"。陆渊雷认为："柴胡汤非汗剂，服汤而汗出病解，乃所谓瞑眩也。凡非汗剂而汗，非吐下剂而吐下者，为瞑眩，瞑眩则病脱然而解。经验所及，柴胡汤之瞑眩，多作战汗，泻心汤之瞑眩，多为下利，诸乌附剂，多吐水，其他则殊无定例。"可作为临证参考。

【原文】伤寒二三日，心中悸而烦者，小建中汤主之。（102）

【提要】本条论述里虚寒兼表证的小建中汤证。

【解析】第 100 条提示如果腹痛为少阳、太阴共有之症，应先治里虚寒的太阴，后治半表半里的少阳。本条论述太阳表不解，里虚寒已现，为太阳太阴合病，应先治太阴，用小建中汤。

小建中汤证本身就是在桂枝汤证的基础上发展而来的，虽以治疗里虚寒的太阴病为主，但亦有解表作用。后世有"虚人伤寒建其中"之说，此其源也。

伤寒为表阳证，由于个人体质本偏虚寒，病程二三日即出现了津血不足，心失所养的"悸""烦"，同时表证仍在，此时则需舍表救里，用小建中汤。

第 100、102 条分别从腹痛、心悸、烦及病机的"阳脉涩，阴脉弦"论述了小建中汤证，临证应结合《金匮要略》中关于小建中汤证的描述系统全面学习。《金匮要略》曰："虚劳，里急，悸，衄，腹中痛，梦失精，四肢酸疼，手足烦热，咽干口燥，小建中汤主之。""男子黄，小便自利，当与虚劳小建中汤。""妇人腹中痛，小建中汤主之。"

**小建中汤**　桂枝三两（去皮），甘草二两（炙），大枣十二枚（擘），芍药六两，生姜三两（切），胶饴一升。

上六味，以水七升，煮取三升，去滓，纳饴，更上微火消解，温服一升，日三服。呕家不可用建中汤，以甜故也。

【解析】小建中汤在桂枝汤的基础上，将芍药量加一倍，用至六两，取其通血络、止疼痛、缓解挛急之功，治疗"里急"及腹痛有特能，又用胶饴一升甘缓补中，桂枝汤本是就是健胃气、增津液的方剂，诸药合用，成温中补虚治疗虚劳的祖方。当归建中汤、黄芪建中汤均在其基础上加味。

里急为双侧腹直肌高度紧张，典型者呈绷紧的板硬状态。笔者曾以此为抓手，治疗一名大一女性患者，时值开学后军训，天热汗出多，出现不自主的抖肩，精神紧张，症状不能自控，诊得里急的腹证，用小建中汤治愈。治疗过程中随着症状缓解、消失，里急的腹证亦随之缓解，最终消失。亦曾用本方治疗感冒后腹痛、心悸、恶寒，以小建中汤原方 1 剂治愈。

笔者用本方治疗胃痛、心悸，亦获佳效，如：王某，女，25 岁，初诊日期：2021 年 10 月 2 日，主诉：胃痛、心悸 2 个月余。现症：胃痛，空腹、凌晨疼痛加重，经常夜间痛醒，阵发性心悸，乏力，下午乏力明显，恶寒，汗出多，口干、略苦，口渴，饮水多，进食可，二便正常。月经量少、色黑。舌淡胖质暗，舌底瘀，脉缓。腹诊：腹部平，腹力弱，脐下压痛，脐周略膨隆，悸动。予小建中汤、桂枝茯苓丸、泽泻汤合方。处方：桂枝 12g，赤芍 24g，生姜 12g，炙甘草 10g，大枣 20g，茯苓 18g，桃仁 18g，牡丹皮 10g，泽泻 15g，苍术 10g，饴糖 50g（开水冲后兑入），颗粒剂，7 剂。2021 年 10 月 8 日复诊：服药后乏力好转，无心悸，无明显胃痛（有轻微疼痛，无痛醒），口渴，不苦，怕热，头汗出多，平日易着急，进食可，二便正常。服药期间来月经，色不黑。舌淡，苔腻，舌底瘀、有水色。腹诊：腹部平，腹力弱，脐下压痛，无悸动。前方去泽泻，颗粒剂，7 剂。继续治疗。后病愈。

【原文】太阳病，过经十余日，反二三下之，后四五日，柴胡证仍在者，先与小柴胡。呕不止，心下急，一云，呕止小安。郁郁微烦者，为未解也，与大柴胡汤，下之则愈。（103）

【提要】本条论述阳证由表传半表半里及里，即少阳阳明合病的证治，治法先外后内，不离少阳。

【解析】太阳病是表阳证，过经十余日，指太阳病已解，疾病内传，发为少阳阳明合病。从后面的"为未解"，方用大柴胡汤，有枳实、芍药、大黄攻下分析，十余日间有阳明病，然此时还有半表半里阳证少阳病，不能舍少阳而单治阳明，故用一"反"字，言单纯应用下法是错误的。虽经二三次误下，还是少阳阳明合病，半表半里少阳病小柴胡汤证还在，故用"先"字标明应先治半表半里，半表半里相对于里是外证，故亦是先治外之意。

本是少阳阳明合病，单用小柴胡汤可解半表半里少阳之病，不能去阳明里热实证。小柴胡汤证本是心烦喜呕，因于胃虚饮停气逆，服小柴胡汤后呕不止，乃因里实不通兼饮停上逆，心下急为里实停饮。胃实饮热上逆，脑神受扰则郁郁不乐、心烦。"为未解"，乃指半表半里之证未完全解除，而阳明里热实及停饮仍在，此时需用大柴胡汤和解攻下，给邪以出路，不能再用人参、甘草等补益之药。

本条涉及阳性病（三阳病）由表（太阳病）传半表半里（少阳病）再传里

（阳明病）的传变过程，以及治疗法则的先外后内，体现出经方医学的治病特点及与医经医学的不同。陆渊雷辨之甚精，曰："太阳病，十余日，虽已过经，无表证，而有少阳柴胡证者，不可下。今乃二三下之，于治为逆，故曰反。又其后四五日，论日期，已入阳明，若柴胡证仍在者，仍当先与小柴胡汤。盖用药凭证，不凭日期也。呕本是小柴胡证之一，服小柴胡，呕当止，今乃不止，且加心下急，郁郁微烦，则知别有症结矣。心下者，胃及横结肠之部位，是必病夹食积为内实，水毒愈不得下降，故令呕不止。呕不止而心下急，郁郁微烦，视小柴胡之嘿嘿不欲饮食，已更进一步。盖少阳未解，胃家已实，特未至大承气证之大实痛耳。少阳未解，则不可用承气，胃家已实，又不得不下，所以有取乎大柴胡也。大柴胡证，最所常见，不必误下后始有之。……读此条，可见伤寒传变，必先少阳而后阳明，足证热论及太阳上篇二日阳明，三日少阳之误。二百一十二条云：'伤寒呕多，虽有阳明证，不可攻之。'此条呕不止，而用大柴胡，或疑'呕不止心下急'六字，当从《玉函》作'呕止小安'四字。此不然矣，凡本论云攻者，专指大承气而言，非泛指一切下剂也。百七十二条云：'呕吐而下利者，大柴胡汤主之。'亦以呕吐用大柴胡汤，与此条正同。盖阳明胃家已实，而犹有少阳呕证，故消息于承气柴胡之间，立大柴胡汤，为少阳阳明并病之主方。二百一十二条所云，示呕多者不可用大承气耳，此条正与彼互发。"

**大柴胡汤** 柴胡半斤，黄芩三两，芍药三两，半夏半升（洗），生姜五两（切），枳实四枚（炙），大枣十二枚（擘）。

上七味，以水一斗二升，煮取六升，去滓再煎，温服一升，日三服。一方加大黄二两。若不加，恐不为大柴胡汤。

【解析】小柴胡汤治疗少阳病，其本质是虚，邪正交争于胁下，故用人参、甘草补益。而大柴胡汤证为少阳阳明合病，病位涉及胁下与心下，半表半里证仍在，治同小柴胡汤用柴胡、黄芩祛半表半里之邪热；里已有热实，不能再补，故去人参、甘草之补，加大黄、枳实、芍药下在里之热实。其呕吐较小柴胡汤重，除了热实聚于胃，停饮也是其原因之一，故仍用半夏、生姜，因饮重呕重，故加生姜至五两以加强祛饮止呕之力。大柴胡汤治疗少阳阳明合病，呕不止，心下急及胸胁苦满者。

陆渊雷结合文献考证及临证认为本方应该有大黄，言："本方作七味，及煮服法中'一方加大黄'云云，《肘后》《千金》《千金翼》《外台》及成本并同，知沿误已久，惟《玉函》及《金匮·腹满篇》所载，有大黄二两，作八味，宜据以改正。本方即小柴胡去参草加芍药、枳实、大黄，而生姜加多二两，故小柴胡证而里实拘急者宜之。少阳之呕，因水毒上迫所致，水毒宜下降，里实则阻其下降之路，故呕不止，心下急，郁郁微烦，是以去参草之助阳恋胃，加芍药、枳实、大黄，以舒其拘急，下其里实，加生姜以止呕。"

本方临床常用，以腹证之胸胁及心下满，按之抵抗、疼痛为抓手，结合便秘、腹胀或呕吐用之，多获效。汤本求真结合方证，描述本方腹证为："本方证（大柴胡汤证）之胸胁苦满比诸小柴胡汤则甚强，屡达于肋骨弓下，其左右之内端相合，而连及于心下，则心下急。其余波左右分歧，沿腹直肌至下腹部，即所谓腹直肌之结实拘挛者是也。而此胸胁苦满，为柴胡及副药之黄芩、枳实、大黄之所治。心下急，为枳实、芍药及佐药之大枣、大黄之所疗。腹直肌之结实拘挛（与瘀血性者异，以右侧高度为常），为枳实、芍药、大枣之所治也。故能精究是等之药能者，即为意会腹证之捷径也。"可作为临证参考。临证应用大柴胡汤，遇到合并瘀血证时，适症合用调胃承气汤、桂枝茯苓丸等多获良效，各种脑病，如中风病，无论脑梗死、脑出血，或新冠病毒感染、外伤等出现脑功能障碍者，多见本方证。具体医案举例，见第165条大柴胡汤证后。

术后腹胀不大便，亦多见本方证。笔者医案举例：李某，女，63岁，会诊日期：2020年9月17日。术后5天腹胀、不大便。9月13日行右膝关节人工膝关节置换术，9月14日发现右下肢胫后静脉血栓，腹胀，术后至今口服芦荟珍珠胶囊2盒，应用开塞露2支，大便未解。现腹胀、血栓较前略增大，会诊时患者卧床。胰岛素泵控制血糖。脉滑有力，舌淡苔白。腹诊：全腹膨隆，上满较重，按之满、疼痛、拒按，小腹部有压痛。症状、脉象、腹证合参辨六经为少阳阳明合病兼有瘀血，辨方证为大柴胡汤合桂枝茯苓丸。证处方：柴胡18g，黄芩12g，清半夏10g，生姜15g，大黄10g，枳实15g，赤芍12g，大枣20g，桂枝12g，茯苓15g，桃仁12g，牡丹皮10g，颗粒剂，7剂，水冲服，每次1袋。2020年9月24日下午复诊：诉服药1袋后第二天大便3次，排便很多、很畅快。后停药1天，再以后每日口服1袋。今日复查彩超，下肢静脉血栓消失。现恢复良好。

【原文】伤寒十三日不解，胸胁满而呕，日晡所发潮热，已而微利，此本柴胡证，下之以不得利，今反利者，知医以丸药下之，此非其治也。潮热者，实也，先宜服小柴胡汤以解外，后以柴胡加芒硝汤主之。（104）

【提要】本条承第103条，言病由表传半表半里及里，成少阳阳明合病，应用小柴胡汤先治少阳病，后用柴胡加芒硝汤治少阳阳明合病。此亦治不离少阳，先外后内的治法。

【解析】伤寒十三日，多为病传半表半里及里之时。"胸胁满而呕"为病传少阳，"日晡所发潮热"为病传阳明。"不解"应和"已而微利"结合在一起理解，即病传少阳阳明。治疗一方面应和解半表半里，另一方面应下其里热。用大柴胡汤下之，就不会有下利，即"此本柴胡证，下之，以不得利"。由于所用下法，非和解攻下的大柴胡汤，而是用热药下之，故患者反而下利。

"此本柴胡证，下之，以不得利，今反利者，知医以丸药下之，此非其治也"是对少阳阳明合病，如果正确和解攻下不应下利，而之所以出现下利，病不解，是因为错误地用了丸药温下。仲景书中的丸药下之，多指含巴豆的温下之剂。以丸药温下，存在两误：第一，本是少阳阳明合病，未治少阳；第二，阳明热病却以太阴寒实下之，是以热益热之失。幸赖病未传变，仍是"胸胁满而呕，日晡所发潮热"的少阳阳明合病。先用小柴胡汤治半表半里的少阳病，相对于攻下里热，治疗半表半里谓之解外。后同第103条之理，小柴胡汤不能治阳明里热的潮热，半表半里的外证解，而潮热依旧，小柴胡汤证也同时存在，此时于小柴胡汤内加芒硝，少阳阳明同治。

关于潮热，前人多解释为如潮水一般定时发热，而胡希恕先生认为，潮热当指发热如潮水一样，汹涌澎湃，其热势较重。结合文意分析，当以胡希恕先生为是，否则"日晡所发"岂非无用之词？

用丸药攻下，多指含温性药物的巴豆类制剂，《伤寒论》中的三物白散、《金匮要略》中的走马汤即是，其适应证为里寒实证。若用于里热实证，是"热热"之祸。陆渊雷对此辨识甚精，曰："丸药，盖如《千金》紫圆备急圆之类，用巴豆为主药者，虽为丸剂，而其下迅疾，其性热烈，非伤寒热病所宜。山田氏云：'医以丸药迅下之，非其治也。'迅下则水虽去而燥屎不去，故凡内有燥屎而发身热者，非汤药下之则不解。今反下之用丸药，所以其热不解，徒动脏腑而致微利也。汤本氏云：'凡热性病之用下剂，非为欲得便通而已，欲以驱逐热毒也。'故宜用富有消炎性之寒药，如大黄、芒硝配合之汤剂，最为合宜。若用富有刺激性之热药，如巴豆等配合之丸剂，极不相宜。"

**柴胡加芒硝汤** 柴胡二两十六铢，黄芩一两，人参一两，甘草一两（炙），生姜一两（切），半夏二十铢（本云五枚，洗），大枣四枚（擘），芒硝二两。

上八味，以水四升，煮取二升，去滓，纳芒硝，更微煮沸，分温再服，不解更作。臣亿等谨按，《金匮玉函》方中无芒硝。别一方云，以水七升，下芒硝二合、大黄四两、桑螵蛸五枚，煮取一升半，服五合，微下即愈。本云，柴胡再服，以解其外，余二升加芒硝、大黄、桑螵蛸也。

【解析】本方取小柴胡汤剂量的1/3和解半表半里，加苦寒清热通便的芒硝，治少阳阳明合病而潮热、便秘者。

依据经方医学的六经八纲方证辨证，则本方不但适用于发热类病症，无发热而表现为少阳阳明合病的柴胡加芒硝汤证者，用之亦效。又因柴胡类方证多与心血管病相关，故本方亦可治疗心血管病。如胡希恕治验：李某，男，65 岁，1965年 5 月 24 日初诊。左胸不适，有灼热感，胸闷气短，活动后明显。在某医院诊断为心肌梗死，住院治疗 1 个月，度过危险期，但胸闷等症状不见好转，因此请中医会诊。近症：左胸灼热，憋气，时头胀，寒热往来，口腔上部肿疼，心下痞满，口苦咽干，纳差，大便干结，失眠，苔黄，脉弦细。证属少阳阳明合病，为小柴胡加芒硝汤证。处方：柴胡 18g，黄芩 10g，半夏 15g，党参 10g，炙甘草 6g，生姜 10g，大枣 4 枚，芒硝 15g（分冲），栀子 10g。结果：上药服 6 剂，诸症好转。后又因感冒咳嗽来诊，与半夏厚朴汤加瓜蒌治之遂安。

【原文】伤寒十三日，过经谵语者，以有热也，当以汤下之。若小便利者，大便当硬，而反下利，脉调和者，知医以丸药下之，非其治也。若自下利者，脉当微厥，今反和者，此为内实也，调胃承气汤主之。（105）

【提要】本条论述病由表传里，发为阳明病，以及误治和补救治疗。

【解析】第 104 条言病由表传半表半里及里，成少阳阳明合病，误用温下之丸药。本条言病由表传里，成阳明病，误用丸药温下。两者病症不同，治法也不同。

"伤寒，十三日，过经，谵语"为病由表传里，由太阳病内传，发为里热实证的阳明病，里热合瘀上扰脑神，神识混乱则谵语。此为里热结实，应以寒药下之，如果治疗得当，则病痊愈。而患者却出现下利、小便频数、脉调和、谵语依旧的反常状态，询问得知为丸药温下所误，病仍是阳明里热实证，予调胃承气汤治疗。"若小便利者，大便当硬，而反下利，脉调和者，知医以丸药下之，非其治也，若自下利者，脉当微厥，今反和者，此为内实也"为对反常临床现象的解释。一般小便频数者大便当硬，这种判断方法在阳明病篇多有论述，小便频又下利则损伤津液，津血不足则脉应微，四肢不得温煦则应厥冷，而患者却脉和、四末温，故知其为里有热，鼓动血脉之故。"内实"二字与"胃家实"同，是指里实的腹证，均是言阳明里热结实。里热结实津伤，理应急下热实以存津液，调胃承气汤主之。

陆渊雷云："前条言少阳阳明并病之坏证，此条言阳明之坏证，其致坏，皆因丸药误下，明伤寒热病之下法，当用汤（多指承气类寒下之方），不当用丸（不在丸汤，在药性之寒热不同）也。言伤寒十余日不解，表证已罢而谵语者，以其内有热毒也，当择用诸承气汤下之。若未经下，而小便自利者，则体内水分偏走于肾与膀胱，其肠必燥，故大便当硬而难。今其人反下利，脉又调和，非自利之脉，则知前医以丸药下之，水去而热不除，此非伤寒之治法也。然何以知其非自下利？若虚寒自利者，脉当微厥，则是真武、四逆等汤所主，今反调和者，知是阳明内实，其下利乃丸药余毒已。'下利谵语者，有燥屎，依法宜小承气'，今用调胃承气者，以误下之后，内实未去，胃气已伤故也。脉调和，谓与证相应，滑数或大是也，非无病脉之谓。"

【原文】太阳病不解，热结膀胱，其人如狂，血自下，下者愈。其外不解者，尚未可攻，当先解其外；外解已，但少腹急结者，乃可攻之，宜桃核承气汤。后云，解外宜桂枝汤。（106）

【提要】本条论述表里合病，即太阳阳明合病，里证兼有蓄血的不同转归及表里合病的治疗先后。

【解析】太阳病不解，热传于里，热结在小腹膀胱部位，发为太阳阳明合病，瘀热上扰脑神则其人如狂。如血从二阴而出，则瘀热得解而病有自愈的倾向，与第47条太阳病自衄表解、第143条热入血室表热随经血而解的机制相同。表不解，血不下，呈太阳阳明合病，此时应先解外，后攻里，此是定法。解外用桂枝汤，治疗里热结实兼有瘀血，用下里热实兼活血下血的桃核承气汤。

应用本方时应重视腹诊，《伤寒论今释》引汤本氏云："师虽曰热结膀胱，又称少腹急结，以余多年经验，此急结常不在膀胱部位，而在下行结肠部位（案：在小腹左边）。以指尖沿下行结肠之横径，向腹底擦过而强按压之，触知坚结物，患者诉急痛，是即少腹急结之正证也。急结之大小广狭长短，种种无定，时或上追于左季胁上，及心下部，致上半身之疾，又或下降于左肠骨窝，及膀胱部，致下半身之疾，诊察之际，必须细意周到也。"

仲景书言"膀胱""血室""少腹""关元"等均指部位言，此部位有膀胱、子宫、肠道及关元穴，在生理上与血、二便相关，病理情况也与此相关。故对于此处病变，多进行以下3种情况的辨析：如出现少腹部疼痛、硬满、急结等，应询问小便是否通利，大便情况如何，月经如何，最后做出瘀血、停饮、宿食的判断。治疗也与此三者的排邪相关，如小便不利则利小便，便秘则通便，血瘀则活血通脉。

仲景书关于外、表、里之论述：表为体表，是汗出排邪的途径，故言表时往往与汗法相关，桂枝汤类方、麻黄汤类方均含其中。里为消化管道、孔窍与外界相通者，如尿道、呼吸道、阴道等，以消化管道为主，是吐、下排邪的途径，故言里多与下法相关，含巴豆的温下类方、含大黄的寒下类方均是。外的概念比较宽泛，表、半表半里、里，为病位的逐渐深入，对里而言，表、半表半里均可称为外，于半表半里而言，表可称为外。

**桃核承气汤** 桃仁五十个（去皮尖），大黄四两，桂枝二两（去皮），甘草二两（炙），芒硝二两。

上五味，以水七升，煮取二升半，去滓，纳芒硝，更上火，微沸下火，先食温服五合，日三服，当微利。

【解析】大黄"苦寒，主下瘀血，血闭，寒热，破癥瘕积聚"，为调胃承气汤之主药；芒硝下热、利水，本方用调胃承气汤减芒硝用量，下热实，通血脉；桂枝主下逆气，有通血脉之功；桃仁苦平，下瘀血、除血痹。诸药合用，下在里之热实瘀结，使得病邪从消化道排出体外。

陆渊雷对本方中桂枝之用及瘀血与脑病，辨之甚精，云："如狂者，大脑官能病也，验之事实，阳明病谵语者，以承气汤下其燥屎，则谵语自止；热结下焦而血瘀者，以桃核承气汤、抵当汤丸下其瘀血，则如狂自止；妇人热入血室，谵语如见鬼状者，以小柴胡行其经水，则谵语亦止。由是知燥屎结血，皆能影响大脑官能，盖亦自家中毒之一种耳。……桃核承气汤，即调胃承气汤加桃仁、桂枝也。……桃仁主瘀血血闭，有润下杀虫之效，自是方中主药。其用桂枝，似与病情无当，其实治冲逆而已。……是知桂枝之用，非为解外，非为通瘀，特为冲逆耳。虽然，血瘀则何以致冲逆？盖人体排泄之通例，若所排者为气体，则宜上出，为液体，则可上可下（或发汗或利小便），为固体，则宜下出。古人熟谙此种机转，故有升清降浊之喻。血之为物，固体成分本自不少，及其凝而为瘀，则液体亦成固体矣，是以正气驱瘀之趋向，常欲使其下出。驱之不下，则反而为上冲。下降则瘀去而病除，上冲则瘀不去而病不解。由是言之，桃核承气证之冲逆，瘀血未能下降之候也。至若瘀凝已久，成为栓塞，固着而不动，则不能下降，亦不复上冲，是故抵当汤丸大黄䗪虫丸，治久瘀之方也。久瘀非桃仁所能破，故必用虻虫、水蛭，固着而不复上冲，故不用桂枝。桃核承气汤、桂枝茯苓丸，治新瘀之方也。新瘀本有下降之势，故用桃仁而已足，又常有上冲，故桂枝在所必用矣。又考上列诸家之用法，凡血液乍有变坏，或血运失其常度，宜当下降，无虚寒证者，皆得主之。其目的不为通利大便，其下出不必从后阴，故能治月经不通，胞衣不下等证。而服法但取微利，不令快下也。特此等瘀血，以何种机转而达于前后阴，则尚待证明耳。先食者，先服药而后食也。"

桂枝有下气之能，上冲之证多与脑病相关，故用桂枝之方者多见脑病，随其寒热、虚实不同，配伍用之。如笔者医案：胡某，女，19岁，身高165cm。2020

年 5 月 14 日复诊。近期口周不自主运动加重，有不自主抖肩动作，失眠，便秘，大便干，3 日一行，堵马桶，需间断用开塞露。曾被诊断为脑病（具体不详），服用 5 种精神类药物，表情呆滞，不言语，其母亲说其也就两三岁孩子的智力水平。脉滑有力，舌淡苔腻。腹诊：腹部膨隆，全腹满，按之硬，上腹部更甚，脐下左右 1~2 点压痛，按压时双下肢有屈曲的疼痛反应。辨六经：少阳阳明合病兼有瘀血。辨方证：大柴胡汤、桃核承气汤、抵当汤合方之证。处方：柴胡 20g，清半夏 10g，大黄 10g，赤芍 18g，枳实 15g，大枣 20g，桂枝 15g，桃仁 15g，黄芩 10g，生姜 10g，水蛭 3g，炙甘草 10g。7 剂，颗粒剂，水冲服，每日 2 次，加芒硝 12g（分两次兑入上药中冲服）。2020 年 5 月 18 日患者母亲带其来门诊取别的药，说服药以后第 1 天大便 3 次，量比较少，偏稀，以后每天 1 次，睡眠好转，不用吃"睡觉药"，口周的不自主运动也没有了，变得聪明了，进诊室时主动与医生打招呼（以前就诊时眼神恍惚、问话不答）。

桃核承气汤治疗瘀热水结于少腹，脑病如狂者。本方临床可用来治疗脑病重症而呈现里热结实、瘀水互现者，小腹部于妇人而言多与胎产瘀血相关，依据症状反应，应用本方，亦可下死胎、瘀血等，如《伤寒论今释》载《方伎杂志》云："一妇人请诊，家人云，妊娠已六月，自前月初，下瘀血，众治无效，经三十日许而流产，惟子胎糜烂，体出而头留腹中，百计不得下，幸施救治。诊之，其人柴瘦，身体无血色，唇舌干燥，脉微弱，按抚其腹，胎头碌碌然，游移旋转，如瓜浮水中。余谓其家人曰：若按抚腹部而强出之，必发血晕，不如用药下之。于是一夜尽桃核承气汤三帖，翌早快利，胎头忽下。病者与家人，皆相庆以为更生。余遇此等症，始知古方之妙，诚堪感戴，是以自十三至七十，信仰古方，更不起他念云。"

《黎庇留经方医案》亦记载："贫户简保开之妻，分娩后，腹大如鼓。次日，更大。医生以普通之生化汤加减与之，日大一日，腹痛异常！有以予为荐者。病家鉴于其临近之产后腹痛肿胀，用温补而愈者多人。以为予好用热药，未敢来请。迨延至五日，其大如瓮，几有欲破之势。且下部气不至，而坚硬矣。始延予诊。审问其产时，胎已先死，而血与水点滴未流。予断此为水血相混，腐败成脓（如大疮然）；热极，气滞而肿也。病毒如此剧烈，非大猛烈之剂，不能攻取。深思良久，乃与桃仁承气汤合大陷胸汤与之。服后，下脓血半大桶，其臭不可响迩。腹肿消其九成，所余茶笼大者，居脐右，仍痛不可耐。予继投寻常攻痛之药。不少动。因谓病家曰：'此燕师之下齐七十余城，独即墨负固为牢不可破。故不得不为抵当汤，直捣中坚，一鼓而下。'奈五月盛暑亢旱，村落水蛭颇不易得。寻觅数日，始获四五条，合虻虫如法煎服。计前后三剂中，水蛭用至二十余条，肿势日渐消尽，身体如常矣。再三年后，此妇又连产二子——由其体质强健故尔。此证使当时稍有因循规避之见，不敢放心放胆，则命不可保矣。去年神州医药报，有提议抵当汤内之虻虫、水蛭，药肆不备，即得之，又恐病家不愿服，欲以他药代之；有议以干漆炭代之者。夫汤名抵当，其用意，非如此猛烈，实不足充抵当之任！试观热结膀胱，桃仁承气汤中之桃仁、大黄，足以尽攻破之能事，乃用炙甘草以缓之，桂枝以行之，盖欲以拮抗其峻利之势者也。又若热入血室，亦血热也，而不用桃仁、大黄等。从可知证有轻浅沉痼之殊，方亦有平易险峻之异。要之认证贵的，则有是证必用是方。而在识力独到者为之，亦只因势利导而已。何奇之有？"

【原文】伤寒八九日，下之，胸满烦惊，小便不利，谵语，一身尽重，不可转侧者，柴胡加龙骨牡蛎汤主之。（107）

【提要】本条论述少阳阳明合病兼有水饮的柴胡加龙骨牡蛎汤证。

【解析】伤寒八九日多为内传之期，但具体所现何证，由邪正交争、药物干预、自然病程等共同决定。其中内因起决定作用，不能因时日而决定用药。攻下为治里之法，下之后出现如下症状：邪在少阳则胸闷，瘀热上扰脑神则谵语，水气在内，影响膀胱功能则小便不利，水气上冲于心则悸，上扰于脑则烦，水气在体表则身重、不可转侧。治以和解少阳、清阳明热，用有镇静精神、利水活血之功的柴胡加龙骨牡蛎汤。陆渊雷对经方辨证依据症状反应有很深刻的认识，对本条的注解曰："今之治伤寒，鲜有用温针火劫者。然伤寒病过程中，常有烦惊谵语之证，杂病中尤多，但证候相合，投药亦效，则可暂不问其得病之原因矣。"

**柴胡加龙骨牡蛎汤** 柴胡四两，龙骨、黄芩、生姜（切）、铅丹、人参、桂枝（去皮）、茯苓各一两半，半夏二合半（洗），大黄二两，牡蛎一两半（熬），大枣六枚（擘）。

上十二味，以水八升，煮取四升，纳大黄，切如棋子，更煮一两沸，去滓，温服一升。本云，柴胡汤今加龙骨等。

【解析】本方取小柴胡汤剂量之半和解少阳，因内有停饮，去甘草；烦、惊均是精神症状，加龙骨、牡蛎、铅丹镇静精神（铅丹有毒，现多不用）；谵语为瘀热上扰，用大黄下热活血；茯苓、桂枝利小便，止惊悸，除身重。

陆渊雷按："此方取小柴胡汤之半，而去甘草，加龙骨、铅丹、桂枝、茯苓、大黄、牡蛎也。今人谓龙骨、牡蛎、铅丹，能收敛浮越之正气，镇惊坠痰。吉益氏《药征》，谓：'龙骨主治脐下动，旁治烦惊失精，牡蛎主治胸腹动，旁治惊狂烦躁。'今验惊狂癫痫失精诸病人，有正气浮越之象者，其胸腹往往有动。是二说，可以并行不悖也。惟此方既有龙骨、牡蛎之收涩，复有大黄、茯苓之通利，既有大黄之攻，复有人参之补，方意杂糅，颇有疑其不可用者，然按证施治，得效者多。"

本方临床多用来治疗神经系统疾病，如失眠、癫痫、焦虑抑郁等，为心身疾病及脑病科常用方。笔者医案举例：贾某，女，55岁，初诊日期：2020年7月23日。失眠，周身汗出，自觉心中烦、热，上冲至咽、至头部，伴汗出、发热，约1小时发作1次，每次持续数秒钟，时有自汗出，口苦，口不干、不渴，进食可，大便略干。脉沉滑，舌淡少苔，舌底苍红。腹诊：腹隆，腹力弱。辨方证为柴胡加龙骨牡蛎汤证。处方：柴胡18g，黄芩10g，清半夏10g，人参15g，生姜10g，炙甘草10g，大枣15g，牡蛎15g，龙骨10g，桂枝30g，茯苓20g，大黄5g。颗粒剂，7剂，一日2次，冲服。2020年8月11日二诊：诸症均明显缓解，阵发性热气上冲由原来的每小时1次延长到每3小时1次。原方加黄连5g继续治疗。服药后病愈。按：初诊用柴胡加龙骨牡蛎汤，加桂枝用量，治疗气上冲。二诊加黄连清热止烦。

【原文】伤寒，腹满谵语，寸口脉浮而紧，此肝乘脾也，名曰纵，刺期门。（108）

【提要】本条论述太阳阳明合病用刺法治疗。

【解析】伤寒为表证，浮紧为伤寒脉，腹满谵语为阳明病，此本太阳阳明合病，治疗用刺法。"肝乘脾也，名曰纵"乃五行家言，病本与肝、脾无关，至于所刺之期门穴，位于胸腹之间，或可和解表里，有待临床证实。经方治病，依据症状反应，可先予麻黄汤解表，后用承气类方治阳明里热实证，此为定法。

【原文】伤寒发热，啬啬恶寒，大渴欲饮水，其腹必满，自汗出，小便利，其病欲解，此肝乘肺也，名曰横，刺期门。（109）

【提要】本条承第108条论述太阳阳明合病由太阳转至阳明的过程及刺法治疗。

【解析】表证无汗曰伤寒，发热、啬啬恶寒是其症。大渴、欲饮水是阳明里热证。腹满而小便自利，则其满为里实。表证由无汗至自汗出，是表证欲解之象。表解而阳明里热实证已成，此时只需承气类方下里热实而存津液即可。同上，本条"肝乘肺也，名曰横"乃五行家言，刺期门可作为治疗的参考，对腹满、大热、大渴，或许有效。

关于第108、109条的纵横之论，陆渊雷认为："'平脉篇'云，水行乘火，金行乘木，名曰纵；火行乘水，木行乘金，名曰横；水行乘金，火行乘水，名曰逆；金行乘水，木行乘火，名曰顺也。然则纵横云者，依五行为说耳，仲景不言五行，不言五脏，亦未有但刺而不药者，钱氏、柯氏、周氏、张氏诸家，并删此二条，是也。"

【原文】太阳病，二日反躁，凡熨其背，而大汗出，大热入胃，大汗出，火气入胃，一作二日内，烧瓦熨背，大汗出，火气入胃。胃中水竭，躁烦必发谵语。十余日振栗自下利者，此为欲解也。故其汗从腰以下不得汗，欲小便不得，反呕，欲失溲，足下恶风，大便硬，小便当数，而反不数，及不多，大便已，头卓然而痛，其人足心必热，谷气下流故也。（110）

【提要】本条论述太阳病伤寒证熨背取汗治表，病传阳明，下利病从里解的机转。

【解析】前文反复论述发汗后证治，而从本条开始至第119条，论述用火热之法治疗表证的相关证治，重点论述火逆烧针之坏证。

依据文意，将本条分三节解析：第一节至"反躁"，言病传里发为太阳阳明合病或阳明病；第二节至"必发谵语"，言太阳病误治，传里，发为阳明；第三节为"十余日"以后之文，言里证自愈及其机制。

病是表证，第二天即出现烦躁，为病传阳明。若不汗出而烦躁，是太阳阳明合病的大青龙汤证；若躁烦，脉数急，不恶寒，为表解病传阳明。但无论大青龙汤证或单纯阳明病，均不可外用"火"的方法取治。

表证为人体欲从体表解除病邪，调集体液与病邪在体表抗争，陷于人体，不能自主祛邪的状态，需用发汗的方法治疗。应服用温药以强壮功能、开毛孔发汗，助人体从表解除疾病，麻黄汤、桂枝汤类方是也。然亦有服药而仍不得汗出者，则需（或直接）用使体表温度升高的方法（如熨、灸、火攻等）取汗以解表，此古人取汗治表之大法。

表证以熨背取汗，大汗出，表解而大热入胃（胃在此相对表而言，指里），里热上扰脑神则躁烦、谵语。若内无结实，可予大剂白虎汤或白虎加人参汤清里热、增津液。若腹满、燥屎内结，则需大承气汤下热实以存津液。

若病至十余日，人体胃气渐渐恢复，津液渐增，欲祛邪于外，必然奋起抗争，因而振栗，此与第101条"蒸蒸而振"理同，均是正气抗邪的反应。其不同者，第101条由内至外，汗出而解；此处已无半表半里证及表证，以下解为顺，如果患者想下利，提示体内津液有所恢复，故曰"此为欲解"。然总体津液不足，故"其汗从腰以下不得汗"；人体欲通过大便解除疾病，则津液还入胃肠道，无津液生成尿液，故"欲小便不得"；呕为胃气上逆。"欲失溲……大便硬，小便当数，而反不数，及不多"是言人体将津液还入胃肠道中，欲通过消化道的大便解除疾病，津液不能下及膀胱的状态；"足下恶风"为津液不及于下。大便通则里热除，表里和。在上下体液恢复平衡的过程中，一过性气上冲故头痛；热除，胃气生成津液正常，则津液四布，足心必热。

陆渊雷考证："《玉函》《脉经》，'反躁凡'三字，并作'而反烧瓦'四字，'大热'并作'火热'，'振栗自下利者'，并作'振而反汗出者'，'其汗'上并无'故'字，皆是也。案此条及次条，辞气俱不似仲景。"依据考证，则本条文为"太阳病，二日，而反烧瓦熨其背而大汗出，火热入胃，大汗出，火气入胃，胃中水竭，躁烦，必发谵语。十余日，振而反汗出者，此为欲解也，其汗从腰以下不得汗，欲小便不得，反呕，欲失溲，足下恶风，大便硬，小便当数，而反不数，及不多，大便已，头卓然而痛，其人足心必热，谷气下流故也。"前半部分于理甚通，后半部分由于"利""汗"不同，则提示病由里或由表而解，差别甚大，以后文总体文意理解，则以"振而反汗出者"为是。

【原文】太阳病中风，以火劫发汗，邪风被火热，血气流溢，失其常度。两阳相熏灼，其身发黄。阳盛则欲衄，阴虚小便难。阴阳俱虚竭，身体则枯燥，但头汗出，剂颈而还，腹满微喘，口干咽烂，或不大便，久则谵语，甚者至哕，手足躁扰，捻衣摸床。小便利者，其人可治。（111）

【提要】本条承第110条，论述太阳病中风证火劫发汗后出现的种种变证。

【解析】古人用火取汗治疗表证，为常用之法。对火法的应用，应像发汗治表证一样，都应适症而用，并注意量、度、调护方法。否则，不唯不能治病，反而致使病情传变。第110条论述无汗的伤寒，熨背而大汗出后的病症转归；本条论述汗出的中风，用火法后的病症转归。

太阳中风为发热、汗出、恶风的表证，本是胃虚津液不足，不能祛邪于表，应用桂枝汤健胃气、增津液、发汗止汗以祛邪，若用火劫发汗，无健胃之能，反伤津液。风相对于寒被称为阳，火热亦是阳，故曰"两阳相熏灼"。热盛津伤动血，血溢脉外则身发黄。外为阳，内为阴，表为阳，里为阴，若热盛于外，动血则欲衄；津液不足于里，又被火热熏灼则小便难；表里津液俱不足（阴阳俱虚竭），津脱（脱水）有热则身体消瘦、组织枯燥。若里热重伴津伤，可予白虎加人参汤；若里热轻而津伤重，可予竹叶石膏汤。

阳明病为里热证，本应大汗出，然此时里有热而津液不足，故"但头汗出，剂颈而还"，里热实则腹满，上逆迫膈，影响呼吸则微喘，口干、咽烂为火热所致，不大便为里实，热实上扰脑神则谵语。于此里热实津伤而人不虚之时，可予大承气汤急下热实存津液而病愈。若津液损伤而里热实，可参考后世增液之法，应用增液承气汤。如热实不除，正气渐衰，胃气衰败则哕，脑无所养则手足躁扰、捻衣摸床。小便为判断胃气功能、津液代谢的一个重要指标（古人认为津液由胃气生成，小便是津液代谢的一部分，小便就成了判断胃气的指标，今日看是判断肾功能、血容量及循环的指标），值此危重状态，如患者仍有小便，则胃气未至衰败，故曰"其人可治"。

从八纲辨证分析，若将本条和第6条互参学习，可进一步理解——温病、风温均是里热证，是阳明病，多由太阳表证传变而来。

【原文】伤寒脉浮，医以火迫劫之，亡阳必惊狂，卧起不安者，桂枝去芍药加蜀漆牡蛎龙骨救逆汤主之。（112）

【提要】本条论述伤寒表证火劫发汗后惊狂、卧起不安的桂枝去芍药加蜀漆牡蛎龙骨救逆汤证。

【解析】伤寒脉浮，依然是表证，应用发汗的方法治疗，以火取汗也是解表常用之法，如淳化本《伤寒论》中记录了50首方，并将"蒸法出汗"作为其中一方，曰："右以薪火烧地良久，扫去火，微用水洒地，取蚕沙、桃叶、柏叶、糠及麦麸等，皆可用之铺着地上，令厚二三寸，布席卧上盖覆，以汗出为度，不得过热，当审细消息，汗出周身便住。良久汗不止，后以粉粉之，勿令汗出过多也。"火迫者，或熏，或熨，或烧针，皆是也。医生用火法发汗，但因调护不得法，致使大汗出，津液亡失。阳为津液，亡阳即汗出而使大量津液亡失，而表不解，气冲剧烈，上扰脑神则惊狂，痰热上扰，脑神不宁则卧起不安，用桂枝去芍药加蜀漆牡蛎龙骨救逆汤治疗。

此证虽云"亡阳"，然而未至吐利、汗出、四肢厥冷之太阴病，机体功能不沉衰，病仍在表，无需用含有干姜、附子的理中、四逆类方。故陆渊雷云："此条之亡阳（津液），与附子四逆证之亡阳（功能沉衰），意义稍异，所亡者是肌表之卫阳（津液），而其人适阳盛者，于是胸腹内脏之阳（津液），上冲以补其阙失，冲气剧而胸腹动甚，有似惊狂者，卧起不安，即惊狂之状也。……此证惊狂卧起不安，由于冲气上逆，胸腹脐下动剧，故用桂枝以降冲逆，用龙牡、蜀漆以镇动气。《本草》谓蜀漆主'胸中痰结吐逆'，亦因冲气而痰饮上逆也。"

**桂枝去芍药加蜀漆牡蛎龙骨救逆汤**　桂枝三两（去皮），甘草二两（炙），生姜三两（切），大枣十二枚（擘），牡蛎五两（熬），蜀漆三两（洗去腥），龙骨四两。

上七味，以水一斗二升，先煮蜀漆，减二升，纳诸药，煮取三升，去滓，温服一升。本云，桂枝汤今去芍药加蜀漆、牡蛎、龙骨。

【解析】表不解，气上冲，胸闷者用桂枝去芍药汤；上冲剧烈，脑神不宁，痰热上扰者则在桂枝去芍药汤的基础上加龙骨、牡蛎、蜀漆，以祛痰降逆、镇静脑神。

本方多用来治疗在桂枝去芍药汤证的基础上出现精神症状者，如失眠、惊狂、心悸等。笔者医案举例：王某，男，58岁，初诊日期：2021年6月9日。失眠6年，依据症状反应，初诊应用五苓散、交泰丸、桂枝茯苓丸合方，有效。后续根据症状反应，用过苓桂术甘汤、酸枣仁汤、桂枝茯苓丸等方，均有一定效果，但不理想。至2021年7月16日，患者仍有失眠，感冒后恶寒，汗出，胸闷，舌淡苔白，舌底有水色、瘀血，脉滑有力。腹诊：腹部平，腹力中等，心下痞满，脐下右侧压痛明显。患者有慢性肾病，长期口服激素，出汗较多，今又感冒，汗出、恶寒，因思"伤寒脉浮，医以火迫劫之，亡阳（津液）必惊狂，卧起不安者，桂枝去芍药加蜀漆牡蛎龙骨救逆汤主之"，予桂枝去芍药加蜀漆牡蛎龙骨救逆汤与交泰丸合方（因无蜀漆，加半夏），处方：桂枝12g，炙甘草10g，生姜12g，大枣20g，牡蛎15g，龙骨15g，清半夏10g，黄连5g，肉桂3g，颗粒剂，7剂，水蛭胶囊（院内制剂）1g，口服，每日3次。服药当日患者即得安睡，服完7剂药，至今有1个月余（一直在医院陪护老伴）未再口服任何药物，睡眠良好。同时，患者患右耳道湿疹已经10余年，每天晚上瘙痒、流水，自行用过氧化氢清洗局部，但服用本方后再也没有瘙痒感，也没有流水（患有慢性肾病，长期口服小剂量激素。在早期大剂量应用激素时，瘙痒和流水也消失过。平日以小剂量激素维持的时候，瘙痒、流水一直存在。服用中药期间停用了激素）。由此可知，本方治疗痰饮效佳。

仲景书所举证候，为用药处方之标准，推而广之，可以广泛用于变化无穷之病情，如胡希恕先生医案：王某，女，26岁，空军翻译。因旁观修理电线而受惊吓，出现惊悸心慌、失眠、头痛、纳差、恶心，有时喉中痰鸣，每有声响则心惊变色，躁烦而骂人不能自控，逐渐消瘦，由两人扶持来诊。舌苔白腻，脉弦滑、寸浮。此证属太阳阳明太阴合病，辨方证为救逆汤去蜀漆加半夏汤证。处方：桂枝10g，生姜10g，炙甘草6g，大枣4枚，半夏12g，茯苓12g，生牡蛎15g，生龙骨 15g。结果：上药服 3 剂，心慌、喉中痰鸣减轻；服 6 剂，纳增，眠好转；继服 10 剂，诸症皆消。

**【原文】**形作伤寒，其脉不弦紧而弱。弱者必渴，被火必谵语。弱者发热脉浮，解之当汗出愈。（113）

**【提要】**本条论述无汗表虚证应用桂枝汤类方治疗及误用火攻病传阳明的病症。

**【解析】**此条应分两节：第一节由开始至"被火必谵语"，言表证误治传为阳明病；第二节为"弱者发热脉浮，解之当汗出愈"，前接"其脉不弦紧而弱"言仍是表证，应用汗法治疗。

"形作伤寒"指无汗、恶寒的表证而言，真正之伤寒为津液充斥体表，欲汗不得的状态，脉为浮紧，"其脉不弦紧而弱"示人津液不足，血脉不充的表虚证，因津液不足故无汗，实为桂枝汤证。弱脉为津液不足，津液不足则其人口渴，不过此口渴为在里的津液虚所致，一般饮水不会太多，与阳明里热证之口渴、多饮、饮不解渴大异。弱脉、口渴均提示此表证为表虚证，不能用大汗之法。以火攻取汗为误治，病传于里，发为阳明热病，瘀热上扰则谵语，虽未出方，白虎加人参汤、调胃承气汤及后世增液承气汤可适症选用。

脉弱、脉浮、发热乃胃气虚、津伤表不解之脉证，与第 2 条"脉浮""脉缓"、第 12 条"阳浮而阴弱"、第 53 条"卫气不共荣气谐和"及第 95 条"荣弱卫强"之机制同，应以健胃气、增津液、调和荣卫、解肌发汗的桂枝汤治疗。

**【原文】**太阳病，以火熏之，不得汗，其人必躁，到经不解，必清血，名为火邪。（114）

**【提要】**本条论述表证用火熏不得汗，发展为太阳阳明合病。

**【解析】**太阳病是表阳证，应用发汗之法治疗，用火熏而不能得汗，里热渐起，其人烦躁，此即"不汗出而烦躁"的大青龙汤证。表不得汗出则热不得外越，病不能从表解，热灼血脉，血溢脉外则清血，清为大便之意，清血即便血，此称为火邪。

本条启示，血证如果以表证出现，可用发汗的方法治愈。前有麻黄汤治疗吐血案（第 115 条注解之后），此处可适症选用大青龙汤，大青龙汤亦有解表散热止血之能。

【原文】脉浮热甚，而反灸之，此为实，实以虚治，因火而动，必咽燥吐血。（115）

【提要】本条论述发热的表实证用灸法治疗的危害。

【解析】脉浮主表，热甚指发热言，为大热。脉浮热甚，无汗表实，应汗而散之，使汗出热退表解。灸法有补益作用，若灸之而不得汗，是实以虚治，表不得汗出，热不得因汗而散，加之灸火之热损伤津液则咽干、口燥，里热重灼伤血脉、胃气上逆则吐血。

如表不解，仍需发汗以解表，表解热退，吐血可愈。《名医类案》记录吐血医案，可为本条为表证做注，云："陶尚文治一人，伤寒四五日，吐血不止，医以犀角地黄汤等治而反剧。陶切其脉，浮紧而数，若不汗出，邪何由解？遂用麻黄汤，一服汗出而愈。或问曰：'仲景言衄家不可汗，亡血家不可发汗，而此用麻黄汤，何也？'瑾曰：'久此之家，亡血已多，故不可汗。今缘当汗不汗，热毒蕴结而成吐血，当分其津液乃愈。'故仲景又曰：'伤寒脉浮紧，不发汗因致衄血者，麻黄汤主之。'盖发其汗，则热越而出，血自止也。"本案与第114条合而观之，知表里互相关联，一吐血、一下血，看似里证，皆因表热不得解而发，是表证，应用治疗表证的温汗之法，汗出、表解、热散则血止。

【原文】微数之脉，慎不可灸，因火为邪，则为烦逆，追虚逐实，血散脉中，火气虽微，内攻有力，焦骨伤筋，血难复也。脉浮，宜以汗解，用火灸之，邪无从出，因火而盛，病从腰以下必重而痹，名火逆也。欲自解者，必当先烦，烦乃有汗而解。何以知之？脉浮故知汗出解。（116）

【提要】本条论述虚热证用灸法的危害、火逆及火逆汗出从表解自愈的机转。

【解析】本条分两节：第一节至"血难复也"，言虚热证用灸法的危害；第二节由"脉浮，宜以汗解"始，言表证用灸法致火逆及火逆汗出病从表解的机转。

微脉主津血不足，数脉为有热，津虚有热当用健胃气、增津液、发汗退热的桂枝汤类方，不能用灸法。否则，热病加灸火之热，动血伤津，脑神失养则烦，筋骨不得津血之濡养则大肉脱而无力。

浮脉主表，未言津伤，当是与前"微"脉津液不足对举，为无汗的表实证，应以汗解，为麻黄汤证，即第51条："脉浮者，病在表，可发汗，宜麻黄汤。"用火灸之，不得汗，则邪无从出，热不得越，上扰于脑，津聚于下，在上则为烦惊，在下则腰以下沉重而麻痹不仁，此名火逆。脉浮，病仍在表，故有汗出表解的机转，但津血虚，正气奋起抗邪，正邪交争则其人发烦，而后得汗出而病解。

陆渊雷对于表证的病机有独特认识，认为："脉浮者，病在表，可发汗。盖正气欲祛毒害性物质于肌表，将汗未汗之际，药力助之，则病随汗解。今乃不用发汗以解表，而用火灸以温里，抑阻正气外趋之势，汗不得出，则水毒壅滞于肌表，故身重而痹，水性流下，故痹在腰以下。痹者，麻痹不仁也。若其人正气实者，虽经抑阻，仍能驱水毒以作汗，斯时正邪分争，汗出较难，故必先烦热。然后乃有汗而解。何以知烦热之将汗解？以其脉仍浮，故知正气乃驱毒害性物质向外以作汗也。"

【原文】烧针令其汗，针处被寒，核起而赤者，必发奔豚。气从少腹上冲心者，灸其核上各一壮，与桂枝加桂汤更加桂二两也。（117）

【提要】本条论述烧针取汗，表不解，针处感染，气上冲的奔豚，用桂枝加桂汤治疗。

【解析】表证应发汗治疗，若用烧针取汗，大汗出，表不解，加之烧针的情志刺激，诱使气剧烈上冲，表现为气从少腹上冲心，发为奔豚，用桂枝加桂汤治疗。若针处感染，红肿疼痛，局部用灸法，促进感染恢复。

桂枝加桂汤　桂枝五两（去皮），芍药三两，生姜三两（切），甘草二两（炙），大枣十二枚（擘）。

上五味，以水七升，煮取三升，去滓，温服一升。本云，桂枝汤今加桂满五两。所以加桂者，以能泄奔豚气也。

【解析】桂枝"味辛，温，主上气"，剂量越大，下气之力越强。桂枝甘草汤用四两桂枝顿服，治悸、冒。温针后表不解，烧针大汗出、表不解，只能用桂枝汤健胃气、增津液以解表。因气上冲剧烈，故加桂枝用量以降逆气、平奔豚。

桂枝加桂汤治疗奔豚，在表阳证桂枝汤证的基础上出现剧烈气上冲，用之方效，否则无效。《胡希恕伤寒论讲座》记载，赵绍琴曾向胡希恕先生学习应用本方，治疗一例奔豚有效，后用之无效，无效病例无表证、无桂枝汤证。奔豚病在《金匮要略》中有专篇论述，列举了桂枝加桂汤、奔豚汤、茯苓桂枝甘草大枣汤三个方证。其实依据症状反应，痉病篇之葛根汤亦可治疗表实证的奔豚，陆渊雷在《金匮要略今释》中云："业师姚孟醺先生，尝得此证，一湖南医用丸药下之而愈，录之。见奔豚有可下之证，亦以知为胃肠病矣。"可见，同是奔豚样症状起病，有表证可发汗的桂枝加桂汤证、葛根汤证，半表半里证需和解的奔豚汤证，有可攻下的"胃家实"，更有合并病证，如太阳太阴合病的苓桂术甘汤证、苓桂枣甘汤证，具体实践过程应辨六经、析八纲、辨方证，不能以一方而通治之。

关于本方是加桂枝还是加肉桂，临证有两种不同的看法：一种认为是加桂枝，因为桂枝本身有下气、降冲逆之功；另一种认为应加肉桂，认为桂枝长于解表，而肉桂长于纳气，气上冲是肾不纳气。临床实践证明，奔豚，有用加桂枝治愈者，亦有用加肉桂治愈者，不可偏颇。关于桂枝与肉桂，陆渊雷曾细辨之，其立论客观，辨识有据，有助于理解本方证，曰："奔豚之病，气从小腹上冲心，而主以桂枝加桂汤，故吉益氏《药征》，谓'桂枝主治冲逆'。余尝博览译本西医书，历询国内西医，欲求奔豚上冲之理，卒不可得。然奔豚服加桂汤，其上冲即止，则事实不可诬也。吾侪著书传后，述其所知，阙所不知，若吉益氏者可也。而有惑于《难经》臆说者，以奔豚为肾之积气（见《难经·五十六难》），遂谓加桂汤为泄肾气、伐肾邪，又以肾居下部，而桂枝气薄上行，不若肉桂之气厚下行，遂谓此汤之加桂，是肉桂而非桂枝（方有执以下多如此），不从事实。而凭臆想，何其诬也。山田氏云：'方有执云：所加者桂也，非枝也。'果尔，唯当称加。不可云更加也。"

本方证表现为发作性气上冲的神经症，但只要病机相合，方证相应，可治疗多种病症。笔者曾治疗一位老年女性，其患抑郁症，表现为腹痛，呈绞痛，从小腹开始，然后向上冲逆，至上腹、胸部、咽喉，然后口中生成大量唾液，吐出后症状缓解，恶风寒，舌淡白。依据症状特点予桂枝加桂汤，用桂枝加量，服后症状消失。还有一位中年男性患者，咳嗽1个月余，特点是平卧后自觉有一股气从小腹上冲至咽喉，随之诱发一阵咳嗽，坐起后症状缓解。结合症状特点，查其舌淡苔白，予桂枝加桂汤，方中所加为桂枝，病愈。

余无言之《伤寒论新论》一书中，认为所加为肉桂，为其家传用法，且有临床医案予以证明，今录于下："余于奔豚一症，往昔用桂枝加肉桂治愈者多矣，此得于庭训乃如是。然未敢以加桂枝一法，而以病家作试验品也。前年因与同道争论此点，乃欲一穷其究竟。适有赵姓妇，年四十余，以产后三日，体虚受寒，始则阵阵腹痛，继则气由少腹上冲。群医以为恶露未尽，多用行瘀散结之品，不效。其痛益剧，发则其气暴起，由脐下直上冲心，粗如小臂，硬如木棍。病者则咬牙闭目，气息俱停，手足发冷，如此四五分钟，腹中气散，气息复旧，神情渐安。一日夜中，约发七八次不等。延已一星期之久，始延余诊。余决为奔豚症，因欲试验桂枝是否有此能力，乃用桂枝六钱，芍药四钱，他药准此比例，与服一剂，不效。再剂亦不效，而病者则痛更加剧，体更惫甚，米饮且亦不进。余思不能再以病者为试验品矣，乃将桂枝减为四钱，加顶上油桂五分，嘱令将肉桂另行炖冲与服，迨一服之后，其痛大减，脘腹之积气四散，时时嗳气，或行浊气，继服二剂，其病若失。余经此试验，适足证明桂枝无此能力。读者之疑可以决矣。盖桂枝气味俱薄，散表之力为专，肉桂气味俱厚，温里之力为大。今用桂枝以代肉桂，何济于事乎。"

临证实践过程中，笔者有时亦桂枝、肉桂同用，但结合本方证描述，其特点为发作性的神经症，有烧针的精神诱发因素，再结合桂枝甘草汤学习，知本方可治疗精神不宁病症，以及精神紧张后症状即明显加重的特发性震颤。笔者曾以本方为主治疗医生何某的肢体抖动，获佳效，医案如下。

何某，男，48 岁，手抖 2 个月余。2019 年 7 月中旬早上吃饭时突发双手颤抖，以至于端水时杯中的水往外撒，抬手时能够看出明显抖动，饮酒后自觉抖动缓解，易汗出，口周常有汗出，脉浮数细，舌淡，苔少、中间有裂痕。

有酗酒史、吸烟史 12 年。心率 102 次 / 分钟，血压 120/80mmHg。最初何医生自己辨证，认为酗酒、吸烟导致神经损伤，但由于是突发，汗出又明显，故开桂枝汤：桂枝 9g，白芍 9g，炙甘草 6g，生姜 9g，大枣 4 枚。服药 5 剂后，汗出已不明显，手抖略有减轻，未再继续治疗。2019 年 9 月 21 日，在天津的经方会议上与笔者相会，笔者考虑为气上冲的神经症，且有桂枝汤证，结合对桂枝甘草汤的理解、学习，考虑为桂枝加桂汤加党参证（实含桂枝甘草汤之意）。处方：桂枝 15g，肉桂 5g，炙甘草 10g，白芍 15g，生姜 15g，大枣 20g，党参 10g，3 剂。结果服药 2 剂后，早上吃饭时手几乎看不出抖动了，可端着装有半杯水的水杯。测心率 82 次 / 分钟，脉和缓。3 剂服完，病已。

按：①用方思路：脉数无力，舌不红、苔不黄，无热，即是虚证。无热脉数考虑桂枝甘草汤证，虚劳病用小建中汤。一般饴糖不易得，就用党参代替（严格讲，是不可以替代的）。②西医学辨病思路：以抖动为主症，最需要排除的就是甲状腺功能亢进（甲亢）。甲亢一般伴随多食、多汗、心悸、腹泻等高代谢的表现，而此患者虽然没有查甲状腺功能，但除了多汗，未见高代谢表现。需考虑神经科常见病特发性震颤。此患者静止时震颤，紧张时加重，喝酒后好转，皆与特发性震颤相符。从 7 月出现症状到 9 月，饮酒如前，近 7 天戒酒，症状无明显加重，故暂时不考虑酒精戒断综合征。进食后依然抖动，故低血糖导致的抖动也不考虑。在交流过程中患者补充，手抖、腿抖好像和情绪也有关系，且近 2 个月体重减轻 10 斤。据此，则更支持特发性震颤的诊断。

【原文】火逆下之，因烧针烦躁者，桂枝甘草龙骨牡蛎汤主之。（118）

【提要】本条论述火逆烦躁的桂枝甘草龙骨牡蛎汤证。

【解析】火逆即第116条"脉浮，宜以汗解，用火灸之，邪无从出，因火而盛，病从腰以下必重而痹"的病证。表证不能用火攻之法，病在表亦不能用寒下之法。烧针类同灸法，有取汗的功效，然烧针亦可使患者受惊而神志不宁，亦不可用。无论火逆、下法或烧针，均伤人体津液，使表不解，气上冲，扰于脑神则烦躁，用桂枝甘草龙骨牡蛎汤治疗。

经方辨证依据当下症状反应，既往治疗经过只作为参考，仲景一书俱是临证活法，不可拘泥于字面之下，诚如陆渊雷所言："此条旧注，有以为先火复下，又加烧针，凡三误者，成氏、程氏、汪氏、张氏《集注》、张氏《直解》、魏氏、日本和久田氏，是也；有以为烧针取汗，即是火逆，烧针与下之两误者，《金鉴》、吴氏（吴仪洛《伤寒分经》）、钱氏、日本丹波氏，是也。夫伤寒脉浮，以火迫劫，不过一误，犹必惊狂，卧起不安，今两误三误，而变证乃止于烦躁，斯必无之理也，故从山田之说，删下之二字。火逆因烧针烦躁，谓诸火逆证中，有因烧针而烦躁者，盖火逆为提纲，烧针则本条之子目也。又案魏氏云：误治之故有三，而烦躁之变证既一，则惟立一法以救三误，不必更问其致误何由矣（以上魏氏）。此说甚通达，得仲景凭证用药之旨。而山田氏驳之云：果如斯，所谓'知犯何逆，随证治之'，亦以为无用之言乎？妄甚矣（以上山田）。不知'知犯何逆'之上，尚有'观其脉证'四字，正谓观其现在之脉证，不必拘其已往之治法也。山田之书，可博要精核，然刻意指摘前修，时或失之偏颇。"

**桂枝甘草龙骨牡蛎汤** 桂枝一两（去皮），甘草二两（炙），牡蛎二两（熬），龙骨二两。

上四味，以水五升，煮取二升半，去滓，温服八合，日三服。

【解析】本方烦躁以津液损伤为主，故用炙甘草二两以健胃增津液，加桂枝一两以解表降逆。此与桂枝甘草汤不同，桂枝甘草汤用桂枝四两、炙甘草二两顿服，主治悸、冒。牡蛎、龙骨，有清阳明热、镇静脑神的功效。桂枝甘草龙骨牡蛎汤治疗津伤气上冲，脑神不宁者。

关于经典的解读，即使是大家，亦容易犯错，且其影响较大，故而对经方的传承、应用带来负面影响。本方中桂枝之用，即是如此。陆渊雷专门为桂枝鸣冤，曰："魏云扶阳，柯（柯韵伯）云温补，意皆指桂枝也。然本方桂枝一两，分为三服，则每服仅得今称七分许，此不足言温，更不足言补。二君能宗师仲景者，而其言如此，无怪有人畏忌桂枝，以为热药也。所以遇此等证时，非但不用柴桂龙蛎诸方，亦不用白虎承气辈，但用羚羊牛黄之剂，药价昂贵，徒增病人担负，而病则未必能愈。"

学习本条应体悟不适证地应用汗法、清下法的危害，同时出补救之方。如冯世纶教授（冯老）曾用本方治疗干燥综合征一例，在冯老治疗前，患者先"误用"阿司匹林、激素大发汗，又"误用"中医滋阴清热药寒下，导致太阳病不解、阳明病已成，发为太阳阳明合病。患者痛苦无比，一度有轻生之念，已经给儿女交代身后之事，幸遇冯老，经仔细应用六经八纲方证辨证，初诊以桂枝甘草龙骨牡蛎汤加味，1剂而获显效，重新燃起患者对生活的希望，终获佳效，今录医案如下。

某女，67岁。主因"发热、口眼干燥伴咳嗽2个月"于2011年7月23日就诊。初诊：患者1995年出现口干、眼干等，诊断为干燥综合征。2011年4月15日服激素治疗，每日服泼尼松20mg。6月2日出现发热，经门诊中西药治疗效不佳，6月27日住院治疗。西医诊断为干燥综合征、肺纤维化合并感染、Ⅰ型呼吸衰竭、系统性硬皮病、高血压、心包积液、青光眼。给予注射用哌拉西林钠舒巴坦纳、硫酸依替米星抗感染，维生素C、维生素B营养支持，以及痰热清注射液、甲泼尼龙片、雷公藤多苷片、甲氨蝶呤片、阿托伐他汀钙片（立普妥）、骨化三醇软胶囊（盖三淳）等。中医辨证为阴虚燥热犯肺，以清燥救肺汤、青蒿鳖甲汤加减治疗。二诊（1个月后）：咳嗽咳痰好转，他症无明显变化，仍汗出、发热，体温37.5~38.5℃，抗核抗体为1∶640，抗Ro-52抗体呈强阳性，抗着丝点B抗体为1∶640，DNP乳胶凝集试验呈阳性。增激素用量，加布洛芬，但发热仍不退。刻下症：眼干，口干，但欲漱水不欲咽，汗出则身热，汗止则恶寒，全身皮肤发紧，刺痛，按之不痛，头痛，耳鸣，心烦，眼干严重，无泪液，每日用人工泪液10余瓶，每1~2日须去眼科清除角膜脱落细胞，双腨痉挛，大便干，3日一行，神疲乏力，四逆，舌苔光、舌质暗红，左舌根灼痛、溃疡，脉弦细数。辨六经：太阳阳明太阴合病。辨方证：桂甘龙牡加术芍汤证。处方：桂枝10g，炙甘草10g，生龙骨15g，生牡蛎15g，生白术30g，白芍30g。1剂，水煎服。三诊（2011年7月24日）：诉服一煎后，身见微汗，头痛、恶寒、心烦已。服二煎后，体温正常，汗出不明显。因咳嗽、咽痒明显，上方加清半夏15g、厚朴10g、桔梗10g、杏仁10g。1剂，水煎服。四诊（2011年7月25日）：咽痒已，咳嗽不明显，当前以眼干、口干、舌根灼痛症状为主，周身皮肤刺痛，四逆，大便每日1行，耳鸣，双腨痉挛减轻，舌苔薄白，脉细弦。辨六经：厥阴太阴合病。辨方证：柴胡桂枝干姜合当归芍药汤证。处方：柴胡12g，黄芩10g，天花粉10g，生龙骨15g，生牡蛎15g，桂枝10g，干姜10g，当归10g，白芍30g，川芎6g，茯苓12g，生白术18g，泽泻18g，炙甘草6g。7剂，水煎服。用药后病情平稳，口干、眼干逐渐缓解，之后5个月据症以上方加减治疗为主，偶用小柴胡汤加减。至2011年12

月 6 日，诉口干、眼干明显减轻，每日仅用人工泪液 3 瓶，近期已经不用去眼科清除角膜脱落细胞，其他症状基本消失。2011 年 12 月 6 日查抗核抗体为 1∶100，抗着丝点抗体为 1∶100，红细胞沉降率为 8mm/h，指标均明显好转。

原按：本案资料翔实，记录了西医治疗、时方治疗和经方治疗，对比分析，有利于认识经方。本案病程长，又发热 2 个月，经西医激素、布洛芬以及时方养阴清热治疗 2 个月，身热不退，经方用药 1 剂而热退，继续依据症状辨证治疗，症状改善明显，检查指标亦好转。该案取效的关键，在于初诊时辨有表证。干燥综合征是慢性病，前医诊断为肺痹，依据医经理论，内伤杂病无表证，辨证为阴虚燥热犯肺，以清燥润肺治其里而热不退。这里还要注意到，《伤寒论》有许多记载，反复强调发汗不可太过，如第 12 条桂枝汤煎服法中写道"漐漐微似有汗"，第 35 条麻黄汤煎服法中写道"覆取微似汗"，第 38 条大青龙汤煎服法中写道"取微似汗"。大量激素、布洛芬过度发汗使表不解里热盛。患者汗出多、恶寒、周身皮肤刺痛、按之不痛、头痛明显，是太阳病表不解。又见口干、烦躁明显，是阳明里热证，属于太阳阳明并病。《伤寒论》第 48 条明确描述："二阳并病，太阳初得病时，发其汗，汗先出不彻，因转属阳明，续自微汗出，不恶寒。若太阳病证不罢者，不可下，下之为逆。如此可小发汗。设面色缘缘正赤者，阳气怫郁在表，当解之熏之；若发汗不彻不足言，阳气怫郁不得越，当汗不汗，其人烦躁，不知痛处，乍在腹中，乍在四肢，按之不可得，其人短气，但坐以汗出不彻故也，更发汗则愈。"告知太阳阳明并病要先解表。《伤寒论》第 118 条："火逆下之，因烧针烦躁者，桂枝甘草龙骨牡蛎汤主之。"太阳阳明并病其人烦躁，宜使用桂枝甘草龙骨牡蛎汤解表清里来治疗。大便干、双腘拘挛为津血虚，属太阴，故六经辨证为太阳阳明太阴合病，治宜解表清里生津液，方证是桂枝甘草龙骨牡蛎加白术芍药汤证。方证对应，1 剂热退。发热退后，患者的主要症状反应为眼干涩、口干、舌根灼痛，伴耳鸣、四逆、苔白脉细，无心烦、发热、恶寒、汗出，太阳阳明已经不显，病位以半表半里为主，虽有口干、眼干、舌灼痛等热证，但四逆、苔白脉细，且久病伤正气，总体以功能沉衰为主，故辨为厥阴太阴合病，以柴胡桂枝干姜汤合当归芍药散加减治疗。症状反应变了，治疗亦随之变化，随证治之，务求方证对应。

【原文】太阳伤寒者，加温针必惊也。（119）

【提要】本条上承第 118 条，论述无汗表实证应用烧针的危害。

【解析】太阳伤寒为无汗表证，用麻黄汤发汗解表为正治之法。今用温针取汗，不得汗出则表不解。温针对人体精神刺激较大，表不解且诱发气剧烈上冲，影响脑神则惊。温针之后表不解，气上冲剧烈而惊，可随证应用桂枝去芍药加蜀漆牡蛎龙骨救逆汤、桂枝甘草龙骨牡蛎汤，如为无汗的表实证，麻黄汤亦可适症选用。

【原文】太阳病，当恶寒发热，今自汗出，反不恶寒发热，关上脉细数者，以医吐之过也。一二日吐之者，腹中饥，口不能食；三四日吐之者，不喜糜粥，欲食冷食，朝食暮吐。以医吐之所致也，此为小逆。（120）

【提要】从本条开始，论述吐法及其危害。

【解析】太阳病本是表证，以恶寒发热为常，今自汗出，而不恶寒发热，为表证已解。关脉以候中焦胃气，细主血虚、津虚，数为有热，关上脉细数为吐法伤胃，胃虚有热，分析为医生用吐法所致。在临证中，部分患者表现出高热、恶寒、无汗的表证时，往往恶心、欲呕吐，吐后汗出而表解。本条为吐后解表，病传入里，发为阳明病。

得病一二日吐之者，胃虚，微有热，有热则腹中饥，胃虚热微，虚热不能消谷，故口不能食。得病三四日吐之者，胃虚而里热较重，胃虚则不喜糜粥，里热则欲食冷食，然终是虚热，不能化物，食物停留于胃内，积而不得下，故朝食暮吐。此皆因吐法伤及胃气，故曰"此为小逆"。虽未出方治，本书之竹叶石膏汤，以及《金匮要略》麦门冬汤、大半夏汤、大黄甘草汤、茯苓饮可适症选用。

读仲景书，对于有方证之条文当深入学习分析。此类有证无方之说理条文，均似后世语气，然依据对仲景书的理解，亦可补其方治，但不必拘泥，正如陆渊雷所说："读仲景书，当药方证候参互推勘，得其活用之法。书中不出方诸条，语焉不详，本不可悬拟方药，后人不知此义，辄为之补方，郭雍遂作《伤寒补亡论》，是犹画蛇而添足也。又林亿等序，有三百九十七法之语，妄人乃将本论条文，分析删并，凑成三百九十七条，以一条为一法。不知林亿所谓法者，指方药之治法，故原序下文云：'除复重，定有一百一十二方。'若以不出方诸条，亦各为一法，则方之不存，法于何有，其无知妄作，更甚于补亡矣。此条常器之郭白云所举诸方，皆是镇呕剂，皆主不因饮食而自呕吐者。"

【原文】太阳病吐之，但太阳病当恶寒，今反不恶寒，不欲近衣，此为吐之内烦也。（121）

【提要】本条论述吐后表解，病传入里，发为阳明里热证。传统解析为吐法危害。

【解析】太阳病提纲证用"而恶寒"强调恶寒一症在识别太阳病中的重要性，太阳病理当恶寒，但经过吐法治疗，患者汗出表解而不恶寒。"不欲近衣"为里热，"此为吐之内烦"暗示病由表传里，由太阳传为阳明。治疗当清里热除烦，栀子豉汤、白虎加人参汤、竹叶石膏汤、大承气汤等可适症选用。

通过第120、121条学习，笔者悟出吐法可以解表而治疗表证。后世解读这两条，均认为是为吐后出现的变证立论，但做临床不能因此而埋没吐法乃解表之一法，否则就有因噎废食之嫌。比如，发汗解表乃太阳伤寒的正治之法，然而若汗不得法往往变证峰出，可是不能因此否认发汗解表大法。同理，吐法亦不可被遗弃。笔者还发现外感表证如果顺应机体的抗病趋势合理应用吐法，患者往往会出现吐后汗出，而后外感诸证（发热、恶寒、无汗、恶心）豁然解除的情况。

在感受外来邪气之后，机体为了抗邪外出，往往集中力量向上、向外以图祛邪于体外。比如，太阳病提纲证中"脉浮、恶寒"是机体奋起抗争祛邪于表、向外的反应，而"头项强痛"一证则是机体奋起抗争祛邪于上即向上的反应，"鼻鸣、干呕""气上冲"等是气向上，正邪交争的体现。仲景"因势利导"，制定了以汗法解肌或解表的法则，既然太阳病的病机有向外、向上的两种机转，只强调汗法向外的一面，而忽视"其高者，因而越之"的向上的一面，则显得治法不完美矣。

今举笔者医案一则以证吐法有解表之功：马某，男，77岁，素来体格强健，颇能食。2018年冬月将近新年，在外打工1年的儿女都回家过年，家人团圆，其因多食肥腻之味，复感于冬日之寒，至夜发热、恶寒、不汗出、颇欲吐、渴饮热水，体温39.3℃，家人为其请大夫"输液"治疗，治疗过程中身卧火炕之上，覆厚被，然恶寒不减，不得汗出，时有寒战，欲饮，家人频予之，恶心、欲吐亦加重，然渴不解，遂频饮，后得大吐，中午所食俱吐出，吐后身上大汗出，恶寒、发热、欲吐之证皆除，渴饮亦减轻，后得安睡。2小时后，病除，已如常人。此患者高龄，加之伤食、外感，于病情论颇重，于病势论感邪重，幸赖机体正气强盛奋起抗争，有驱邪外出的内在条件（即正气不虚），虽未用药，但得水而吐，复又汗出，起到了"其在上者，因而越之"吐也、"其在皮者，渍形以为汗"汗也的作用，从而"体若燔炭，汗出而散"的表证得解。再后来，笔者在临床一线值班的工作过程中认真体悟，发现住院患者中有许多老年人感寒后高热，都有恶寒、寒战、恶心、欲吐，虽然盖厚被而恶寒不减，凭借以前经验任其呕吐，吐后则大汗出、热解、怕冷、恶寒不复存在矣。此处注意，吐后或大汗出后，适当饮温水或补液，防止脱水即可。

【原文】病人脉数，数为热，当消谷引食，而反吐者，此以发汗，令阳气微，膈气虚，脉乃数也。数为客热，不能消谷，以胃中虚冷，故吐也。（122）

【提要】本条论述发汗对胃气的损害。

【解析】发汗、吐下均是祛病之法，用不得当均可伤人胃气。数脉多主热证，热证则消谷多食，然虚证亦可见数脉，多为无力之数脉。汗由胃气生成，发汗放散体温，亦可伤及胃气。过度发汗损伤胃气，致胃虚不能纳食，胃气上逆则呕吐。数为客热，此客热理解为胃虚即可，非有热也，其实质是胃虚寒，饮停上逆。大半夏汤、小半夏汤、茯苓饮、理中丸、四逆汤等可随证选用。

【原文】太阳病，过经十余日，心下温温欲吐，而胸中痛，大便反溏，腹微满，郁郁微烦。先此时自极吐下者，与调胃承气汤。若不尔者，不可与。但欲呕，胸中痛，微溏者，此非柴胡汤证，以呕故知极吐下也。（123）

【提要】本条论述表证传里后的证治，同时根据呕吐、胸痛、大便溏的症状对调胃承气汤证与柴胡汤证进行鉴别。

【解析】"太阳病，过经十余日"，谓表阳证太阳病已解，过了十余日，疾病传里，出现心下胃脘不适，总想呕吐，同时见胸中痛，腹部满，郁郁、心烦等阳明里热实证。但阳明里热实证一般不会有大便溏，仔细分析，大便溏乃为吐下所误，与第104条（柴胡加芒硝汤证）、第105条（调胃承气汤证）阳明里热实证之下利同，均是温下丸药所致，乃是药毒。阳明里热实证，理应寒下热实，但吐下伤其胃气，故选用含有甘草的调胃承气汤治疗。

如没经误治，则不可与之。半表半里的少阳病柴胡汤证，亦可见呕吐、胸中痛、大便溏等症状，但终非主症。柴胡汤证的重点在半表半里，邪正交争的部位，以胁下为核心，临床识证以腹诊及主症的胸胁苦满最为重要。然"欲呕，胸中痛，微溏"诸症以里证为主，故知其非柴胡汤证。临证观察，其病机症状与大柴胡汤证合。

第120、121、123条，论述吐法的危害，因汗法与吐法均是祛邪之法，用之不当均可伤及胃气，故中间列第122条言汗法伤胃气。吐法为病位偏上、病性为实的阳明里热实证或太阴寒实证的治疗大法，然治疗里证的吐法与治疗表证的汗法往往互相影响。吐法之后往往亦有汗出而表解者，故在表证太阳病篇列诸吐法应用不当而出现的变证，示人以鉴别。临证治病，当观其脉证，知犯何逆，随证治之，不可拘泥于汗后、吐后、下后。

【原文】太阳病六七日，表证仍在，脉微而沉，反不结胸，其人发狂者，以热在下焦，少腹当硬满，小便自利者，下血乃愈。所以然者，以太阳随经，瘀热在里故也，抵当汤主之。（124）

【提要】本条论述表里合病（太阳阳明合病）的瘀血证治，急则治里，用抵当汤，同时提示瘀血脉证与结胸、蓄水的鉴别。

【解析】本条应与第106条互参学习。两条均是太阳阳明合病，均论述瘀热性脑病证治。第106条的治疗先表后里，这是定法、常法；本条病情危重，舍表而治里，这是变法，知常达变，方可应对复杂多变的临床情况。

太阳病六七日，多为病由表传里及半表半里之时，表证仍在是提示病变的特殊性。然表证应脉浮，今脉微而沉，沉主里，微则提示气血不足或血流受阻。结胸病寸脉浮、关脉沉，头项强，类似表证，与此脉证相似，有必要鉴别，故文以"反不结胸"加以说明，意在鉴别。结胸的主症为按之痛，痛在上，可及于下，而瘀血性病症多在少腹、小腹，按之硬满疼痛。

热瘀于下，邪不得出，秽浊之气上泛于脑则发狂，瘀热在下焦，故少腹当硬满。少腹内含膀胱、子宫、肠道及大量静脉，为瘀血、停饮好发之处，故少腹硬满应除外水蓄膀胱的可能。小便时时生成，不解则可在短时间内感知，不似瘀血，日久也无痛苦的自觉症状。故仲景以小便自利与否来鉴别瘀血与水饮，小便自利则排除蓄水，明确为瘀热发狂，下其瘀热即可，用抵当汤。

陆渊雷认为："凡蓄血，有沉降之性，故证见于少腹，其蓄不在膀胱，亦不必在肠胃，惟用相当药剂下之，其血皆从大便下，不从小便下。若小便带血，则为膀胱尿道之病，宜猪苓汤，非桃核抵当所主矣。"虽如是言，临证亦有服药后小便下血而病愈者。

应用本方，应重视腹诊，少腹硬满与少腹急结多指按压少腹部，患者感觉疼痛，或医者按之局部有抵抗结硬，伴随疼痛，是腹证。同是太阳阳明合病，发为瘀热性脑病，"发狂"急于、危重于"如狂"，"少腹硬满"重于"少腹急结"，故本条舍表救里，用抵当汤，而第106条则需依据定法，先治太阳，后用桃核承气汤治阳明。此临证之常与变，不可不察。

**抵当汤**　水蛭（熬）、虻虫（去翅足，熬）各三十个，桃仁二十个（去皮尖），大黄三两

（酒洗）。

　　上四味，以水五升，煮取三升，去滓，温服一升。不下更服。

　　**【解析】**《神农本草经》记载水蛭"味咸，平，主逐恶血、瘀血，月闭，破血瘕"，虻虫"味苦，微寒，主逐瘀血，破下血积"，大黄"味苦，寒，主下瘀血，血闭寒热，破癥瘕积聚"，桃仁"味苦，平。主瘀血，血闭"。水蛭、虻虫均为虫类药，水蛭吸附于人体后，吸血不止，拔而不出，虻虫嘴锋，纵有牛皮之厚，亦能穿透而吸其血，两药均有活血之良能，大黄亦为活血之良药。抵当汤集四味强有力的活血药于一方，总体偏寒，有攻下之能，主治阳明瘀热在里的少腹硬满、脑病如狂，下后病愈。

　　水蛭，古称抵当，为本方主药，故曰抵当汤。其病邪"陈旧的瘀血"由肛门排出，还是由尿道、阴道排出？答案是都有可能，依据其病变之所在而不同。抵当汤可用于治疗瘀热性脑病重症，治疗干血痨由于瘀热者有效。

　　《经方实验录》记录曹颖甫治验："余尝诊一周姓少女，住小南门，年约十八九，经事三月未行，面色萎黄，少腹微胀，证似干血劳初起。因嘱其吞服大黄䗪虫丸，每服三钱，日三次，尽月可愈。自是之后，遂不复来，意其瘥矣。越三月，忽一中年妇人扶一女子来请医。顾视此女，面颊以下几瘦不成人，背驼腹胀，两手自按，呻吟不绝。余怪而问之，病已至此，何不早治？妇泣而告曰：此吾女也，三月之前，曾就诊于先生，先生令服丸药，今腹胀加，四肢日削，背骨突出，经仍不行，故再求诊！余闻而骇然，深悔前药之误。然病已奄奄，尤不能不一尽心力。第察其情状，皮骨仅存，少腹胀硬，重按痛益甚。此瘀积内结，不攻其瘀，病焉能除？又虑其元气已伤，恐不胜攻，思先补之。然补能恋邪，尤为不可。于是决以抵当汤予之。虻虫（一钱），水蛭（一钱），大黄（五钱），桃仁（五十粒）。明日母女复偕来，知女下黑瘀甚多，胀减痛平。惟脉虚甚，不宜再下，乃以生地、黄芪、当归、潞党、川芎、白芍、陈皮、茺蔚子活血行气，导其瘀积。一剂之后，遂不复来。后六年，值于途，已生子，年四五岁矣。"

　　胡希恕先生亦有危重病症医案一则，记录于《中国百年百名中医临床家·胡希恕》，用下瘀血汤而愈，医案记录详细，知瘀血从大便而出。意引如下：杨某，女，30 岁。1949 年前后，因久病卧床不起，家中一贫如洗。邻人怜之，请胡老义诊。望其骨瘦如柴，面色黧黑，扪其腹，少腹硬满而痛，大便 1 周未行，舌紫暗，苔黄褐，脉沉弦。胡老判为干血停聚少腹，治当急下其瘀，与下瘀血汤加麝香：大黄五钱，桃仁三钱，䗪虫二钱，麝香少许。结果因其家境贫寒，麝香只找来一点点，令其用纱布包裹，汤药煎成，把布包在汤中一蘸，仍留下煎再用。服 1 剂，大便泻下黑紫粪便及黑水一大盆，腹痛减，饮食进，继服血府逐瘀汤、桂枝茯苓丸加减，1月后面色变白、变胖，如换一人。两则医案均看似患者体虚，然通过腹证，辨识为瘀血实证，果断应用寒下瘀血之方而获效。

【原文】太阳病身黄，脉沉结，少腹硬，小便不利者，为无血也。小便自利，其人如狂者，血证谛也，抵当汤主之。（125）

【提要】本条论述瘀热实证（阳明病）发黄的抵当汤证及与水热互结发黄的鉴别。

【解析】发病之始是太阳表证，身黄多因汗出不畅、小便不利的水热互结所致。"脉得诸沉，当责有水"，结合患者身黄，此处脉沉当指内有停饮；结者，里有热结；水热互结于少腹则"少腹硬，小便不利"。据此判定患者非瘀热发黄，乃临证最常见的水热互结发黄，适症选用茵陈蒿汤或茵陈五苓散治疗。如果小便自利，少腹硬，则为瘀热互结，此时再出现瘀热性脑病的如狂，则可确断身黄、脉沉结亦为瘀热所致，用抵当汤治疗。

【原文】伤寒有热，少腹满，应小便不利，今反利者，为有血也，当下之，不可余药，宜抵当丸。（126）

【提要】本条论述瘀热实证（阳明病）发热的抵当丸证及其与停饮发热的鉴别。

【解析】小便不利，少腹满，发热，表不解，多见于外邪内饮证，可适证选用五苓散。如果发热、少腹满而小便自利，可除外停饮发热，乃瘀血发热，予抵当丸治疗。

抵当丸　水蛭二十个（熬），虻虫二十个（去翅足，熬），桃仁二十五个（去皮尖），大黄三两。

上四味，捣分四丸，以水一升，煮一丸，取七合服之。晬时当下血，若不下者更服。

【解析】抵当丸用水蛭、虻虫、桃仁、大黄，以攻下热结、活血祛瘀退热。病情不急迫，减少诸药用量，用煮丸法服之。"晬时"指一昼夜，服药一天血不下，病不愈，再服一次，以血下病愈为度。

抵当丸与抵当汤，虽有汤丸缓峻之不同，但均用水蛭、虻虫两味虫类祛瘀之药，《经方实验录》关于此二药之用，引蜀渝邹趾痕老医士之言，能发明二药之用，录于下："虻虫、水蛭二物为仲圣书中起沉疴愈大病最有大力之神药。然而自仲景迄今一千七百余年，历年久，圣道失传，而今竟无人能用此药。遂使一切瘀血入于血室之发狂腹硬证，及瘀血入于血室结成坚硬大块之干血痨病，可生而不得生者，不知凡几，曷胜浩叹！何以知无人能用此药，趾痕在四川重庆多年，目睹重庆药铺不办虻蛭。愚遇须用此二物之病，必特派人到四乡农村寻求之。民国十七年，为三小儿再举在北平卧病于德国医院，因自四川来平，见北平药铺皆有二物，知北平之医能用二物，诚堪佩也。及愚用二物时，往往无效。愚乃注意考察，乃知药铺所售之虻虫非牛虻，乃屎虻、尿虻耳；所用之水蛭非钻脚蛭，乃不吮血之长蛭、大蛭耳。推原其故，皆由采办二物之人未闻医生说明二物分别之法，以为无须分别，只要是虻虫、水蛭，便可充数。不知虻虫必用牛虻，屎虻、尿虻无用；水蛭必用钻脚蛭，不钻脚之长蛭、大蛭无用。此二物生于夏秋暑热强烈之时，采二物者当在炎暑肆威时，专人到四乡采之。采牛虻于畜牛家之牛房中，此中吮血之虻飞翔成群，虻声聒耳，虻嘴有吸血之针专嘬牛肤之血，其针刺入牛肤，能令牛不胜痛，跳跃鸣嚎者良。去其翅足，微火烤干，藏于高燥之处，可以久藏不坏。采钻脚蛭于有蛭之水田或水池中，其中水蛭千百成群，蠕动蝎螺，浮沉跳跃于水中。采蛭之人以脚入水中，则未满一寸长之水蛭爬满于脚胫之上，皆钻脚蛭也。从脚胫上抹下，微火烤干，藏于高燥之处，可免腐坏。凡水蛭能爬脚者皆能吮血，若长二三寸之水蛭，皆不爬脚，不吮血，故不得为钻脚蛭也。此物在四川，俗名蚂蟥，因此物两头有嘴，其爬上脚胫时，两头钻入肉中，有似两头有锋之铁钉，故称此钉为蚂蟥绊。在北平，俗名水鳖；在山海关，俗名肉钻子。愚以其名多易淆，故以钻脚蛭一其名，以免与不钻脚之水蛭混淆，乃可见诸实功。俗医不知虻蛭之善恶，竟敢糊涂轻用，见有诊治单上用虻虫二分、水蛭一分者，谬之甚矣。不知此二物不用则已，用则只计个数，不以两钱分厘计也。愚每用牛虻二十个，用钻脚蛭亦必二十个；用牛虻三十个，用钻脚蛭亦必三十个。其个数必相等，不得参差也。所以必用相等之个数者，因要用此二物合力以攻一个坚硬之瘀块。……使破为细碎砂粒。若夫用二十个或用三十个者，则视其瘀块之大小坚柔而决定也。若夫用其大毒以成功，而又能避其猛峻而无害者，则在乎良医辨证精明，临险不惑，见可而进，知难而退，进退适宜之运筹也。良医善用，故能起沉疴，愈大病；粗工无学无识，冒昧从事，不惟无益，而反害之，于是相戒以不可用，久而不用，用法失传，辨别采药之法亦失传，遂使起死回生有大力之神药，搁于无用之地，讵非大可惜哉！今余作《圣方治验录》二卷将脱稿，第一卷追录愚在重庆治愈之病，载有用虻蛭治愈刘玉成妇干血痨瘵之奇验；第二卷记录愚在北平用虻蛭治愈岳项氏腹癥腿寒二十年不受孕，今忽受孕之奇验。"

以上3条合第106条，共计4条，均是论述瘀血病症，以少腹部为病位，症状则有如狂、发狂的脑病，或少腹急结、硬满伴发热，或少腹急结、硬满伴发黄等。临证除了自觉症状，更应重视腹诊、腹证，同时桃核承气汤与抵当汤对比，鉴别太阳阳明合病表里缓急的不同治法，又少腹急结、硬满，应鉴别瘀血与停饮，此皆临证精要。

**【原文】**太阳病，小便利者，以饮水多，必心下悸；小便少者，必苦里急也。（127）

**【提要】**本条为中篇最后一条，论述外邪里饮（太阳与太阴合病）的不同病症。

**【解析】**太阳病，如果小便利、饮水多，水停于胃中，水气上冲则心下悸，为苓桂术甘汤、茯苓甘草汤类方证；如果饮水多、小便不利，则少腹满胀，苦于不得小便谓之"苦里急"，多为五苓散证。两种情况均为外邪里饮，但饮停部位不同，用方亦不同，此仲景书辨方证之精细处。

小便不利，水停膀胱，多见小腹满胀，瘀血亦多见此类症状及腹证，故本条又承前3条（以小便利、少腹满辨为瘀血类病症），以论述蓄水证有病位的不同。前后结合，知仲景从正反两方面论述小便之利与不利，为辨存在少腹满的情况下的蓄血与蓄水之要证，同时辨识蓄水有在膀胱与在胃的区别，示人小便利时如有少腹满，亦不能完全除外蓄水证。

## 小结

第76~81条论述表证传里，发为阳明里热证，热而不实的栀子类方证。第82条论述表证发汗不解，陷入阴证，且病传于里，发为少阴太阴合病的真武汤证。表证为临证最常见病症，发汗法为治疗表证的大法，然亦有不可发汗者。第83~89条论述不可发汗的情况，第90~95条论述表里合病先后之治，第96~107条围绕半表半里阳证少阳病展开相关论述，第108、109条论述太阳阳明合病刺期门治疗。

用发汗法治疗表证，欲发汗则需温药，物理疗法则需增加皮肤温度、促进血液循环，后方可汗出表解，故古时取汗除服药外，外治的灸、温针、火攻等均是常用方法，但应用不当，临证变证丛生。第110~119条论述各种外治"火法"取汗的危害。

表证是机体聚集正气，向上向外，欲通过发汗的机转解除疾病的状态，顺应人体，应用汗法，治疗表证，正气向上之时，亦可出现恶心、呕吐等症状，顺势应用吐法，亦可得汗出而表解，然吐法会伤及胃气，故第120、121、123条论述应用吐法不当出现的病症及治法，第122条对比吐法，言汗法亦可伤人胃气。

阳明里热证，热可致瘀，初病热重瘀轻，下热则病可愈，久病热瘀均重，则需下其瘀血及里热，病方可解。第124~126条论述阳明病瘀热证治，由于瘀血与水饮，均可积于下腹部（少腹、小腹）部位，故论述瘀血时，多根据小便利否，对瘀血、水饮进行鉴别。第127条论述水饮停饮体内，偏上则心悸、偏下则小便不利。此第76~127条之大要。

# 辨太阳病脉证并治下

【原文】问曰：病有结胸，有脏结，其状何如？答曰：按之痛，寸脉浮，关脉沉，名曰结胸也。（128）

【提要】本条论述结胸，同时提示其与脏结的鉴别。

【解析】本条上承第 127 条水饮停聚胃脘，同时引出下文（至第 167 条）以胃脘部症状为核心的诸病证的诊断、鉴别及治疗。

问曰：病有结胸、有脏结，具体症状如何？回答：按之痛。结合后文学习，知其部位以心下为中心。寸口脉诊法应病位：寸、关、尺三部，分别应人体上、中、下三焦，寸脉应胸中，关脉应大腹（即膈以下至脐上），尺脉应脐下小腹、少腹部位，脉以中正平和、不浮不沉为常。结胸病在中焦及以下，胸中无病，曰寸脉浮乃较之关脉而言，实则仍是正常脉。"脉得诸沉，当责有水"，又沉主里，关脉候心下胃脘病证。故以寸脉浮、关脉沉言病机，按之痛（膈以下至肚脐上）言症状，诊断结胸。

【原文】何谓脏结？答曰：如结胸状，饮食如故，时时下利，寸脉浮，关脉小细沉紧，名曰脏结。舌上白胎滑者，难治。（129）

【提要】本条承上条论述脏结的症状，有与结胸相似之处，但病性为里虚寒证（太阴病），不可攻下。

【解析】因为结胸与脏结有相似之处，故第 128 条同时提出以示鉴别。第 128 条已经论述结胸，本条继续论述脏结，并对两者进行鉴别。

"如结胸状"，谓病位相同，按之痛；胃的功能正常则"饮食如故"；下虚寒则"时时下利"。"寸脉浮"，理同结胸；关脉"沉"应中焦胃脘部病，"小""细"均是不及之脉，"紧"主寒、饮、痛，提示胃气虚寒有停饮。胃虚寒饮停，下利不止，如现白滑苔，则病重难治。

后世将脾胃功能分论，认为胃主受纳，脾主运化，以此解之，则脏结病在脾而不在胃，胃无病，故能食，脾不能运化水谷则下利。

关于以上两条，陆渊雷认为不是仲景遗论的内容，言之有据，曰："此条意欲辨结胸、脏结之异，然非仲景文字。何以知之？凡《伤寒》《金匮》中，设为问答，及称师曰者，皆辞旨浅薄，与全书不类，一也。王叔和最相信脉法，故名其书曰《脉经》，仲景则详于证而略于脉，此条言脉独详，二也。结胸之病，苦楚殊甚，而轻轻以'按之痛'三字了之，试问胸部按之痛者，果皆为结胸矣乎？三也。若夫脏结，乃是死证，百七十四条有明文，与结胸无相似处，今与结胸相提并论，辨其异同，且曰如结胸状，四也。假令脏结果如结胸状，亦当苦楚不能食，而曰饮食如故，五也。以是五者，知非仲景之言矣。"

【原文】脏结无阳证，不往来寒热，一云，寒而不热。其人反静，舌上胎滑者，不可攻也。（130）

【提要】本条论述脏结为里阴寒证（太阴病），不可攻下。

【解析】脏结见关脉小细沉紧，为里证、阴证，病无热恶寒者发于阴，故不会出现往来寒热。"其人反静"，为虚寒无神之貌，与干姜附子汤证之夜而安静同，均是虚寒重症。如舌苔滑，提示里有停饮，病本是虚寒证，加之内有停饮，不可攻下。

【原文】病发于阳，而反下之，热入因作结胸；病发于阴，而反下之，一作汗出。因作痞也。所以成结胸者，以下之太早故也。结胸者，项亦强，如柔痉状，下之则和，宜大陷胸丸。（131）

【提要】本条论述结胸（水热互结的阳明病）与痞（寒湿在内的太阴病）的成因，以及治疗结胸的大陷胸丸证。

【解析】"病有发热恶寒者，发于阳也"，阳主表、主热，"病发于阳"为病发于太阳，应用温药以发汗的方法治疗。如用攻下之法，为误治，表不得解，热不得祛，热入与里饮结于胃脘，发为结胸。"无热恶寒者，发于阴也"，阴主里、主寒，"病发于阴"为病发于太阴，应用温里之法治之。如误用下法，胃虚内无所结，发为痞证。第273条"太阴之为病，腹满而吐，食不下，自利益甚，时腹自痛。若下之，必胸下结硬"论述"病发于阴，而反下之，因作痞"的具体表现。

临证表不解，不能用下法，病发于阳，发热恶寒的表证仍在，而用下法，故曰"所以成结胸者，以下之太早故也"。章太炎先生言："吾昔在浙中，见某署携有更夫，其人直隶人也，偶患中风，遽饮皮硝半碗，即大下成结胸，有扬州医，以大陷胸下之，病即良已，此绝无可疑者。"

结胸为水热互结于胃脘、心下，按之痛的里热实证，虽亦可见项强，但无恶寒。表证已解，用大陷胸丸下之，在里之水饮热邪得去，则项强亦解，故曰

"和"。"和"为病愈，大陷胸丸为攻下里热停饮之峻剂，不是和解之剂。

**大陷胸丸** 大黄半斤，葶苈子半升（熬），芒硝半升，杏仁半升（去皮尖，熬黑）。

上四味，捣筛二味，纳杏仁、芒硝，合研如脂，和散，取如弹丸一枚，别捣甘遂末一钱匕，白蜜二合，水二升，煮取一升，温顿服之，一宿乃下，如不下，更服，取下为效。禁如药法。

【解析】甘遂苦寒，主治留饮宿食，破癥坚积聚，利水谷道，服后通利二便，使得热饮从二便而下，为方中主药；大黄苦寒，去留饮、通利水谷道，使得热饮从二便而下，但以大便为主；葶苈子辛苦寒，破坚逐邪，通利水道；芒硝苦寒，涤去蓄结饮食；杏仁祛心下停饮。诸药均为祛邪之峻猛药，以白蜜与水同煎，取蜜之甘缓以益胃、护胃，其理同十枣汤用大枣。

甘遂药峻，服后多见呕吐，临床应用时应重视煎服法，如本方之散剂入汤，以及与蜜、水同煎，又如十枣汤用大枣煎汤送服散剂。

"顿服""一宿乃下"，提示服药在晚上，如不下，更服，则次日白天再服一次，得二便通利为效。此与十枣汤"平旦服，若下少，病不除者，明日更服，加半钱"不同，皆经方细微之处。大陷胸丸治疗阳明里热与水互结的结胸证。

陆渊雷认为："葶苈、杏仁、甘遂，皆为逐水药，而甘遂最峻，其力遍于全身，葶苈较缓，其力限于胸部。浮肿清涕，咳逆喘鸣者，用葶苈之证也。杏仁之效用，略如葶苈，而性则尤缓。胸膜囊中浆液多者，不但硬痛，且压迫心脏，易其位置，故本方合三味以逐水；佐之以硝黄者，引使水毒从大肠排泄；佐之以白蜜者，所以助药毒也。"

陆渊雷所论甚合临证实际。笔者曾治疗一位 31 岁的男性住院患者，心脏瓣膜置换术后，脑梗死、昏迷，四肢瘫痪，气管插管辅助通气，胃管进食，病程 2 年余，并发感染性休克，双肺炎症，应用多巴胺维持血压。在抗感染治疗的基础上，于 2024 年 11 月 23 日出现喉中痰鸣，双肺大量痰鸣音，予甘遂、大戟、芫花各 1g，十枣煎汤送服，服后呕吐少量胃内容物，痰鸣消失。于 2024 年 11 月 25 日出现大量胸腔积液，左肺呼吸音消失，胸部 CT 检查示左肺约 4/5、右肺约 1/3 均是胸腔积液，气管镜检查排除误吸及肺不张，由于病情危重不能耐受穿刺治疗，予甘遂、大戟、芫花各 1g，十枣煎汤，经胃管送服 1 次，另予葶苈大枣泻肺汤与四逆汤合方加大剂量半夏经胃管注入以利尿强心、回阳升压。服用十枣汤后排稀便 2 次，量较大。11 月 27 日听诊，左肺可闻及呼吸音。11 月 29 日复查胸部 CT，示胸腔积液吸收 90% 以上。

【原文】结胸证，其脉浮大者，不可下，下之则死。（132）

【提要】本条论述小结胸病（里热不实的阳明病），不可攻下。

【解析】此条结胸，实为后文小结胸病。大结胸病为水热互结，因热结而脉不得浮，第128条言"关脉沉"是也，用大陷胸丸下里热水结。脉浮大，则提示里热无结，只可清其热，后第138条小结胸病即是——小结胸病，正在心下，按之则痛，脉浮滑者，小陷胸汤主之。因无结实，故不可下，"下之则死"是谓病进、加重。

陆渊雷谓："浮大之脉有二：按之有神者，为热在表，若用大陷胸，恐表热乘虚入里，相结更甚，故不可下，山田氏以为可与小陷胸汤，余谓解表药兼用小陷胸可也；浮大无力者为虚甚，此云下之则死，殆指虚证，方钱程诸家以为虚脉，盖有见也。"明如陆氏，解经之文，舍结胸前提而解脉浮大，此亦智者之失也。

【原文】结胸证悉具，烦躁者亦死。（133）

【提要】本条论述结胸死证。

【解析】结胸为水热互结，以局部症状为主，病情本就危重，然结而不散。如波及脑神则烦躁，是病进、病情加重，故曰死。

【原文】太阳病，脉浮而动数，浮则为风，数则为热，动则为痛，数则为虚，头痛发热，微盗汗出，而反恶寒者，表未解也。医反下之，动数变迟，膈内拒痛。一云头痛即眩。胃中空虚。客气动膈，短气躁烦，心中懊憹，阳气内陷，心下因硬，则为结胸，大陷胸汤主之。若不结胸，但头汗出，余处无汗，剂颈而还，小便不利，身必发黄。（134）

【提要】本条论述结胸病成因，结胸病与栀子豉汤证鉴别，水热互结病机下的结胸与发黄鉴别。

【解析】整体读，本条应分两节：第一节是对前"病发于阳，而反下之，热入因作结胸""所以成结胸者，以下之太早故也"的具体解析，又含结胸与栀子豉汤证的鉴别。第二节论述病发于阳（太阳病）而见发热、恶寒、头痛，医用下法，导致热入与水互结，形成结胸。同时提示热入于里，如小便不利、汗出少，水不得去，则湿热内蕴，身体发黄，发为黄疸。

脉以言理，脉以应证，太阳病是表证，脉应浮，"浮则为风"暗含脉浮中带缓之意，是太阳病中的中风脉；"数则为热"指发热、体温升高言；"数则为虚"指津液不足，汗出言。总体为发热、汗出的中风病，应与发热、恶寒、无汗的表实证伤寒相鉴别，"动则为痛"应头痛，"微盗汗出"，盗汗多为里热，里热不应恶寒，故曰"而反恶寒"，恶寒则提示表未解，至此，为太阳阳明合病。

表未解，即使有里热，临证为太阳阳明合病，亦不可下。下之即如第131条所言"所以成结胸者，以下之太早故也"。医用下法，前言"动则为痛""数则为热"，"动数变迟"乃热与痛传内结滞之意，发为后文所言"阳气（指津液，此处亦有含热之意）内陷，心下因硬""膈内拒痛"的结胸。下法，导致一过性胃中空虚，人体正气奋起反抗，由下而上，表现为短气、躁烦、心中懊恼。其证类似栀子豉汤证，然栀子豉汤内无所结，心下按之濡，结胸则不同，结胸为热与水结于心下，心下硬满，疼痛拒按，用大陷胸汤治疗。

若热入于内，不与水结，而影响水液代谢，使得外不能畅快汗出以去热（但头汗出，余处无汗，剂颈而还），内不得正常小便以去水（小便不利），则形成水与热、湿与热交蒸的身体发黄。《金匮要略》中记载："黄家所得，从湿得之。""诸病黄家，但利其小便"，后世对黄疸多从湿热论治，湿重为阴黄，热重为阳黄，此其理论之根源也。

**大陷胸汤**　大黄六两（去皮），芒硝一升，甘遂一钱匕。

上三味，以水六升，先煮大黄取二升，去滓，纳芒硝，煮一两沸，纳甘遂末，温服一升，得快利，止后服。

【解析】大黄、芒硝、甘遂之功效见大陷胸丸解析。李宇航教授等对"一钱匕"散剂的实测结果显示，在大陷胸汤、大陷胸丸中一钱匕甘遂末实测为1.59g。甘遂为末，作散剂服，为利水峻剂。大陷胸丸为蜜水同煎，效缓，而本方药仅三味，药专效宏。临证观察发现，服用甘遂末后，多见大便下水，如尿样清稀且急迫，此即文中所言"得快利"。"快利"为由消化道排出水毒，然亦会伤及人体，故下后病解，则止后服。因方中有甘遂，服药后亦有呕吐者，临证遇到此种情况，不必惊慌。大陷胸汤治疗水热互结的大结胸证。


【原文】伤寒六七日，结胸热实，脉沉而紧，心下痛，按之石硬者，大陷胸汤主之。（135）

【提要】本条论述正治结胸病的大陷胸汤证。

【解析】伤寒六七日，为病传里之期，如热入于里，与水互结，则形成水热结实证。脉沉主里，脉紧主痛，不通则痛，病在心下则心下痛，里有结实则按之石硬，用大陷胸汤下水祛热治疗。

本方所治病症，多为急危重症，如《伤寒名医验案精选》载张挚甫医案：何某，男，3 岁，于 1938 年诊于重庆。病发热气急，呕吐颇频，迷睡昏沉，咬牙面青，角弓反张，手足抽搐，胃脘坚硬如石，病情险恶。其父母惊慌万状，手足无措，曾抱孩至医院请求急诊。经检查，诊断为脑膜炎，必须住院医治。因所需费用太巨，一时无法筹措，故服中药。乃书一大陷胸汤：制甘遂 0.9g，大黄 4.5g，芒硝 4.5g（冲）。前后连进 3 剂（最终制甘遂加至 1.5g，大黄、芒硝各加至 6g），服后下粪水及痰涎甚多，抽搐止，呼吸平，病有转机。续与甘寒生津之剂而告愈。

【原文】伤寒十余日，热结在里，复往来寒热者，与大柴胡汤；但结胸，无大热者，此为水结在胸胁也，但头微汗出者，大陷胸汤主之。（136）

【提要】本条论述表证内传过程中的两种不同情况：少阳阳明合病的大柴胡汤证与阳明病水热互结的大陷胸汤证。

【解析】伤寒十余日，疾病由表向半表半里、向里传变，如热结在里，阳明已成，而半表半里证依然存在，表现为往来寒热，此时不能舍半表半里而治，可半表半里与里（即少阳、阳明）同治，用大柴胡汤外和少阳、内清阳明热结。

阳明病发热、恶热、多汗，水热互结于胸胁，热不得外越，故表现为无大热；热结于内，不能迫汗外出，故仅头微汗出。虽言"此为水结在胸胁"，实为水热互结，用大陷胸汤治疗。第 135 条言"结胸热实"用大陷胸汤，本条言"水结在胸胁"用大陷胸汤，后世注家，留于字面，将大陷胸汤分裂为二，曰大陷胸汤在第 135 条治疗热结胸，在第 136 条治疗水结胸，不可从。

【原文】太阳病，重发汗而复下之，不大便五六日，舌上燥而渴，日晡所小有潮热，<sub>一云日晡所发，心胸大烦。</sub>从心下至少腹硬满而痛，不可近者，大陷胸汤主之。（137）

【提要】本条论述大陷胸汤证，其实质是里热实证的阳明病（胃家实）。

【解析】太阳病用发汗法治疗，中病即止。"重发汗"，谓反复发汗，含误治之意；发汗伤人体津液，"而复下之"，谓津液已伤，再用下法，也是药误，结果造成津液损伤的不大便。里有热、津液伤则舌燥、口渴。"日晡所"为下午 3 点到 5 点，多为阳明病发热的时间段。潮热非定时发热，乃言热势重，阳明病为里热证，其热势重，如潮水汹涌澎湃，故曰潮热。此处言"小有潮热"，与第 136 条"无大热"意同，因水热互结在里，热不得外越，表现在外的热则不显。"从心下至少腹硬满而痛，不可近"为热结于里的重症，是腹证，也是自觉症状，用大陷胸汤治疗。本条意在说明大陷胸汤证亦是里热实证，是阳明病的一种证型。

曹颖甫认为："太阳之传阳明也，上湿而下燥。燥热上熏，上膈津液悉化黏痰，承气汤能除下燥，不能去上膈之痰。……上湿而下燥，苟肠中燥火太重，上膈津液化为黏痰，结胸之病根已具，原不待按之石硬，然后定为结胸证，即水结在胸胁，胸中但见痞闷，而不觉痛者，何尝非结胸证也。……大陷胸汤治胸膈有湿痰，肠胃有热结之证。上下双解，辄收奇效。"并记录其治验："沈家湾陈姓孩年十四，独生子也。其母爱逾掌珠，一日忽得病，邀余出诊。脉洪大，大热，口干，自汗，右足不得伸屈。病属阳明，然口虽渴，终日不欲饮水，胸部如塞，按之似痛，不胀不硬，又类悬饮内痛。大便五日未通。上湿下燥，于此可见。且太阳之湿内入胸膈，与阳明内热同病。不攻其湿痰，燥热焉除？于是遂书大陷胸汤与之。制甘遂（一钱五分），大黄（三钱），芒硝（二钱）。返寓后，心殊不安。盖以孩提娇嫩之躯，而予猛烈锐利之剂，倘体不胜任，则咎将谁归？且《伤寒论》中之大陷胸汤证，必心下痞硬，而自痛，其甚者或有从心下至少腹硬满，而痛不可近为定例。今此证并未见痞硬，不过闷极而塞，况又似小儿积滞之证，并非太阳早下失治所致。事后追思，深悔孟浪。至翌日黎明，即亲往询问。据其母曰，服后大便畅通，燥屎与痰涎先后俱下，今已安适矣。其余诸恙，均各霍然。乃复书一清热之方以肃余邪。嗣后余屡用此方治胸膈有湿痰，肠胃有热结之证，上下双解，辄收奇效。语云，'胆欲大而心欲小'，于是益信古人之不予欺也！"

《经方实验录》记录王季寅先生所作《同是泻药》一文，为医生亲身服用大陷胸汤的体会，甚是精彩，可作为鉴别大陷胸汤、承气类方的"内证"，录其文于下："民十八四月某日，狂风大作，余因事外出，当时冒风，腹中暴疼。余夙有腹疼病，每遇发作，一吸阿芙蓉，其疼立止。不料竟不见效，服当归芍药汤加生军一剂，亦不应。时已初更，疼忽加剧，家人劝延针医。余素拒针，未允所请。至午夜，疼如刀绞，转侧床头，号痛欲绝。无何，乃饮自己小便一盅，始稍安。已而复作，状乃如前。黎明家人已延医至矣。遂针中脘，以及各穴，凡七针。行针历五小时，痛始止。据该医云，腹部坚硬如石，针虽止疼一时，而破坚开结，非药不克奏功。因拟顺气消导之方。余不欲服，家人再三怂恿，勉进一剂，病不稍减。翌日，家人仍欲延前医。余坚辞曰：余腹坚硬如石，决非顺气化痰所能奏效，惟大承气或可见功。因自拟生军三钱，枳实二钱，厚朴三钱，芒硝五分。服后时许，下积物甚多，胸腹稍畅。次日，胸腹仍觉满闷硬疼，又进二剂，复下陈积数次。元气顿形不支，因改服六君子汤三剂。后元气稍复，而胸腹满疼，仍自若也。更服大承气二剂，不惟疼痛丝毫未减，腹中满硬如故，而精神衰惫，大有奄奄欲毙之势。因念攻既不任，补又不可，先攻后补，攻补兼施，其效犹复如此。生命至是，盖已绝望矣！谈次，忽忆伤寒小结胸病，正在心下，按之始痛，大结胸则从心下至少腹硬满，不待按，即痛不可近。余之初病，即胸腹坚硬如石，号痛欲绝者，得毋类是？惟大结胸以大陷胸汤为主治，此汤之药仅大黄、芒硝、甘遂三味。硝黄余已频服之矣，其结果既如上述，加少许甘遂，即能却病回生耶？兴念及此，益旁皇无以自主。既思病势至此，不服药即死，服之或可幸免，遂决计一试。方用生军二钱，芒硝五分，甘遂末一分。药既煎成，亲友群相劝阻，余力排众议，一饮而尽。服后，顿觉此药与前大不相同，盖前所服硝黄各剂，下咽即觉药力直达少腹，以硝黄之性下行最速故也。今服此药，硝黄之力竟不下行，盘旋胸腹之间，一若寻病者然。逾时，忽下黑色如棉油者碗许，顿觉胸中豁朗，痛苦大减。四五剂后，饮食倍进，精神焕发。古人所谓用之得当，虽硝黄亦称补剂者，于斯益信。惟此汤与大承气汤，只一二味出入，其主治与效力有天渊之别，经方神妙，竟有令人不可思议者矣！嗣又守服十余剂，病已去十分之九，本可不药而愈。余狃于前服此汤，有利无弊，更服一剂，以竟全功。讵药甫下咽，顿觉心如掀，肺如捣，五脏鼎沸，痛苦不可名状。亟以潞参一两，黄芪五钱，饴糖半茶杯，连服二剂，始安。余深奇同是泻药，初服硝黄，则元气徒伤，继加甘遂，则精神反形壮旺。故详述颠末，而为之记。"

【原文】小结胸病，正在心下，按之则痛，脉浮滑者，小陷胸汤主之。（138）

【提要】本条上承第132条，论述小结胸病小陷胸汤证。

【解析】所言小者，相对大而言，病变部位不及大结胸广，一也；里有热而未成结实，二也；病势不如大结胸重，疼痛轻，三也；组方用药亦不如大陷胸汤峻猛，四也。小结胸病，病变部位在心下，不及少腹，言病势则按之方痛，不似结胸病从心下至少腹硬满而痛，不可近。浮主热，滑主痰湿，结胸病热与水结，脉沉，而小结胸病则痰热在心下，内无所结，故脉浮滑，用小陷胸汤治疗。

关于结胸病，应结合腹诊的方法进行诊断、鉴别及处方，如诊断结胸病的第128条曰"按之痛"、第135条大陷胸汤证曰"心下痛，按之石硬"、第137条曰"从心下至少腹硬满而痛，不可近"及本条的"正在心下，按之则痛"。由此可见，在结胸类病症的诊疗中，应重视腹诊。

陆渊雷之《伤寒论今释》所载内容，颇能启发对条文的理解及本方的应用，今录于下："山田氏云：小结胸与痞，其证极相似矣，按之则痛，不欲近手者，小结胸也。按之则痛，虽痛，其人反觉小安，欲得按者，痞也。……陆渊雷案：小结胸与痞，俱是胃炎，故其证极相似，但小结胸多黏液耳。……汤本氏云：正在心下，按之则痛者，谓以指头轻打胸骨剑突之直下部，其人即诉疼痛。此轻打与疼痛，间不容发，非其他压痛之比，故著'则'字。……陆渊雷案：此方实治胃炎之多黏液者，黄连所以消炎，半夏所以和胃止呕，栝楼实所以涤除黏液。黏液为水饮之一，古书称痰饮水饮，日医称水毒，时医称痰，其实一而已矣。胃多黏液，往往引起脑证状，为痫，为惊风，时医所谓痰迷心窍者也。黄连与栝楼为伍，为胃肠药中峻快之剂，仅亚硝黄，不可不知。《别录》云：'栝楼实，味苦寒无毒，主胸痹。'《药征》云：'栝楼实，主治胸痹也，旁治痰饮。'所谓胸痹者，胸膈痞塞是也。"

**小陷胸汤**　黄连一两，半夏半升（洗），栝楼实大者一枚。

上三味，以水六升，先煮栝楼，取三升，去滓，纳诸药，煮取二升，去滓，分温三服。

【解析】黄连苦寒，善清胃热；半夏辛平，善祛胃内痰饮；栝楼实苦寒，宽胸清热祛痰。三药合用，清热宽胸，祛痰饮，治痰热之结胸、胃脘痛。小陷胸汤多用来治疗痰热内结的胃脘痛。

煎服法"三服"下，《伤寒总病论》《类证活人书》及王氏《证治准绳》，俱有"微解下黄涎即愈"七字，可知本方有下热痰之功。如刘渡舟医案：孙某，女，58岁。胃脘作痛，按之则痛甚，其疼痛之处向外鼓起一包，大如鸡卵，濡软不硬。患者恐为癌变，急到医院行X线钡餐检查，因需排队等候，心急如火，乃请中医治疗。切其脉弦滑有力，舌苔白中带滑。问其饮食、二便，皆为正常。辨为痰热内凝，脉络瘀滞之证。为疏小陷胸汤。瓜蒌30g，黄连9g，半夏10g。此方共服3剂，大便解下许多黄色黏液，胃脘之痛立止，鼓起之包遂消，病愈。

刘渡舟先生认为：①瓜蒌（即栝楼实，本方所用为糖栝楼）在本方中起主要作用，其量宜大，并且先煎。②服本方后，大便泻下黄色黏液，乃是痰涎下出的现象。③本方可用于治疗急性胃炎、渗出性胸膜炎、支气管肺炎等属痰热凝结者。若兼见少阳证胸胁苦满者，可与小柴胡汤合方，效如桴鼓。

本方和瓜蒌薤白半夏汤的组成只差薤白与黄连，薤白性温而祛痰饮，黄连苦寒而祛痰热，故本方亦可治疗胸痹偏于热证者。《医学纲目》载："孙主簿述之母，患胸中痞急，不得喘息，按之则痛，脉数且涩，此胸痹也。因与仲景三物小陷胸汤，一剂而和，二剂而愈。"

【原文】太阳病，二三日，不能卧，但欲起，心下必结，脉微弱者，此本有寒分也。反下之，若利止，必作结胸；未止者，四日复

下之；此作协热利也。（139）

【提要】本条论述外邪内饮证治，误用下法可能导致水热互结的阳明病结胸证，亦可能导致表（热）里（下利）合病的协热利。

【解析】"伤寒表不解，心下有水气"，其人"咳逆，倚息，不得卧"，此本为外邪内饮的小青龙汤证，即本条所言"太阳病，二三日，不能卧，但欲起，心下必结"。表证脉应浮，患者一派阳性症状，脉证相应，脉本应浮大而有力，"脉得诸沉，当责有水"，故此处言"微弱"，乃与浮大的脉相对而言，因内有停饮，则脉不得浮大，非谓虚证。"此本有寒分"，乃是心下有停饮之意，此本为小青龙汤证。表为阳，表证不能下，内有停饮不能下，如下之，不下利则水热互结，发为结胸（病在阳而反下之，热入因作结胸）。

"协热"之"热"指在表的发热，如其下利，表热又不解，发为协热利。"病有发热恶寒者，发于阳也"，此时应细辨下利之寒热，表证之虚实，适症选用桂枝人参汤（表热里寒）、葛根黄芩黄连汤（表里俱热）、桂枝汤（表虚证）、葛根汤（表实证）等方治疗。

【原文】太阳病，下之，其脉促，一作纵。不结胸者，此为欲解也。脉浮者，必结胸。脉紧者，必咽痛。脉弦者，必两胁拘急。脉细数者，头痛未止。脉沉紧者，必欲呕。脉沉滑者，协热利。脉浮滑者，必下血。（140）

【提要】本条以脉定证，论述脉证，同时鉴别促脉表未解与结胸。

【解析】寸浮、关以下沉谓之促脉，第22条曰"太阳病，下之后，脉促，胸满者，桂枝去芍药汤主之"，第128条曰"按之痛，寸脉浮，关脉沉，名曰结胸"，促脉既可见于太阳病，也可见于结胸，故需加以鉴别。结胸病证在心下，按之痛为实证。太阳病，脉促则可见胸闷，病不在胸中，按之不痛为虚证，此与结胸的病位、病性不同。"此为欲解"，乃指病未入里成结胸，仍有从表解之机，适症选用桂枝汤、桂枝去芍药汤等治之。

"脉浮者，必结胸"，指小陷胸汤证言，即第138条"小结胸病，正在心下，按之则痛，脉浮滑"。下后表不解，脉紧，提示邪盛，热不得出，故见咽痛，可适症选用麻黄汤类方发汗解表、泄热止痛；下后气血亏虚，脉弦，邪入半表半里，则两胁拘急，可适症选用四逆散、小柴胡汤等和解半表半里；下后表不解，仍头痛，津伤而热不去则脉细数，可适症选用桂枝汤、桂枝新加汤等健胃气增津液，解肌解表；下后病入于里则脉沉，内有停饮则脉紧，胃虚饮停上逆则欲呕，小半夏汤、小半夏加茯苓汤等可适症选用。下之表不解，热不除，而气血旺盛，热迫肠道则下利，故曰协热利（表热与里热下利同时存在，曰协热利），葛根黄芩黄连汤可适症选用。如无表证，只有里热，白头翁汤可适症选用；如表解里有热结，小承气汤、大承气汤等可适症选用。浮主热，滑主气血旺盛，表不得汗，热不能从表解，热入于里迫于下，血溢脉外则下血。如以表不解为主，用麻黄汤、葛根汤等发汗解热则血可止。个人结合对仲景书的学习，补以上方证，可作为临证参考，具体论治，还需观其脉证、随证治之。

　　本段以脉定证，一脉定一证，不似仲景文法，与《伤寒论》全文对比学习，可知其非仲景之文，或叔和次入之文，陆渊雷认为："此条理论不可通，事实无所验，徒乱人意耳。"并引山田氏云："此条亦叔和所掺，凡由脉以推证，非仲景氏之法也。"

　　【原文】病在阳，应以汗解之，反以冷水潠之，若灌之，其热被劫不得去，弥更益烦，肉上粟起，意欲饮水，反不渴者，服文蛤散。若不瘥者，与五苓散。寒实结胸，无热证者，与三物小陷胸汤，白散亦可服。一云与三物小白散。（141）

　　【提要】本条论述表证误治，成表里合病（太阳阳明合病）而口渴的文蛤散证或五苓散证，又单独论述了寒实结胸的三物小白散证。

　　【解析】据文意本条应分三节：第一节为太阳阳明合病的文蛤散证。即"病在阳，应以汗解之，反以冷水潠之，若灌之，其热被劫不得去，弥更益烦，肉上粟起，意欲饮水，反不渴者，服文蛤散"；第二节为太阳与阳明合病的五苓散证，即"若不瘥者，与五苓散"；第三节为寒实结胸，即"寒实结胸，无热证者，与三物小陷胸汤，白散亦可服"。

　　第一节：表为阳，病在表曰"病在阳"，表证应顺势发汗。潠，含水喷也；灌，溉也；劫即迫胁之意，以威力恐人，谓之迫胁。如以冷水潠面、灌身，则皮肤受凉，毛孔收缩紧闭不开，热不得从汗出。热扰脑神则烦，周围神经调控异常，则皮肤上发皮疹，今日之荨麻疹是其中一种。由于里有热，故意欲饮水，但以表证为主，里热不重，故反不渴，此时应解表发汗兼清热止渴，用文蛤散。

　　胡希恕先生始终钻研仲景书，结合全面学习《伤寒论》《金匮要略》及临证体悟，认为文蛤散应为《金匮要略》文蛤汤，可从。柯韵伯亦持此说，曰："文蛤一味为散，以沸汤和方寸匕，服满五合，此等轻剂，恐难散湿热之重邪，弥更益烦者。《金匮要略》云：'渴欲得水而贪饮者，文蛤汤主之，兼治微风脉紧头痛。'审证用方，则移彼方而补入于此而可也。其方麻黄汤去桂枝，加文蛤、石膏、姜枣，此亦大青龙之变局也。"

陆渊雷在《伤寒论今释》中言："冷水潠灌之法，古人以治热郁不得外越之证，乃利用体工之反射力，使郁热达表而汗解也。《千金》《外台》之治石发，华元化之治寒热注，皆用此法。若太阳病，则其热本在肌表，非郁不外越之比，此法乃不适用。由是推之，高热之证，可否用冰，正须考虑。"

第二节：太阳阳明合病，服用文蛤汤、病不愈，表不解、里热重、内有停饮，见口渴、饮水不解，与五苓散。

第三节：表证入里，发为寒实结胸。第 128 条曰"按之痛，寸脉浮，关脉沉，名曰结胸"，第 131 条曰"病发于阳，而反下之，热入因作结胸"，前所论结胸是热与水结的大陷胸汤证或痰热互结的小陷胸汤证，此处另出寒实结胸。至于治疗，其后文意错杂，小陷胸汤与三物小白散寒热迥异，不可混用。既言无热证，则不可用黄连、瓜蒌，依据文意应是用三物小白散。热实结胸为阳明病，用大陷胸汤下热实；寒实结胸为太阴病，用性温之三物小白散吐下治疗。

本条之"寒实结胸，无热证者，与三物小陷胸汤，白散亦可服"，在《千金翼方》中为独立的一条，曰"寒实结胸，无热证者，与三物小白散"，与《金匮玉函经》同，可从。

**文蛤散** 文蛤五两。

上一味为散，以沸汤和一方寸匕服，汤用五合。

【解析】经胡希恕先生考证此处应是用文蛤汤。附文蛤汤如下。

**文蛤汤** 文蛤五两，麻黄、甘草、生姜各三两，石膏五两，杏仁五十枚，大枣十二枚。

上七味，以水六升，煮取二升。温服一升，汗出即愈。

【解析】本方同大青龙汤，均治疗太阳阳明合病，外寒里热。本方证见里热口渴，故去桂枝，加文蛤止渴，其余解表作用与大青龙汤同。然无汗之表证不如大青龙汤重，故诸药皆小其量，但总体还是以发汗解表为主，故方后云"温服一升，汗出即愈"。

**五苓散** 猪苓十八铢（去黑皮），白术十八铢，泽泻一两六铢，茯苓十八铢，桂枝半两（去皮）。

上五味为散，更于臼中治之。白饮和方寸匕服之，日三服，多饮暖水汗出愈。

【解析】表不解，里有停饮化热，则恶寒、饮水多，为表里合病兼有停饮，用五苓散方解表利饮，从方后注"多饮暖水汗出愈"可知，五苓散在此处，以发汗解表为主。

**三物小白散**　桔梗三分，巴豆一分（去皮心，熬黑，研如脂），贝母三分。

上三味为散，纳巴豆，更于白中杵之，以白饮和服，强人半钱匕，羸者减之。病在膈上必吐，在膈下必利，不利进热粥一杯，利过不止，进冷粥一杯。身热皮粟不解，欲引衣自覆，若以水潠之、洗之，益令热却不得出，当汗而不汗则烦，假令汗出已，腹中痛，与芍药三两如上法。

【解析】巴豆"辛温，破癥瘕，结聚坚积，留饮痰癖……开通闭塞，利水谷道"，为峻药，小剂量亦有大功效。三物小白散以巴豆为主药，祛寒痰凝结，桔梗、贝母均有祛痰之功，与巴豆合，以白饮服之。依据病之偏上、偏下，服用后可有吐、泻两种不同排邪途径。若不利，进热粥一杯，以热助温药之力；若利过不止，进冷粥一杯，以冷解热药之毒。此为巴豆类方特有的拮抗关系。巴豆泻下之力甚猛，笔者在北京中医药大学读书期间，有班级在教室上课识别中药，一同学将生巴豆放入桌子抽屉内，等到笔者到该教室上课时发现此"豆"，看其形似松子，当时不识巴豆，用口嚼开，附近同学告知为巴豆，立即吐出。约半小时后，腹泻数十次，当时不知服用冷水止巴豆之下利，徒受泻下之苦。

本方所治，多为急危重症，陆渊雷云："桔梗排脓，贝母除痰解结，二者皆治胸咽上焦之药；巴豆吐下最迅烈，合三味以治胸咽闭塞之实证也。……白散所治，即近世所谓急喉痹，乃白喉及小儿急性喉炎之类，不必无热，亦不必大便不通。其证喘鸣气促，肢冷汗出，窒息欲死，故曰寒实，曰无热证欤。此其所结，上迫咽喉，与大陷胸证绝异，是知结胸之名，所包亦广，凡胸部以上闭塞疼痛者皆是。"并引《橘窗书影》治验："野村之子，一夜，咽喉闭塞，不得息，手足微冷，自汗出，烦闷甚，走急使迎余。余诊之曰：急喉痹也，不可忽视。制桔梗白散，以白汤灌入，须臾，发吐泻，气息方安，因与桔梗汤而痊愈。世医不知此证，缓治而急毙者，见数人焉，故记之以为后鉴。"

"身热皮粟不解，欲引衣自覆，若以水潠之、洗之，益令热却不得出，当汗而不汗则烦，假令汗出已，腹中痛，与芍药三两，如上法"，为文蛤汤的病机及服用文蛤汤后的证治，错出于此。表证恶寒，则欲覆盖衣被，如误用凉水喷脸、洗身，表热不得汗出而解，令人发烦，此与大青龙汤"不汗出而烦躁"病机同。如服用文蛤汤后汗出表解，腹中痛，则可加芍药缓急通络止痛。

【原文】太阳与少阳并病，头项强痛，或眩冒，时如结胸，心下痞硬者，当刺大椎第一间、肺俞、肝俞，慎不可发汗；发汗则谵语，脉弦。五日谵语不止，当刺期门。（142）

【提要】本条论述并病（太阳少阳并病及少阳阳明并病）的刺法治疗。

【解析】本条可分两节：第一节至"慎不可发汗"，言太阳与少阳并病不可发汗；第二节从"发汗则谵语"始，言误用发汗后，表解，病传于里，发为少阳阳明并病。无论太阳少阳并病或少阳阳明并病，均涉及半表半里，不可单纯发汗、吐下，可用刺法治疗。

阳证依据病位在表、在半表半里、在里之不同，治疗用汗法、和法、吐下法，分别名之为太阳病、少阳病、阳明病。不同病位之间同时发病称为合病。如病由表开始，在传变过程中，表证未罢而半表半里证、里证又出现，称为并病。

本条论述太阳少阳并病，"头项强痛"为太阳病，"眩冒，时如结胸，心下痞硬"为少阳病，可用针刺大椎第一间、肺俞、肝俞等穴位治疗，大椎解表，肺俞、肝俞和解表里。病已至少阳，则不可单独应用发汗法治疗表证，必须以治疗半表半里的少阳证为核心，柴胡桂枝汤是其一例。如在表为无汗的实证，可用葛根汤与小柴胡汤合方治疗。

如误用发汗，病传于里，发为阳明病，瘀热上扰脑神则谵语，脉弦为半表半里证仍在，此时成少阳阳明合病，可用刺期门穴的方法治疗。

临床适症用方，第一节之太阳少阳并病，"头项强痛，或眩冒，时如结胸，心下痞硬者"，可用柴胡桂枝汤或柴胡葛根汤；第二节之少阳阳明并病，"发汗则谵语，脉弦，五日谵语不止者"，可适症选用柴胡加芒硝汤、大柴胡汤。

## 小结

第 128~142 条论述结胸病证治及其鉴别诊断、治疗，论述了结胸与脏结的鉴别诊断，其中重点论述了结胸病（水热互结）的大陷胸汤、大陷胸丸证治，同时提出了小结胸病（痰热互结）的小陷胸汤证治，对寒实结胸，亦提出了三物小白散的治疗方法。

【原文】妇人中风，发热恶寒，经水适来，得之七八日，热除而脉迟身凉。胸胁下满，如结胸状，谵语者，此为热入血室也，当刺期门，随其实而取之。（143）

【提要】本条论述病由表传半表半里及里，成少阳阳明合病的热入血室，用刺法治疗。

【解析】男女之不同者，月经、胎产、乳也。若在开始行经时，患表证中风，发热恶寒。经行七八日，表证随经血而解，谓之"热除而脉迟身凉"。病传半表半里，正邪交争于胁下则"胸胁下满，如结胸状"。热入于里，瘀热上扰脑神则谵语。此为少阳阳明合病，与月经相关，曰"此为热入血室"。治疗当刺期门，随其实而取之。

"血室"与前文之"膀胱""少腹"同，均是指脐以下的病位，此病位易发瘀血病证。少阳阳明合病发为热入血室证，治疗应和解少阳、清阳明里热，依据本条症状，大柴胡汤可适症选用。如伴有经血终止，少腹硬满疼痛，可适症合用桂枝茯苓丸、桃核承气汤等祛瘀之方。

意引胡希恕先生治疗热入血室之医案：1940年夏，友人徐某一日来告，谓其爱人病在垂危，在家看护十数日，已备后事，并邀往一诊。当时患者言行如狂，身热汗出，脉弦数急，烦无暂安时。据徐某言，本病初似重感冒，一度经来而突然中止，症状转剧，脉证合参知此为少阳阳明合病兼夹瘀血，发为热入血室之证，当与大柴胡汤与桃核承气汤合方加生石膏，与之服后，遂愈。

【原文】妇人中风，七八日续得寒热，发作有时，经水适断者，此为热入血室，其血必结，故使如疟状，发作有时，小柴胡汤主之。（144）

【提要】本条论述表证传半表半里，发为少阳病的热入血室，用小柴胡汤治疗。

【解析】妇人患太阳病中风证，本为发热、汗出、恶风寒，至七八日，疾病由表传至半表半里，发为往来寒热的少阳病。"发作有时"为病在半表半里邪正交争的发病特点，时而发作、时而停歇，因此时月经中断，判断病与月经相关，称为热入血室，又因正常月经中断，故判断其血必结。"疟"有两个特性：一是往来寒热，二是定时发作。此"如疟状"当指往来寒热言，因往来寒热才是半表半里证的特点；"故使如疟状，发作有时"的"发作有时"当指定时发热，与前"续得寒热，发作有时"的"发作有时"（时发时止之意）所指不同。往来寒热为半表半里证少阳病小柴胡汤证，故予小柴胡汤治疗。

后世用小柴胡汤加生地治疗热入血室证，可作为参考。注意：本条应用小柴胡汤的抓手在于往来寒热，不在于定时发热。

小柴胡汤　柴胡半斤，黄芩三两，人参三两，半夏半升（洗），甘草三两，生姜三两（切），大枣十二枚（擘）。

上七味，以水一斗二升，煮取六升，去滓，再煎取三升，温服一升，日三服。

【解析】往来寒热为半表半里阳证的典型热型，妇人经期发热，经水因此而断，表现为半表半里阳证少阳病，与小柴胡汤病机相符，但见"如疟状"的往来寒热一症便是，用小柴胡汤。

【原文】妇人伤寒，发热，经水适来，昼日明了，暮则谵语，如见鬼状者，此为热入血室，无犯胃气，及上二焦，必自愈。（145）

【提要】本条论述表证传里而表证不罢，发为太阳阳明合病的热入血室，不能以半表半里证治疗。

【解析】妇人在行经初出现发热、恶寒、无汗的太阳表证伤寒证，白日精神正常，至夜间则出现瘀热上扰脑神的表现，胡言乱语，如同遇见鬼一样。因发病与月经相关，称为热入血室，其实为太阳阳明合病。第230条论述小柴胡汤证时云"阳明病，胁下硬满，不大便而呕，舌上白胎者，可与小柴胡汤，上焦得通，津液得下，胃气因和，身濈然汗出而解"，提示少阳阳明合病用小柴胡汤可通上焦、和中焦使胃气得复。本条为太阳阳明合病，无关少阳，故曰"无犯胃气及上二焦"即不可从半表半里的少阳论治，不可用小柴胡汤。"必自愈"三字应灵活看待，理想的状态是随着月经的通畅，而病随经解（与第106条太阳阳明合病的"血自下，下者愈"机制同）。临证实践当适症选方治疗，结合第106条原则分析，太阳阳明合病当用桂枝汤先治太阳，后用桃核承气汤治热入血室的阳明；结合第125条分析，太阳阳明合病，急则治里，用抵当汤治阳明里热瘀结。

关于判断热入血室证是在月经初来时发病，还是在月经结束后发病，以及判断血是否结，不可执一，当以具体症状辨识，诚如陆渊雷所言："病变万状，非常理所能绳，虽适断适来，俱为热入血室，而血之结否，仍当视其证候，但从适来适断上悬揣，犹执一而无权也。……伤寒适值经水而热入血室者，因子宫适营特殊之生理，与平时不同故也，此亦邪之所凑，其气必虚之理。……尝遇妇人伤寒，起病仅二日，热不甚高，脉不甚数，舌色腹候俱无异征，而谵语不知人，因问其家人，是否适当行经。揭被视之，床席殷红矣。与小柴胡，一啜即愈。"

针对热入血室，临证还需综合辨证分析，辨病位、病性、辨方证。笔者曾治疗一位热入血室的患者，发病即是三阳合病，以小柴胡汤、桂枝甘草汤合方加生石膏治愈，详述如下：王某，女，29岁，就诊日期：2020年6月30日。主诉：月经推迟6天，夜间乏力、心慌、心烦3天。现病史：患者诉来诊前连续3晚无明显诱因出现乏力、心慌、心烦、胸闷、气喘，症状进行性加重，进而见头晕、恶心，烦热不适。第1晚上述症状持续较短时间，全身出冷汗，汗后上述不适症状改善；第2、3晚出现上述症状，因不得汗出，症状进行性加重，自行盖被捂汗，但盖被后又觉身体烦热，被迫下地活动后症状部分缓解，心烦不得入睡。白天情绪不好时有心慌的感觉，活动可缓解不适。来诊时情绪紧张、焦虑，害怕自己感染"新型冠状病毒"，就诊时测体温37℃，完善血常规提示：中性粒细胞百分比83.1%，心肌酶及甲状腺功能检测未见异常，完善相关检查除外妊娠可能。行肺CT检查未见异常。自述平时饮食较差，作息不规律，从事服装加工工作，平日夜间12点以后才睡，怕冷不是很明显，大小便正常。脉数，舌淡苔白。腹诊：右侧胸胁部轻度抵抗，脐左侧有悸动感。辨六经：太阳少阳阳明合病（热入血室证）。辨方证：小柴胡汤、桂枝甘草汤合方加生石膏证。处方：柴胡18g，黄芩10g，桂枝24g，炙甘草10g，清半夏10g，生姜12g，人参10g，大枣20g，生石膏80g。颗粒剂，3剂，嘱其每天中午和睡前各服1袋。7月3日复诊：心情明显好转，脉数，心率98次/分。复查血常规示中性粒细胞计数正常。服药当晚略有不适，但可正常入睡。服药第二天，月经已至。服药3剂，病愈。

按：①关于热入血室：热入血室是与神志、血、热相关的临床现象，因为妇人有月经这一特殊的生理现象而将血室误以为子宫，或者以脏腑辨证思维，认为女子以肝为先天、肝主血，即血室是肝，这些都不可靠。所以仲景书在本书阳明病篇及《金匮要略》妇人杂病篇，均以"阳明病"起说热入血室。结合仲景书记载，妇人热入血室是指在月经前后与月经相关的，以发热、脑病症状、夜间加重为特点，且伴随月经的畅通而症状消失的临床现象。②辨六经方证：气上冲为太阳病特征，此案太阳病的识别以心悸（剧烈的气上冲表现）、脉数为主，主方选择仲景书中单次桂枝服用量最大，气上冲表现最明显、最突出的桂枝甘草汤——心下悸、欲得按。根据腹诊的胸胁苦满、进食差可识别少阳病，用小柴胡汤。烦热是阳明里热，用生石膏。由于做到方证相应，3剂药后，经至病愈。

## 小结

以上3条论述热入血室，其病之传变，为表里相传，辨治之法，亦是辨六经、八纲方证。

第143条为表证随经血而解，病传半表半里与里，发为少阳阳明合病，用刺法治疗。

第144条为病由表传半表半里，发为半表半里的少阳病，用小柴胡汤治疗。

第145条则是病由表直接传里，而表证不罢，发为太阳阳明合病，不能用半表半里的和法治疗。如此反复论述，实亦示人，经方辨证依据症状反应，临证治病，当观其脉证，随证治之。

【原文】伤寒六七日，发热微恶寒，支节烦疼，微呕，心下支结，外证未去者，柴胡桂枝汤主之。（146）

【提要】本条论述太阳少阳合病的柴胡桂枝汤证。

【解析】根据张仲景六经辨证理论，疾病表里相传，阳证由表传半表半里及里。本条论述表证太阳病传半表半里发为太阳少阳合病。

恶寒为太阳病特征，恶寒越重，太阳病越典型、越明确。"发热微恶寒，支节烦疼"提示病在表，为太阳病，微恶寒提示太阳病轻。"微呕，心下支结"提示少阳病，少阳病小柴胡汤证的典型表现及"心烦喜呕""胸胁苦满"，"微呕"为"心烦喜呕"之轻证，"心下"为胃脘，"支"为侧支，胃脘两侧即胁下，"心下支结"指心下及两侧胁下结滞、满胀不适，为"胸胁苦满"的另一种表达。本条太阳病、少阳病均有，且都不典型，治疗约取桂枝汤、小柴胡汤各半，合方治之。

陆渊雷引山田氏解析本条，将本条作为与结胸证的鉴别，亦能启发临证思考，曰："凡心下之病，其硬满而痛不可近者，此为结胸（大陷胸汤证）。其硬满而不痛，按之则痛，不欲按之者，此为小结胸（小陷胸汤证）。其硬满而不痛，按之则痛，虽痛，其人却欲得按者，此为痞（半夏泻心汤证）。其硬满甚微，按之不痛者，此为支结，支结乃烦闷之意耳。要之，大小结胸与痞硬支结，俱是一证轻重已。"

**柴胡桂枝汤**　桂枝（去皮），黄芩一两半，人参一两半，甘草一两（炙），半夏二合半（洗），芍药一两半，大枣六枚（擘），生姜一两半（切），柴胡四两。

上九味，以水七升，煮取三升，去滓，温服一升。本云人参汤，作如桂枝法，加半夏、柴胡、黄芩，复如柴胡法。今用人参作半剂。

【解析】太阳少阳合病，治不能离少阳。本方治疗太阳少阳合病，小柴胡汤与桂枝汤合病证，而小柴胡汤、桂枝汤证均不典型者。《温知堂杂著》云："风湿肢节疼痛者，柴桂加苍术多有效，不必拘风湿门诸方，初起多宜葛根加苍术而乌附当麻之类无效者，大抵宜此方。柴胡桂枝汤条云'支节烦疼，外证未去者'，盖以此为目的也，近来余屡以此方得奇效。"

临证有三阳合病者，治不能离少阳，可三阳同治。笔者医案举例：王某，女，42岁。初诊日期：2019年12月26日上午。发热1周。已经"输液"治疗，发热仍不退。现症：发热，身痛，关节疼痛，怕冷不明显，乏力，爱睡觉、精神差，口干、口渴、口苦、咽痛，二便正常，汗出正常。脉细弱，舌淡嫩，无苔，舌底苍白、有水色，咽部发红。患者身痛、关节疼痛考虑表证太阳病，乏力、爱睡觉、精神差、口苦、咽痛、脉细弱为"血弱气尽腠理开"的半表半里证少阳病，口干、口渴为阳明里热证，故综合辨为太阳少阳阳明合病，辨方证为小柴胡汤加生石膏、桂枝、桔梗证。处方：柴胡20g，黄芩12g，清半夏10g，生姜10g，人参10g，炙甘草10g，大枣15g，生石膏80g，桔梗10g，桂枝10g。中药饮片，2剂，水煎服，每剂2袋，每次1袋，每日3次。2019年12月27日下午16：00来电告知热退表解，除偶有咳嗽外，诸症已。

【原文】伤寒五六日，已发汗而复下之，胸胁满微结，小便不利，渴而不呕，但头汗出，往来寒热，心烦者，此为未解也，柴胡桂枝干姜汤主之。（147）

【提要】本条论述半表半里阴证（厥阴病）的柴胡桂枝干姜汤证，其难点是对"微结"之"微"的理解。

【解析】伤寒表证五六日，经过发汗治表、下法治里，现症见"胸胁满""往来寒热"，为病在半表半里。"微"为阳微，津液不足，"结"为大便干结，"微结"即津液不足、大便干结。津液不足由两方面造成：一者胃虚寒，津液生成不足；二者里有热，耗伤津液。胃虚不能制下与里热均可导致小便不利；渴为里热津伤，胃虚津液生成不足也会口渴；内无停饮则不呕；但头汗出说明津液不足，又有里热，同时也提示有表未解的气上冲；上热的阳证可见心烦，胃虚阴证也可见心烦，此处兼而有之。经过发汗、攻下，表仍未解，且出现半表半里证及津伤大便干，故曰"此为未解也"，用柴胡桂枝干姜汤治疗。

胡希恕先生认为，本条是半表半里阴证厥阴病，柴胡桂枝干姜汤有强壮作用，利于大便干。陈慎吾先生认为，本方为少阳病有阴性机转者，没有明确是否为厥阴病。刘渡舟先生认为，陈慎吾先生所说的少阳病为胆热，阴证机转为脾寒，并用本方治疗腹泻获效。临证实践证明，无论便秘、腹泻，只要符合半表半里阴证厥阴病的寒热错杂，功能沉衰，"阳微结"的病机，服用柴胡桂枝干姜汤后，便秘者可通便，腹泻者可止泻。此与临证常用的桂枝汤、麻黄附子细辛汤、小柴胡汤、大承气汤、四逆汤等相同，均可治疗腹泻与便秘，但其病位的表、里、半表半里不同，病性的阴阳、寒热、虚实不同，提示在临证中一定要重视辨六经、八纲、辨方证，否则容易以热益热，以寒增寒，内伤人体的精气。

**柴胡桂枝干姜汤** 柴胡半斤，桂枝三两（去皮），干姜二两，栝楼根四两，黄芩三两，牡蛎二两（熬），甘草二两（炙）。

上七味，以水一斗二升，煮取六升，去滓，再煎取三升，温服一升，日三服。初服微烦，复服汗出便愈。

**【解析】**柴胡桂枝干姜汤治疗半表半里阴证厥阴病。邪正交争仍在半表半里，故与柴胡、黄芩，以和解半表半里、疏解胸胁、清热除烦。里虚寒、津液生成不足，予炙甘草、干姜（甘草干姜汤），以温中补虚、健胃、生津液。里热耗伤津液，予牡蛎、天花粉（栝楼牡蛎散），以强壮、清热、生津液。气上冲、表未解，予桂枝、炙甘草（桂枝甘草汤），以降逆解表。诸药合用，针对阳微结，以生成津液的甘草干姜汤为核心。

细分之，则本方所治包含太阳、少阳、阳明、太阴，然总体分析，其组方寒热错杂，所治表证（太阳、少阴）不明显，典型里证之寒（太阴）、热（阳明）均不明显，而往来寒热、胸胁满的半表半里证显而易见。较之半表半里阳证少阳病代表方小柴胡汤，其津液不足，涉及太阴生成不足与阳明热伤太过两方面，而以太阴生成不足为主，已由病位在半表半里的阳证陷入阴证，故柴胡桂枝干姜汤为治疗半表半里阴证厥阴病的代表方。

柴胡桂枝干姜汤作为柴胡类方之一，临证应重视腹诊、腹证。本方所含甘草干姜汤、栝楼牡蛎散均有强壮功能。临证观察，本方证的腹证多见腹力偏弱，全腹力弱，胸胁部按之无抵抗、压痛，但却无理中丸证的胃脘部皮温低、心下痞硬，亦不似肾气丸证局限于脐以下的腹力弱，或伴皮温偏低。有此抓手，再结合方证内容，可精确应用本方。

胡希恕先生认为，本证有柴胡证，故用小柴胡汤为底方。因胃不虚而不用人参、大枣，因不呕而不用半夏、生姜。口渴故用天花粉（栝楼根）、牡蛎，二药相配有润下通便的作用。栝楼根即天花粉，临床祛痰宽胸用全瓜蒌，祛热解渴则用栝楼根。桂枝甘草汤合干姜解未尽之表邪，降上冲之逆气。临床应用本方注意两点：①大便微结者可用本方，大便正常者服本方可致微溏；②本方可用于治疗无名低热，如肝炎发热，可解之。

冯世纶教授强调本方治疗上热下寒，以下寒为主，以区别于病位同在半表半里，但病性为阳证的少阳病，并通过比较小柴胡汤与柴胡桂枝干姜汤的组方药物，重点强调两方最大的不同在于桂枝、干姜两药，桂枝、干姜重在温下寒，故判断柴胡桂枝干姜汤为治疗半表半里阴证厥阴病的代表方。

古方可以治今病，只要临证做到方证相应，在急危重症中应用本方，亦获佳效。如《胡希恕经方理论实践录》载笔者（马培锋）医案，具体如下。

某男，58 岁，主因"喘憋 1 个月加重伴右侧上肢无力 1 天"入院。入院日期：2011 年 5 月 30 日。

现病史：患者于入院前 1 个月出现喘憋伴周身浮肿，以四肢为主，痰多，但尚可排出，在疗养院"输液"治疗，症状略好转，但进食量减少，痰喘反复发作。

发病前 1 天喘憋加重，且出现右上肢无力，不能抬离床面，故来我院急诊。肺 CT 提示肺部感染，头 CT 示颅内多发脑梗死，动脉血气示呼吸性酸中毒，肝功能、肾功能均受累，考虑急性缺血性脑血管病，存在多器官功能损伤，建议转入重症监护病房治疗，家属拒绝，收入脑病科住院治疗。

既往史：高血压病史 6 年，血压最高达 200/130mmHg，服药及血压控制情况不详。发现 2 型糖尿病 7 个月，现口服二甲双胍肠溶片治疗。发现脑干梗死 7 个月，治疗后遗留右侧肢体无力，活动受限，构音障碍，语音低沉，长期卧床。

入院查体：血压为 150/110mmHg，神清，精神差，构音障碍，饮水呛咳，呼吸急促。双肺呼吸音粗，可闻及大量干鸣音。心率为 90 次 / 分，律齐，腹软，无压痛，肝脾未及，四肢轻度指凹性水肿。左侧上肢肌力 5 级，左下肢肌力 1 级，右上肢近端肌力 0 级，远端肌力 1 级，右下肢肌力 0 级，四肢肌张力正常，四肢腱反射正常。

辅助检查：血常规示：白细胞计数 $10.05 \times 10^9$/L，中性粒细胞百分比 81.90%。肝功示：天冬氨酸氨基转移酶 580.0U/L，乳酸脱氢酶 1418U/L。肾功示：肌酐 80.6pmol/L，尿酸 470.7μmol/L。

入院后诊断：急性脑梗死、慢性阻塞性肺病急性加重、肺感染、2 型糖尿病、肝肾功能损伤、低蛋白血症等。予保留胃管，尿管导尿，抗血小板聚集、改善脑循环，抗炎、利尿、雾化稀释痰液、支气管镜深部吸痰，胰岛素皮下注射降糖、保肝、对症支持等。

治疗 6 天，喘憋、无力好转，血糖控制可，现有大量头汗出，汗出如水，严重时前胸及双臂亦可见汗珠，为凉汗，肢体亦发凉。自觉头部发热，小便不利（尿管保留导尿通畅，但仍觉憋尿），大便偏稀，每日 3~4 次，小便及大便均无明显腥臭味，于颈部放冰块物理降温，头汗出症状无好转，脉右滑有力、左滑紧，舌体胖、质嫩略红。他医考虑存在痰湿阻滞，阴分伏火，予口服茯苓、泽泻、牡丹皮、青蒿、生地黄等治疗 2 天，上述症状无明显好转，且出现高热，体温 39.8℃，查甲功全项示（2011 年 6 月 6 日）：促甲状腺素 1.29mIU/L，总三碘甲状腺原氨酸（$T_3$）0.80nmol/L、游离 $T_3$ 2.65pmol/L，考虑重症低 $T_3$ 综合征。刻下症：高热，胸以上汗出多，小便不利，大便稀，日 4~5 次，脉右滑有力、左滑紧，舌体胖、质嫩略红。辨六经：厥阴病。辨方证：柴胡桂枝干姜汤证。处方：柴胡 20g，桂枝 15g，干姜 10g，天花粉 20g，牡蛎 20g，黄芩 10g，炙甘草 10g。中药饮片，7 剂，水煎，每次 1 袋，胃管注入，每日 2 次，1 剂后患者头部及前胸汗出明显减少，体温降至 36.5℃，小便不利症状消失，尿管拔出，患者小便通畅，大便转为每日 2 次，略偏稀。右脉滑，左脉平和、寸略弱。服药 7 剂头汗出愈，大便每日 1 次。

按：该患者为急性脑梗死，由于既往疾病长期卧床，发病后即表现出多器官功能障碍的重症，经系统积极治疗后仍有高热、上半身大汗出、小便不利、腹泻诸症状，初诊医师以脏腑辨证，辨为痰湿阻滞、阴分伏火，处方用药后症状无缓解，且出现了高热。经方辨证则依据症状反应，患者表现出明显的上热（高热、上半身大汗出）和下寒（小便不利，腹泻，大小便清稀、不臭），辨六经为厥阴病。仔细分析其症状与《伤寒论》第 147 条的"小便不利，渴而不呕，但头汗出，往来寒热"相吻合，故辨方证为柴胡桂枝干姜汤证。由于辨六经、辨方证准确，患者的高热、汗出、小便不利症状服药 1 剂后均明显缓解，7 剂药后大便减少至每日 1 次，整体功能明显好转，加快了疾病的康复。

根据胡希恕先生临床经验，本方有强壮作用，可治疗半表半里的阴证厥阴病。笔者亦曾用此方治疗平日乏力的痤疮患者，其服药后体力增强，医案如下。

刘某，男，25 岁。医生。初诊日期：2020 年 4 月 14 日。口周痤疮，色红，有化脓倾向，口干、口渴、多饮、多食，大便每日 3~4 次、成形，体胖，乏力，易疲劳。心率 101~105 次 / 分。脉数有力，舌淡胖、有齿痕，苔白滑，两边有白涎线——半夏舌。腹诊：腹部平，腹力弱，无明显抵抗、压痛、悸动。辨六经：厥阴病。辨方证：柴胡桂枝干姜汤、赤小豆当归散加败酱草、薏苡仁、清半夏证。处方：柴胡 12g，桂枝 15g，肉桂 5g，炙甘草 10g，牡蛎 10g，天花粉 10g，干姜 10g，黄芩 10g，薏苡仁 30g，赤小豆 15g，当归 10g，败酱草 30g，清半夏 10g。颗粒剂。7 剂，每次 1 袋，水冲服，每日 2 次。2020 年 4 月 22 日复诊：服药第 3 天未再有新发痤疮，原有痤疮逐渐消退，疲乏无力症状减轻，口干、口渴减，心率 90 次 / 分左右。脉滑数有力，舌淡苔白涩。原方去肉桂加生石膏 45g，继续治疗。治疗 1 个月，痤疮痊愈，体力增加。

按：痤疮为皮肤病，虽然生在皮肤表面，但不一定是表证。以胡希恕经方医学体系分析疾病要有整体观，口干、口渴，为上热；大便每日 3~4 次，结合舌白滑，考虑为寒；脉数为热、为虚，考虑厥阴病。厥阴病有诸多方证，选用哪一个？针对脉数，必须含有桂枝甘草汤；针对口渴，栝楼牡蛎散最合适；结合腹力弱为虚劳类病症，故选用柴胡桂枝干姜汤。关于方中药物及用量：治疗脉数，考虑虚证，用桂枝甘草汤，一般桂枝用量应该大，本方用桂枝 15g 并合用肉桂 5g。薏苡仁、败酱草清热利湿排脓，赤小豆当归散为有强壮作用的排脓祛湿活血方，用半夏是因为"半夏舌"。服药后诸症缓解，尤其是心率减少约 10 次 / 分，体力增强，凸显了整体调节的重要性。口周痤疮减轻未再有新发，乃局部之改变。二诊因舌干，去肉桂；有口干，加生石膏。患者为笔者同事，故知其后未再发痤疮。

本方主治厥阴病，病机为上热下寒，无论大便干或稀，均可应用本方，治疗失眠、头晕亦获佳效。笔者医案举例：杨某，女，65岁。初诊日期：2019年5月27日。主诉：失眠5年余，眩晕10天。现病史：失眠，5年来间断口服艾司唑仑片，晚上可入睡。近半年加重，每晚口服1片艾司唑仑。近10天出现眩晕，头晕、视物旋转，伴恶心，无耳鸣、耳聋，症状间断出现，看电视、静止不动的时候均可出现，每次眩晕持续约10分钟，每日发作10余次。症状加重时闭眼不敢活动，症状发作间期头晕、头沉不适。症状反复出现，与体位改变无关。来诊时症状如上所述，大便先干后稀，排便费力，神经科查体未见明显异常。脉弦有力，舌淡苔薄，舌底瘀紫、有水色。有长期吸烟史。脉弦有力为病在半表半里，大便干稀不调为阳明、太阴之象，故选用柴胡桂枝干姜汤；舌底瘀紫、有水色是瘀血、水饮证，选用桂枝茯苓丸。处方：柴胡15g，黄芩10g，桂枝10g，干姜10g，牡蛎15g，天花粉15g，炙甘草10g，茯苓15g，茯神10g，桃仁12g，赤芍15g，牡丹皮10g。2019年6月6日复诊：患者气色明显好转。自述口服中药以后没吃西药，睡眠良好。从口服中药至今，头晕仅发作2次，每次持续10余秒即缓解，发作间期无不适。舌象较前无明显变化，脉弦大有力。原方加枳实10g、白芍10g，7剂，后病愈。

【原文】伤寒五六日，头汗出，微恶寒，手足冷，心下满，口不欲食，大便硬，脉细者，此为阳微结，必有表，复有里也。脉沉，亦在里也，汗出为阳微，假令纯阴结，不得复有外证，悉入在里，此为半在里半在外也。脉虽沉紧，不得为少阴病，所以然者，阴不得有汗，今头汗出，故知非少阴也，可与小柴胡汤。设不了了者，得屎而解。（148）

【提要】本条论述病由表传半表半里、传里的证治，重点论述用排除法识别半表半里阴证，难点是对于"阳微结"的理解。

【解析】仲景书属于经方医学体系，疾病的传变为表里相传，第97条论述了阳性病由表传半表半里，再传里的过程，即太阳病传少阳病，少阳病传阳明病。病性的转变为阴阳转化，本条论述了疾病由表传半表半里，再传里的过程。但个人体质不同，邪正交争后的传变亦不同，本条由太阳病传厥阴病，再由厥阴病传阳明病。

本条分三节：第一节至"必有表，复有里也"，言病由表传半表半里发为"阳微结"的阴证；第二节断句至"此为半在里半在外也"，排除里阴证太阴病；第三节断句至"故知非少阴",排除表阴证少阴病。最后确断为半表半里的阴证厥阴病,用小柴胡汤治疗。经方大家胡希恕先生认为本条是在解释第147条的"微结"。本条论述半表半里阴证,用柴胡桂枝干姜汤更确,可从。

对半表半里证的认识不充分,后世以脏腑经络的六经辨证论治理论体系解读仲景书——《伤寒论》《金匮要略》,脏腑经络内外相连,将人体各部紧密联系,加之配属五行及应用标本中气的气化学说,对表证用汗法、里证用下法的研究不足,对于不能用汗吐下法治疗的半表半里证就更不可能有所研究了。第97条言半表半里阳证少阳病的典型症状往来寒热,外出于表则恶寒,内入于里则恶热,表现为既有表证,又有里证,其为典型的"必有表,复有里"。本条论述津液虚,功能不足的半表半里阴证,较前更难以识别,故文言"必有表,复有里"之后,用排除法,排除里阴证"纯阴结"的太阴病、表阴证"少阴病",最后明确本条论证为半表半里阴证厥阴病。

"伤寒五六日"为邪传半表半里之期,太阳病中风证及阳明病一般均有周身汗出,津液不足则仅头汗出,恶寒为表证,微恶寒则表证轻。津液不足,血脉不充,手足失于温养则手足冷,里有所结则心下满,胃气虚寒则口不欲食,津液损伤、里又有微热则大便硬,血不足则脉细。"阳"指津液,"微"指不足,"结"乃言大便硬,所以言"阳微结"以概括全段,实明确诸症均由于津液不足所致,津液不足之因主要为功能沉衰、生成不足,故判断其为阴证。阴证包括病位在表的少阴病、病位在里的太阴病及病位在半表半里的厥阴病,以下是用排除法,排除里阴证太阴病、表阴证少阳病,然后确断以上症状为半表半里阴证厥阴病。

"头汗出,微恶寒"似表证,"心下满,口不欲食,大便硬"似里证,故曰"必有表复有里也"。脉沉主里,纯寒结于里,可有大便干,称为"纯阴结"(为寒实证)。纯阴结则里无热,无热不得有汗出,今有汗出,知其里有热,但仅头汗出,提示津液不足,同时亦可排除里寒证太阴病,据此断为"半在里半在外"。此与前"必有表复有里"意思相同,但识证方法不同。"必有表复有里"用的是加法,即既有外证(表证)又有里证。"半在里半在外"用的是排除法,首先明确前面诸症(头汗出,微恶寒,手足冷,心下满,口不欲食,大便硬,脉细)是功能沉衰的阴证,此节排除里阴证,紧接着下节排除表阴证,进而识别为半表半里阴证厥阴病。

胡希恕先生认为,"脉沉紧"当为脉沉细,可从。少阴病为表阴证,脉应微细而浮,此言脉沉,当有传里之势,少阴传里多传太阴。细主津血不足,"无热恶寒者发于阴",本是阴证,无热不得有汗,加之津液不足,更不得有汗,今见"头汗出",排除少阴病,此为第三节。在阴证中,排除表阴证,结合第二节,排除里阴证，则诸症为半表半里阴证，是厥阴病。

半表半里阴证与半表半里阳证所不同者，其功能沉衰、津液虚更重，胡希恕先生毕生研究仲景书，晚年认为本条就是在为第147条"微结"即"阳微结"作注解，得出"可与小柴胡汤，不如柴胡桂枝干姜汤更较贴切"的结论，可从。

如服药半表半里病解，"不了了"谓病不尽，便秘依旧，则是里证，需要适症选方治疗，里证"得屎"而病解，此与第97条半表半里阳证少阳病服用小柴胡汤后"服柴胡汤已，渴者，属阳明，以法治之"理同。相同者，均是半表半里证，一般均是由半表半里向里传。不同者，第97条为半表半里阳证，传里多发为里阳证阳明病，本条为半表半里阴证，传里多发为太阴病；第97条以"渴"言里热证，本条以"得屎而解"言里实证，提示无论里阳证或里阴证，均有大便硬的实证，而其寒热迥异，也正是中医识八纲、辨寒热的重要意义之所在。

柴胡桂枝干姜汤强壮功能增津液，清上热温下寒，和解半表半里。方中甘草、干姜健胃温中，生成津液，温通血脉，可治便秘、温四肢、增饮食；桂枝、甘草降气解表，止头汗出、微恶寒；牡蛎、天花粉清虚热，增津液，通便；柴胡、黄芩疏泄胸胁病邪，和解半表半里。

以上为对本条的认识，临证实践亦可启发巧思，亦有得小柴胡汤腹证胸胁苦满伴有上述诸症，用小柴胡汤而获效者，如《古方便览》云："一男子，年三十，患伤寒，四肢逆冷挛急，恶寒，其脉沉微，已垂毙矣，诸医投参附剂（以里寒证太阴病治疗），无效。余诊之，胸胁苦满（半表半里证），乃与小柴胡汤，二三剂而应，其脉复续，服之二十余剂而痊愈。"陆渊雷赞之曰"用药从主证，小柴胡汤之主证为胸胁苦满，吉益东洞言之谆谆，确不可拔，仲景书有不举主证者，省文耳，抑惟其主证，然后可省。省主证而详他证，所以别嫌疑，定犹豫也，明乎此，然后可读仲景书。……六角重任诊得胸胁苦满，遂毅然投小柴胡而无疑，此东洞之赐也。嗟乎！仲景往矣，书阙有间，舍东洞，吾谁与归。"

【原文】伤寒五六日，呕而发热者，柴胡汤证具，而以他药下之，柴胡证仍在者，复与柴胡汤。此虽已下之，不为逆，必蒸蒸而振，却发热汗出而解。若心下满而硬痛者，此为结胸也，大陷胸汤主之。但满而不痛者，此为痞，柴胡不中与之，宜半夏泻心汤。（149）

【提要】本条论述表证传半表半里发为少阳病的柴胡汤证，误下后可能出现以"心下"部位症状为主，但病机不同、症状不同的三种证治，分别为少阳病的柴胡汤证、阳明病的大陷胸汤证、厥阴病的半夏泻心汤证。

【解析】本条应分两大段、四小节解析：第一段为第一节，言病由表传半表半里，表现为柴胡汤证；第二段分三节，即柴胡证误下之后出现的三种转归，第一种仍是柴胡汤证（半表半里阳证少阳病），第二种发为大陷胸汤证（里阳证阳明病），第三种发为半夏泻心汤证（半表半里阴证厥阴病）。

伤寒五六日，病多由表传半表半里。第101条言"伤寒中风，有柴胡证，但见一证便是，不必悉具"，"呕而发热"为柴胡证发热的特点，出现则可确断为柴胡证。半表半里证不能用下法，误下之后，如病未传变，则不为逆，仍表现为少阳病柴胡证，此时与柴胡汤，邪正交争，祛邪于表，热由内而外则蒸蒸发热、振颤、汗出而病由表解，半表半里无排邪途径，必经表或里而解，此处汗出而解，实为瞑眩状态，不可说柴胡汤是发汗剂。若误下，病传于里发为心下满而硬痛、按之痛、脉沉的阳明病结胸证，用大陷胸汤治疗。若误下，虚其胃，水热互结于心下，发为但满而不痛的厥阴病，用半夏泻心汤治疗。

小柴胡汤、大陷胸汤、半夏泻心汤三方证，相同之处是都有心下、胃脘部症状，小柴胡汤有心下支结，大陷胸汤有心下硬满，半夏泻心汤有心下痞，故而列三方证于此处鉴别。小柴胡汤为半表半里阳证，故以胸胁部症状为主，心下支结、痞满为伴随症状；"病者腹满，按之不痛为虚，痛者为实"，大陷胸汤病位在心下可及小腹，为阳明病里热实证，不按亦痛，按之满痛加重；半夏泻心汤为半表半里阴证，本质为胃虚，而水热互结于胃脘，心下痞满而吐利兼作，心下痞满，按之不痛或初按之痛，久按痛解，喜按。此三方鉴别之大要。

汤本求真认为："柴胡剂主胸胁苦满，而不主心下（大柴胡汤证有心下急，且必有胸胁苦满，当知肋骨弓下毫厘之关系，为结胸与痞之区别）；结胸证者，心下部必膨满而硬，有自觉、他觉之疼痛；痞证者，虽心下部膨满，而有自发痛，然不坚硬，且无压痛，是三证之区别也。"陆渊雷认为："柴胡证是胸胁病而胃受影响，泻心证是胃病而胸胁受影响，其雷鸣呕利，亦为柴胡证所无。"均可作为临证参考。

若换个角度看本条的"柴胡汤"，将其理解为大柴胡汤，则三方证的心下部位症状更加相似，鉴别的意义更大。呕而发热，大柴胡汤亦可治疗，与小柴胡汤不同者，大柴胡汤为少阳与阳明合病，其方证为"心下急""心中痞硬""按之心下满痛"。大柴胡汤的心下硬满为实证，而小柴胡汤为少阳病，心下痞为虚证，且不常见。

**半夏泻心汤**　半夏半升（洗），黄芩、干姜、人参、甘草（炙）各三两，黄连一两，大枣十二枚（擘）。

上七味，以水一斗，煮取六升，去滓，再煎取三升，温服一升，日三服。一方用半夏一升。

【解析】半夏泻心汤由小柴胡汤去柴胡，加黄连一两以清上热，以干姜易生姜以温下寒，主治心下痞、呕吐、下利的上热下寒证。小柴胡汤治疗半表半里阳证少阳病，本方主治半表半里阴证厥阴病，见心下痞满，呕吐而下利者。

半夏泻心汤为消化系统常用方，临证以胃脘痞满、吐、泻为主症，临证实践过程中应重视腹证。笔者医案举例：张某，女，63岁，退休，评剧团演员。主因口内发涩3个月余，于2024年8月23日初诊。现病史：口内发涩，如同吃了青柿子一样，时有干咳，饮水后干咳加重，略怕冷，出汗较多，口略干，不渴，不苦，进食可，二便正常。舌淡，舌尖红，舌质暗，有半夏线。脉沉紧。腹诊：腹部平坦，心下痞满，腹力弱。考虑厥阴病兼有瘀血，用半夏泻心汤加丹参。处方：清半夏30g，人参10g，干姜10g，黄连6g，黄芩10g，炙甘草10g，大枣10g，丹参20g。颗粒剂，7剂，水冲服。2024年8月30日复诊：诉上述症状缓解70%以上，现偶有心悸、房颤，继续治疗。三诊时患者口内发涩已痊愈。

半夏泻心汤的核心病机为胃虚、水热互结于心下，除心下痞满外，临证多见腹泻、呕吐，便秘亦可用本方治疗。笔者医案举例：王某，女，35岁，卫生局工作人员，2019年7月16日初诊，近期劳累紧张后情绪不佳，出现胃痛，胃脘胀满，上下不通气，感觉特别"堵得慌"，不愿意进食，大便干燥，胃部怕冷，局部热敷后好转，无恶心、反酸，脉弦有力，舌淡苔白。予半夏泻心汤、四逆散合方。处方：清半夏10g，黄连6g，党参10g，炙甘草10g，干姜15g，黄芩10g，柴胡20g，白芍10g，枳实10g，大枣6枚。中药饮片，3剂，水煎服。7月22日随访，诉服药1剂后，大便通，诸症消失。

本方亦可治疗消化道出血，医案见《八纲解析〈金匮要略〉》。

【原文】太阳少阳并病，而反下之，成结胸，心下硬，下利不止，水浆不下，其人心烦。（150）

【提要】本条继第149条言太阳少阳并病误下发为结胸重症。

【解析】太阳病为表阳证，不可下，少阳病为半表半里阳证，亦不可下。今太阳少阳并病，决然不可下。逆而下之，热入于里，水热互结心下，则心下硬、痛，不可近，发为结胸；热迫水自肠道而下，则下利不止；热结中满而不通，则不能食饮，曰"水浆不下"；热扰脑神，则其人心烦。经言"结胸证悉具，烦躁者亦死"，今心烦，更兼下利水浆不下，此为结胸重症。水热互结，中满不通，且热上扰脑，下迫肠道，急以大陷胸汤下之，否则，病实人虚，生命危在旦夕。此亦可称为后世所说的"热结旁流"，热结为水热互结于心下，旁流为热迫津液从肠道流失，下利不止。

以上为从水热互结的阳证分析结胸，而病由表传里亦可发为寒实结胸。仲景书对寒实结胸的论述较少，临证具体鉴别时，识别阴阳、寒热至关重要。阴证多沉衰，静而不烦躁；阳证多亢进，烦热谵语不得安。更应结合舌脉、大便的气味、是否口渴、喜饮寒或热、腹诊腹证等综合分析，如为寒实结胸，则三物小白散是其方治，与大陷胸汤寒热迥异，临证应全面细致分析，避免"寒寒、热热""以寒益寒，以热增热"之误。

【原文】脉浮而紧，而复下之，紧反入里，则作痞，按之自濡，但气痞耳。（151）

【提要】本条论述太阳病伤寒证，误下热入于里，发为气痞。

【解析】脉浮为表证，紧为伤寒脉，脉浮紧为太阳病伤寒证，依法应用麻黄汤发汗解表。"复"有重复与"反"两层意思，"紧"以言邪与热。病在表、发于阳不可下，而临证反复下之，虚其胃气，表热因虚入里。胃脘本虚，又有热入，但无所结，故按之濡。名之气痞，实是热痞。第154条大黄黄连泻心汤为其具体证治。

前俱言表证误下，热入于里，与水互结于心下，发为结胸。此较前言，但热无实，曰气痞，但取虚、实鉴别之意，并非气结胃脘。又误下虚其胃气，水热互结于胃脘，多发为心下痞硬满的半夏泻心汤证，与但有热而无结实的气痞不同。半夏泻心汤胃虚邪聚，按之则硬，今无邪聚、按之濡乃大黄黄连泻心汤证。

【原文】太阳中风，下利呕逆，表解者，乃可攻之。其人漐漐汗出，发作有时，头痛，心下痞硬满，引胁下痛，干呕短气，汗出不恶寒者，此表解里未和也，十枣汤主之。（152）

【提要】本条论述太阳阳明合病，治疗宜先表后里，同时鉴别结胸与悬饮。

【解析】从八纲分析，结胸、悬饮均为阳明病。本条分两节论述，第一节论述结胸，第二节论述悬饮。

第一节："太阳中风，下利呕逆，表解者，乃可攻之。"既然可攻，内必有结实，仅有下利、呕逆不是可下之证，前后对比学习，则可知此条上承第150条"太阳少阳并病，而反下之，成结胸，心下硬，下利不止，水浆不下"言结胸，而兼有中风表证，发为太阳阳明合病。应先解表，后攻下治里，这是定法。解表用桂枝汤，攻下针对结胸可适症选用大陷胸丸、大陷胸汤。

第二节："其人漐漐汗出，发作有时，头痛，心下痞硬满，引胁下痛，干呕短气，汗出不恶寒。"患者"漐漐汗出，发作有时，头痛"有似表证，因有心下痞硬满，从病位讲与结胸相同，故应鉴别。结胸以消化系统症状为主，悬饮虽有心下痞硬满，但症状以呼吸系统为主，其饮停部位在胁下，故胁下痛；水饮压迫，波及膈与肺则干呕、短气、咳嗽等。悬饮是阳明证类，如欲攻下，必须排除表证，故紧接着说"汗出不恶寒"，尤其是不恶寒，则可除外表证，表解里未和，方可予十枣汤下水饮。此意在强调太阳阳明合病，治应先表后里。

**十枣汤** 芫花（熬），甘遂，大戟。

上三味等份，各别捣为散，以水一升半，先煮大枣肥者十枚，取八合，去滓，纳药末，强人服一钱匕，羸人服半钱，温服之，平旦服。若下少，病不除者，明日更服，加半钱。得快下利后，糜粥自养。

【解析】方中芫花、甘遂、大戟均为峻下逐水之药，用大枣煎汤送服散剂，含护胃之意。关于芫花（熬）、甘遂、大戟三药等份为散，一钱匕合多少克？李宇航教授等经实物考证，认为合 0.9g。晨起平旦服药，依据体质、病情适当调整剂量，得二便通利，或呕吐病解，停后服。

笔者用三药等份为末装胶囊（易于保存），每粒胶囊约 0.3g，折合每药 0.1g。曾治疗一位 57 岁女性患者，脑干梗死，四肢瘫痪，气管切开、胃管进食，患肺炎、胸腔积液、咳嗽、咳痰半月余，每 2~3 日用 1 次开塞露，大便仍不畅，脉滑有力，腹满，按之抵抗，取胶囊，每日 10 粒（3g），用大枣 30 枚煮烂去皮核，留枣肉及汤，煎上药末（胶囊去皮）3~5 分钟，经胃管鼻饲（药汁约 600ml）。家属诉服药后排尿都有枣味，服用至第 2 天，精神好转，大便通畅。至第 4 天，自行排便 1 次，量多，无水样物质，胸腔积液明显减少，患者精神状态较前明显好转，痰量减少，痰液稀，大便较前通畅，不用开塞露，亦可自行排出。后患者出院在家，半年后又发感染、胸腔积液，用十枣汤，亦效。

关于临证实际每次用量，可依据患者体质强弱，从每味药物 0.5g 开始，由小剂量逐渐加量，但均应以枣汤服用散剂，最好将枣核、枣皮去掉，用枣泥汤服用散剂。

近日对本方留意较多，关注药物剂量与服药反应，门纯德认为：上三味等份为末或以胶囊盛之，以大枣 10 枚煎汤，调服药末 1.5~3.0g，每日 1 次，清晨空腹服。在此意引其用本方治疗心包积液医案一例：男性患者，心悸、短气、咳喘、胸痛、不能平卧、痛苦之极，X 线检查示心影呈烧瓶状扩大，诊断为心包积液，施以大戟、芫花、甘遂为末，各等份共 2.5g，以红枣 10 枚，煎汤清晨空腹送下，服后 1 小时许，腹痛难忍、起卧不安、先吐渐尿，后腹泻，半日反复数次，午后方安，自感身体十分疲惫，心悸、短气明显好转，已能平卧。次日胸片检查示心包积液已不存在，后以'己椒苈黄丸'维持 1 周，病情未见发展。

笔者曾遇一位中医师承学员，男，2018 年时 55 岁，咽部痰多，为了体验十枣汤功效，以身试药，三药用量共计 2~3g，打粉，用 10 个枣熬汤，送服药末后约半小时，腹泻水样物 10 余次，无腹痛。自诉大便急，如尿一样稀，后无所下，亦有便意及肛周灼热感。约 1 小时后，无不适症状。但咽部痰多未改善，盖因药不对症。

2024 年 11 月 7 日在北京跟诊冯世纶教授，谈到他的老师胡希恕先生晚年患肺癌，血性胸腔积液、双下肢水肿（时间更长），服用十枣汤，三药用到 10g，以枣汤服用散剂，服后大下利数次，从此胸腔积液及双下肢水肿均消除。

笔者亦曾遇一位王姓师兄，60 岁，患肺癌 2 年，近期左侧胸背胀痛，按之痛，气短，偶有咳嗽，发胸腔积液（症状与"悬饮"同），用芫花、甘遂、大戟每药 4g，合计 12g，打散，入十枣汤中，早 8 时服药，9 时 30 分左右腹泻，腹泻水样便 30 余次（无正常大便），泻后精神不减，中午进食一碗稀饭，下午 3 点后就不再有稀水便，胸背痛消失，按之亦不痛，气短同前，后腹胀满，服用理中汤后缓解。

赵守真医案对十枣汤的方证鉴别及服药后反应均有详细记录，今录于下："罗妇冬英，原有胸痛宿疾，一年数发，发则呼号不绝，惨不忍闻。今秋发尤剧，几不欲生。医作胸痹治，投瓜蒌薤白枳实厚朴半夏汤及木防己汤多剂皆不效。因迎余治，按脉弦滑，胸胃走痛，手不可近，吐后则稍减，已而复作，口不渴，小便少。但痛止则能食，肠胃殊无病。证似大陷胸而实非，乃系痰饮之属，前药不效，或病重药轻之故欤？其脉弦滑，按与《金匮》痰饮篇中偏弦及细滑之言合，明是水饮结胸作痛，十枣汤为其的对之方，不可畏而不用。竟书：甘遂、大戟、芫花各五分，研末，用大枣十枚煎汤一次冲服。无何，肠鸣下迫，大泻数次，尽属痰水，痛遂止，续以六君子汤调理。"

总之，服用十枣汤（均是服用散剂）后有呕吐痰涎或胃内容物者，有大量下痰水、稀水者，有二便通利者，有腹痛者，有无腹痛者，均是服药后的反应。若方证对应，则有上述反应后，原有的咳嗽、痰多、胸痛、胸腔积液、腹水等均随之好转或痊愈。

本方为峻下之方，服用后大便泻水，一方面可能伤及胃气，一方面亦可能导致电解质紊乱，不可不知。笔者曾治疗王某，男，72 岁，2024 年 12 月住院，长期饮酒、慢性咳嗽、咳痰 10 余年，癫痫病史 5 年，本次癫痫持续状态发病，气管切开辅助通气，吞咽困难，胃管进食，住院期间痰多，咳嗽、咳痰、咳白色泡沫痰，从气管套管咳出大量痰液，呼吸急促，中间出现胸腔积液、重症肺炎，用十枣汤治疗，三药各1g。约1小时后，腹泻水样便数次；约3小时后，痰量减少，胸腔积液减少，但出现低钠血症，精神变差，经纠正后缓解，后用小青龙汤加厚朴、杏仁、茯苓，处方：干姜10g，细辛10g，五味子15g，麻黄10g，赤芍10g，肉桂6g，清半夏10g，姜半夏10g，法半夏10g，茯苓15g，炙甘草6g，厚朴15，苦杏仁10g，颗粒剂，3剂（6袋），每次1袋，胃管注入，每8小时1次。3剂药后，咳嗽、咳痰减轻80%以上。因肺炎较重，呼吸急促，后转呼吸科继续治疗。

**【原文】**太阳病，医发汗，遂发热恶寒，因复下之，心下痞，表里俱虚，阴阳气并竭，无阳则阴独，复加烧针，因胸烦，面色青黄，肤𥆧者，难治；今色微黄，手足温者，易愈。（153）

**【提要】**本条论述不适证（或不注意正确调护）应用汗、下、烧针法的危害。

**【解析】**"遂"字传神，提示发汗不得法。本是太阳病，发热恶寒，应用发汗的方法治疗，发汗要求微汗。大汗则病不解，损伤人体津液与体能，恶寒较发汗前加重，发热依然而功能沉衰，提示在表的太阳病陷入阴证，发为少阴病。

古人治病，表不解则用治里的方法，故又错误地以下法治疗。因内无所结，下之引热入于里，发为"心下痞"，此与第151条"脉浮而紧，而复下之，紧反入里则作痞，按之自濡，但气痞耳"同，为阳明里热证。但第151条无表虚，而此条表证陷入阴证。因汗伤津液，表证由阳证陷入阴证谓之表虚，下之里无所结，徒伤胃气，谓之里虚，故曰"表里俱虚"。表为阳，里为阴，在表在里，津液被汗下所伤，胃气衰败，故曰"阴阳气并竭"。在表津液损伤，太阳病已解，谓之"无阳"；表证由阳陷入阴，发为少阴病，故谓之"阴独"。至此为少阴阳明合病。

表证为少阴病，功能沉衰，医见表证不解，用烧针取汗以解表，烧针致汗，且有情志刺激，诱发胸部烦闷，进一步损伤机体功能。功能沉衰，病传于里，进一步向阴寒重证（太阴病）转化，见面色青黄、肤𥆧，曰难治。假若色微黄、手足温，提示津液尚存，病由阴转阳，故曰易愈。

**【原文】**心下痞，按之濡，其脉关上浮者，大黄黄连泻心汤主之。（154）

**【提要】**本条承第151条论述热痞（阳明病）的大黄黄连泻心汤证。

**【解析】**心下不通则痞，里无结实则按之濡，关上脉应心下，关上脉浮则主心下有热。里有热，为阳明病，予大黄黄连泻心汤清里热。

**大黄黄连泻心汤**　大黄二两，黄连一两。

上二味，以麻沸汤二升，渍之须臾，绞去滓，分温再服。臣亿等看详大黄黄连泻心汤，诸本皆二味，又后附子泻心汤，用大黄、黄连、黄芩、附子，恐是前方中亦有黄芩，后但加附子也，故后云附子泻心汤，本云加附子也。

【解析】大黄、黄连均为苦寒泄热之药，"麻沸汤"为滚烫的开水，"须臾"为一小会，说明时间短，临证取 3~5 分钟即可。本方取大黄、黄连，以开水浸泡 3~5 分钟后，"绞去滓"，分两次服用。用开水泡药，绞取汁，较煎药溶出的药物少，故本方去热而不下实，用于治疗胃脘痞满、灼热。陆渊雷解本方较有见地，认为："芩连苦寒，专主上部充血，以心下痞心中烦悸为候。大黄泻下，乃所谓诱导法耳。调胃承气亦治发狂面赤龈肿出血诸证，彼兼胃实，故用芒硝。此则胃家不实，故单用大黄。不煮但汤渍者，以大黄之树胶质护膜质，经高热则分解，此质分解，则大黄之有效成分被胃吸收，肠黏膜之刺激因而减少，肠蠕动不能亢进，即不能达诱导之目的故也。"

关于本方是否有黄芩，需结合仲景书相关内容考证。第一，依据用麻沸汤二升渍药、分温再服与第 155 条附子泻心汤同，且第 155 条承第 154 条而来，故本方应有黄芩。第二，《金匮要略》泻心汤方有黄芩，但煎服法为三味药同煎顿服，主治"吐血，衄血"的急症，显与大黄黄连泻心汤的煎服法、主症不同，可谓方同而法不同，主治皆不同，反证本方应有黄芩。试问，仲景书若不是来自反复临床实践经验的总结，怎能得出如此精确的方证、药证、煎服法及调护法等结论？但由于临证的复杂性，在实践过程中，不用黄芩也会有效，加黄芩，用之更佳。

本方治疗里热证吐血、咯血效佳，如笔者治疗肺癌咯血：王某，男性，81 岁，2020 年 7 月 13 日初诊。咳嗽、咳痰、咯血、喘憋、胸闷、气短，痰多白黏，口中和，大便不规律，不服通便药时大便干。脉左滑、右紧有力，舌苔白如积粉，舌底苍红。腹诊：腹部平，腹力强，双侧胸胁部按之满、有抵抗，心下部按之满，脐下右 1 点有压痛。辨六经：少阳阳明合病兼有瘀血。辨方证：大柴胡汤、桂枝茯苓丸合方加生石膏证。处方：柴胡 18g，黄芩 10g，清半夏 10g，生姜 5 片，枳实 15g，大黄 8g，赤芍 12g，大枣 4 枚，桂枝 12g，茯苓 15g，桃仁 12g，牡丹皮 10g，生石膏 80g。中药饮片，7 剂，水煎服。7 月 16 日来电咨询，咳嗽、咳痰、喘憋、气短均好转，现又有少量咯血。加用大黄黄连泻心汤。处方：大黄 9g，黄连 9g，黄芩 9g，开水冲一下后捞出药物，口服。7 月 27 日复诊，已无咳嗽、咳痰、咯血、气短等。

**【原文】**心下痞，而复恶寒汗出者，附子泻心汤主之。(155)

**【提要】**本条承第154条论述表不解心下痞（少阴与阳明合病）的附子泻心汤证。

**【解析】**本条即承第154条论述阳明里热痞证用大黄黄连泻心汤治疗，又上承第153条"太阳病，医发汗，遂发热恶寒，因复下之，心下痞，表里俱虚，阴阳气并竭，无阳则阴独"，论述少阴阳明合病，并补治疗方药。

心下痞为阳明里热，曰"复恶寒汗出"，一"复"字提示本有恶寒汗出，重提是在提示心下痞乃经过误治而成，原有恶寒、汗出进一步加重，陷于阴证。表证由太阳陷入少阴证，成少阴阳明合病。少阴病恶寒、汗出，用附子强壮全身功能以解表；阳明病心下痞，用泻心汤清里热。

少阴阳明合病，里证不急迫，表里同治。诚如陆渊雷所言："心胸部充血而心下痞，故用泻心之苦寒；体温低落而恶寒，功能衰减，不能收摄汗腺而汗出，故用附子之辛热。然体温低落，功能衰减之病，何得同时充血？盖充血必是局部之病，体温低落与功能衰减，多是全身之病，病未至于死，固无全身绝对虚寒者。此证充血在里，而虚寒在表，故用药亦寒温并进而不相悖也。"

**附子泻心汤**　大黄二两，黄连一两，黄芩一两，附子一枚（炮，去皮，破，别煮取汁）。

上四味，切三味，以麻沸汤二升渍之，须臾，绞去滓，纳附子汁，分温再服。

**【解析】**炮附子别煮取汁，强壮功能，治少阴表证的恶寒、汗出。大黄黄连泻心汤清热消痞，治阳明里热。两汁合用为附子泻心汤，治少阴阳明合病之心下痞、恶寒。

本方集苦寒与辛热于一方，治疗寒热错杂证。更有甚者，上热下寒，寒热分界明显，如刘渡舟医案：韩某，男，28岁。患背热如焚，上身多汗，齿龈，烦躁不安。但自小腹以下发凉，如浴水中，阴缩囊抽，大便溏薄，尿急尿频，每周梦遗2~3次。在当地易数医治疗无效，专程来京请余诊治。视其舌质偏红，舌苔根部白腻，切其脉滑而缓。此上热下寒之证，治当清上温下。然观患者所服之方，率皆补肾固涩之品，故难取效，处与附子泻心汤：黄芩6g，黄连6g，大黄3g（沸水浸泡10分钟去渣），炮附子12g（文火煎40分钟，然后兑三黄药汤，加温后合服）。服3剂，大便即已成形，背热减轻，汗出止，小腹转暖，阴囊上抽消失。又续服3剂而病愈。

**【原文】**本以下之，故心下痞，与泻心汤。痞不解，其人渴而口燥烦，小便不利者，五苓散主之。*一方云，忍之一日乃愈。*(156)

**【提要】**本条论述外邪内饮心下痞（太阳阳明合病）的五苓散证。

**【解析】**太阳病应用汗法治疗，下法导致心下痞（热痞），如太阳病不解则需先解表，后予泻心汤治痞。后文第164条论述，不能先治里。如果予泻心汤，表不解，且出现里热盛的口渴、口燥烦，同时里有停饮，小便不利，此时需表里同治，解表利饮，这是定法，予五苓散解表清热、利饮消痞。

后世谓大黄黄连泻心汤治疗热痞，五苓散治疗水气痞，可参考。具体应用需结合舌诊，大黄黄连泻心汤与五苓散很好区分，大黄黄连泻心汤有热无水，舌红少苔或黄厚苔；五苓散里热饮停，舌淡嫩胖质可嫩红苔水滑。

以五苓散治疗停饮口渴、腹泻，亦有佳效，如笔者医案：李某，女，64岁，初诊日期：2021年1月30日。口渴、腹泻、腹痛半年。口干、口渴多饮，腹泻、水样便，每日上午出现排便4~7次，腹痛、肠鸣、反酸、烧心，进食质硬的食物（馒头不用水泡，都不行）后即腹痛，有下坠感，无黏液便，下午症状完全消失，无口苦，无寒热。查胃肠镜，均无明显异常。脉滑有力，舌淡暗，有齿痕，苔腻。腹诊：腹部平，腹力中等，心下痞满，下腹部满。辨六经：太阳阳明合病。辨方证：五苓散加人参证。处方：茯苓15g，泽泻20g，苍术10g，桂枝5g，肉桂3g，人参15g，猪苓20g，颗粒剂，7剂，每次1袋，水冲服，每日2次。2021年2月6日复诊，服药1剂后未再腹泻，双下肢发软、无力好转，现每日上午10点左右腹满，欲解大便，反酸、烧心，口中和，不渴，不苦，进食差。无寒热。脉细滑，舌淡苔白。腹诊：腹力弱，腹部平，心下满，下腹部满消失。辨六经：太阴病。辨方证：外台茯苓饮加半夏证。处方：茯苓18g，人参15g，陈皮30g，苍术10g，枳实10g，生姜12g，清半夏10g，姜半夏10g，法半夏10g。颗粒剂10剂，1袋，水冲服，每日2次。药后病愈。

**【原文】**伤寒汗出解之后，胃中不和，心下痞硬，干噫食臭，胁下有水气，腹中雷鸣，下利者，生姜泻心汤主之。（157）

**【提要】**本条论述发汗表解病传半表半里（厥阴病）而见干噫食臭、心下痞、下利的生姜泻心汤证。

**【解析】**伤寒表证，用发汗解表，但因其人素有胃虚、饮停，发汗攻邪伤及胃气，则胃更虚，饮热乘虚聚于胃，发为心下痞硬；胃虚则食不化，有热则口出臭味；胃气上逆、食不化则干噫食臭；胃虚水气下行于肠道则腹中雷鸣、下利。总由胃虚水热互结为病，上热下寒，发为厥阴病，予生姜泻心汤治疗。

**生姜泻心汤**　生姜四两（切），甘草三两（炙），人参三两，干姜一两，黄芩三两，半夏半升（洗），黄连一两，大枣十二枚（擘）。

上八味，以水一斗，煮取六升，去滓，再煎取三升，温服一升，日三服。附子泻心汤，本云加附子。半夏泻心汤，甘草泻心汤，同体别名耳。生姜泻心汤，本云理中人参黄芩汤，去桂枝、术，加黄连并泻肝法。

**【解析】**生姜泻心汤由半夏泻心汤变化而来，与半夏泻心汤比较，其水气重，上逆则呕，下行则利，故加生姜四两，加强祛水止呕之功；中寒轻，故减干姜用量。余以人参、炙甘草、大枣补胃虚消痞满，黄芩、黄连清上热，干姜、炙甘草温下寒，与半夏泻心汤同。生姜泻心汤治胃虚上热下寒，心下痞，干噫食臭、下利者。

《伤寒论今释》载《医事或问》云："余前治京师祇园町伊势屋长兵卫者，病泄泻，心下痞硬，水泻呕逆，濒死矣。余知其病非大瞑眩不治，乃作生姜泻心汤三剂与之。是日七时，大吐泻，病人气绝。于是家内骚动，集诸医诊之，皆曰已死。因急招余，余又往诊之，则色脉呼吸皆绝，然去死后不足二时，以药灌其口中，仍能通下。其夜九时，病人如梦初醒，开目见族人相集，惊疑莫定，乃言昼间因大吐泻，乏气力，自觉神倦入睡，固不知其他也，既而呼饥，食饭三小碗，脉息如常，病已霍然，翌朝更强健。此人幼年有呕吐癖，常食粥为生，虽至四十余岁，偶食未曾食过之物，必呕吐，自此病愈后，任食何物不吐，享年七十岁。"

**【原文】**伤寒中风，医反下之，其人下利日数十行，谷不化，腹中雷鸣，心下痞硬而满，干呕心烦不得安，医见心下痞，谓病不尽，复下之，其痞益甚，此非结热，但以胃中虚，客气上逆，故使硬也，甘草泻心汤主之。（158）

**【提要】**本条论述表证误下病传半表半里（厥阴病）而见心烦不得安、心下痞硬、下利的甘草泻心汤证及其病机。

**【解析】**伤寒、中风均是表证，依法均应发汗而由表解除疾病，用下法是错误的，故曰"反下之"。下后依据个人体质的不同，邪正交争后会出现不同症状。胃虚不能约束水谷，出现下利、完谷不化，且病情急迫，每日下利数十次。病本胃虚，邪聚于心下胃脘部，则心下痞硬满，胃气上逆则干呕。《内经》言"胃不和则卧不安"，胃虚热聚，心下痞硬满，因而心烦不得安。医者见心下痞硬满，以为热实证（结胸），予攻下治疗，虚以实治，胃气更虚，邪聚更甚，则"痞益甚"，"硬满"如故，予健胃气、清上温下、缓解急迫的甘草泻心汤治疗。甘草泻心汤治胃虚上热下寒，心烦、心下痞、下利者。

本条虽为甘草泻心汤立论，但论中半夏泻心汤、生姜泻心汤与本方证病机相同，唯因症状略有不同，适症加减药物，做到方证相应、药证相应，治愈疾病。

**甘草泻心汤** 甘草四两（炙），黄芩三两，干姜三两，半夏半升（洗），大枣十二枚（擘），黄连一两。

上六味，以水一斗，煮取六升，去滓，再煎取三升，温服一升，日三服。臣亿等谨按，上生姜泻心汤法，本云理中人参黄芩汤，今详泻心以疗痞，痞气因发阴而生，是半夏、生姜、甘草泻心汤三方，皆本于理中也，其方必各有人参，今甘草泻心汤中无者，脱落之也。又按《千金》并《外台秘要》，治伤寒䘌食用此方皆有人参，知脱落无疑。

【解析】甘草甘平，主治五脏六腑寒热邪气，坚筋骨，长肌肉，补益胃气之虚，有缓解急迫的作用。本方是在半夏泻心汤的基础上加甘草用量而成，含甘草干姜汤之意。本方以人参、大枣、炙甘草温中健胃补虚治本，以炙甘草、干姜温中缓解急迫，以黄芩、黄连清热，半夏、干姜祛饮，饮热去、胃气复，则心下痞硬满除。林亿等的按语"泻心以疗痞，痞气因发阴而生，是半夏、生姜、甘草泻心汤三方皆本于理中也"，提示三泻心汤的痞、结以胃虚寒为根本，方基是益胃虚振起胃功能衰弱以止心下之痞硬的人参，温中止泻的炙甘草、干姜，此三药为理中丸之主药。

本方较半夏泻心汤下利重，胃虚、硬满重而病情急迫。结合《金匮要略》关于甘草泻心汤证的记录："狐䘌之为病，状如伤寒，默默欲眠，目不得闭，卧起不安，蚀于喉为䘌，蚀于阴为狐，不欲饮食，恶闻食臭，其面目乍赤、乍黑、乍白，蚀于上部则声嗄，甘草泻心汤主之。"今日从症状入手分析，甘草泻心汤证涉及神经系统、消化系统、心血管系统及皮肤黏膜病变，临证应用广泛，需注意甘草用量要大。甘草泻心汤以甘草为主药，其功在缓解急迫之症状，《类聚方广义》解之曰："此方不过于半夏泻心汤方内更加甘草一两，而其所主治大不同，曰'下利日数十行，谷不化，口干呕心烦不得安'，曰'默默欲眠，目不得闭，卧起不安'，此皆急迫所使然，故以甘草为君药。"

经方大家胡希恕先生曾依据症状特点，用本方治愈一位白塞综合征患者。本人亦用甘草泻心汤原方治疗远在英国发病的头面部带状疱疹一例，其疱大，多为水疱，部分化脓，服后大便稀，面部疱疹结痂，病愈。意引其医案如下。

王某，男，21岁，初诊日期（英国网诊）：2024年3月30日。左侧下牙最内侧两颗牙阵痛、左耳道内疱疹疼痛，口腔内溃烂疼痛导致近两日不能正常进食，疼痛较重，影响睡眠，同时口腔有黏液、唇部干裂，小便色黄、浓、量少。左侧舌尖红赤溃烂，舌苔白腻。左侧面部、眉角至颌下疱疹，口腔内疼痛、口疮。辨六经为厥阴病，辨方证为甘草泻心汤加马齿苋证。处方：生甘草15g，人参10g，黄芩10g，干姜10g，清半夏10g，黄连8g，马齿苋60g，大枣4枚。7剂，水煎服。30日开方后，由于英国采购中药不易，31日买到中药方剂并熬制服用。4月1日反馈面部疱疹结痂，疼痛减轻，服药当天晚上即得安睡。4月1日、2日两天，排便为水样（考虑为消化道排邪反应），4月3日排稀便，之后大便恢复正常。4月7日，疱疹结痂渐退，其余症状基本消失，现耳内连齿阵痛，建议配合西药普瑞巴林止痛，但到4月11日在英国只能买到阿米替林，建议遵医嘱服用。服后疼痛无缓解，连续3天夜间不得安睡，引起患者焦虑。4月13日再诊，无明显的表、里证，考虑半表半里阳证少阳病，据胡希恕先生用方药经验，偏侧疼痛多有瘀血，用小剂量大黄可以活血而治疗偏侧疼痛。又据临床报道兴奋、抑制合用治疗神经痛效果好，兴奋用附子，抑制用龙骨、牡蛎；用芍药甘草汤缓解挛急样疼痛。综合分析，予小柴胡汤加赤芍、生龙骨、生牡蛎、大黄、黑顺片。处方：柴胡24g，黄芩10g，清半夏10g，党参10g，炙甘草6g，赤芍10g，白芍10g，生龙骨15g，生牡蛎15g，大黄3g，黑顺片10g，大枣4枚，生姜3片，7剂，水煎服，因为方中附子和半夏是十八反，将方子拆成两个，分别购买，后合煎。服药当天晚上，疼痛减轻，得安睡。4月23日回访，痛止病愈。

【原文】伤寒服汤药，下利不止，心下痞硬。服泻心汤已，复以他药下之，利不止，医以理中与之，利益甚。理中者，理中焦，此利在下焦，赤石脂禹余粮汤主之。复不止者，当利其小便。（159）

【提要】本条论述表证误下后下利的四种证治：心下痞、下利（阳明病）的泻心汤证，下利、心下痞（太阴病）的理中丸证，下利（太阴病）的赤石脂禹余粮汤证，以及下利、小便不利证治。

【解析】本条论述下利的不同证治，宜分四节解析：第一节论述心下痞、下利的泻心汤证；第二节指出心下痞、下利有用理中丸的机会；第三节是肠道虚寒下利的赤石脂禹余粮汤证；第四节指出水谷不别的下利，治宜利小便以止泻。

表证服药后，下利、心下痞硬，可用泻心汤，此处未明言具体用何方，大黄黄连泻心汤、甘草泻心汤均可适症应用。结合后文"复以他药下之"反证，泻心汤应为具有攻下的大黄黄连泻心汤。大黄黄连泻心汤可泄热消痞，治疗热利，服药后病已。

如患者胃虚邪聚，心下痞硬，医以为实热证，以寒药下之，下利不止，而理中丸可治疗胃虚寒的心下痞、下利，故用理中丸治疗。心下痞得已，而下利更甚，此下利非胃虚寒之下利，乃下虚肠寒不能收摄，用赤石脂禹余粮汤，利止则病愈。

如下利仍不止，则考虑为水谷不别所致，用利小便、实大便的方法，五苓散可参考应用。

对同时有心下痞、下利的六经方证做一小结：①表里合病：太阳太阴合病，可用桂枝人参汤；太阳阳明合病，可用五苓散；少阴阳明合病，可用附子泻心汤；少阴太阴合病，可用白通汤。②半表半里证：厥阴病可用乌梅丸、半夏泻心汤、甘草泻心汤、生姜泻心汤；少阳病可用小柴胡汤；少阳阳明合病可用大柴胡汤。③里证：里热证阳明病，水热互结的结胸证用大陷胸汤，热痞用大黄黄连泻心汤，里热结实用大承气汤；里寒证太阴病，里虚寒用理中丸，里寒实用三物小白散。

本条行文，颇似对于心下痞、下利的临证诊疗记录，论述了临证可能出现的种种情况。今录赵守真医案一则，以加深对原文的理解。"黄儿5岁，伤食吐泻，口渴尿少。医者不问病源，贸然进以温补药（太阴病），企图止之，病反剧。后医又以水湿分利失常，治以五苓散（太阳阳明合病），渴未减而吐利如故，因迎余治。诊视指纹淡红隐隐，心烦欲饮，水入则吐，食亦少进，舌苔黄白而腻，腹鸣下利，时呕，大便稀，淡黄有腥气，嗜睡不少动，病月余矣。综合判断，乃系肠热胃寒，食积湿困之象，既不可温，又不可凉，治宜寒温并用，处以半夏泻心汤（厥阴病）。半夏降逆止呕，参姜益气温中，芩连清理肠热，枣草甘温和胃，枢转其间。增茯苓健脾利水，花粉生津止渴，以宏效果。服后吐泻均减，再剂病瘥。惟病久虚极，进以参苓白术散（太阴病）平调脾胃，十剂能行，又半月而乃健。"

**赤石脂禹余粮汤**　赤石脂一斤（碎），太一禹余粮一斤（碎）。

上二味，以水六升，煮取二升，去滓，分温三服。

【解析】赤石脂、禹余粮温涩，涩肠止下利，治疗肠道不收摄的虚寒性下利，不可久用。如郑学煊治验："陈某某，男，67岁。病者年近古稀，恙患泄泻，屡进温补脾肾诸药，淹缠日久，泻总不止。症见形瘦面憔，懒言短气，脉息细弱，舌淡苔白。病系久泻滑脱，治应固涩。方用赤石脂禹余粮汤合四神丸、五味异功散加减：赤石脂24g，禹余粮18g，肉豆蔻9g，党参15g，白术9g，茯苓9g，陈皮3g，炙甘草3g，巴戟天9g。服5剂显效，续服5剂，诸恙均撤。后予参苓白术散15剂，嘱隔日1剂，恢复正常。"

【原文】伤寒吐下后，发汗，虚烦，脉甚微，八九日心下痞硬，胁下痛，气上冲咽喉，眩冒，经脉动惕者，久而成痿。（160）

【提要】本条论述外邪里饮误用发汗、吐下治疗的危害。

【解析】本条论述外邪里饮误用吐下、发汗后的变证，需结合第67条茯苓桂枝白术甘草汤证、第 82 条真武汤证及《金匮要略》痰饮咳嗽病篇学习，方可理解其病机、治方。

外邪内饮，外证为伤寒，正确治疗应是发汗、利饮同治。吐下本为误治，损伤胃气，吐下后胃虚表不解兼有停饮，应于桂枝汤类方中加茯苓、白术等利水之药，不能用麻黄汤类方发汗。如更以麻黄汤发汗，重伤胃气，又激动在内之停饮，胃虚饮逆于上则其人发烦；汗吐下法均伤津液，津液不足、脉道不充、鼓荡血脉无力则脉微。病程日久，胃虚，饮停心下，波及胁下，则心下痞硬、胁下痛；水气上冲至咽则咽部不适，至头则眩晕；水饮流于四肢则肢体抽动；胃虚饮停，久而周身失养，身形枯槁、肢体消瘦，发为痿病。

《金匮要略》痰饮咳嗽篇曰"其人素盛今瘦，水走肠间，沥沥有声，谓之痰饮"，其中"素盛今瘦"与本条"久而成痿"病机同，均是胃虚、水饮为患，胃虚周身不得荣养，则肌肉萎缩、形体消瘦。关于治疗，《金匮要略》提出了"病痰饮者，当以温药和之"的治疗原则，《伤寒论》第 67 条"伤寒，若吐、若下后，心下逆满，气上冲胸，起则头眩，脉沉紧，发汗则动经，身为振振摇者，茯苓桂枝白术甘草汤主之"、第 82 条"太阳病发汗，汗出不解，其人仍发热，心下悸，头眩，身𝄐动，振振欲擗地者，真武汤主之"及《金匮要略》"心下有痰饮，胸胁支满，目眩，茯苓桂枝白术甘草汤主之"给出了具体方治，可参考学习，适症选用。


【原文】伤寒发汗、若吐若下，解后心下痞硬，噫气不除者，旋覆代赭汤主之。（161）

【提要】本条论述发汗、吐、下后表解，胃虚饮停而心下痞硬、噫气不除（厥阴病）的旋覆代赭汤证。

【解析】伤寒表证，经过发汗、吐、下治疗，表解而胃虚，饮停心下则心下痞硬，胃虚水气上逆则噫气不除，用旋覆代赭汤治疗。

**旋覆代赭汤** 旋覆花三两，人参二两，生姜五两，代赭一两，甘草三两（炙），半夏半升（洗），大枣十二枚（擘）。

上七味，以水一斗，煮取六升，去滓，再煎取三升。温服一升，日三服。

【解析】本方较小柴胡汤，病在里，无半表半里之邪热，去黄芩、柴胡；水饮上逆较重，故加生姜用量至五两，与半夏合用降逆祛饮止呕；胃虚为本，心下痞，故用人参、炙甘草、大枣补胃虚，除痞满。旋覆花咸温，主治结气，除水，代赭石味苦寒，下气，两药合用以下气、祛饮。本方应用需注意，生姜健胃祛饮用量需大，代赭石苦寒，虽有降逆之能，但却碍胃，用量宜轻。旋覆代赭汤治疗里虚寒的太阴病，见心下痞硬，噫气不除者。

本方与半夏泻心汤、生姜泻心汤、甘草泻心汤均是一类方，共同病机是胃虚饮停，故四方均用人参、炙甘草、大枣健胃补中，治疗心下痞满（痞硬），用清半夏、干姜（本方用生姜）治疗停饮。因有热，故三泻心汤均用黄芩、黄连以清热，旋覆代赭汤则胃虚饮重，且有便秘、腑气不通，故加旋覆花、生姜以祛饮降逆，加小剂量代赭汤降逆通便。

据胡希恕先生经验，本方与生姜泻心汤均可治呃逆、心下痞硬，鉴别点是生姜泻心汤多下利，而本方多见便秘。《餐英馆疗治杂话》云："此方亦治心下痞硬，大便秘，噫气不除者。然三黄泻心汤治热秘，此方治虚秘，须当切记。"

刘渡舟先生之《新编伤寒论类方》中有一则医案，读之可体悟经方剂量之要，今录于下："魏生诊治一妇女，噫气频作而心下痞闷，脉来弦滑，按之无力。辨为脾虚肝逆、痰气上攻之证。为疏旋覆花9g、党参9g、半夏9g、生姜3片、代赭石30g、炙甘草9g、大枣3枚。令服3剂，然效果不显，乃请余会诊。诊毕，视方辨证无误，乃将生姜剂量增至15g，代赭石则减至6g，嘱再服3剂，而病竟大减。魏生不解其故。余曰：仲景此方的剂量原来如此。因饮与气搏于心下，非重用生姜不能开散。代赭石能镇肝逆，使气下降，但用至30g则直驱下焦，反掣生姜、半夏之肘，而于中焦之痞则无功，故减其剂量则获效。可见经方之药量亦不可不讲求也。"

【原文】下后不可更行桂枝汤，若汗出而喘，无大热者，可与麻黄杏子甘草石膏汤。（162）

【提要】本条论述下后里实（腹满而喘之腹满）去，现表里合病（太阳阳明合病）汗出而喘的麻黄杏仁甘草石膏汤证。

【解析】本条宜和第63条互参学习。第63条曰"发汗后，不可更行桂枝汤，汗出而喘，无大热者，可与麻黄杏仁甘草石膏汤"，发汗为解表之法，麻黄汤发汗解表可治"无汗而喘"；攻下为治里之法，承气类方攻下热实可治"腹满而喘"。汗下之后表不解，一般宜桂枝汤解表，此为定法。两条均强调"不可更行桂枝汤"，是因为患者虽有"汗出而喘"类似桂枝加厚朴杏子汤证，但其"汗出"乃里热所致，非胃虚津液不足之桂枝汤证，故不可予之，此辨证之要。汗出热散则表无大热，攻下则里热得泻，里热亦不重，故曰"无大热"。表未解而喘，故用麻黄、杏仁、甘草解表平喘；里有热，气上逆亦喘，予生石膏清热降逆平喘。

症状同为无大热、汗出而喘，从六经层面分析，则有太阳太阴合病（桂枝加厚朴杏子汤）与太阳阳明合病（麻黄杏仁甘草石膏汤）之不同，故方治亦不相同，此辨六经之要也。

麻黄杏仁甘草石膏汤与麻黄汤的药味仅桂枝与石膏一味之差，主症则由汗出而喘（里热）变为无汗而喘（表寒），从临证分析，均似重症肺炎，然临证灵活配伍应用麻黄与石膏、桂枝，则汗出与无汗均可用麻黄与石膏，此临证活法。如经方大家胡希恕先生在《治验回忆录》中唯一的一则医案："吾儿四岁时，一日发微热，不欲食，适我外出，祖母与安宫牛黄，次日即昏迷，不知人，发高烧，无汗而喘，脉浮数，面红，皮下隐隐有红疹，知为凉药所误也。其舅高润峰正于同善堂学中医，乃请医校老师数人会诊，共同认为麻疹重证，拟方不外清热解毒之品。私与润峰商议，无汗而喘，明系表实，不用麻黄如何以治？因与麻杏石甘汤，以无汗减石膏用量，服后汗出疹透，遂愈，可谓幸矣。"本案为临床灵活应用的典范，试想，如果当日不用本方，恐亦难免恽铁樵丧子之痛的际遇。

【原文】太阳病，外证未除，而数下之，遂协热而利，利下不止，心下痞硬，表里不解者，桂枝人参汤主之。（163）

【提要】本条论述表证误下发为发热、心下痞、下利（太阳与太阴合病）的桂枝人参汤证。

【解析】"病有发热恶寒者，发于阳也"为太阳病，依法当发汗治疗。结合本条文意，外证即包含桂枝汤证、麻黄汤证，如表不解，不能用攻下之法。今下之，在里虚其胃气，则下利不止，胃虚饮聚则心下痞硬，在表不能解表祛其热，故表证的发热依旧。表热与胃虚下利同时存在，故言"表里不解，协热而利"，需表里同治，用桂枝人参汤。表为太阳，里为太阴，热为表热，即陆渊雷所言："此条是太阳误下，表热不陷亦不解，徒令肠胃虚寒，而加下利者也。虚寒下利为太阴证，人参汤为太阴主方，里有太阴证，外有太阳证，故主桂枝人参汤。协热之义即太阳病，外证未除而数下之，表热不去，而里虚作利，是曰协热。"

本条与第91条对比学习。同为太阳太阴合病，第91条里证急迫，需先治里，后解表；本条里证不急迫，表里同治。

**桂枝人参汤**　桂枝四两（别切），甘草四两（炙），白术三两，人参三两，干姜三两。

上五味，以水九升，先煮四味，取五升，纳桂，更煮取三升，去滓，温服一升，日再夜一服。

【解析】方中甘草、干姜温里寒，人参益胃气以消痞，干姜、白术温中祛饮止下利，桂枝解表热。诸药合用，解太阳之表以散热，温太阴之里以消痞止利。桂枝人参汤治疗太阳太阴合病见心下痞、下利、发热者。

关于本方的命名，陶弘景在其所著《辅行诀脏腑用药法要》中说："张机撰《伤寒论》……其方皆非正名也，但以某药名之，以推主为识耳。"本方证曰表里不解，心下痞硬，用桂枝人参汤主治，且增桂枝量至四两，应从方名中体悟桂枝治表热、人参治心下痞硬的药证。

本方中桂枝后下，在于存其药用。陆渊雷认为："凡芳香之药，其主要成分为各种挥发油，故贮藏须密，煎煮不可过久，否则有效成分挥散尽矣。时人用薄荷，犹知迟入，独于桂枝细辛等药，一律久煮，此亦须改革者。"

本方主治胃虚寒，表不解，胃虚寒以心下痞满为主症，下利常见，亦可见便秘；表证可有发热，以恶寒、身痛更常见。笔者医案举例：谢某，女，41岁，初诊日期：2021年3月26日。腰痛，久坐不能，受凉后加重，恶寒，腹部胀满，气上冲，颈部不适，饮食可，大便干，3日一行，小便正常。脉滑紧，舌淡，苔白，舌底苍白、有瘀血。腹诊：腹部平，心下痞满，悸动，脐下右侧压痛明显。辨证分析：恶寒、腰痛、颈部不适为太阳病，腹胀、气上冲、心下痞满为太阴病，便秘为虚寒便秘，加重白术用量（与第174条大便硬加白术法同）。辨六经：太阳太阴合病。辨方证：桂枝人参汤证加味。处方：干姜10g，白术45g，炙甘草10g，人参10g，桂枝12g，茯苓15g，桃仁12g，赤芍10g，当归10g。颗粒剂，7剂。2021年3月29日复诊：诉腰痛明显减轻，以前不能久坐，久坐则腰痛，晚上睡觉也能痛醒，服药2袋后晚上可正常入睡。现腰部发酸不适，颈部症状亦减轻，怕冷减轻，无明显气上冲，腹满减轻，二便正常。脉滑略紧，舌淡，苔腻，有齿痕，舌底苍白。腹诊：腹部平，右侧胸胁部按之抵抗，心下痞满，悸动，脐下右侧压痛。前方加柴胡15g、炙甘草10g，7剂，服药后病愈。

【原文】伤寒大下后，复发汗，心下痞，恶寒者，表未解也。不可攻痞，当先解表，表解乃可攻痞。解表宜桂枝汤，攻痞宜大黄黄连泻心汤。（164）

【提要】本条论述表证误下发为心下痞、恶寒（太阳与阳明合病），先解表后攻里。

【解析】伤寒表证，应发汗治疗，下法已错，大下更误。先误于下，如下后表不解，一般损伤人体胃气，此时解表，只能用桂枝汤健胃气、增津液、发汗以解表，而复用治疗表实证的麻黄汤发汗。经过下后复汗的误治，恶寒依旧，表仍不解，表不解而热聚于胃，发为表不解（太阳病）、里有热、心下痞（阳明病）的太阳阳明合病，治疗则需先解表，用桂枝汤；表解后，清里热，治心下痞，用大黄黄连泻心汤。

本条与第91条对比学习，同为表里合病，表证均是太阳病，而里证的心下痞、心下痞硬，有寒热虚实之不同。第91条在里为阴证太阴病（虚寒证），则需先治里；本条在里为阳证阳明病（实热证），则需先治表。与第163条对比学习。同为表里合病，第163条为太阳太阴合病，里证不急迫，故表里同治。与第106条同为太阳阳明合病，阳明证不危重，故先治表，后治里。此为仲景书的一贯精神，用八纲辨证，辨表里阴阳寒热虚实，辨症状之缓急、危重，病情不同，治法亦有先后缓急之不同也。诚如陆渊雷所言："伤寒之传变，由表入里，故治法当先解表，后攻里，惟中气虚寒，不能抵抗毒害性物质者，则当先温里，后解表，中篇九十四条（注：本书第91条），下利清谷身疼痛，是四逆证与桂枝证并发，四逆为急，桂枝为缓，故先以四逆温里，后用桂枝解表。此条是泻心证与桂枝证并发，其缓急不殊，而表未解者不可攻里，故先用桂枝，后用泻心也。"

【原文】伤寒发热，汗出不解，心中痞硬，呕吐而下利者，大柴胡汤主之。（165）

【提要】本条论述表证发汗治疗后传半表半里与里发为发热、心中痞硬、呕吐而下利（少阳阳明合病）的大柴胡汤证。

【解析】伤寒无汗发热，用发汗法治疗，汗出、发热不解，不是表不解，而是仍有汗出、发热的症状。发热、汗出为太阳病、少阳病、阳明病共有症状，此处汗出则伤寒表证得解，汗出、发热已不再是太阳病，而是表证传半表半里与里，发为少阳阳明合病。心中痞硬与心下急同，均是里有热实、水饮结聚，不同者在于部位，心中为胸部，心下为胃脘部。今水热结于心中，胃脘有热结成实，胃气不得下行而上逆则呕吐，水热下趋于肠则下利。此文既无胸胁苦满，又无往来寒热，半表半里证不典型而予大柴胡汤，以方测证，当有腹证的胸胁苦满和"按之心下满痛"的实证表现。

大柴胡汤外可和解少阳，内可清阳明里热实，以胸胁苦满、便秘、心下满急为常见表现，然热结于内，迫津液从肠道外出，即是下利，此阳明里热实证不常见之症状。本方所治下利与大承气汤的下利同，非能止利，乃是下热实之功，热实得下，则下利自止，后世称这种下利为"热结旁流"。如《芳翁医谈》记载："一妇人，妊娠数月，适当夏月，下利呕哕，嗳气不已，诸医踟蹰，家人狼狈，无以救疗，寻发晕昏睡，乃以熨斗盛炭火，以酽醋注火上，熏患妇之鼻，别作大柴胡汤服之，晕即止，熟睡而安。"

从八纲分析，下利而用攻下之药，因里证有寒热虚实之不同。关于下利的寒热虚实之辨，陆渊雷认为应该以腹证及大小便三者为主，结合舌脉等，曰："一曰辨之于腹证，腹硬满拒按，脐下热者，阳证可下，腹不满，或虽满而软，不拒按，脐下清冷者，阴证不可下；二曰辨之于屎，屎色焦黄而热臭，或于稀薄水中杂小结块，或下利清水，色纯青者，皆阳证，可下，屎色淡黄，或白，或青黑，或完谷不化，或如米泔汁，其气不甚臭，或臭如鱼腥者，皆阴证，不可下；三曰辨之于小便，小便赤涩者，阳证可下，清白不涩者，阴证不可下。更参以脉舌气息好恶，虽不能洞垣一方，亦可以十得八九。"

心中痞硬也应引起重视，提示本方有治疗胸部痞、硬、满之效。结合《金匮要略》胸痹病篇第2条"平人无寒热，短气不足以息者，实也"的论述，临床用本方治疗胸闷、气短等心肺胸部病变，屡获佳效。笔者曾治疗新型冠状病毒感染患者，辨为少阳阳明合病者，用大柴胡汤治疗，效彰。医案如下：刘某，女，82岁。新型冠状病毒感染住院治疗25天，因气短、胸闷，纳差，心烦不安、烦躁易怒，夜间加重，不能入睡，请求会诊。会诊日期：2023年1月10日。现症：心烦易怒，烦躁不安，夜间重，胸闷、气短，不能平卧，心下满，怕热，咳白黏痰，出汗凉，小便少，低热，夜间、下午重，无恶寒。脉滑有力，舌淡苔白腻。腹诊：腹部平，腹力中等，心下满硬，右侧胸胁部叩之痛，小腹满，按之痛。心电监护指脉氧在吸氧情况下，波动在93%左右。考虑新型冠状病毒感染相关症状，辨六经为少阳阳明合病，辨方证为大柴胡汤加陈皮、地龙、葶苈子、桂枝证。处方：柴胡24g，黄芩10g，大黄8g，枳实15g，赤芍20g，大枣20g，清半夏10g，生姜15g，葶苈子30g，陈皮30g，桂枝10g，地龙10g。中药饮片，7剂，水煎服，每日1剂，分2次服用。1周后复诊，心烦不安、易怒消失，可平卧入睡，进食增加，仍有乏力、气短，活动后加重，继续治疗。

按：依据总体偏盛，结合腹证，诊断为少阳阳明合病的大柴胡汤证，加大剂量陈皮，祛痰下气，开胃增进饮食；地龙、葶苈子为治疗肺炎后喘憋、咳痰不畅之主药；加桂枝，考虑脑病症状与气上冲相关，又出汗为凉汗，考虑为表证、桂枝汤证的"病汗"；腹满、按之痛，为实证瘀血，方中含有大黄、桂枝及枳实芍药散等活血而利于实证的方药！

结合腹证的胸胁苦满、心下痞硬、腹力强，笔者应用本方治疗中风病，无论脑梗死、脑出血均获佳效。

脑梗死医案：梁某，女，63岁，初诊日期：2021年7月29日。主诉：右侧肢体及左下肢无力、尿裤子半月。现症：口干、口苦、口渴，怕热、汗出多，饮水正常，睡眠多，大便干、2日一行，胸闷、气短，腹部胀满，行走需家人搀扶（初诊时由两个家属搀扶）。头核磁提示：双侧大脑前动脉共干，颅内多发缺血改变。脉滑有力，舌淡苔白厚腻。腹诊：腹部膨隆，上腹部满，右侧胸胁部按之抵抗、压痛，心下按之满闷疼痛，脐下右侧压痛明显。结合临床症状及影像学改变，西医诊断：急性缺血性脑血管病。辨六经：少阳阳明合病。辨方证：大柴胡汤、桂枝茯苓丸合方之证。处方：柴胡24g，黄芩10g，清半夏12g，大黄5g，赤芍15g，枳实15g，桂枝12g，茯苓15g，桃仁12g，牡丹皮10g，生姜15g，大枣20g，中药饮片，7剂，水煎服。2021年8月5日复诊，肢体无力明显好转，独自行走来诊室就诊，汗出减少，口苦、口渴，偶有遗尿，睡眠仍多，胸闷、气短、腹满减轻，服药后大便每日一行。脉滑有力，舌淡，苔白，舌底有水色。腹诊：腹部略膨隆，上腹部满，下腹部腹力弱，右侧胸胁部按之抵抗、疼痛较前明显减轻。脐下右侧压痛。原方继服7剂。服药2周，患者生活能自理，无明显胸满、气短，未再遗尿。

按：患者口苦、腹诊"右侧胸胁部按之抵抗、压痛"，诊断少阳病；口干、口渴，怕热、汗出多，考虑阳明里热证；大便干、两日一行，腹部胀满，腹诊"腹部膨隆，上腹部满，心下按之满闷疼痛"，考虑阳明里热实证。结合脉滑有力，舌淡苔白厚腻，诊断少阳阳明合病，为大柴胡汤证。腹诊"脐下压痛"，多提示瘀血为患，结合腹力、临床症状，可灵活选用相关方剂，如按之腹力强、满痛抵抗明显，患者发狂、精神亢奋，便秘，里热明显，可选用桃核承气汤；如按之腹力中等，疼痛，患者伴随失眠、手足凉、小便不利等，可选用桂枝茯苓丸；如按之腹力弱，患者呈虚弱状态，气力不足，腹痛明显，可选用当归芍药散。本案及脑出血医案均选用桂枝茯苓丸。

脑出血医案：王某，男，52岁。就诊日期：2023年11月29日。主诉：头痛、左侧肢体活动不利9天。现病史：9天前（2023年11月20日）上午工作时出现头痛，自诉为脑仁胀痛，尚能忍受，未予重视。下班回家后走路时自觉向一侧倾倒，致摔倒，家人拨打120送至沧州市某医院急诊科，测血压220/110 mmHg，头痛加重，伴头晕、恶心、呕吐，间断呕吐4次，呈喷射性，呕吐物为胃内容物伴血丝，急查头颅CT示：右侧丘脑出血，破入脑室，出血量约16ml。当天晚上转至ICU，第二天病情平稳后转至普通病房，予保守输液治疗。目前患者反复头痛，口服止痛药及静脉注射甘露醇能部分缓解，疼痛常导致夜间入睡困难，左侧肢体活动不利，上肢肌力大致正常，下肢步行欠稳，需他人辅助，为求进一步诊治，住院行康复治疗。既往史：发现高血压、糖尿病1年。现症：头痛，腹胀，大便干，脉滑有力，舌淡苔白。腹诊：上腹部满，双侧胸胁按之抵抗，脐下压痛。西医诊断：脑出血，高血压，2 型糖尿病。辨六经：少阳阳明合病。辨方证：大柴胡汤、桂枝茯苓丸合方之证。处方：北柴胡 15g，大黄 3g，枳实 10g，黄芩 10g，清半夏 10g，赤芍 10g，生姜 10g，大枣 10g，肉桂 8g，茯苓 10g，桃仁 10g。颗粒剂，7 剂，水冲服，每日 1 剂。停用所有止痛药，服药 2 天后未再头痛，行走较前好转，配合康复治疗。7 剂药后，可独自行走。住院 10 天，康复痊愈出院。

按：患者丘脑出血后头痛、肢体无力，经治疗后出血逐渐吸收，肢体无力好转，但头痛症状无明显缓解。头痛症状于夜间加重，患者不能安然入睡，非常痛苦。就诊时腹胀、大便干，脉滑有力，舌淡白，腹诊"上腹部满，双侧胸胁按之抵抗，脐下压痛"，脉、证、腹诊合参，诊断为少阳阳明合病兼有瘀血。予大柴胡汤、桂枝茯苓丸合方治疗，病皆与方相应，服至 2 剂头痛止。

【原文】病如桂枝证，头不痛，项不强，寸脉微浮，胸中痞硬，气上冲喉咽，不得息者，此为胸有寒也。当吐之，宜瓜蒂散。（166）

【提要】本条论述阳明病热结在胸中的瓜蒂散证，并将气上冲与太阳病桂枝证鉴别。

【解析】桂枝证为表证，表证为气血向上、向外，欲从汗出而解的病理状态，以恶风寒、头项痛、脉浮为特征，可有气上冲、脉促，症状重时可有胸闷、心悸等。"病如桂枝证"指"寸脉微浮，胸中痞硬，气上冲喉咽"诸症状言，然表证典型症状"头痛，项强，恶寒"却无，故知其非为桂枝证，乃阳明里热结实，病邪结在胸中，欲从吐解而不能的状态。因势利导以瓜蒂散吐之。

吐法治胸中之病邪，乃遵循"其高者，因而越之"的大法。病在胸中，治疗应因势利导用吐法，吐法为里证正治之法。"寒者热之，热者寒之"，所结在胸之邪有寒热之别，吐法用药也需依据病情寒热的不同，用药物之寒热以和之。前寒实结胸，用三物小白散，为温药吐法；此为热结胸中，用瓜蒂散，为寒药吐法。三物小白散治太阴寒实结胸，瓜蒂散治阳明热实胸中痞硬。

关于"胸有寒"之"寒"字，非寒热之谓，乃有结实、痰饮等之意，其性偏温，否则，怎能用苦寒之瓜蒂散吐之？关于此，陆渊雷认为是有痰，盖服用瓜蒂散后患者多吐痰涎类物，后症状缓解、病愈。其言曰："胸有寒，谓痰也，《千金》可证。古者无痰字，《本论》或谓之寒，或谓之邪（厥阴篇三百五十八条），《金匮》或渭之浊（皂荚丸条），或谓之浊唾（桔梗汤条桔梗白散条），或谓之涎沫（桂枝去芍药加皂荚汤条），皆今之所谓痰也。至《金匮》之痰饮，乃淡饮之讹，今人以饮为痰，非也。"

瓜蒂散　瓜蒂一分（熬黄），赤小豆一分。

上二味，各别捣筛，为散已，合治之，取一钱匕，以香豉一合，用热汤七合，煮作稀糜，去滓，取汁和散，温顿服之。不吐者，少少加，得快吐乃止。诸亡血虚家，不可与瓜蒂散。

【解析】瓜蒂苦寒，有毒，主治大水、身面四肢浮肿，下水，杀蛊毒，咳逆上气、食诸果不消、病在胸腹中，皆吐下之。本方用瓜蒂吐在上之热结，辅以赤小豆、香豉以养胃气，此仲景用猛药护胃之常法。瓜蒂散治疗阳明病热结在胸中。

汗、吐、下为攻病三大法，汗法治疗表证，吐、下法治疗里证。仲景书中，汗、下之方至多，吐法有瓜蒂散、三物小白散（服后病在上者吐，亦可谓之吐法）。吐法治疗里证，里证较之表证、半表半里证，多为危急重病，故吐法为治疗大病、危重病之法。

关于吐法及瓜蒂散的临证应用，陆渊雷认为："善用吐法者，戴人而后，亦少嗣响，盖吐法之不讲久矣。"后虽言"今略举可吐不可吐，及吐后调理诸法如下，虽不能尽吐法之要，亦可当三隅之助"，但在《伤寒论今释》一书中从吐法的适应证（可用吐法）、禁忌证（不可用吐法）、吐后调理及吐法医案角度，引证详明，颇可启迪后学。今录其所引永富独啸庵云："古人谓病在膈上者吐之，是为用吐方之大表，然其变不可胜数，若非沉研久而经事多，则难得而穷诘。约而言之，胸中有停痰宿水，为诸证者，噎口痢，水药不得入口者，五十以里，偏枯痰涎，胸满而腹气坚实者，龟胸龟背者，黄疸烦喘欲吐者，皆可吐之。狂痫者可数吐之，淋疾诸药不效者，宜详其证而吐之，反胃诸呕最宜吐，诸气疾，诸积聚，心下痞硬，脏腑上逼者，问其生平，无吐血、咯血、衄血之患者，悉可吐之。后服泻心方数十日，喘息初发暨未发者，按其腹脉，知腹气坚实，则吐之。后服泻心汤、小承气汤之类数十日，灸数千壮，伤寒用承气汤不下者，吐了再下。月事积年不下，心下痞硬，抵当诸药不验者，吐了再服。口吐大便者（案当是肠梗阻西医须用外科手术），先吐之，后服附子泻心、生姜泻心、半夏泻心之类数日，痿躄初发暨欲发者，按其心下，痞则吐之，后视所宜服药。伤寒用吐法，不可过二三回，得一快吐即止。用瓜蒂不过三分五分，其治一逆，则急者促命期，缓者为坏证。凡用吐方之法，先令病人服吐剂，安卧二时间许，勿令动摇，若动摇而吐速，则但吐药汁，药气不及透彻病毒也。待胸中温温，上迫咽喉，乃令病人跂足蹲坐（坐椅张膝亦可），前置吐盆，一人自后抱持之，以鸟羽探咽中，则得快吐，如此三四回或五六回。凡须数吐之证，每隔五六日或七八日，如法吐之，终则吐黏胶污秽之物，而后其病乃尽。凡服吐剂至欲吐时，先饮沸汤一碗，则易吐，既吐后，暂令安卧休息，更饮沸汤取吐，数次而后，与冷粥或冷水一碗，以止之。诸缓慢证宜吐者，先用乌头附子之剂，以运动其郁滞之毒，时时用瓜蒂散吐之。"

关于瓜蒂的毒性、有效性，采摘时节、品种，以及方中香豉、赤小豆之用，陆渊雷结合诸多医家医案、论述及临证观察，有详细论述，曰："据日人诸子氏之说，瓜蒂虽为有毒之药，然服后并不吸收，只刺激胃肠黏膜，故无中毒之患，惟服之过量，则引起急性胃肠炎，使吐利不止，故一次所服，不得逾六分五厘云。采集之法，须于瓜未熟时采之，新采味苦者良，若瓜熟而采，或陈久失味者，不效。又案：大观《政和本草》，但称瓜蒂，寇宗奭始指为甜瓜蒂，李时珍从之。甜瓜种类至多，黄金瓜之类皆是，而吉益氏自云，试甜瓜蒂无寸效，须柿瓜青瓜，疑吉益氏所试者，是熟瓜之蒂，故味不苦而无效耳。瓜蒂须生采，而采蒂弃瓜，莳瓜人所不愿，故今之卖药者多不备，代以南瓜蒂，亦效。赤小豆，《本草》所载及今人用法，皆以为利水消肿，排脓散血之药，不能催吐。仲景书中用赤小豆之方，麻黄连轺赤小豆汤，治伤寒瘀热在里，身必发黄，赤小豆当归散，治狐蜮脓已成者，又治下血先血后便，皆取其利水散血，瓜蒂散用之者，殆以所吐病毒，必有水血相结欤。用香豉者，胸中懊侬结痛故也。张子和不用豉，加人参、甘草，虀汁调下，吐不止者，用煎麝香汤，瓜苗闻麝香即死，所以立解云。"

【原文】病胁下素有痞，连在脐旁，痛引少腹，入阴筋者，此名脏结，死。(167)

【提要】本条论述脏结死证。

【解析】久病患者，胁下素有痞块，连到脐旁，疼痛波及少腹，如再继续发展，波及小腹，名脏结，是死证。本条所描述之病证与今日之腹部肿瘤病变相似。

关于本病具体是何病症，虽未可知，陆渊雷引《漫游杂记》云："一男子，病腹痛，苦楚不可堪，四肢厥冷，额上生汗，脉沉迟，食饮则吐，按其腹，痛连胸胁，绕脐入阴筋，硬满难近手，诸医畏缩而归。余曰：'是寒疝，应不死。'作附子泻心与之，夜死。余不知其故，沉思数日，偶读《伤寒论》，其所谓脏结也，余当时泛然不精思，误鉴如此，噫呼，读《伤寒论》十五年，甚哉事实难周。"由此可知其为阴寒类病症，大黄、黄连等寒凉之药不可用，恐寒寒之祸，虽加附子于其中，亦不免于死。

仲景书论脏结共4处。第128、129条均是论述其与结胸的鉴别，因其病位相似，病在心下，可及胁下；在病性方面，结胸有热有寒，仲景详于论热而略于论寒。热实结胸用大陷胸汤；热而无结实为小结胸病，用小陷胸汤；寒实结胸用三物小白散治疗。脏结是阴寒证，故第130条明言脏结无阳证，一般阴性病症，症状反应不强，病程多长久，与本条所论同。

【原文】伤寒若吐若下后，七八日不解，热结在里，表里俱热，时时恶风，大渴，舌上干燥而烦，欲饮水数升者，白虎加人参汤主之。（168）

【提要】本条论述吐下后表解，病传于里发为表里俱热、大渴、舌上干燥而烦、欲饮水数升（阳明里热津伤）的白虎加人参汤证。

【解析】伤寒表证发热，吐、下均为误治。病程七八日，患者里热盛，津液伤，口大渴，热能消水又有津伤，故欲饮水数升，且饮不解渴，热扰脑神则心烦，津液不足则舌上干燥，以上均是里热证。身大热而时时恶风曰"表热"，非谓有表证。表证发热，恶风、恶寒，以恶风寒为主症。此处热重而时有恶风，乃里热盛津液伤之表现，非表证之恶风。故第170条曰"其表不解，不可与白虎汤，渴欲饮水，无表证者，白虎加人参汤主之"，从正反两方面说明无表证方可清里热、治阳明。表里俱热，津液损伤，用白虎汤清里热，人参健胃生津液。

白虎加人参汤　知母六两，石膏一斤（碎），甘草二两（炙），人参二两，粳米六合。

上五味，以水一斗，煮米熟汤成，去滓。温服一升，日三服。此方立夏后，立秋前乃可服。立秋后不可服。正月、二月、三月尚凛冷，亦不可与服之，与之则呕利而腹痛。诸亡血虚家亦不可与，得之则腹痛利者，但可温之，当愈。

【解析】白虎加人参汤，用白虎汤清阳明里热，治疗里热盛的蒸蒸发热。里热津伤，只清其热，而津液亦不能自生，故加味甘微寒的人参健胃气、生津液、除烦止渴。白虎加人参汤治疗阳明里热津伤证。临床中代谢功能亢进性病症，如糖尿病、甲状腺功能亢进，多见白虎加人参汤证。

白虎加人参汤方出第26条之后，方后注无"此方立夏后，立秋前乃可服。立秋后不可服。正月、二月、三月尚凛冷，亦不可与服之，与之则呕利而腹痛。诸亡血虚家亦不可与，得之则腹痛利者，但可温之，当愈"六十二字。关于出在此处，陆渊雷认为："非仲景原文，而《玉函》《千金》《千金翼》《外台》并载之，故姑存弗删。"并引用文献，结合临证，予以说明，曰：《内台方议》问曰：《活人书》云：白虎汤惟夏至发可用，何耶？答曰：非也。古人一方对一证，若严冬之时，果有白虎汤证，安得不用石膏？盛夏之时，果有真武汤证，安得不用附子？若老人可下，岂得不用硝黄？壮人可温，岂得不用姜附？此乃合用者必需之，若是不合用者，强而用之，不问四时，皆能为害也。"

【原文】伤寒无大热，口燥渴，心烦，背微恶寒者，白虎加人参汤主之。（169）

【提要】本条承第 168 条论述阳明里热津伤的白虎加人参汤证。

【解析】为使后学充分学习、认识八纲辨证，明晰方证实质，仲景书中对于同一方，先言其典型表现，后言其不典型症状，临证只要病机相同，具体方证应用则是"但见一症便是，不必悉俱"，如前第 38 条言大青龙汤典型表现，阳性症状明显，即"发热，恶寒，身疼痛，不汗出而烦躁"，第 39 条则从水气病言大青龙汤证，看似为阴性症状，即"身不疼但重，乍有轻时，无少阴证"。第 26 条曰"大烦，渴不解，脉洪大"、第 168 条曰"热结在里，表里俱热……大渴，舌上干燥而烦，欲饮水数升"及本条的"口燥，渴，心烦"均为白虎加人参汤的典型脉证。本条则论及部分不常见表现，如热郁于里，不能外达，曰"无大热"，里热证阳明病以不恶寒、恶热为典型表现。热结于胃脘，背部当胃脘处局部温差大，患者觉微恶寒，此局部恶寒——背微恶寒，非表证之周身怕冷的恶寒。里热津液损伤，故其人口燥，渴饮明显，热不能外达而上扰于脑，其人心烦，予白虎加人参汤清里热、生津液。

里热内结，可表现为背微恶寒，亦可表现为胃脘部发凉。2025 年 1 月笔者曾用大柴胡汤治疗一位 80 岁老年女性，既往行冠状动脉冠脉支架术，甲状腺术后长期口服左甲状腺素钠片（优甲乐），不宁腿综合征 30 余年，胃脘处约有拳头大小的组织皮温降低，胃脘满胀、抽痛，气短、胸闷。近期因双下肢不适加重、不能入睡就诊，表现为大柴胡汤证，予口服大柴胡汤，不但双下肢不适减轻、睡眠改善，胃脘部发凉与皮温低亦消失。


【原文】伤寒脉浮，发热无汗，其表不解，不可与白虎汤。渴欲饮水，无表证者，白虎加人参汤主之。（170）

【提要】本条论述太阳阳明合病，表解后方可清热治阳明，反证第 168、169 条无表证。

【解析】为了说明白虎加人参汤证在第 168 条中的"时时恶风"、第 169 条中的"背微恶寒"不是表证，仲景特立第 170 条，同时强调治疗太阳阳明合病，必须先解表，后治里。"伤寒，脉浮，发热，无汗"应以麻黄汤发汗解表，如其合并阳明里热证，也应先解表，后治里，不可舍表而与白虎汤清阳明里热。即使里热加重，伴津液损伤而出现口渴、多饮，也需先排除表证，方可予白虎加人参汤清热生津。

要深入学习第 168、169 条及第 170 条，还需结合第 6 条及第 182、183、184 条，方可明仲景经方医学的八纲辨证，重视病位、病性，根据病位决定治法。在三阳病中，恶寒是表证，恶热、口渴是里证。表里合病之时，一般先解表后攻里（本条意在强调这一问题），或表里同治（如大青龙汤证），不可舍表而治里，这是定法。

以上 3 条论述白虎加人参汤证，结合前后诸条文，均在论述心下痞硬满类病症，本方加人参的抓手在于"心下痞硬"。关于此，陆渊雷论之甚精，曰："以上三条，论白虎加人参汤之证，承上文痞硬诸证而来，可见本证必有心下痞硬也。……人参之加，前注皆以为伤津液之故，盖以发汗若吐下为伤津液之原因，以烦渴引饮为伤津液之证候。然白虎加人参汤证，本论中共四条，其二条并无汗吐下之因，一条但言大汗出，《金匮》暍病篇一条，亦未经汗吐下，且烦渴引饮，本是白虎汤证，未可以此为用人参之标准也。今考仲景之用人参，凡有三种目的：其一为胃功能衰弱，理中、泻心之类是也；其二为强心复脉，茯苓四逆、炙甘草之类是也；其三为伤津液，人参白虎、竹叶石膏之类是也。三者皆以心下痞硬为候，故吉益氏《方极》云：'白虎加人参汤，治白虎汤证而心下痞硬者'，自有此说。而人参白虎之用法，有一定标准矣。又案：此条及下二条，《脉经》《千金》《千金翼》《外台》，并作白虎汤，不加人参，然此三条承上文痞硬而来，其证当脱痞硬，其方当有人参也。"

关于第 168 条"时时恶风"与第 169 条"背微恶寒"是否有表证，应结合第 170 条学习，方知其非表证。陆渊雷论之曰："白虎证本表里壮热，汗出，不恶寒，反恶热，然因皮肤尽量蒸散之故，其肌表之热，有时反不如麻黄证大青龙证之盛。此条与麻杏甘石汤条皆云无大热，盖谓肌表之热不甚壮，非谓病之性质无大热也。故身热汗出烦渴，脉洪大浮滑，不恶寒反恶热者，白虎之正证。其有时时恶风，或背微恶寒者，则为例外之证。所以然者，汗出肌疏，且体温与气温相差过远，故时或洒然而寒，与太阳之恶寒自异也。"并引山田氏云："'热结在里，表里俱热'八字，是因，'时时恶风'以下，是证也。此伤寒表邪炽盛，不为发汗若吐若下解，入里而结（案此句颇有语病）者也。虽然，未至成胃实，故其热熏蒸于表里，使人且热且渴也，其致时时恶风者，亦复以未成结实故也。盖此条时时恶风，与次条背微恶寒，皆因内热熏蒸，汗出肌疏所致，是以不常而时时，不显然于全身而微于背，其非表不解之恶风寒，可知也，亦犹阳明之腹满常痛，与太阴之腹满时痛之异也。成无己、方有执诸人，皆指时时恶风以为表未除，非也。后百七十七条云：'其表不解者，不可与白虎汤。渴欲饮水，无表证者，白虎加人参汤主之。'可见其非表不解之恶风寒矣。"

本条精神的实质为太阳阳明合病，表不解，不可舍表而治里，这是定法。如岳美中治疗流行性乙型脑炎一例，先败后效（太阳阳明合病，先用寒凉药物治里而病情加重，后以表证治疗，表解病愈），颇有启发性。意引如下。

黄某，男性，3岁，于1958年8月20日入院。确诊为流行性乙型脑炎。患儿入院时，高热达40℃，有汗，口渴，面赤，唇干，呕吐，舌苔黄而润，大便日两次，微溏。脉数，右大于左。认为暑邪已入阳明气分，予以辛凉重剂白虎汤加味。处方：生石膏45g，知母6g，山药9g，连翘9g，粳米9g，炙甘草3g。21日晨二诊：体温反升至40.5℃，舌黄而腻，大便日3次，溏薄。仍进原方，石膏量加至60g。午后再诊，体温升至40.9℃，更加入人参服之，热仍如故。大便溏泄不减。22日三诊：前后大剂白虎汤连用2天，高热不但不退，而且溏便增至4次，闻声惊惕，气粗呕恶，病势趋向恶化。但汗出、口渴、高热、舌黄、脉大而数，均是白虎汤之适应证，何以服后诸证不减反有加重呢？苦思良久，忽悟到患儿人迎脉数、面赤、高热、汗出、微喘，是表有邪；舌黄不燥，呕恶上逆，大便溏泄且次数多，是脾胃蕴有暑湿，乃协热下利证。前屡投清阳明经热之白虎，既犯不顾表邪之错误，又犯石膏、知母凉润助湿之禁忌，无怪服药后高热和溏泄反有增无减。患儿既属协热下利，纯系葛根黄芩黄连汤证，因亟为处方：葛根12g，黄芩9g，黄连1.5g，甘草3g。1剂甫下，体温即减至39.4℃。2剂后又减至38.8℃，大便转佳，呕恶亦止，很快痊愈出院。

【原文】太阳少阳并病，心下硬，颈项强而眩者，当刺大椎、肺俞、肝俞，慎勿下之。（171）

【提要】本条论述太阳少阳并病用刺法治疗，禁用下法。

【解析】太阳病未解，病由表传半表半里，出现少阳病症状，谓之太阳少阳并病。"心下硬""眩"为病传少阳的症状反应，"颈项强"为太阳、少阳共有的症状。可用刺法治疗，以大椎、肺俞二穴解太阳之表，肝俞和解少阳。病在表不可下，少阳病亦不可下，故在最后强调"慎勿下之"。

本条论并病，虽未出方，但结合前文学习，太阳少阳合病用柴胡桂枝汤合方经验。此处表不解——颈项强，如发为无汗的表实证，可予小柴胡汤与葛根汤合方；如发为汗出的表虚证，则予小柴胡汤与桂枝加葛根汤合方，此为临证活法。诚如胡希恕先生所言："须知，经方虽少，但类既全而法亦备，类者，即为证的类别；法者，即适证的治方，若医者于此心中有数，随证候的出入变化，或加减，或合方，自可取用不尽。"

笔者曾用小柴胡汤与葛根汤合方治疗太阳少阳合病的无汗发热，恶心、呕吐。医案如下：婴儿王某，男，8 个月大。初诊日期：2023 年 12 月 2 日上午。家属代诉：鼻塞、流涕、发热 7 天。现病史：家属来诊代诉间断发热，体温最高 38.6℃，在当地灌肠退热对症治疗，仍反复发热，现患儿恶心、呕吐，发热时偶有喘息，纳差，无汗，身灼热，手足凉，精神差，汗出后热退、手足温。舌脉无。辨证考虑无汗发热喘，汗出热退为太阳病；纳差、呕吐、恶心、精神差，为少阳病。辨六经：太阳少阳合病。辨方证：小柴胡汤、葛根汤合方加陈皮证。处方：葛根 12g，桂枝 8g，麻黄 10g，炙甘草 6g，赤芍 10g，北柴胡 15g，清半夏 10g，黄芩 10g，人参 6g，陈皮 15g，中药饮片，1 剂。煎药时放入 3 片生姜、2 枚大枣，煎出的汤药分次口服，一天最多吃半剂。2023 年 12 月 6 日家属特意来送锦旗，告知服药约 1/4（用针管从嘴里喂药），用小棉被包裹孩子，抱着取汗，汗出热退喘平，咳减，进食好，后未再发热。

按：关于小儿、婴幼儿用药剂量问题，可足量煎、少量频服、中病即止，又因婴幼儿、儿童畏惧中药之苦，往往不能按医嘱足量服药，临证应考虑这些现实问题。

【原文】太阳与少阳合病，自下利者，与黄芩汤；若呕者，黄芩加半夏生姜汤主之。（172）

【提要】本条论述里热证下利（阳明病）的黄芩汤证，及伴有呕吐（阳明病兼停饮）的黄芩加半夏生姜汤证。

【解析】本条虽言太阳少阳合病，但究其病症之实，既无可汗之太阳表证，也无可和解之少阳半表半里证。以方测证，此下利为里热证阳明病，用黄芩汤治疗。如伴随呕吐，为内有停饮，胃气上逆，加半夏、生姜祛饮止呕。

仲景一书，明确提及"合病"二字者仅 7 条，即前第 32、33、36 条，本条及第 219、256、268 条，仔细分析其文意及症状反应，均无相关合病之实。相反，未言合病者，却在论述合病，前面诸多条文，已有论述，此不可不知。

本条所论，均是消化道症状，是里证，关于是否有太阳、少阳以及对六经及合并病的认识，陆渊雷所论，较之以往注家，独出其右，曰："此条见证，惟下利与呕，方药亦但治胃肠，可知其病是急性胃肠炎赤痢之类。虽或发热，其毒害性物质在胃肠而不在血，非发汗所能祛除，故不用解表之药。此本非伤寒六经之病，然本论既以六经标名，黄芩加半夏生姜汤，又即柴胡桂枝汤去柴胡人参桂枝，就其近似者而命之名，姑谓之太阳少阳合病耳。下利不谓之阳明太阴者，以阳明胃实，此则不实，太阴肠寒，此则不寒故也，呕不谓之少阳者，以少阳主胸胁，此则胸胁不满故也。盖六经名义，本由药证推溯而得，急性热病，亦非六经所能概括，后人谓人身本有六经之气，百病不离乎六经，捕风捉影，徒令中医学多生荆棘而已。本条旧注，执定太阳少阳合病之文，以为必有发热、头痛、口苦、咽干、目眩等证，余特揭开翳障，自谓有功学者不浅。"

陆氏之论，以治疗发热性疾病时机体的抗病表现解释太阳病、少阳病、阳明病、太阴病、少阴病、厥阴病，见解独到，但仍未认识到六经来自八纲，从治法层面来认识六经，此又智者之失。

**黄芩汤** 黄芩三两，芍药二两，甘草二两（炙），大枣十二枚（擘）。

上四味，以水一斗，煮取三升，去滓，温服一升，日再夜一服。

【解析】黄芩苦平，主治诸热、肠澼泄痢，逐水；芍药苦平，主治邪气腹痛，止痛，利小便。本方即桂枝汤去解表的桂枝、生姜，加清里热、止下利的黄芩而成，治疗阳明病下利。后世治疗下利的芍药汤，就是在本方的基础上发展而来的。

**黄芩加半夏生姜汤** 黄芩三两，芍药二两，甘草二两（炙），大枣十二枚（擘），半夏半升（洗），生姜一两半（一方三两）（切）。

上六味，以水一斗，煮取三升，去滓，温服一升，日再夜一服。

【解析】半夏合生姜，温中祛饮止呕，有小半夏汤之意，加于黄芩汤中，治疗黄芩汤证而呕吐者。黄芩加半夏生姜汤，治疗阳明病下利而见呕吐者。

两方均以消化道症状为主，以下利为主者用黄芩汤，伴呕吐者加半夏、生姜，如刘渡舟治验：王某，男，28岁。初夏迎风取爽，而头痛身热，医用发汗解表药，热退身凉，头痛不发，以为病已愈。又3日，口中甚苦，且有呕意，而大便下利黏秽，日四五次，腹中作痛，且有下坠感。切其脉弦数而滑，舌苔黄白相杂。处方：黄芩10g，白芍10g，半夏10g，生姜10g，大枣7枚，甘草6g。服3剂而病痊愈。

【原文】伤寒胸中有热，胃中有邪气，腹中痛，欲呕吐者，黄连汤主之。（173）

【提要】本条论述上热下寒（厥阴病）见腹痛、呕吐的黄连汤证。

【解析】就本条病位而论，"胸中"在上，"胃中"在中，"腹中"在下。在病由表往里传变的过程中，表现出上热——胸中热，当有心烦等症，胃中虚而水饮内停——胃中有邪气，胃气上逆则欲呕吐，下寒脉络不通则腹痛。用黄连汤清上温下，健胃祛饮，上热心烦、中虚饮停呕逆、下寒腹痛或下利均得其治。

关于仲景书中的上下、寒热及胃、脾、肠临证所指之实质，陆渊雷论之甚精，曰："凡病变机转，上部易以热，下部易以寒，胃在上，肠在下，故胃多热而肠多寒。是以胃肠之病，热者为阳明，寒者为太阴，而阳明称燥金，太阴称湿土焉，阳明病之重心固在肠，然以其属热，故责之胃，太阴病之重心亦在肠，本非脾病（说详太阴篇），古人谓之脾者，以脾指小肠之吸收功能故也，此条即胃热肠寒之病。胃热故呕吐，肠寒故腹中痛，不云胃热而云胸中有热，不云肠寒而云胃中有邪气者，古人于内脏之部位犹未能确知故也。"

**黄连汤**　黄连三两，甘草三两（炙），干姜三两，桂枝三两（去皮），人参二两，半夏半升（洗），大枣十二枚（擘）。

上七味，以水一斗，煮取六升，去滓，温服，昼三夜二。疑非仲景方。

【解析】黄连苦寒，清上热而除烦，干姜、炙甘草温下寒而止腹痛，人参、大枣、甘草健胃补虚，半夏、干姜祛饮止呕，用桂枝甘草降逆，兼有解表之能。后世谓黄连清上热、干姜温下寒，桂枝交通上下，可从。本方治疗上热下寒的厥阴病，表现为腹痛、呕吐、心烦、下利者。

本方与半夏泻心汤、甘草泻心汤及生姜泻心汤相较，三泻心汤均是胃虚邪聚（热、水），而以胃虚为本，故心下痞、心下痞硬满为三泻心汤的主症，可有呕吐、下利等证；而本方虽有胃虚，但为典型的上热下寒证，故加黄连用量以清上热，去黄芩则清热止下利之力弱，又热在上、寒在下，上下不通而气上逆，故加三两桂枝降逆气，后世谓交通上下寒热，黄连汤以上热心烦、下寒腹痛为主症，可有呕吐、下利。

刘渡舟治验：林某，男，52岁，1994年4月18日就诊。患腹痛下利数年，某医院诊为'慢性非特异性溃疡性结肠炎'。迭用抗生素及中药治疗，收效不显。刻下：腹中冷痛，下利日数行，带少许黏液。两胁疼痛，口渴，欲呕吐。舌边尖红，苔白腻，脉沉弦。辨为上热下寒证。治以清上温下，升降阴阳。为疏加味黄连汤：黄连10g，桂枝10g，半夏15g，干姜10g，党参12g，炙甘草10g，大枣12枚，柴胡10g。服药7剂，腹痛、下利、呕吐明显减轻，但仍口苦、口渴、胁痛，又用柴胡桂枝干姜汤清胆热、温脾寒，服7剂而病愈。

【原文】伤寒八九日，风湿相搏，身体疼烦，不能自转侧，不呕，不渴，脉浮虚而涩者，桂枝附子汤主之。若其人大便硬，一云脐下心下硬。小便自利者，去桂加白术汤主之。（174）

【提要】本条论述风湿证的桂枝附子汤证（少阴病）及去桂加白术汤证（少阴

太阴合病）。

【解析】伤寒八九日，多为病由表传里之期，然风湿类疾病，病势缠绵，病久而仍在表，久久不愈，易陷入阴证。身疼烦为表不解，湿重痛重，活动受限，不能随意转侧，"不呕"提示病未传入少阳，"不渴"提示病未传入阳明。脉浮主病在表，虚主津液不足，涩主功能沉衰，鼓荡血脉无力。总体分析，虽是表证，已经陷入阴证，用桂枝附子汤治疗。如里虚寒重，大便硬、小便自利，则去桂枝、加白术。

**桂枝附子汤** 桂枝四两（去皮），附子三枚（炮，去皮，破），生姜二两（切），大枣十二枚（擘），甘草二两（炙）。

上五味，以水六升，煮取二升，去滓，分温三服。

【解析】本方为桂枝去芍药汤加桂枝用量、加附子而成。桂枝温通血脉、通利关节，善解表、治痹痛，附子辛温，强壮功能，主治寒湿痿躄、拘挛、膝痛不能行走，为治疗痹证之要药。桂枝附子汤治疗表证陷入阴证，肢体疼痛。

**去桂加白术汤** 附子三枚（炮，去皮，破），白术四两，生姜三两（切），甘草二两（炙），大枣十二枚（擘）。

上五味，以水六升，煮取二升，去滓，分温三服。初一服，其人身如痹，半日许复服之，三服都尽，其人如冒状，勿怪，此以附子、术，并走皮内，逐水气未得除，故使之耳。法当加桂四两，此本一方二法，以大便硬，小便自利，去桂也；以大便不硬，小便不利，当加桂。附子三枚恐多也，虚弱家及产妇，宜减服之。

【解析】白术"苦，温，主治风寒湿痹，死肌……止汗，有止汗除湿、使津液还入胃肠而通便之功。附子强壮功能止痛，白术善治肌表之湿，两药相合，共同驱逐体表的水气。服药后其人身体麻木、不适，如痹状、眼前发黑的冒状，不除外是大剂量附子中毒反应的可能，故后文交代"附子三枚恐多也，虚弱及产妇宜减之"。"小便自利"与"小便不利"均是病态，结合文意分析，小便自利为小便频数且量多，以致胃肠缺水而大便硬。桂枝治疗气上冲诱发的水气上冲，一般小便多不利，故去桂枝。加白术，一者止汗，治疗在表之风湿；二者可将体表之水湿还至胃肠，利于大便干；三者白术苦温，健胃温中，使上可制下，恢复正常小便，避免经小便流失更多水分。小便不利为小便不畅，且量不大，为气上冲诱发的小便不利（与第147条同），水可还入胃肠则大便不硬，治疗用桂枝降冲逆、利小便。去桂加白术汤强壮发汗、解表通便，治疗风湿在表，身痛便秘。

关于附子的量效关系，以及生用或炮制用，综合分析仲景书（包括《伤寒论》《金匮要略》）中用附子诸方发现，治疗机体功能沉衰，以里虚寒为主的腹满、吐、利、厥、汗等病症时，用生附子，且均与干姜同用，意在温中、强壮功能；治疗痹痛类病症时，多用炮附子，且疼痛越重，应用剂量越大。

关于"一方二法"，两方均为治疗痹证之要方，古人认为痹证与水湿在体表的代谢相关，然就人体而论，与水液代谢最为密切相关的就是尿与汗。在体表的汗出显而易见，在体内的水湿代谢，古人通过小便、大便来观察。人体是一个整体，中医治病重视整体辨证，对于水液代谢相关病症，除了从表治疗外，也重视调整体内水液的代谢，故对小便、大便观察得就很仔细，可以通过调节人体内外的水液代谢来治疗相关病症，如桂枝、白术的加减，分析如上所述。至此，可以理解，"一方"应是指治疗体表痹证疼痛的方法——强壮解表法；"二法"乃是指在治疗痹证时，是否用白术、桂枝来调节水液代谢异常的小便不利、小便自利及大便（是否通畅），即用桂枝利小便为一法，用大剂量白术通大便为一法。

【原文】风湿相搏，骨节疼烦，掣痛不得屈伸，近之则痛剧，汗出短气，小便不利，恶风不欲去衣，或身微肿者，甘草附子汤主之。（175）

【提要】本条论述风湿（少阴病）的甘草附子汤证。

【解析】寒凝、湿阻于体表，则骨节疼烦、疼痛剧烈，患者呈被动体位，痛甚则不可触碰、不可活动。汗出、恶风、不欲去衣，为表虚证陷入于阴证，病在表发为少阴病。"短气"一症，一方面为内有停饮，另一方面为气上冲所致，较之桂枝去芍药汤之"脉促、胸闷"重，桂枝甘草汤之"叉手自冒心、心下悸、欲得按"轻。气上冲则小便不利，体表水湿重则身微肿。用甘草附子汤治疗。

**甘草附子汤** 甘草二两（炙），附子二枚（炮，去皮，破），白术二两，桂枝四两（去皮）。

上四味，以水六升，煮取三升，去滓，温服一升，日三服。初服得微汗则解，能食，汗止复烦者，将服五合，恐一升多者，宜服六七合为始。

【解析】方中含桂枝甘草汤，辛温解表，温通血脉而止痹痛，降逆气而利小便。本方较"去桂加白术汤"，用小剂量白术、附子，强壮功能、逐体表水气而止痛。甘草附子汤强壮发汗解表，治疗风湿在表的疼痛。

本方止痛之效彰，如《黎庇留经方医案》第一案，记录了黎庇留第一次用经方即亲用本方治疗其母的腰痛，曰："予医学既成，仍未出而问世。先慈偶患腰痛，不能自转侧，因不能起食，即代为之亦不愿，焦甚！试自治之。据《伤寒论》"风湿相搏，骨节疼烦"，用甘草附子汤，其桂枝用至四钱。为药肆老医袁锦所笑，谓：桂枝最散，止可用二三分，乌可数钱也？予曰：此未知长沙书为何物，宜不赞同。袁曰：医人已数十年，卖药亦数十年，从未见有用桂枝如是之重者。予曰：汝尚未悉此为何方，治何病，汝惟有执之而已。于是朝晚服之。其药肆之桂枝，以此而尽。翌日，能起能食，遂愈。"

**【原文】**伤寒脉浮滑，此以表有热，里有寒，白虎汤主之。（176）

**【提要】**本条论述里热证（阳明病）的白虎汤证。

**【解析】**伤寒传里，发为阳明病。脉浮主表、主热，此处以热言，脉滑主气血旺盛，脉浮滑主里有热而津液不亏。里热蒸腾于体表，按之蒸蒸发热，汗出不解，故谓表有热，非是表证的恶寒发热。"里有寒"于理不通，结合第350条"伤寒，脉滑而厥者，里有热，白虎汤主之"，白虎汤证应是里热蒸腾于表的表里俱热，患者有典型的阳明病外证"汗出、不恶寒、反恶热"。

关于表里寒热的讨论，在《金匮玉函经》中此条为"伤寒脉浮滑，而表热里寒者，白通汤主之"，可从。对比第225条"脉浮而迟，表热里寒，下利清谷者，四逆汤主之"，迟与滑相对，四逆汤与白虎汤相对，可知其为里有热。又第370条"下利清谷，里寒外热，汗出而厥者，通脉四逆汤主之"，知里虚寒的太阴证，浮阳在表，可有身热（皮肤温度升高），仲景曰"外热"。第350条"伤寒，脉滑而厥者，里有热，白虎汤主之"，里热证阳明病的白虎汤证亦可因热郁于内，而见里热外寒即里热盛而在表的皮温降低，谓之热厥（热为里热，厥为皮温低），故有考证。此条表里二字互错，原文应为"伤寒，脉浮滑，此以里有热，表有寒，白虎汤主之。"于理亦可通。但临证实践过程中，应明确表里寒热的实质，具体所指，或为热证，或为皮温的高低，自不相同。关于白虎汤证是里热证，可依据腹诊以识别，雉间焕云："诊腹以决白虎证者，不可不知，按腹稍久稍用力而指头热者，是里热也。"亦可结合第11条"病身大寒，反不欲近衣者，寒在皮肤，热在骨髓也"理解本条，临证实践过程中应从症状反应层面全面分析病情，确断表里寒热虚实，方能不误。

有学者认为，甘草附子汤治疗痹在表的身痛，炙甘草汤治疗的脉结代为脉痹，为痹在里，白虎汤证处于甘草附子汤与炙甘草汤之间，暗示白虎汤治疗表里之间的热痹，以体表关节红肿热痛为主症，且通过临床病例予以证实。但其应用白虎汤治疗关节红肿热痛时，患者全身症状为汗出、怕热，是典型的白虎汤证。辨证要有全局观，不能只看局部，当局部与整体症状冲突时，舍局部而顾全局，这是要点。

**白虎汤**　　知母六两，石膏一斤（碎），甘草二两（炙），粳米六合。

上四味，以水一斗，煮米熟汤成，去滓，温服一升，日三服。臣亿等谨按前篇云，热结在里，表里俱热者，白虎汤主之。又云其表不解，不可与白虎汤。此云脉浮滑，表有热，里有寒者，必表里字差矣。又阳明一证云，脉浮迟，表热里寒，四逆汤主之。又少阴一证云，里寒外热，通脉四逆汤主之。以此表里自差，明矣。《千金翼》云白通汤。非也。

【解析】知母苦寒，清阳明里热，主治消渴热中，下水，治疗关节红肿因于热者效佳；石膏味辛微寒，清里热，主治中风寒热、心下逆气、惊喘、口干舌焦不能息。白虎汤证里有热而气血旺盛，用知母、石膏清里热而利水，同时以炙甘草、粳米顾护胃气。

后世研究认为粳米有助于石膏有效成分的溶出。四药同煎，煮至米熟，因有粳米，煮出来的汤药如黏粥，故曰"米熟汤成"，米汤黏稠可吸附部分生石膏粉，此为本方取效的关键。后世在研究白虎汤时，将清热之功归于石膏，并逐渐将石膏之性味由"辛微寒"改为"辛甘大寒"，忽略方中苦寒利水之知母，临证实践证明，石膏非大寒之品，煎出率很低，配伍得当则无败胃之虑。胡希恕先生谓石膏苦寒之性不及知母、黄芩、黄连，乃一线临床之体悟。张锡纯善用生石膏，在其所著《医学衷中参西录》中，力主《神农本草经》对石膏性味的记录，且录有大量医案，其言可从。


【原文】伤寒脉结代，心动悸，炙甘草汤主之。（177）

【提要】本条论述脉结代、心动悸（厥阴病）的炙甘草汤证。

【解析】患者素有心脏病变，外感或劳累诱发疾病发作，出现心悸、心慌不宁，脉律不齐，按之结或代，用炙甘草汤治疗。从临证实践出发，"伤寒"二字，可以认为是外感或诱发疾病发作的其他因素（如劳累、紧张等）。陆渊雷认为："脉有歇止者，名结代，说在下条，心动悸，即西医所谓心悸亢进也。心悸亢进之原因不一，本条证，则因血液虚少，血压有低落之可能，心脏起代偿性搏动兴奋，故一方面自觉心悸亢进，一方面因血液不能充盈其脉管，心房虽大起大落，其搏动不能依次传达于桡骨动脉，故脉有结代也。"

**炙甘草汤**　　甘草四两（炙），生姜三两（切），人参二两，生地黄一斤，桂枝三两（去皮），阿胶二两，麦门冬半升（去心），麻仁半升，大枣三十枚（擘）。

上九味，以清酒七升，水八升，先煮八味取三升，去滓，纳胶烊消尽，温服一升，日三服。一名复脉汤。

【解析】本方为桂枝去芍药汤加炙甘草用量，再加健胃气、滋阴养血之品而成。煎药用酒，取温通之功。甘草甘平，主治五脏六腑寒热邪气，能坚筋骨、长肌肉、倍力，为甘味强壮健胃药；地黄甘寒，主治折跌绝筋、伤中，能逐血痹，为寒凉之强壮补血药。我院乔凯明医生用大剂量生地黄治疗贫血，脉弱无力，服药后脉道充盈而血常规中的贫血指标无明显改善，知大剂量地黄有增加血容量的作用。本方中甘寒的生地黄用量一斤，为剂量最大者，而方名却曰炙甘草汤，体现了仲景治病重视胃气。麦门冬甘平，主治心腹结气、伤中、伤饱、胃络脉绝、羸瘦、短气，是一味强壮功能、益胃气、长肌肉之药；阿胶、麻仁滋阴液，养血补血；生姜、桂枝温通血脉，助生地黄成功；人参、大枣健胃温中。诸药合用，酒水同煎，强壮功能，滋阴补血、温通血脉，可治心动悸，使结代之脉复原，故曰"复脉汤"。

柯韵伯解本方高出诸家，认为："仲景凡于不足之脉，阴弱者用芍药以益阴，阳虚者用桂枝以通阳，甚则加人参以生脉。此以中虚脉结代，用生地黄为君，麦冬为臣，峻补真阴者，然地黄麦冬，味虽甘而气则寒，非发陈蕃秀之品，必得人参桂枝，以通阳脉，生姜大枣，以和营卫，阿胶补血，甘草之缓，不使速下，清酒之猛，捷于上行，内外调和，悸可宁而脉可复矣。酒七升，水八升，只取三升者，久煎之则气不峻，此虚家用酒之法，且知地黄麦冬，得酒则良，此证当用酸枣仁，肺痿用麻子仁可也，如无真阿胶，以龟板胶代之。"

应用本方之注意事项有四：第一，用生地黄，量要大，最好按原方比例配药。第二，水酒同煎，可保证及增强疗效。冯世纶教授曾治一位炙甘草汤证患者，初服无效，细查方知煎药未用酒，后加入酒，服后即效。如不能饮酒，可煎好药后兑入黄酒 20ml 服用。第三，依据"脉结代，心动悸"的症状特点用本方，则诸多诱发心律失常的病变，均有用到本方的机会。第四，生地黄为增加血容量之药物，生姜、桂枝为温通血脉的动力性药物，后世温病方"复脉汤"诸方去桂枝、生姜等温性药物，其组方思路与仲景复脉汤大异。

炙甘草汤寒热并用，有强壮复脉之功，可治疗厥阴病表现为"脉结代，心动悸"者。笔者近期用本方治疗一例扩张型心肌病，表现为心悸动，脉结代者，获效。患者为笔者徒弟之母，其本有冠心病、高血压，突发心悸、心动不安，脉结代，笔者徒弟按原方剂量配药（每两折合 5g，一斤按十六两计算），并用黄酒与水各半，诸药同煎，阿胶后入，服后症状消失，避免因病住院。

【原文】脉按之来缓，时一止复来者，名曰结。又脉来动而中止，更来小数，中有还者反动，名曰结，阴也。脉来动而中止，不能自还，因而复动者，名曰代，阴也，得此脉者必难治。（178）

**【提要】**本条解析结代脉。

**【解析】**脉按之缓，时止而后复出，脉律不齐而总数如常，谓之结。脉来动而中止，更来小数，中有还者为结脉特点。动，脉不宁也，应心动、心悸，为阴证。脉来动而中止，不能自还，脉率不齐而总减少，因而复动者，名曰代，也是阴证。遇到结代脉，病难治。

# 小结

第146~178条以心下部位的症状为核心论述，重点论述合并病的治疗、风湿发为少阴病的治疗等。

第146条论述太阳少阳合病的柴胡桂枝汤证，第147条论述半表半里阴证厥阴病的柴胡桂枝干姜汤证。第148条论述厥阴病用小柴胡汤治疗，不如用柴胡桂枝干姜汤更确切，此亦证明古人对半表半里证的认识不充分，尤其是半表半里阴证厥阴病。第149条论述表证传半表半里、传里的过程中，可发为柴胡汤证、大陷胸汤证、半夏泻心汤证。第150条论述太阳少阳并病误下发为结胸重症。第151条论述热痞小陷胸汤证。第152条论述太阳阳明合病，里证为悬饮，表解后，方可予十枣汤治疗悬饮。

第153条论述汗、下、烧针的危害。第154条论述里热证大黄黄连泻心汤证。第155条论述少阴阳明合病的附子泻心汤证。第156条论述太阳阳明合病内有停饮的五苓散证。第157条论述厥阴病的生姜泻心汤证。第158条论述厥阴病的甘草泻心汤证。第159条论述心下痞与下利的证治，有热证的泻心汤证与寒证的理中丸证，下焦虚寒下利的赤石脂禹余粮汤证，清浊不分的五苓散证。第160条论述外邪里饮病症，病久可发痿证。第161条论述胃虚饮停的太阴病，"心下痞硬，噫气不除"用旋覆代赭汤治疗。

第162条论述太阳阳明合病的麻黄杏仁甘草石膏汤证。第163条论述太阳太阴合病的桂枝人参汤证。第164条论述太阳阳明合病，治疗应先表后里。第165条论述表证传半表半里与里，成少阳阳明合病的大柴胡汤证。第166条论述阳明病痰热结在胸中，治疗应因势利导，用瓜蒂散吐之。

第167条论述脏结死证。第168、169、170条论述阳明病里热证白虎加人参汤证。第171条论述太阳少阳并病，用刺法治疗。第172条论述里热证下利的黄芩汤证，若伴呕吐时，用黄芩汤加半夏生姜。第173条论述上热下寒的厥阴病黄连汤证。

第174条与第175条论述表阴证少阴病桂枝附子汤证、去桂加白术汤证及甘草附子汤证。第176条论述阳明病里热证的白虎汤证。第177条论述厥阴病，"脉结代，心动悸"用炙甘草汤治疗。第178条解析结代脉。

# 辨阳明病脉证并治

【原文】问曰：病有太阳阳明，有正阳阳明，有少阳阳明，何谓也？答曰：太阳阳明者，脾约—云络是也；正阳阳明者，胃家实是也；少阳阳明者，发汗利小便已，胃中燥烦实，大便难是也。（179）

【提要】本条论述阳明病的成因，或从太阳病传里，或由少阳病传里，或直发阳明病。

【解析】本条以问答的形式论述阳明病的成因。问：病有太阳阳明，有正阳阳明，有少阳阳明，都因何而得？答：病有从表传里即由太阳传阳明者，名太阳阳明，脾约是也；有里热实证自发者，名正阳阳明，胃家实是也；有本是半表半里的少阳病误用发汗、利小便的治法，损伤津液，病从少阳传阳明，发为少阳阳明，胃中燥烦实，大便难是也。本条所论的少阳阳明、太阳阳明、正阳阳明均是里热实证，以大便干、大便难为主症。

仲景书中疾病的传变为表里相传，重视津液与胃气。阳明病为阳证，里热功能不沉衰，因热耗伤津液，治法以清热为大法，热除而胃气不衰，可生成津液，此种治法曰"存津液"。同为里证的太阴病，里寒功能沉衰，不能生成津液，治法以温里强壮功能为主，此种治法曰"保胃气"。

【原文】阳明之为病，胃家实—作寒是也。（180）

【提要】本条论述阳明病提纲证（腹证）。

【解析】后世称本条为阳明病提纲。"胃家"包括胃肠，"胃家实"即胃肠道热实，按之硬满疼痛、拒按，是腹证。患者可有腹胀、腹满、便秘的自觉症状，典型外证则为汗出、恶热。

就阳证而论，阳明病由肠至胃，由下至上，以腹满为主；少阳病病位在表里之间，正邪交争于胁下，胸胁为其病位。此半表半里证与里证的区别，合病亦符合这一规律，故少阳阳明合病则病由半表半里传里，由上至下，以胸胁苦满及心下满为主症。

陆渊雷对阳明病有独到认识，曰："阳明为热病之最高峰，过此即入恢复期。此中自分两级，毒害性物质与抗毒力之产生两者俱盛，为正当峰极期（热极伤津时），抗毒力已充足，毒害性物质已被消灭，但当抗病之际，营特殊之新陈代谢，产生特殊之代谢废料，屯积于肠，须排泄者，为峰极期之终，亦为恢复期之始（津伤燥屎内结）。前者即白虎汤证，旧称经病，后者即承气汤证，旧称腑病。阳明既有经腑两级，何不分立两经？曰：'是亦有故，《伤寒论》以热病之正型为三阳经，其变型为三阴经，正型以证候有抗病现象，用药须祛病者为主，变型以证候属功能衰减（尤以心脏衰弱为主），用药须温补者为主。热病恢复期之不见功能衰减者，不得属阴经，抗病已毕，又不得属阳经，故恢复期之方证，如后世所谓病后调理者，《伤寒论》所不言，为其无所隶属也。既不言恢复期，则将入恢复期之证，更不能独立一经，今以附于峰极期之经中，殆最为适当。'由前所说，则阳明病当以白虎证为主体，以承气证为附庸，然阳明之提纲胃家实，指承气证而不及白虎证，篇中论列，又详于承气而略于白虎，则又何也？曰：'《伤寒论》为药治书，详于方药证候，而略于病理者也。论病理，则峰极期为正病，才入恢复期即为无病；论证候，则承气证危于白虎证；论方药，则承气汤峻于白虎汤。此本论所以侧重承气证也，然古人又以大热属胃，热与实混言又不别，则胃家实亦可以包白虎证矣。'"

【原文】问曰：何缘得阳明病？答曰：太阳病，若发汗，若下，若利小便，此亡津液，胃中干燥，因转属阳明。不更衣，内实，大便难者，此名阳明也。（181）

【提要】本条论述太阳病传里发为阳明病。

【解析】本条以问答形式探讨太阳阳明，问：为何会得阳明病？答：太阳病应以发汗之法治疗。发汗要求为"微微似欲汗出"，不可大汗，大汗则耗伤人体津液，攻下、利小便为错误的治疗方法，亦损伤津液。胃肠道津液不足，则大便干燥内结，形成"胃中干燥"的阳明病。"更衣"为上厕所的委婉说法，"不更衣"即不上厕所（古人登厕必更衣，不更衣者，通为不大便），胃肠道大便结实，称"内实"，大便难、不畅，名阳明。

【原文】问曰：阳明病外证云何？答曰：身热，汗自出，不恶寒，反恶热也。（182）

【提要】本条与第180条相对，第180条言阳明病腹证（胃家实），本条言阳明病外证（恶热）。

【解析】第179条论述了少阳病转阳明病，第180条论述了自发的阳明病及阳明病的腹证诊断标准，第181条论述了由太阳病转阳明病，本条以问答形式论述阳明病外证的诊断标准。

问：阳明病的外证是什么？答：身热、汗自出，不恶寒，反恶热，这些症状具备，则可诊断阳明病。

"病有发热恶寒者，发于阳也"，其中身热、汗自出，太阳、少阳、阳明均可有。恶寒、发热是太阳病，往来寒热是少阳病，不恶寒则可除外太阳病、少阳病，考虑为阳明病。如果出现恶热（怕热），则可确断阳明病。此条非常重要，也是理解阳明病、读懂第183条的基础。

关于三阳病，患者发病时的恶寒（太阳病）、往来寒热（少阳病）、恶热（阳明病），均是自觉症状，亦是人体抗病时的自我预警、提示。恶寒提示病在表，病性为寒证，治疗则应顺应机体抗病之机转，以温药（或称温法）发汗，使病邪通过体表的汗出而解。恶热提示病在里，病性为热证，治疗则应顺应机体抗病之机转，以寒药（或称寒法）吐、下，使病邪通过体内的呕吐、下利而解。往来寒热提示病在半表半里（即表里之间），病性为寒热错杂，治疗应顺应机体抗病之机转，寒热药物（或称和法）均用，使病邪通过体表（汗）或体内（吐下）而解。关于这一认识，陆渊雷引汤本氏云："凡恶寒者，毒害性物质欲从汗腺逃遁之机也，表即汗腺所在，故太阳病必恶寒，或恶寒发热；少阳病则位置距表稍远，在于表里之间，例当和解，不必由汗解，而犹有汗解之机，则往来寒热是也；阳明病之位置，距汗腺尤远，乃反接近肛门，绝无汗解之望，舍攻下无他法。……故恶热与恶寒，可以鉴别三阳病焉。"其论汗、下则是，然未及病性之寒热，论半表半里曰汗解之机，亦是不明半表半里之实，半表半里之病，依法治之亦有便通而病解者（第230条）。

【原文】问曰：病有得之一日，不发热而恶寒者，何也？答曰：虽得之一日，恶寒将自罢，即自汗出而恶热也。（183）

【提要】本条论述急危重症传变迅速，病由表传里发为阳明病。

【解析】"不发热而恶寒"，《金匮玉函经》作"不恶热而恶寒"，《千金翼方》作"发热而恶寒"，可从后两个版本，均是说发病第一日即为表阳证太阳病。要理解本条，必须对第182条有深入理解。本条看似所答非所问，实乃描述危重病的迅疾传变。

问：为什么发病第一日不恶热而恶寒，发为太阳病？答：病程虽仅一日，表证将传里，恶寒将罢，如出现自汗出、恶热，则是典型的阳明病。也就是说，阳明病不应有恶寒、恶风，有恶寒、恶风是因为太阳病依然存在，更可反证阳明病白虎加人参汤证第168条的"时时恶风"、第169条的"背微恶寒"，二证均非表证太阳病。

第6条病情的演变（由太阳病至温病、风温），可以说是对本条"问"与"答"内容的完美呈现，曰："太阳病（表证恶寒），发热而渴（里热证阳明病），不恶寒（太阳病已解）者，为温病，若发汗已，身灼热者，名风温（恶热，阳明病外证）。"

读懂本条非常重要，只有能读懂本条，从症状反应的恶寒、恶热切入，才是读懂了阳证中的表证与里证，明白了太阳病与阳明病，认清楚了"伤寒"与"温病"，也就会理解吴鞠通为什么在《温病条辨》中的第一方用桂枝汤。《温病条辨》原文曰："初起恶风寒者（实为太阳病，吴鞠通妄称为温病，是未读懂第6条及第183条），桂枝汤主之；但热，不恶寒而渴者（实为仲景书第6条的温病），辛凉平剂银翘散主之。"这可以说是温病学家根据临床方证经验对本条的解析，然病因学说却束缚了后世临证思路，一见体温升高（发热），即以为是热证，妄用寒凉之药，误人多矣。恽铁樵三子之丧，皆因于此。


【原文】问曰：恶寒何故自罢？答曰：阳明居中，主土也，万物所归，无所复传，始虽恶寒，二日自止，此为阳明病也。（184）

【提要】本条承第183条，解释病由太阳传阳明，恶寒（表证）自罢的机制。

【解析】问：怕冷为什么会自止？答：阳明居中，五行属土，长养万物，为万物所归，病传至此，已经传至最里，不能再传。开始恶寒是表证，二日表解传里则恶寒自罢。病至阳明，则有阳明病外证"身热，汗自出，不恶寒，反恶热"。

陆渊雷认为，以上两条均非仲景文字，然亦可解，曰："此两条亦非仲景文字，一日恶寒，二日自止，盖出自《热论》一日太阳、二日阳明之意。不发热，当从《玉函》作不恶热为是，盖谓阳明外证，当不恶寒，反恶热，今始得病时虽有不恶热而恶寒者，然恶寒不若太阳之持久，旋即自汗出而恶热矣。此言病之始起即属阳明者，实即首篇第六条之温病风温尔。……阳明无所复传，故是事实，不妨断章取义，盖病在太阳少阳时，虽施治不误，犹不能必其即愈，苟用药不逆，自然传变而至阳明，则或清或下，即可痊愈，阴证回阳之后，亦多转为阳明胃实，然后微下之而愈，是故阳明者，疾病获愈之机。九芝先生谓阳明无死证，正以其无所复传也，惟阳明易愈之故，由于燥实，不燥实则不可清下，不可清下，即无由得愈。时医有以舌干为液涸，用药辄加入鲜铁皮石斛、鲜南沙参、鲜生地、鲜大青等，使病久不获化燥，此非妥善之法也。"

【原文】本太阳初得病时，发其汗，汗先出不彻，因转属阳明也。伤寒发热无汗，呕不能食，而反汗出濈濈然者，是转属阳明也。（185）

【提要】本条论述太阳病传里发为阳明病及少阳阳明合病的两种情况。

【解析】本条应分两节解读：第一节为"本太阳初得病时，发其汗，汗先出不彻，因转属阳明也"，疾病由表传里，发为阳明病，是对第183、184条表证治疗及疾病传里的补充说明；第二节为"伤寒发热无汗，呕不能食，而反汗出濈濈然者，是转属阳明也"，疾病由表向半表半里及里传，发为少阳阳明合病。

第一节：发病开始是发热、恶寒、无汗的太阳病，用麻黄汤发汗治表，由于病情危重，虽然在表的阶段治疗正确，汗出表解，病势缓解，但病依然往里传，发为阳明病。"汗先出不彻"是指经过发汗治疗，表解，病传于里，里热明显，病仍未解。本条是对第183、184条的注解。第183条："问曰：病有得之一日，不发热而恶寒者，何也？答曰：虽得之一日，恶寒将自罢，即自汗出而恶热也。"第184条："问曰：恶寒何故自罢？答曰：阳明居中主土也，万物所归，无所复传，始虽恶寒，二日自止，此为阳明病也。"

第二节：发病即为太阳少阳合病，"发热、无汗、恶寒"为太阳病伤寒证，"呕不能食"为少阳病。经柴胡桂枝汤治疗后，"汗出濈濈然"为里热蒸津液为汗的阳明病特点，提示恶寒、无汗的表证解，是为转属阳明，实为少阳阳明合病。具体方治，柴胡加芒硝汤、大柴胡汤可适症选用。

陆渊雷认为："汗先出不彻，非汗出不及縠之谓，验之事实，有太阳病发汗后，热退身和，而一日半日许复发热，转属阳明者，此非汗之不当，亦非汗不及縠。病势本盛，不能即愈于太阳也，惟不发汗，则其转属阳明也缓，发汗，则其转属阳明也捷。既属阳明，则无所复传，愈期可计日而待矣。由是言之，汗出虽不彻，足以缩短经过，其汗不为无功。"并引山田氏云："伤寒无汗，呕不能食者，此为少阳病小柴胡汤证也，若其人反汗出濈濈然者，此为转属阳明，乃少阳阳明并病也，当与大柴胡、柴胡加芒硝等汤以润下焉。"引汤本氏云："此示小柴胡汤证转属阳明证之径路也，此证最所常见，余之经验，多宜大柴胡加石膏汤。"

《胡希恕伤寒论讲座》中说："太阳病依法当发汗，发汗而病不彻，彻是指病不除，不是不彻底，真正的重病，不只伤寒如此，流感也这样，开始表证非要发汗，真正重的流感不一汗能愈的，汗后也可传变少阳与阳明的……大病的时候就治疗正确，也只能在表证的时候，使它好转减轻，去其凶势，但病还是要传变的，不能马上好，伤寒一般好，全在少阳病的末期，阳明病的初期的时候好得多，就是白虎汤、柴胡承气汤等。"实为临证之得。如胡希恕先生医案，患者本是肺炎，发病以麻黄汤证出现，经麻黄汤正确治疗后，疾病仍在内传，发为少阳阳明合病，经应用小柴胡加生石膏汤加减治愈，意引如下。

杨某，男，16岁。初诊日期：1965年7月5日。发热、寒战1天。昨日打篮球汗出身热，用冷水冲洗，半夜即感恶寒、身痛、头痛、咳嗽，经饮热水、加盖棉被，症未见好转，出现寒战，身热更明显。舌苔薄白，脉浮紧数。体温39.9℃。胡老辨证为太阳表实的麻黄汤证。处方：麻黄三钱，桂枝二钱，杏仁三钱，炙甘草二钱。7月7日二诊：上药服后微汗出，恶寒、身痛减，体温38.5℃。但因咳嗽、胸痛明显，而去医院检查，X线检查示右肺上叶大片阴影，诊断为肺炎，治疗欲用青霉素，但因药物过敏而仍求中医治疗。刻下症：寒热往来，口苦咽干，右胸胁痛，咳嗽，咳黄黏痰。舌苔白微腻，脉弦细稍数。体温38.6℃。此乃表邪已传入少阳、阳明，与小柴胡加生石膏汤加减：柴胡五钱，黄芩三钱，生姜三钱，半夏四钱，党参三钱，大枣四枚，炙甘草二钱，桔梗二钱，瓜蒌五钱，生石膏二两。7月10日三诊：上药服2剂，寒热往来、胸胁痛皆已，咳减，吐少量白痰，体温36.6℃。上方改柴胡为四钱，减生石膏为一两半，加杏仁三钱，连服3剂，基本痊愈。

经过临证治疗的切身体会，笔者发现治疗流行性感冒发病，见无汗、高热、身痛、眼球发胀、头昏沉者，多以越婢加半夏汤1剂而取效，可根据汗出的有无，调整麻黄与生石膏的剂量。

笔者亦曾治疗2型糖尿病性坏死性筋膜炎、高热发为阳明病者，用以大承气汤1剂热退，医案如下。

贾某，男，41岁。主因左下肢肿胀疼痛10余天于2023年1月18日入院，既往有2型糖尿病4年。入院诊断为2型糖尿病性坏死性筋膜炎，于1月19日行左下肢清创术。间断发热，现已发热5天。2023年2月21日下午临近下班时因高热请会诊。刻下症：高热、怕热、无汗，口渴，纳差，2日未解大便，体温41℃，脉滑数有力，舌红少苔。抚之身灼热、无汗。腹诊：腹部膨隆，脐下压痛。处方（医院协定方）：大黄12g，芒硝6g，麸炒枳实12g，厚朴24g，炒桃仁12g。中药饮片，1剂，水煎服。服药1袋2小时后解正常大便1次，无汗出，热退，未再服药。2月24日查看患者，无不适。

【原文】伤寒三日，阳明脉大。（186）

【提要】本条论述阳明病的脉。

【解析】阳明病为里热证，脉大为热实的表现。此为照例文字，关键是明其理。陆渊雷认为："此条盖热论家言，三日盖二日之误。少阳篇云：'伤寒三日，少阳脉小。'可以互证。"可从。

【原文】伤寒脉浮而缓，手足自温者，是为系在太阴。太阴者，身当发黄，若小便自利者，不能发黄。至七八日大便硬者，为阳明病也。（187）

【提要】本条论述表证传里，水热进退，发为系在太阴、发黄与便秘的三种不同转归。

【解析】本条应作三节理解表证传里出现的三种不同转归。第一节："伤寒，脉浮而缓，手足自温者，是为系在太阴。"言病由表传里，在里既有热又有湿。第二节："太阴者，身当发黄。"非是说太阴病可以发黄，应该是前"系在太阴"湿热交蒸多发黄疸。第三节："若小便自利者，不能发黄，至七八日，大便硬者，为阳明病也。"言湿去里热盛津伤，发为大便硬、胃家实的阳明病。

伤寒无汗，脉应浮紧，今脉浮缓，则提示疾病已由伤寒的表实发生变化。如伴恶风则是中风，此未诉恶风，则非表证之脉。里有热则身热、恶热，此仅言手足温，以示里有热而热不盛，里热脉应浮滑（典型者如脉浮滑的白虎汤证）。此处脉不滑而缓，为体内有湿。湿属阴，性本寒，此病由表传里，里既有热，又有寒湿，不是单纯的阳明病，也不是单纯的太阴病，故曰"是为系在太阴"，其实质示人里有湿热。湿与热交蒸，迫胆汁外溢于体表则身黄，湿盛则发为阴黄，热盛则发为阳黄，故曰"太阴者，身当发黄"，其实质是阳明里热与太阴里湿的合病，既非单纯的阳明病，亦非单纯的太阴病。湿与热合，为发黄之条件，如里热迫津液从小便而去，只有孤热则不能发黄。如热盛于里，使肠道水液（津液）丧失，则大便硬，发为大便硬、胃家实的阳明病。

本条虽为无方证条文，但其医理丰富，论述了表证传里，在里寒热错杂且有湿，以及湿热进退的不同转归。具体方证，临证则需依据症状反应，适症选用茵陈蒿汤、茵陈五苓散、大承气汤等。陆渊雷从八纲寒热及病位层面解析本条，颇有见地，云："文虽不似仲景，读之可以知三事焉：太阴阳明，部位本同，所异惟在寒热，昔人以太阴为脾，阳明为胃，乃沿袭《内经》之误，此其一；黄疸病之治愈，黄色素必以小便为依归，此其二；同一脉象有数种病，故诊病不得仅凭脉，此其三。此条盖有阴寒证候，而手足不冷，大便微利者，故不系少阴而系太阴。

手足自温者，言不逆冷也，至七八日大便硬，明七八日之内本微利也，寒证微利者，例称太阴，其实是小肠发炎，蠕动过速，肠内容物不及吸收之故，若炎症延及十二指肠者，常发黄疸，以十二指肠为容受胆汁之处也，故曰太阴身当发黄。排除血液中之有害物质，积在肾脏，观乎黄疸病人之小便奇黄，而茵陈以利小便治疸，可以知矣。若使胆汁混入血液之始，其小便本自通利，则胆汁随入随泄，不致瘀滞于肌肉而发黄，故曰小便自利者不能发黄。七八日后，或由药力，或正气自复，寒证化热，大便因硬，病虽仍在小肠，然寒则太阴，热则阳明，故为阳明病，脉浮而缓者，《金匮》黄疸病篇亦以寸口脉浮而缓为瘀热发黄之脉，与此条契合，是知浮缓之脉，或属太阴，或属太阳桂枝证，不凭外证，何由识别？自叔和作俑于前，俗师盲从于后，相矜以三指识病，可叹也。"

【原文】伤寒转系阳明者，其人濈然微汗出也。（188）

【提要】本条论述无汗伤寒表证传里，发为濈然微汗出的里热轻证（阳明病）。

【解析】第187条病由表传里曰"系在太阴"，实为里热兼有寒湿。此条言转系阳明，乃病由表传里，发为阳明病，而里热未盛。阳明病里热盛，典型者为蒸蒸发热、多汗出、恶热，如表解而里热未盛，则发为濈然微汗出，患者必不恶寒。

【原文】阳明中风，口苦咽干，腹满微喘，发热恶寒，脉浮而紧，若下之，则腹满小便难也。（189）

【提要】本条论述三阳合病及误下后变证。

【解析】中风较伤寒，汗出多热，阳明中风，言病多热。"口苦，咽干"为少阳病，"腹满微喘"为阳明里热实证，"发热恶寒，脉浮而紧"为太阳病伤寒证。诸症同见则为太阳少阳阳明合病。太阳病不可下，少阳病不可下，三阳合病治从少阳，应用和解之法，小柴胡汤可用，亦可以小柴胡汤与麻黄汤及承气汤合方应用，三阳同治，但不能单独应用下法或汗法。

下之为误治，病传于里，发为阳明里热津伤之重症，里热无水以生成小便则小便难、少、灼热、疼痛，里热重，大便秘结则腹满加重。未出方治，增液泄热通便之法可行，后世增液汤与承气汤合方、《伤寒论》方麻子仁丸均可适症选用。

【原文】阳明病，若能食，名中风；不能食，名中寒。（190）

【提要】本条论述通过能食与否判断里证之寒（中寒）热（中风）。

【解析】阳明病为里阳证、里热证，热能消食，故能食，然里实燥屎内结甚，胃肠道满实则不能食。单以本条文论之，里有热则能食，曰"若能食，名中风"，此实为阳明病。里虚寒饮停于胃则不能食，曰"不能食，名中寒"，此实为太阴病。

后世注家，不结合仲景全书所论，仅依据此条，言阳明病也有寒证、热证之分。陆渊雷对此有说明，认为："此亦言起病即成阳明者，曰名中风名中寒，意谓风寒直中阳明之病也。以能食、不能食分辨风寒，犹太阳以有汗、无汗分辨风寒尔。风主动而近于热，故能食者属风，寒则静而不消谷，故不能食者属寒，然皆姑取为名，非绝对的病原。此条亦别派古医家之言，既无裨于药法，其名遂不复行用。"

临证发病后依据症状反应辨证，辨表里、阴阳、寒热、虚实，非以诱因论，章太炎谓"论其证、非论其因"，直中之说不可从。风动近热消谷、寒静不能消谷之说实指八纲概念的寒热，可从。明如陆渊雷，解第 187 条能识其论在里之寒热分太阴与阳明，但于此条惑于"阳明病"三字，不识本条亦是论太阴与阳明。

【原文】阳明病，若中寒者，不能食，小便不利，手足濈然汗出，此欲作固瘕，必大便初硬后溏。所以然者，以胃中冷，水谷不别故也。（191）

【提要】本条论述太阴病兼里热的固瘕病症。

【解析】如第 190 条解析，"阳明病，中寒"实为里阴寒证太阴病，胃中虚寒则不能食，但本条所论绝非纯寒之证。"手足濈然汗出"为里有热大便干结的外证，由于本是胃中虚寒，水谷不别（水不入膀胱而为尿，水入肠道，影响大便，以致小便不利、大便稀的临床状态），小便不利，水入肠道，即使大便干，必是大便初硬后溏。"固"者，言内有所结的大便干，"瘕"者，不能结于一体的大便溏，固与瘕均是病理状态。此与第 187 条同，均是病位在里的寒热错杂证，并非单纯的阳明病或太阴病；所不同者，第 187 条论述水热进退的发黄与便秘，本条只是论述大便的硬与溏，且重点在论述里虚寒的太阴病。

陆渊雷认为本条论述的是太阴病寒实证，且综合各家之说，认为阳明病篇有诸多条文在论述太阴病，示人以鉴别里证之寒热，可启迪思路。其文曰："承前条，言阳明中寒之证治，虽非仲景语，意犹可取。既云阳明病，知是胃家实之便秘，便秘本主承气，若是寒秘，则宜理中汤之类，后世亦有半硫丸之类，而承气反在所禁。固瘕，盖即《内经》所谓大瘕泄，以其深锢不易愈，故曰固瘕。始本便秘，继而初硬后溏，是为欲作固瘕，此时若误用承气，则竟成固瘕，至难救治。胃中冷水谷不别，即小便不利与初硬后溏之原因，胃肠寒而消化吸收俱退减，则营养液与粪便并入结肠，于是大便溏，小便少，即所谓水谷不别也。胃肠寒，当属太阴而非阳明，注家以首句有阳明字，遂多曲说。余向疑前条及本条，皆误以太阴为阳明者，及读元坚述义，乃知前人已先吾言之。元坚云：'太阴篇不过仅仅数条，而阳明篇中反多本病证候，此以其病虽有寒热之异，而部位与壅实则同，故恐人错认，对举明之也。'曰不能食名中寒（前条），曰欲作固瘕（本条），曰攻其热必哕（二百二条），曰欲作谷疸（二百三条），曰饮水则哕（二百三十二条），曰食谷欲呕（二百四十八条），曰寒湿在里（三百六十三条），皆是已，然于此条犹冠以阳明二字，故诸家未之察。"

【原文】阳明病，初欲食，小便反不利，大便自调，其人骨节疼，翕翕如有热状，奄然发狂，濈然汗出而解者，此水不胜谷气，与汗共并，脉紧则愈。（192）

【提要】本条论述阳明病得汗出，表里和而病解的机转，与第366条太阴病下利得汗而解的病机同。病由表出里，汗出表里和，病愈。

【解析】阳明病，里有热，多能食，今言初欲食，知其里热不胜，内有寒湿，同时里热蒸津液于体表，耗散一部分内热，故而不是典型的里热能食，一般小便不利则大便稀，此则因里热蒸津液于体表酿汗，故在内虽有"小便不利"而"大便自调"。"脉紧，其人骨节疼，翕翕如有热状"是表证，是津液结于体表欲得汗出而不能的症状反应；里热迫津液于体表欲得汗，由于汗不出，热不散，则上扰脑神而发狂。正邪交争，如正气胜则汗出，汗出热散，病由表解，则诸症皆除，此即《素问·评热病论篇》所载："人所以汗出者，皆生于谷，谷生于精。今邪气交争于骨肉而得汗者，是邪却而精胜也。""脉紧则愈"应理解为汗出病由表而解，因体表无津液充斥，脉紧消除，病痊愈。

【原文】阳明病欲解时，从申至戌上。（193）

【提要】本条论述阳明病欲解时。

【解析】六经诸篇，均有类似记录，古人讲究天人相应，将一日分为十二个时辰，与人体相关脏腑相应，依据阳气盛衰，判断疾病欲解时，临证可参考，其可行性有待验证，不可盲从。

【原文】阳明病，不能食，攻其热必哕，所以然者，胃中虚冷故也。以其人本虚，攻其热必哕。（194）

【提要】本条论述里虚寒证（太阴病）下之伤胃气致哕病症。

【解析】阳明病，不能食，其实质为太阴病。太阴病为里虚寒证，如误用攻下热结之法，更伤胃气，胃气衰败则哕，此时唯有理中、四逆类方以治之。后文第333条云："伤寒脉迟六七日，而反与黄芩汤彻其热。脉迟为寒，今与黄芩汤复除其热，腹中应冷，当不能食；今反能食，此名除中，必死。"其病机与本条同，寒以热治，误用寒下后出现"除中"的危重症候。

本条结合第273条"太阴之为病，腹满而吐，食不下，自利益甚，时腹自痛，若下之，必胸下结硬"的太阴病提纲证学习，更能深刻理解仲景书所言六经来自八纲是病位与病性的复合概念。阳明病是里热证，太阴病是里寒证。阳明病有只热不实者，有里热实者；太阴病有里寒不实者，有里寒实者。太阴病寒实证，治用温下之法；阳明病热实证，治用寒下之法。若以寒益寒于太阴，以热益热于阳明，则徒伤人的胃气，诚如《汉书·艺文志》所言："及失其宜者，以热益热，以寒增寒，精气内伤，不见于外，是所独失也。"

【原文】阳明病，脉迟，食难用饱，饱则微烦头眩，必小便难，此欲作谷疸。虽下之，腹满如故，所以然者，脉迟故也。（195）

【提要】本条以脉言证，论述里虚寒证（太阴病）欲作谷疸，以及误下的危害。

【解析】脉迟主津液损伤、主寒，阳明病脉迟，主里有寒，故纳差、腹满；胃寒不能化谷，故进食不能饱餐，谓之"食难用饱"；水饮内停上逆则头晕、目眩（与泽泻汤证、小半夏加茯苓汤证、苓桂术甘汤证、五苓散、真武汤证之头眩同理）；胃虚不能制下则小便难。胃虚，寒饮内停，食不化，久而化热，湿热相搏，欲发黄疸，因胃虚饮停食不化，故曰"谷疸"。因本是胃虚，腹满亦不可用寒下之法，下之伤胃，腹满加重，治疗需寒温并用兼利水湿，茵陈五苓散与附子理中丸合方可适症选用。

脉迟主津液损伤，亦主寒，此处主寒。如为热证脉迟，津液损伤，腹满、内有燥屎，则为急下热实以存津液的大承气汤证。本条之脉迟，主寒。

【原文】阳明病，法多汗，反无汗，其身如虫行皮中状者，此以久虚故也。（196）

【提要】本条论述阳明病津液不足无汗病症。

【解析】阳明病为里热证，里热迫津液外出则大汗出，曰"法多汗"。此为里热津液充足的阳明病的典型外证。临床若里热而津液虚，热由里达表，津亏作汗乏源则无汗；因热在皮肤，郁不得解，则身如虫行皮中状，身痒，莫名不适。未给方治，后世增津液清里热之法可从，可用白虎汤与增液汤合方，白虎加人参汤亦可适症选用。由本条可知，阳明病是里热证，依据津液损伤在表无汗可谓之虚；津液耗伤，在胃肠道形成燥屎，谓之实。

关于身痒，结合第 23 条"太阳病……面色反有热色者，未欲解也，以其不能得小汗出，身必痒，宜桂枝麻黄各半汤"，第 141 条"病在阳，应以汗解之；反以冷水潠之。若灌之，其热被劫不得去，弥更益烦，肉上粟起"及本条"阳明病，法多汗，反无汗，其身如虫行皮中状"，可知身痒虽然在表，与汗出相关，但论其病性与方证则有太阳病（虚实互现的桂枝麻黄各半汤证）、太阳阳明合病（文蛤汤证、大青龙汤证）、阳明病白虎汤与增液汤合方证及白虎加人参汤证等。由此可以体会病位与病变部位的不同，病位是病机学内容，是指应用汗、吐、下、和法，治疗表证、里证、半表半里证的治法学概念，如将汗、吐、下、和治法与治疗病性寒热虚实阴阳的温、清、补、泻、强壮、抑制治法结合，就形成了治法层面的六经，六经治法可以统摄万病，以此指导方证经验的应用，此即经方医学的六经八纲辨证体系。

【原文】阳明病，反无汗，而小便利。二三日呕而咳，手足厥者，必苦头痛。若不咳不呕，手足不厥者，头不痛。—云冬阳明。（197）

【提要】本条论述阳明病郁热在里而无汗者，伴或不伴呕、咳、厥、头痛病症。

【解析】第 196 条论述阳明病里热津液不足无汗病症，以外证示人。本条对应第 196 条，谓阳明里热郁结，津液不亏的无汗。二者同为里热证，却有虚实之异。

本条分两节解读。第一节："阳明病，反无汗，而小便利。二三日呕而咳，手足厥者，必苦头痛。"为阳明里热郁结，热深厥深证。第二节："阳明病，反无汗，而小便利。……若不咳，不呕，手足不厥者，头不痛。"为阳明里热证。

阳明病里热迫津液外出法多汗，由于热郁结于里，不达于表则无汗；小便利者，里热迫津液从小便而下，示人津液不亏。若里热郁结重，逆于胃则呕，波及于肺则咳，热不得越则手足厥冷，因热不得外越，上犯于脑，可出现剧烈头痛即"苦头痛"。以上诸证，乃热深厥深之证治。里热不重，下迫，可通过小便排出；

不波及肺胃则不咳、不呕；里热得下，无郁结则手足不厥；无上逆则头不痛。

咳、呕、剧烈头痛可见于阳明里热重症，为里热上扰脑神所致，如曹颖甫治疗若华医案："若华忽病头痛，干呕，服吴茱萸汤，痛益甚，眠则稍轻，坐则满头剧痛，咳嗽引腹中痛，按之，则益不可忍，身无热，脉微弱，但恶见火光，口中燥，不类阳明腑实证状。盖病不专系肠中，而所重在脑，此张隐庵所谓阳明悍热之气上循入脑之证也。按：即西医所谓脑膜炎之类。及其身无热，脉微弱之时，而急下之，所谓釜底抽薪也。若身有大热，脉大而实，然后论治，晚矣。生川军三钱，芒硝三钱，枳实四钱，厚朴一钱。若华女士服本方后约三小时，即下，所下非燥矢，盖水浊也，而恙乃悉除，不须再诊。……曹颖甫曰：阳明证之头痛，其始则在巅上，甚则满头皆痛，不独承气汤证有之，即白虎汤证亦有之。且阳明府实证燥气上冲，多致脑中神经错乱，而见谵语头痛。或反在大便之后，无根之热毒上冒，如大便已、头卓然而痛可证也。惟肠中有湿热蕴蒸，其气易于犯脑，为水气易于流动，正如汤沸于下，蒸气已腾于上，不似燥矢之凝结必待下后而气乃上冲也。此证但下浊水，即可证明湿热之蕴蒸阳明。"

【原文】阳明病，但头眩，不恶寒，故能食而咳，其人咽必痛。若不咳者，咽不痛。一云冬阳明。（198）

【提要】本条论述阳明病头眩，伴或不伴咳、咽痛病症。

【解析】本条论述阳明病头眩，同时鉴别表证、半表半里证的眩晕。

阳明病为里热证，以汗出、恶热、不恶寒为典型表现，然亦有里热上扰脑神而发眩晕者。表证以恶寒为主症，兼停饮水气上冲则多有眩晕，如茯苓桂枝白术甘草汤证、真武汤证、五苓散证皆是，不恶寒意在鉴别无表证。半表半里证邪无出路，热扰于上，多波及孔窍，出现咳、咽痛等孔窍病变。半表半里证少阳病亦可见眩晕，但多默默不欲饮食，为小柴胡汤证。本条能食而眩晕可除外少阳病。若里热上扰咽喉、孔窍，则咳嗽、咽痛；若不波及孔窍则不咳、咽不痛。

临床实践过程中，大柴胡汤证多见眩晕。如笔者医案：陈某，女，80岁，初诊日期：2020年8月4日。现症：头晕、视物旋转伴恶心、汗出，体位改变时出现，头沉，喘憋，咳白色清稀痰，无恶寒，大便2日一行，就诊时坐在患者对面即可听到明显的痰鸣音伴喘憋，做完腹诊从床上起来即有明显头晕、面色改变、汗出、眼震。舌淡嫩，少苔，舌底苍白、瘀紫，脉滑。有慢性阻塞性肺炎、肠癌病史。腹诊：腹部略膨隆，腹力强，上腹满胀明显，脐下压痛。辨六经：少阳阳明合病兼有瘀血。辨方证：大柴胡汤、桂枝茯苓丸合方之证。处方：柴胡18g，黄芩 12g，清半夏 10g，生姜 15g，大黄 5g，赤芍 15g，枳实 10g，大枣 20g，桂枝 12g，茯苓 20g，桃仁 12g，牡丹皮 10g。3 剂，颗粒剂，每次 1 袋水冲服，每日 2 次。当晚口服 1 袋、第二天上午口服 1 袋，大便 5 次，头晕症状消失，喘憋缓解大半，未再服药。腹诊：腹部满闷消失，脐下压痛缓解。后经治痊愈。

**【原文】**阳明病，无汗，小便不利，心中懊㤖者，身必发黄。（199）

**【提要】**本条论述阳明病发黄病症。

**【解析】**阳明病为里热证，正常情况里热迫津液从体表而出则为汗，从消化道而出则呕吐、腹泻，从尿道而出则为小便数、多，里热将消化道津液蒸干则为大便干、胃家实。然亦有里热而津液停聚者，如本条，虽有里热而外无汗出。此无汗同第 197 条，为热在里，与第 196 条无汗相反。津液不虚，同时小便不利，如此则里热与水湿相合，上扰胸中，波及于脑，则心中懊㤖。瘀热湿相合，胆汁外溢体表则发黄。

阳明病发黄为阳黄，色泽鲜明，如橘子色，虽未出方治，应以清热利湿祛瘀为大法，茵陈蒿汤可适症选用。

**【原文】**阳明病，被火，额上微汗出，而小便不利者，必发黄。（200）

**【提要】**本条论述阳明病误治发黄病症。

**【解析】**阳明病为里热证，恶热，不恶寒，不可用以"火"取汗治表证的方法治疗。如用火取汗，大汗出则胃中干，发为阳明里热重症。如汗出不多，仅仅头汗出，则水湿不能从体表排出，热不得外越，又被火热，加之小便不利，判断内有水湿。水湿与热相合，则身黄，发为黄疸。病理、方治同第 199 条。

**【原文】**阳明病，脉浮而紧者，必潮热，发作有时。但浮者，必盗汗出。（201）

**【提要】**本条论述太阳阳明合病及阳明病。

**【解析】**本条分两节：第一节为"阳明病，脉浮而紧者，必潮热，发作有时"，论述太阳阳明合病；第二节为"浮者，必盗汗出"，论述阳明病。

脉浮紧为太阳病伤寒脉，发热、恶寒、无汗为伤寒证，潮热为阳明里热结实，潮热发作有时提示里热结实未盛。此为太阳阳明合病，治疗应先解表后治里，先用温药发汗治太阳，后用寒药攻下治阳明。

脉浮主表、主热，无兼缓之中风脉，无兼紧之伤寒脉，是无表证，此处浮主里热。盗汗为闭目入睡时汗出，多为里有热，其治在阳明。后世言盗汗多阴虚有热，治用当归六黄汤，今从八纲分析，当归六黄汤是治疗阳明里热证方。

**【原文】**阳明病，口燥，但欲漱水，不欲咽者，此必衄。（202）

**【提要】**本条论述热在血分口燥、但欲漱水不欲咽、衄的阳明病。

**【解析】**阳明病热伤津液则大汗、大渴，欲饮水数升。如热在血分，其人口舌干燥，但欲漱水不欲咽。热在血分，虽无大热表现，却可迫血妄行，血溢脉外则为出血证，衄即是出血，多指鼻出血——因热性上炎，鼻腔黏膜薄，血管丰富，易破裂。治疗需清里热，选用寒性的血分药组方，《金匮要略》泻心汤、后世犀角地黄汤可适症选用。

陆渊雷结合前人论述、临证实践，从热迫血外溢解衄，曰："上部充血而热炽，口鼻黏膜干燥，故欲漱水，胃中不燥，故不欲咽，干燥之鼻黏膜不胜充血之高压，则破裂而衄。案：气血上涌而上部充血，是毒害性物质有上溢外越之势，乃表证也。太阳中篇（四十七条、五十六条），皆因气血上涌致衄，皆用麻黄汤，今阳明病有表证，故周氏拟葛根汤汗之，柯氏则拟桃仁承气、犀角地黄（小品方：芍药、地黄、丹皮、犀角屑）辈，此当视其证之缓急。若未衄而太阳证急者，葛根汤，若已衄而血证急者，桃仁承气、犀角地黄择用。又，血热证多唇口干燥，临病者宜知之。"陆渊雷之论，能将太阳与阳明合而分析，且认识到血分，是为进步，但言"阳明病有表证"是对阳明病认识得仍不彻底。表证用汗法治疗，里证用清下法治疗。太阳病需用汗法治疗，是表证，阳明病需用清下法治疗，是里证。

**【原文】**阳明病，本自汗出，医更重发汗，病已瘥，尚微烦不了了者，此必大便硬故也。以亡津液，胃中干燥，故令大便硬。当问其小便日几行，若本小便日三四行，今日再行，故知大便不久出。今为小便数少，以津液当还入胃中，故知不久必大便也。（203）

**【提要】**本条论述阳明里热证，津液因自汗出及误用温药发汗损伤而致大便硬（阳明津伤里热实证），通过小便判断里热津伤证病程中津液的还复。

**【解析】**"更"，反、复也，"重"，大、多之谓。阳明病为里热证，法多汗，津液充足则本自汗出。里热证不可用发汗的方法治疗，如误用之，一方面汗出伤津液，另一方面温药助长里热。若经"更重发汗"的误治，津液损伤，里热实证渐成，大便硬，里热上扰脑神则烦。热重津液损伤重则脑病重，曰"谵语"，热轻津液损伤轻则脑病症状轻，曰"微烦不了了"。此为里热津伤病情逐渐加重的表现，与太阳病篇第10条"风家，表解而不了了者，十二日愈"的疾病向愈不同，实为里热加重而津液伤，病情在向里实进展，即"以亡津液，胃中干燥，故令大便硬"。

阳明病，用汗法治疗，曰"病已瘥"，此不可解。若阳明病伴随表证，先汗以解表，后治阳明，用汗法治疗，表证可解，曰"病已瘥"当指表证解，但文中又无说明，此其一。阳明病汗出，即使有表证，亦不可反复发汗，更何况"更重发汗"而可解表乎？此其二。

此时应通过观察小便，间接判断津液还复（实为里热消除），入于胃肠的情况，在体表汗出不变的情况下，小便量、次数均较前减少，则可判断津液还入胃肠，故知不久可解大便。此人体自救之良能，临证可以观察，却不可期之必然，还需依据症状特点，选方施治，后世增液汤可法，仲景麻子仁丸亦可适症选用。

【原文】伤寒呕多，虽有阳明证，不可攻之。（204）

【提要】本条论述治病应顺势利导，因其上而越之，呕多，不可攻下。

【解析】伤寒为表阳证太阳病，可伴随呕吐症状，应因势利导发汗以治之，表解则呕止。少阳病病在半表半里，多有呕吐一症，应和解而呕可止。阳明病为里热证，如病在上，里有热结而呕多，应因势利导而吐之，前瓜蒂散是其方治。

太阳病病在表，应因势利导用汗法治之，不可下。少阳病病在半表半里，应和解治之，不可下。阳明病病位偏上，有吐法祛病之机转，用吐法治之，不可下。此三者均是病在阳，有呕而不可下之证。若阳明病，心下满、腹满而呕者，病在下，因势利导，乃下法的适应证。

在太阳病发病过程中，见高热、恶寒、无汗、寒战，恶心、欲吐者往往吐后汗出、表解而病愈，此临证常见现象，概吐法亦有通气出汗解表之功。

陆渊雷谓："呕，多不可攻，固因呕为少阳证，少阳禁下之故，亦以正气有驱病向上之势（向上、向外为表证），不可逆正气以为治也。然本论所谓攻者，专指大承气而言，其他硝黄之剂，则称下，不称攻。下文二百一十七条（注：本书第209条）云：'少与小承气汤，汤入腹中，转矢气者，此有燥屎也，乃可攻之。若不转矢气者，此但初头硬，后必溏，不可攻之。'夫既与小承气汤矣，犹商量其可攻不可攻，是知小承气非攻剂也，小承气犹非攻剂，则调胃承气、大柴胡之类，亦非攻剂可知。故本条所谓不可攻者，禁大承气，非禁一切硝黄之剂也。太阳中篇百八条（注：本书第103条）云：'呕不止，心下急，郁郁微烦者，为未解也，与大柴胡汤下之则愈。'此呕多有阳明证，用大柴胡下之之例，正与此条互发。成氏云不可下，山田主小柴胡，皆坐不知本论字例。混攻下而一之。"

【原文】阳明病，心下硬满者，不可攻之。攻之利遂不止者死，利止者愈。（205）

【提要】本条论述里虚寒的心下硬满（太阴病）不可用寒下攻法治疗，以及误治后的不同转归。

【解析】依据病位而言，本条与第204条对比学习。第204条是真正的阳明病，呕多，病位偏上，应因势利导，用寒药吐之。本条病位在心下，虽有可下之可能，却不是热证阳明病。如其真是阳明病，病在心下，不可吐，攻之即可。后言不可攻之，反证其不是阳明病。此处"心下硬满"为胃虚寒而邪聚，或为厥阴病或为太阴病。虚寒之病，不可用寒下治疗热实证阳明病的攻法，否则，虚以实治，寒以热治，下之伤其胃气，胃气衰败，下利不止者，死；本无下利，误下之后，虚其胃气，出现下利，若后续治疗得当，胃气逐渐恢复，下利止者，其病可愈。

本条亦可做如下解析，病发即是"心下痞硬满、下利"的里证，里证包括热证阳明病与寒证太阴病，但两者寒热虚实不同，如用寒下攻法，有死亡和病愈的两种转归。如发病时是太阴病（第273条），则需温药治之，用寒性攻下为错误的治疗方法，虚其虚、寒其寒，胃气衰败，下利不止者死。如发病时是阳明病热实证，可用攻下之法，下之后热实得祛，满除利止病愈。

【原文】阳明病，面合色赤，不可攻之，必发热。色黄者，小便不利也。（206）

【提要】本条论述太阳阳明合病不可攻下及发黄的转归。

【解析】合，通也。面色通赤，为热在表。面合色赤与第23条"面色反有热色"及第48条"面色缘缘正赤"同，均为表不解，热浮于面。阳明病为里热证，发病即为太阳阳明合病，不可舍太阳病而用攻下。患者有里热证，如身发黄，乃是热湿互结之证，小便必不利，否则有热无湿，不会发黄。

阳明病为里热证，寒下治法为正治之法，如同太阳病是表证，汗法是正治之法。汗、下均是攻病之法，用之得当，病去人康，用之不当则伤人正气。然表证有不能发汗者，阳明病亦有不能攻下者，以上第204、205条及本条均是论述不可下之证。要之，病机有上越机转者不可下，里虚寒（实）证不可（寒）下，阳明病兼太阳病证不可下。

关于阳明里热实证应用承气汤攻下之理，解之以热邪与诱导法，陆渊雷辨之甚详，曰："阳明攻下法，以攻剂峻烈，禁忌滋多，故叮咛郑重之也。阳明所以须攻，旧说皆谓热邪与宿食结为燥屎之故，夫燥屎固为所攻之目的物，宿食即莫须有，论中仅两见而已。热邪则大承气证热殊不高，曰'日晡时发潮热'，曰'但发潮热'，曰'日晡所发热'，明余时无热也；曰'时有微热'，曰'身微热'，明热本不高也。宿食与热邪，皆非所攻之主目的。又，吸鸦片人十日半月不大便，燥屎大如拳，磊磊应手者，为常事，从未见重笃脑证，谵语不识人，循衣摸床，直视睛不和，如大承气证者。是知大承气证之燥屎，必有剧毒之质，非热邪与诱导法所能说明者已。今研索之，其主要毒质，当是病中营特殊代谢，所生之代谢废料，亦有若干种病原菌，与大便俱排泄者。如伤寒副伤寒，虽痊愈后，粪便中犹日久可得病菌，是也。至于高热熏灼宿食所成之燥屎，无毒质相结者，不过属小承气、调胃承气证，非大承气所治也。人体废料之排泄，气体则由呼吸，液体则由小便与汗，固体则由大便，而医事上所常见者，厥为血液中之固体废料，瘀血之病，所瘀多不在肠，然其排泄必由大便，大论要略中诸瘀血方证可见也。婴儿初生，未尝食饮，辄先下特种粪便，色褐而黏腻，气味亦与普通粪便大异，俗名'胞屙'，授乳后，仍继续排泄，至四五日，方得正式粪便，夫胎儿在母腹中，未尝运用消化器，知胞屙决非饮食物之渣滓，而是代谢废料之不能由胎静脉排泄者。又，婴儿产生时，必破坏大量红血球，有因此发黄疸者，血球既坏，其固体物必由大便排泄，此亦胞屙之主要成分也。故知大便所排泄之代谢废料，多由血液中来，惟如何导入于肠，则为未能解答之问题耳。虽然，大承气所攻之特殊废料，果何物乎？免疫学有所谓噬菌细胞说与侧锁说者：噬菌细胞说，谓动物体内若干种细胞，能吞噬病菌而消化之，夫既吞噬消化，必须排泄，此中若有固体物，即吾所谓特殊代谢废料一也；侧锁说，谓动物体内某种细胞，与某种毒害性物质有特异之化合力，是曰侧锁，细胞既因侧锁而与毒害性物质化合，则停止其功能，或致死亡，死亡细胞必须排泄，即吾所谓特殊代谢废料二也；血液中若有游离之侧锁循环时，则毒害性物质先与结合，不直接侵害细胞，故侧锁，一方面为受病力，一方面又为免疫力，与毒害性物质结合之游离侧锁，于体内既无他用，亦须排泄，即吾所谓特殊代谢废料三也。三者皆出自血液，知其排泄，当与瘀血胞屙同道，此外尚有今日所未及知者。要之，此种废料屯积之时，即抗病之效已成之时，故曰承气证为峰极期之终，恢复期之始也。"

# 小结

第 179~206 条，可视为阳明病篇总论，分别论述阳明病的形成，阳明病的腹证、外证，阳明病与太阴病的鉴别，里热兼有停饮的水热进退发黄，阳明病发生、发展过程中的合并病及其治疗法则，阳明病的治法禁忌，等等。

第 179 条论述阳明病的成因，疾病表里相传，有从表传里的太阳阳明、半表半里传里的少阳阳明和自发的阳明病。"正阳阳明，胃家实"。第 180 条通过腹证"胃家实"论述阳明病提纲。第 181 条论述太阳病内传发为阳明病。第 182 条论述阳明病外证。第 183 条论述病情危重，很快即由太阳内传阳明。第 184 条解释病由太阳传阳明，恶寒自罢的机制。第 185 条论述疾病表里相传，太阳病传里发为阳明病，或病传半表半里与里，发为少阳阳明合病。第 186 条论述阳明病的脉为大脉。

第 187 条论述表证传里，水热进退系在太阴，小便不利、水热互结的发黄，以及小便自利、里热结实便秘的不同转归。第 188 条论述表证传里，发为阳明病里热轻证。第 189 条论述三阳合病，不可汗下。第 190 条通过进食情况，判断里证之寒热，即太阴病或阳明病。第 191 条论述太阴病兼里热。第 192 条论述阳明病由里出表，得汗出，表里和而病解的机转。第 193 条论述阳明病欲解时。第 194 条论述将太阴病误以为阳明病，下之伤胃气。第 195 条以脉言证，论述太阴发黄证。第 196 条论述阳明病津液不足病症。

第 197 条论述阳明病郁热在里无汗者，伴或不伴呕、咳、厥、头痛。第 198 条论述阳明病头眩，伴或不伴咳、咽痛。第 199 条论述阳明里热证，小便不利发黄。第 200 条论述阳明里热证被火，误治发黄。第 201 条论述潮热，发为太阳阳明合病。第 202 条论述阳明病热在血分证。第 203 条论述阳明病津液由汗出损伤，以及通过小便判断里热证病程中津液的还复。第 204 条论述治病应顺势利导，因其上而越之，呕多，不可攻下。第 205 条论述太阴病，不可用寒下攻法治疗。第 206 条论述太阳阳明合病不可攻下，如小便不利，有湿热发黄的机转。

【原文】阳明病，不吐不下，心烦者，可与调胃承气汤。（207）

【提要】本条论述心烦（阳明病）的调胃承气汤证。

【解析】阳明病为里热证，或为里热不实证，或为里热实证，其全证为"身热、汗出，不恶寒，反恶热"的外证加"胃家实"的腹证。患者发病即是阳明病，未经吐下，里热扰神则心烦，可用调胃承气汤清里热、下结实。

**调胃承气汤**　甘草二两（炙），芒硝半升，大黄四两（清酒洗）。

上三味，切，以水三升，煮二物至一升，去滓，纳芒硝，更上微火一二沸，温顿服之，以调胃气。

【解析】大黄苦寒，荡涤肠胃，通利水谷道，推陈致新，从肠道下热于外；芒硝苦寒，逐六腑积聚，除寒热邪气于二便；炙甘草缓解急迫，缓解大黄、芒硝苦寒峻猛之势，使药物成其功，故曰调胃。同为调胃承气汤，第29条因为津液损伤，即使出现阳明里热实证，亦要"少少温服之"，本条下阳明里热，故温顿服之，量大效专。调胃承气汤治疗阳明里热实证，见潮热、谵语、便秘者。

【原文】阳明病，脉迟。虽汗出不恶寒者，其身必重，短气腹满而喘，有潮热者，此外欲解，可攻里也。手足濈然汗出者，此大便已硬也，大承气汤主之；若汗多，微发热恶寒者，外未解也，其热不潮，未可与承气汤；若腹大满不通者，可与小承气汤，微和胃气，勿令至大泄下。一法与桂枝汤。（208）

【提要】本条论述阳明病脉迟证治。湿祛里实可攻下，用大承气汤；恶寒表不解，不可攻下；津伤，腹大满不通者，用小承气汤。

【解析】本条应在脉迟下分三节解之，在不同的语境中，迟脉医理不同。第一节：迟脉主有湿，湿去表解，方可攻下，"阳明病，脉迟，虽汗出不恶寒者，其身必重，短气腹满而喘，有潮热者，此外欲解，可攻里也，手足濈然汗出者，此大便已硬也，大承气汤主之"。第二节：迟脉主表里合病（太阳阳明合病）中的津液不足，"阳明病，脉迟""若汗多，微发热恶寒者，外未解也，其热不潮，未可与承气汤"。第三节：迟脉主阳明里热证而津液不足，"阳明病，脉迟""若腹大满不通者，可与小承气汤微和胃气，勿令至大泄下"。

第一节：阳明病为里热证，脉应数，因有湿，故"脉迟"。"汗出，不恶寒"言无明显表证，然体表有湿，则身重；"凡食少饮多，水停心下，甚者则悸，微者短气"，里有水湿，上逆迫膈则短气；里热实则腹满；热实上迫横膈，气上逆则喘。无论表有湿，还是里有湿，均不可攻下。阳明病，发潮热，里热蒸津液外出为汗，预示表湿得解；里热耗伤津液，大便硬，预示在里之湿得除。手足濈然汗出（为里热、大便硬的外证，此与第191条同），此时外无表证与湿，内有热结成实而无湿，只需大承气汤下在里之热实。

第二节：脉迟为津液不足，里热可多汗，表不解亦可多汗，微发热恶寒为表未解。即使有里热，此时亦是津液损伤的太阳阳明合病（第234条即是），应以桂枝新加汤先解表，表解方可议下，不可与承气汤攻下。若发潮热，则提示表解，可随证选用承气类方，因有津液损伤，治疗必须在增津液的基础上下热实。

第三节：脉迟为津液不足。在第 254 条阳明病"发汗不解，腹满痛者，急下之，宜大承气汤"的急下证后，第 255 条言"腹满不减，减不足言，当下之，宜大承气汤"，里热津伤不重之时的腹满痛，需急下热实以存津液，果断应用大承气汤。本条"腹大满不通"较之"腹满痛"尤为紧急，却不予大承气汤急下，为何？因为津伤，脉迟，病实人虚，下热实祛病则人不可当，不得已，只能以小承气汤微和胃气。又因津液已伤，故嘱咐"勿令至大泄下"于后，于此之时，后世增液承气类方可用，今日补液技术亦可补古人未备。

脉以应病，不同语境下其所指不同，迟脉亦然。《伤寒论》398 条，所论迟脉者 13 条：有主津液不足者，如第 50 条、62 条、208 条、225 条、234 条、357 条、366 条；有言脉率慢与数相对者，如第 134 条、143 条；有主湿者，如第 98 条、208 条；有主里证者，如第 225 条、234 条、324 条、333 条；有主里实者，如第 134 条、208 条、234 条、324 条；有主寒者，如第 195 条、225 条、324 条、333 条、366 条；有主热者，如第 134 条、208 条、357 条。通过对脉迟的分析可知，临证断不可以脉定证，应综合全部症状反应进行分析，辨病位、病性，后定治法，指导方证应用，唯有如此，方可不误。以上关于迟脉的具体解析，见相关条文。

**大承气汤**　大黄四两（酒洗），厚朴半斤（炙，去皮），枳实五枚（炙），芒硝三合。

上四味，以水一斗，先煮二物，取五升，去滓，纳大黄，更煮取二升，去滓，纳芒硝，更上微火一两沸，分温再服，得下余勿服。

【解析】大黄、芒硝苦寒清里热，使热从二便而下；厚朴苦温、枳实苦寒，两药下气消满，助大黄、芒硝成功。本方大黄后下，为下里热实证、祛病邪于二便的峻剂，以通利大便为主。大承气汤为祛里热实邪于大便而设，不为通便而设。

大承气汤治疗阳明里热实证，症见潮热、谵语、内有燥屎者。陆渊雷认为："大黄久煮，则所含树脂质溶解，入肠即被吸收，不能刺激肠黏膜而促其蠕动，故峻下之剂，大黄须后入轻煮，冷浸尤佳。诸承气煮法，惟大承气大黄后入，深合药理，芒硝则久煮轻煮，其效无异，取溶尽为度可矣。"

以往多认为，大承气汤治疗热痞满燥实坚，如《医垒元戎》云："大承气证，治大实大满，满则胸腹胀满，状若合瓦，大实则不大便也，痞满燥实四证俱备则用之，杂病则进退用之。"《医宗金鉴》云："诸积热结于里，而成满痞燥实者，均以大承气汤下之也。满者，腹胁满急膜胀，故用厚朴以消气壅；痞者，心下痞塞硬坚，故用枳实以破气结；燥者，肠中燥屎干结，故用芒硝润燥软坚；实者，腹痛大便不通，故用大黄攻积泻热。"《内台方议》云："仲景所用大承气者，二十五证，虽曰各异，然即下泄之法也，其法虽多，不出大满大热大实，其脉沉实滑者之所当用也。"

临证可参合脉证、腹证用之，如《伤寒蕴要》云："大抵下药，必切脉沉实，或沉滑沉疾有力者，可下也，再以手按脐腹，硬者，或叫痛不可按者，则下之无疑也。凡下后不解者，再按脐腹，有无硬处，如有手不可按，下未尽也，复再下之；若下后腹中虚软，脉无力者，此为虚也。"汤本求真言："本方证之腹满，以脐部为中心，其坚满在脐之上下左右，而心下及下腹部多无变化（少腹坚痛者为例外）。若心下硬者，疑似大柴胡汤之心下痞硬，然彼必有胸胁苦满，而本方无之，以此可以判别。若此二方之证并发时，当权其剧易缓急，定其孰先投，孰后投，或二方并用之。又大黄牡丹皮汤证之剧者，或与大柴胡汤证并发者，往往酷似本方证，甚难鉴别。复次，本方虽能除燥屎，然除燥屎非本方之特能，调胃承气汤亦能除之，不可据燥屎一证而漫投本方也。"亦可结合舌诊用本方，如《小青囊》云："大承气汤，治舌四边微红，中央见灰黑色，此由失下所致，用本方退之。又治舌见黄苔，黑点乱生者，其证必渴而谵语。又治舌见灰黑色，有黑纹，脉实者。"

**小承气汤**　大黄四两（酒洗），厚朴二两（炙，去皮），枳实三枚（大者，炙）。

上三味，以水四升，煮取一升二合，去滓，分温二服。初服汤当更衣，不尔者尽饮之，若更衣者，勿服之。

【解析】本方较大承气汤，去芒硝，减厚朴、枳实用量。大黄与诸药同煎，下实祛热之力减，故曰小承气汤。小承气汤治疗大承气汤证之轻者，或大承气汤证而津液损伤明显者。

关于大承气汤、小承气汤、调胃承气汤的临证应用，吴又可结合自己治疗瘟疫的经验，著《温疫论》一书，书中对瘟疫病中应用大黄类方颇有心得，其云："三承气汤功用仿佛，热邪传里，但上焦痞满者，宜小承气汤，中有坚结者，加芒硝软坚而润燥，病久失下，虽无结粪，然多黏腻结臭恶物，得芒硝则大黄有荡涤之能，设无痞满，惟存宿结，而有瘀热者，调胃承气宜之。三承气功效俱在大黄，余皆治标之品也。不耐药汤者，或呕或畏，当为细末，蜜丸汤下。"陆渊雷盛赞吴氏之论，结合腹诊的结实与腹满论三承气汤，曰："吴氏论三承气之异，精核可法，盖调胃承气结实而腹不满，小承气腹满而不结实，大承气结实且满，此腹诊之大较也。"

【原文】阳明病，潮热，大便微硬者，可与大承气汤，不硬者不可与之。若不大便六七日，恐有燥屎，欲知之法，少与小承气汤，汤入腹中，转矢气者，此有燥屎也，乃可攻之。若不转矢气者，此但初头硬，后必溏，不可攻之，攻之必胀满不能食也。欲饮水者，与水则哕。其后发热者，必大便复硬而少也，以小承气汤和之。不转矢气者，慎不可攻也。（209）

【提要】本条论述阳明病潮热证治。大便微硬的阳明里热实证，用大承气汤；不大便六七日的里热津伤证，用小承气汤；下后复热、津液伤大便硬，用小承气汤。

【解析】第208条言阳明病脉迟证治，本条言阳明病潮热证治。本条应在潮热后分两节解之：第一节：阳明病，潮热，大便微硬，即可予大承气汤下热实存津液，即"阳明病，潮热，大便微硬者，可与大承气汤，不硬者不可与之"；第二节论述阳明热实，不大便数日而无所苦者，应以小承气汤治之，即"阳明病，潮热，若不大便六七日，恐有燥屎，欲知之法，少与小承气汤，汤入腹中，转矢气者，此有燥屎也，乃可攻之。若不转矢气者，此但初头硬，后必溏，不可攻之，攻之必胀满不能食也。欲饮水者，与水则哕""其后发热者，必大便复硬而少也，以小承气汤和之。不转矢气者，慎不可攻也"应接在"乃可攻之"后。

阳明病最怕里热伤津液，治疗阳明里热证，以祛热存津液为第一要义。阳明病可发为里热不实证和里热实证两种类型。潮热多为里有热，谵语多提示里实。若在潮热基础上，出现里热耗津液的大便微硬，即可与大承气汤下其热实以存津液（大承气汤为下热实而设，非为大便硬而设）。如里无结实，大便不硬，则不可攻下。

如果患者发潮热，不大便六七日，却无所苦，应警惕里热津液损伤的"脾约"证麻子仁丸证。如果怀疑内为热结有燥屎，也不可用大承气汤，只能少少与小承气汤，此与第208条"阳明病，脉迟，若腹大满不通者，可与小承气汤微和胃气，勿令至大泄下"理同，均是里热结实而津液损伤之证。如服汤药后，腹痛，肠鸣，不得大便，为内有燥屎，小承气汤中无芒硝，不能增肠道津液而下燥屎，故可予大承气汤攻之。但需顾及津液损伤，不可大下，应仿照小承气汤少量频服法。

如胃虚，里有热结、有湿，服用小承气汤后，无腹痛、肠鸣等，大便得下，初头硬而后溏，此与谷疸同，主因胃虚，不可攻下。若虚以实治，损伤胃气，胃寒生胀满，不能消食则不欲饮食，胃虚欲饮，饮水则哕。陆渊雷认为："凡误攻而愈胀满者为难治，以其既无燥屎，则徒伤肠胃，且令下腹部充血，故愈觉胀满也。救之之法，不外四逆理中诸汤已，若误攻而喘急者，死不治。"

《金匮要略》之妇人产后病篇云："大便坚，呕不能食，小柴胡汤主之。病解能食，七八日更发热者，此为胃实，大承气汤主之。"产后津伤，更发热可以大承气汤下之，而本条潮热、有燥屎，攻下之后其人发热，大便复硬而少，只以小承气汤和之，何故？因为阳明病、潮热、不大便六七日，已有津伤也。里热再结，病实人虚，故不可予大承气汤，此与第208条"若腹大满不通者，可与小承气汤微和胃气"同理，均是津伤较重，不得已而为之之法，故曰小承气汤治疗大承气汤证而津液损伤重者。

存津液于阳明，阳明热实伤津液，下热实即是存津液，故大承气汤适证则放胆用之，乃救命之良药。然下热实之药，亦可攻下伤及津液，津伤热实人虚，用下热实之大承气汤时需要格外谨慎，第208、209条主在示人阳明热病辨识津液损伤轻重在攻下法应用中的重要性。

【原文】夫实则谵语，虚则郑声。郑声者，重语也。直视谵语，喘满者死，下利者亦死。（210）

【提要】本条论述谵语重症与郑声虚证的鉴别。

【解析】谵语、郑声皆为脑病，临证在热性病症中见之，多为危重症候。谵语多为阳明热实证，语言高亢、胡言乱语、如见鬼状、不知所云；郑声多为虚证，多见于危重症中的虚寒证，语声低微，反复重复同一句话，多为脱症之象。谵语重症，耗伤津液，脑神失养则直视，热实上迫明显则喘满，热实重、津液伤，故曰死。阳明最怕热伤津，下利为里热迫津液从肠道外泄，热实津伤，故曰死。

关于谵语、郑声的危重程度，陆渊雷既保留中医寒热虚实之辨，又结合西医学心、脑、肺之功能，切合临证实际，曰："此条因谵语而辨死证，不知是否仲景文字，其言颇未惬当，故喻程山田诸氏，见解各异。今所当知者，凡重笃之病，皆有死之可能，而直接致人于死者，实为心若肺若脑之功能停息。吾侪既知生理病理之大概，则临床视疾，自知何者为心病之证，何者为肺病脑病之证，三者见其一，病则难治，见其二，病则危急，三者俱见，其病乃百无一生，此为辨别死生之有系统方法。凡谵语郑声，直视岐视戴眼，痉挛搐搦，以及循衣摸床之等，皆脑证也。脉微细欲绝，各种特异之脉搏，以及唇爪青紫，郁血浮肿，皆心证，而亦容有脑证参杂其间，盖血管神经或迷走神经有病，亦能致郁血及特异脉搏，欲辨其是否纯心证，当用西法听诊也。喘鸣息迫（亦有心脏性喘息），各种特异之呼吸，肺证也。此条直视谵语而喘满，是脑证与肺证兼见，故当十死七八，若下利，则甚有出入，未可概以为死证矣。又，谵语不过官能上疾患，多数因肠有燥屎而起，下其燥屎，谵语自止，直视则因视神经、动眼神经、滑车神经等之麻痹，常因脑底有病灶而起，乃实质上病变，故均是脑证，直视尤危于谵语。又案谵语郑声，皆指意识丧失之妄言，而谵语属阳明，郑声属少阴，故以虚实分之。成氏直以郑声不正为解，然卧病妄言，岂有作淫靡之声以自娱者？故王肯堂娄全善诸氏，据重语也之注文，谓为郑重频繁，重叠殷勤之意，验之病者，亦殊不尔。盖阳明谵语，其声充实有力，常与昏睡之鼾声俱起，呼之难醒，或竟不醒，既醒亦不遽昏；少阴郑声，则低弱无力，断续不成词句，呼之遽醒，可以应答无讹，而转瞬即复昏蒙，此谵语郑声之大概也。然鉴别阳明少阴，总当脉证互参，必欲斤斤于谵语郑声，隘矣。"

实则谵语，多见于少阳阳明合病，高龄老人脑血管病后多发，如笔者医案：赵某，女，81 岁，2025 年 1 月 20 日初诊。脑血管病后偏瘫 8 个月，近 1 周出现夜间烦躁，胡言乱语，乱扔东西，影响睡眠，间断口服劳拉西泮，现胃管进食，食量减少，大便干，3 日一行，需用开塞露排便，言语模糊，身痛，脉紧，舌淡，苔白。腹诊：右侧胸胁部叩痛。2024 年 1 月患脑出血致右侧肢体肌力略下降，2024 年 4 月患脑梗死致左侧肢体偏瘫，语音低沉，不完全运动性失语。2 型糖尿病病史 10 余年，高血压病史 10 余年。辨六经：三阳合病。辨方证：大柴胡汤、葛根汤、泻心汤合方去麻黄加火麻仁证。处方：北柴胡 20g，黄芩 10g，甘草 15g，黄连 10g，大黄 5g，赤芍 10g，清半夏 30g，枳实 10g，大枣 10g，葛根 15g，肉桂 10g，生姜 15g，火麻仁 15g，颗粒剂，7 剂，水冲服，每日 1 剂。1 月 27 日复诊，情绪稳定，睡眠可，进食较前增加，大便 2 日一行，不用开塞露亦排便通畅。1 个月后门诊复诊，情绪稳定，意识清楚，体能增强，康复意愿强烈。

【原文】发汗多，若重发汗者，亡其阳，谵语。脉短者死，脉自和者不死。（211）

【提要】本条论述表证误汗亡阳谵语（阳明病），津液不足脉短则死，津液还复脉自和者不死。

【解析】阳为津液，仲景书一以贯之，反复论及。发汗治疗表证，汗出多伤津液，如果再发大汗，则津液损伤更重，曰"亡其阳"。病由表传里，由太阳传阳明，里热实证明显，发为谵语。津液不足则脉短，里热盛津液不足，病实人虚，故曰死。如里热盛而津液充足，脉表现为浮滑数或洪大数实，与谵语病机相符而津液不虚者，谓之脉自和，可以阳明病热实证治之，故曰不死。

陆渊雷云："今人所谓亡阳，即西医所谓虚脱，乃至危极急之证，二三小时可以毕命，非大剂姜附，莫能挽救。本论所谓亡阳，多非姜附证，如本条及救逆汤条是也，惟大青龙汤方后云：'若复服，汗多亡阳，遂虚，恶风烦躁不得眠。'乃即虚脱之证耳。"可见，仲景书与《内经》不是同一体系，更证实以《内经》解仲景书不可法。

【原文】伤寒若吐若下后不解，不大便五六日，上至十余日，日晡所发潮热，不恶寒，独语如见鬼状。若剧者，发则不识人，循衣摸床，惕而不安，<sub>一云顺衣妄撮，怵惕不安。</sub>微喘直视，脉弦者生，涩者死。微者，但发热谵语者，大承气汤主之。若一服利，则止后服。（212）

【提要】本条论述汗、下后，病由表传里，发为以潮热、脑病症状为主要表现的阳明病，又因津液损伤程度不同，出现三种转归。

【解析】本条应分两段三节：第一段为"伤寒若吐若下后不解，不大便五六日，上至十余日，日晡所发潮热，不恶寒，独语如见鬼状"，论述病由太阳传阳明。后半部分紧接第一段者，为第二段。第二段又分两节：第一节为"若剧者，发则不识人，循衣摸床，惕而不安，微喘直视，脉弦者生，涩者死"，论述阳明热实津伤重证；第二节为"微者，但发热，谵语者，大承气汤主之。若一服利，则止后服"，论述阳明里热实证。

第一段：伤寒为病在表的阳证，以恶寒为主症，应以汗法治疗，用吐、下则徒伤人体津液而表证不解，恶寒依旧。若五六日，甚至十余日不大便，为内有所结，阳明里热已显。下午时发热，其热如潮水一样汹涌澎湃，谓之"日晡所发潮热"；不恶寒则表解；热实于里，上扰脑神，则自言自语、不知所云、如见鬼状。至此病由太阳传至阳明。

第二段第一节：病程十余日，传至阳明。若病情危重，会出现发作性不识人的脑功能障碍，两手不自主地捻衣摸床，心悸、惊惕不安，热扰脑神则直视，热实上迫则微喘。脉弦主邪气有余，尚可任攻下，故有生之机；脉涩为津液大伤，又有里热实证，病实人虚，攻补两难，故曰死。

第二段第二节：若只是热实，津伤不重，表现为发热、谵语，可以大承气汤下热实。服后下利，热实由大便排出，发热、谵语止，病愈，止后服。

本条论述里热重症，临证有医案可循，如《黎庇留经方医案》中记录一例发热脑病重症，用大承气汤而效，又合用药物敷脐及熏谷道之外治法，终获全效。医案云："右滩黄菊舫之次子舟恍，年十五。于四月间，患发热，口渴，咳，不大便三四日。医治十余日，不愈，始延予诊。以大柴胡汤之有大黄者，退热止咳——其咳为胃热乘肺也。五月初四，其热退尽，可食饭，佐膳惟青菜而已。初六晚，因食过饱，夜半腹痛甚，手足躁扰，循衣摸床，床中之钱，摸入口竟可咬碎。越日午刻，乞余往诊。余至时，见其无钱可咬，则自咬其臂。双目紧闭，惕然不安，一种怪状，令人骇异。余命其开目相视，但露白眼，黑睛全无。其母惊问何故？余曰：'此阳明悍气之病也。夫慓悍滑疾之气，上走空窍，目系牵引，以故黑睛上窜也。'曰：'如此可治否？'余曰：'急下则可。然事如救焚，稍缓则无及也。'即主以大承气汤；嘱其速煎速服，期在大下，乃有生机。其母危惧万状，留余坐守，医护勿间。时钟声正三响也，即服大承气一剂；四句钟，未得下，再与大承气一剂；五句钟，依然未动，再与前方，加多大黄四钱，各药亦照加。六句钟再诊，仍复无动于中，手足未静，再以此方加重。七句钟诊之，始见腹中雷鸣，转矢气，知有欲下之势。当乘机穷追直下，须臾不可缓。惟大承气已四剂，至是，则似宜筹一善策，内外夹攻，期在顽敌必溃。乃将此四剂药渣，合并煎热，半敷脐部，半熏谷道。如是不及二十分钟，即下黑粪如泥浆者一大盆。照例，大承气所下者如水，乃连服四剂，仅得如泥浆之物。其悍热之凶险，于以可知！时医动谓富贵家最喜平和之药，而恶攻伐之剂。顾此证数小时内，连服大承气四五剂，则医固当以病为重，而不当投病家之所好也——盖非此不足以折其病势，而保其生机。宜张隐庵认此为急宜峻下之悍气也。然非读书理透，则绝无此胆识，且非病家信任之笃，亦断不敢肩此重负也。迨至下后，手足安宁，是晚复能酣睡。次早诊之，手足如常，惟开目依然白眼。其母颇以为忧。余曰：'大势已定，毋庸再下。但热极伤络，燥极伤阴。筋失阴液之养，故目系紧急也。今日之事，养阴为上。'为订竹叶石膏汤去半夏加竹茹，自后或黄连阿胶汤，或芍药甘草汤加竹茹、丝瓜络之类。服至十五日早，黑睛渐露一线，如眉月初出；十六七日，复露其半；十八早，睛已全现，可顾盼自如矣。其母大喜，余亦如释重负。留医至此，余即告辞回馆。由是每日延诊调养，数日举动健复。是役也，惊心动魄，殚精悴志。盖亦由感其依赖诚笃，乃能竭力以赴，而获底于成。"

**【原文】**阳明病，其人多汗，以津液外出，胃中燥，大便必硬，硬则谵语，小承气汤主之；若一服谵语止者，更莫复服。（213）

**【提要】**本条论述阳明里热津伤证用小承气汤下热实、存津液。

**【解析】**正如前第208、209条所言，阳明里热实证，在津液不伤之时，尚可任大承气汤急下热实以存津液。因方中含苦寒之芒硝，祛热下水有力，如果热实津伤，则不可予含芒硝的大承气汤、调胃承气汤，只能予小承气汤泄热实以和胃气，防止伤津液。

阳明里热，蒸津液于体表，其人多汗，大量津液从体表排出，胃肠水液不足，大便干且硬，曰"胃中燥"。里热结实，热扰脑神则谵语。津液损伤之时，下热实以小承气汤。第30条曰"以承气汤，微溏，则止其谵语"，可知本条所言"若一服谵语止"，乃指服后下利，热实由大便排出，故谵语止。治疗里热津伤重症，应中病即止，热实即除，不能再服，恐寒下之药伤胃气。陆渊雷曰："胃肠结实者，常致脑证，故小儿恣食，甚则发食厥，而本论言谵语，必推原于便硬若燥屎，谵语止莫复服者，惧益伤其津也。"

【原文】阳明病，谵语发潮热，脉滑而疾者，小承气汤主之。因与承气汤一升，腹中转气者，更服一升，若不转气者，勿更与之。明日又不大便，脉反微涩者，里虚也，为难治，不可更与承气汤也。（214）

【提要】本条论述阳明里热实危证，虑其津虚而用小承气汤下热实。

【解析】本条应与第208条的阳明病脉迟及第209条的阳明病潮热用小承气汤一起学习，体悟仲景存津液于阳明的一贯精神。

阳明病为里热实证，里实则谵语，里热则潮热，脉滑主痰湿、主热，脉疾为数之甚，提示热极于里。于此热极危重之时，虑其津液损伤，故给予小承气汤。服药后，如肠鸣，腹中转气，此时亦不可用大承气汤，只需再服小承气汤一升。若服药后无明显肠鸣、不转气，不可再服，等待人体胃气渐复。后世增津液下热实之法——增液承气汤，可补救之。

"明日又不大便"，开始所虑之津虚暴露，津液不足于脉内则脉涩，气血鼓荡血脉无力则脉微。热实津虚，病情危重而人已虚，曰"为难治"，不可再用攻下热实之承气法治之。于此危重症，仲景曰"为难治"，未出方，然后世增液承气汤法，以及胃肠减压、手术、补液，均可补仲景当日之未备。

遇此里热实证，又有津伤的危重症候，《温病条辨》里的增液汤法可补仲景方治之不足。如《吴佩衡医案》记录患瘟疫病者，阳明里热实证已甚而津液损伤，里热实证不下不足以祛邪，津液损伤又虑下法伤津，故以大承气汤下热实存津液，又以增液汤法护其津液之不足，可作为本条的注解与补充。今录于下："陈某之父，农民。年虽六旬，体素康健。1916年4月初，因事赴邻村，值村中时疫流行，遂被传染。返家数日，忽觉胸闷食少，头昏体困，口燥思饮而起病。初起即感懔懔憎寒，继则发热，渴思冷饮，头体疼痛，小便短少，其色如茶，病卧已七八日，自服发表消导药二剂无效，始延余诊视。脉来洪数，唇焦口燥，舌苔厚腻，边白中黄而生芒刺。但头汗出，余处无汗，壮热烦渴饮冷，时发谵语，小便短涩但又随时点滴遗出。大便已六七日不通，腹满而不能食。此乃瘟疫误于表散，大伤真阴，疫毒传入阳明之腑，邪热内蒸而呈是状，急宜凉下以救真阴，拟仲景大承气汤加石膏、寸冬，急下救阴，犹釜底抽薪之意，务将胃肠中之邪热疫毒下尽为度。大黄16g（泡水兑入），芒硝3g（后放），枳实13g（炒，捣），厚朴13g（炒），生石膏30g（碎，布包），寸冬26g。此方煎服3次后，畅下黑酱粪半小桶之多，臭不可当，身热约退七八，口津渐回，苔刺变软，谵语止，小便已不滴遗，稍见清长，色仍黄，仍渴喜冷饮，当即索取石缸内冰凉冷水一碗与饮之，饮后病者自云心中爽快，再饮一碗，顿觉全身清凉，竟得安卧熟寐片刻。余热未尽，继拟小承气汤加清热养阴生津以治之。沙参16g，生石膏15g（碎，布包），枳壳10g，寸冬16g，厚朴10g，生地13g，玄参10g，大黄6g（泡水兑入）。服2剂后，大便溏泻数次，色由酱黑而渐次转黄，脉静身凉，津液满口，苔皮退去八九，烦渴止，已能进稀粥少许。拟方：沙参20g，杭芍10g，生地13g，寸冬13g，北芪30g，当归13g，甘草6g，连服3剂，食增神健，诸证全瘳。"

【原文】阳明病，谵语有潮热，反不能食者，胃中必有燥屎五六枚也；若能食者，但硬耳，宜大承气汤下之。（215）

【提要】本条论述谵语、潮热、燥屎（阳明里热实证）的大承气汤证。

【解析】里实不下，瘀热上扰脑神则谵语，里热蒸腾则发潮热，热能消食，故多能食，大便硬，可予大承气汤下在里之热实。后世以此为据，用大承气汤治疗里热实证的嗜食证，获效。

里热内结日久，燥屎积满肠道，腑气不通则不能食，在无明显津伤之时应以大承气汤攻下热结燥屎，得利则谵语、潮热皆除。如《伤寒论今释》引舒氏医案，治疗阳明里热实证而不能食者，云："吾家有时宗者，三月病热，予与仲远同往视之，身壮热而谵语，胎刺满口，秽气逼人，少腹硬满，大便闭，小便短，脉实大而迟。仲远谓热结在里，其人发狂，小腹硬满，胃实而兼畜血也，法以救胃为急，但此人年已六旬，证兼畜血，下药中宜重加生地黄，一以保护元阴，一以破瘀行血。予然其言，主大承气汤，硝黄各用八钱，加生地一两，捣如泥，先炊数十沸，乃纳诸药同煎，连进五剂，得大下数次，人事贴然。少进米饮，一二口辄不食，呼之不应，欲言不言，但见舌苔干燥异常，口内喷热如火，则知里燥尚未衰减，复用犀角地黄汤加大黄，三剂，又下胶滞二次，色如败酱，臭恶无状，于是口臭乃除，里燥仍盛，三四日无小便，忽自取夜壶小便一回，予令其子取出视之，半壶鲜血，观者骇然，经言'血自下，下者愈'，亦生地之功也。复诊之，脉转浮矣，此溃邪有向表之机，合以柴胡汤迎其机而导之，但此时表里俱还热极，阴津所存无几，柴胡亦非所宜，惟宜白虎汤加生地、黄芩以救里，倍用石膏之质重气轻，专达肌表而兼解外也，如是二剂，得微汗而脉静身凉，舌苔退而人事清矣，再用清燥养荣汤（知母、天花粉、当归、白芍、地黄、陈皮、甘草）二十剂而痊愈。"

【原文】阳明病，下血谵语者，此为热入血室，但头汗出者，刺期门，随其实而泻之，濈然汗出则愈。（216）

【提要】本条论述阳明热盛津伤动血的热入血室证用刺法治疗。

【解析】前第143、144、145条论述妇人在行经前后发热，病情多变，考虑与经血相关，称为热入血室证。本条在阳明病篇单列一条论述热入血室证，可见热入血室证非妇人所独有。血室乃指小腹、少腹部位而言。

阳明病瘀热上扰脑神则谵语。热伤血络，血溢脉外，出于下为下血，或为便血，或为经血，均有可能。因热动血，血出于下（膀胱、子宫、肠道），故曰"热入血室"。阳明病，法多汗，津液损伤重者，但头汗出，不可用攻下热实之法，可刺期门。里热除，津液复，表里和则濈然汗出，病愈。

《金匮要略》妇人产后病篇载有热入血室的阳明病大承气汤证，曰："产后七八日，无太阳证，少腹坚痛，此恶露不尽，不大便，烦躁发热，切脉微实，再倍发热，日晡时烦躁者，不食，食则谵语，至夜即愈，宜大承气汤主之。热在里，结在膀胱也。"于理，产后少腹痛为瘀热在里，为真正的热与血结于胞宫。此既不言血室，又不言胞宫，所论亦不及肝、带脉、任脉等，独曰"结在膀胱"，可见仲景书中之血室、胞宫、膀胱等均是部位的少腹、小腹，非特指某一器官。特此处病症多与瘀血相关，称其部位为血室。若伴随在发热性病症中，多表现为瘀血症状（谵语、发狂、如狂、下血、腹痛、月经非正常停止、产后恶露不尽等）与发热同时存在，称其为热入血室，此和发热伴随下利称为"协热利"同，均是症状层面的描述。

【原文】汗汗一作卧。出谵语者，以有燥屎在胃中，此为风也，须下者，过经乃可下之。下之若早，语言必乱，以表虚里实故也。下之愈，宜大承气汤。一云大柴胡汤。（217）

【提要】本条论述太阳阳明合病，表解方可用大承气汤攻下。

【解析】本条分两节：第一节论述太阳阳明合病，表证传里，发为阳明病方可攻下，即"汗出谵语者，以有燥屎在胃中，此为风也，须下者，过经乃可下之。……下之愈，宜大承气汤"；第二节论述太阳阳明合病，太阳病不罢时攻下的危害，即"下之若早，语言必乱，以表虚里实故也"。

阳明里热则汗出，瘀热上扰脑神则谵语，里热内结曰"燥屎在胃"。在应用清阳明热的白虎汤、白虎加人参汤（第170条）前，尚需待表解方可用，况下里热实证之承气汤乎？表解曰"过经"，外无表证方可议下，里有热实而津液不伤，攻下用大承气汤。服用大承气汤后热邪随燥屎排出，则病愈。古人言燥屎在胃中（实为肠道），也是通过服用攻下药物后，大便出燥屎，原有的诸症随之消失，反推病因为燥屎在内，即"以有燥屎在胃中"。

若汗出表不解，本是虚证，下之更伤胃气，表虚里实，瘀热扰脑，胡言乱语，不知所云，此证较谵语尤重，为里热津伤之重症，后世增液承气法可行。

【原文】伤寒四五日，脉沉而喘满，沉为在里，而反发其汗，津液越出，大便为难，表虚里实，久则谵语。（218）

【提要】本条论述病由表传里，发为阳明病的喘满，误用温药发汗致津伤里热谵语。

【解析】第36条曰"太阳与阳明合病，喘而胸满者，不可下，宜麻黄汤"，示人太阳阳明合病应先治太阳，此为常法。太阳病因无汗而肺气不得旁达，逆于上而喘，伴胸满。阳明病为里热实证，腑气不通，迫膈上逆而喘，多伴腹满，"喘而胸满"者以表不解的喘为主，以胸满为辅，汗出表解则喘平、胸闷止。"腹满而喘"者以里实的腹满为主，喘为辅，下之里实祛、腹满消而喘平，此表（太阳）里（阳明）辨治喘病之大要。

伤寒本是太阳病无汗的表实证，脉应浮紧，阳性病，表里相传，一般四五日多传少阳。个人体质不同，传变不同，本患者四五日见沉脉，知病传里，此时出现喘憋、胸腹满，为里热所致，不可用温药发汗，热以寒治，"反发其汗"，温药助热，加之汗出，伤人津液，大便干结，排便不畅，汗出曰表虚，便秘曰里实，热盛上扰脑神则谵语，无表证，方可议下，依据津液损伤的不同，大承气汤、小承气汤、增液承气汤等可适症选用。陆渊雷认为："大便难，谵语，无大实大满之证者，小承气所主，实而不满者，调胃承气所主，谓'久则'二字，当不致有大承气证，若其本证，脉沉喘满，盖宜大柴胡汤。"可作为临证参考。

【原文】三阳合病，腹满身重，难于转侧，口不仁，面垢，<small>又作枯，一</small><small>云向经</small>。谵语遗尿。发汗则谵语。下之则额上生汗，手足逆冷。若自汗出者，白虎汤主之。（219）

【提要】本条论述三阳合病的白虎汤证，病不在表不可发汗，病无里实不可攻下。

【解析】《伤寒论》中论述合病者7条，均无合病之实。本条虽曰三阳合病，实为阳明里热证夹表湿。

热在于里，则腹部胀满，热蒸津液于体表，无汗水湿不得由表而出则身重、难于转侧、面垢，湿热内阻，上蒸于舌则口内异味，味觉变差，曰"口不仁"，里热上扰脑神则谵语，脑神失用则遗尿。诸症合参，应是湿热之证，为阳明里热夹湿。阳明里热体表有湿的身重，不能以太阳病的发汗法治疗，温药发汗伤津助热，谵语加重。里热夹湿，亦不可单用寒下之法，下之伤及胃气，病由阳转阴。津液不足，四末失养则手足逆冷，虚阳浮于上则额上生汗，此皆阴寒之证，甘草干姜汤、四逆汤、通脉四逆汤等温里之方可适症选用。里热蒸汗出，表湿得去，治用清里热的白虎汤。本条结合第6条学习，可知第6条的风温——"身灼热……脉阴阳俱浮，自汗出，身重，多眠睡，鼻息必鼾，语言难出"是典型的阳明病白虎汤证。

关于合病，陆渊雷有所论述，认为："本论言合病者，为科四，为条七：曰太阳与阳明合病，主葛根汤者二条（三十三条、三十四条），主麻黄汤者一条（三十七条）；曰太阳与少阳合病，主黄芩汤者一条（百七十九条）；曰阳明少阳合病，主大承气者一条（二百六十一条）；曰三阳合病，主白虎汤者一条，不出主方者一条（二百七十一条）。合而考之，所以名为合病之故，殊无显明之证候，前贤注释，辄云：'太阳阳明合病者，太阳之脉浮发热头痛恶寒，与阳明之喘渴胸满烦热不得眠等证，同时均病。'（程氏、《金鉴》等）'太阳少阳合病者，谓有太阳之发热头痛项强脉浮，又有少阳之口苦咽干目眩耳聋胁痛胸满也。'（《金鉴》、汪昂、山田等）'阳明少阳合病者，阳明病目痛鼻干不得卧，少阳病胸胁痛耳聋，两经病证各见一二证便是。'（张兼善、《金鉴》）虽然，考之经文，则葛根汤但云自下利，葛根加半夏汤但云呕，麻黄汤但云喘而胸满，黄芩汤黄芩加半夏生姜汤但云自下利若呕，大承气汤但云下利脉滑数有宿食，而无两经相合之证。如旧注所云者，征之实验，则葛根汤但治表闭项强，其兼下利者，表解则利减，麻黄汤但治表闭，黄芩汤但治下利，大承气汤但治痞满燥实。苟施之两经相合之证，如旧注所云者，曾无一验也。且如本条所举，壹是皆阳明证，其主白虎汤，尤足征表证已罢，百七十七条云：'伤寒其表不解，不可与白虎汤。'可以见也。而《金鉴》犹云：'三阳合病者，太阳之头痛发热，阳明之恶热不眠，少阳之耳聋寒热等证皆具也。'斯真不念思求经旨者已。又如百三条、百九十七条、二百二十九条、二百三十七条，皆具三阳之证，而经文皆不称三阳合病，更征之方药：柴胡桂枝汤当治太少合病，大柴胡汤当治阳明少阳合病，大青龙汤当治太阳阳明合病，桂枝加附子汤、麻附甘草汤、麻附细辛汤当治太阳少阴合病，桂枝人参汤当治太阳太阴合病。而经文用以上诸方者，皆不称合病。由是言之，有合病之证者，不称合病，称合病者，乃无合病之证，是知合病云者，古医家相传有此名目，仲景沿而用之，其本义已不可知。注家取六经病证为释，徒乱人意，无益于治，甚无谓也。惟吉益氏《类聚方》，一切域去不取，吾以是佩其卓识。"

《黎庇留经方医案》载："谭寨吴阿西，其女十二岁，病，请谭瑞年诊治。瑞年随即访予，问曰：'曾诊一证，口渴，吐虫，腹痛，此为何证？宜何方？'予应曰：'厥阴之乌梅丸证也。'彼似有疑，而形容颇不安者。予即于案头抬《伤寒论》以证之，复语之曰：'书固如是也。所患者，述证不实不尽，自与书毫厘千里耳。'次早，破晓，吴阿西亲到请予往诊。予曰：'为令媛乎？瑞年之方固合，仍资熟手可也。奚我为？'曰：'服方大不对！苟证势平平，则我亦不欲更医也。'予乃知瑞年所用者，亦犹是长沙家法。不意予临视时，患者满面现焦燥气，舌亦枯黑异常，大渴。因谓曰：'是必有谵语也。'西曰：'然！'呜呼，瑞年认证其差耶？况以乌梅丸方，加倍羌、附、椒、桂乎？宜患者之苦因干燥而烦也。予即与大剂白虎汤。服后如甘露醴泉，其病若失。"

【原文】二阳并病，太阳证罢，但发潮热，手足漐漐汗出，大便难而谵语者，下之则愈，宜大承气汤。(220)

【提要】本条论述二阳并病，病传阳明的大承气汤证。

【解析】太阳病与阳明病先后发病，谓之太阳阳明并病，即二阳并病。病情进展，太阳病罢，发为阳明病，里热盛则发潮热，里实则大便难，手足漐漐汗出为大便硬的外证，瘀热上扰脑神则谵语。此为典型的阳明里热实证，用大承气汤治疗。

【原文】阳明病，脉浮而紧，咽燥口苦，腹满而喘，发热汗出，不恶寒反恶热，身重。若发汗则躁，心愦愦反谵语。若加温针，必怵惕烦躁不得眠。若下之，则胃中空虚，客气动膈，心中懊憹，舌上

胎者，栀子豉汤主之。（221）

【提要】本条论述三阳合病，内传于里发为阳明病兼有湿（白虎汤证），不可发汗、不可温针、不可攻下及下后发为栀子豉汤证。

【解析】本条发病伊始，虽曰阳明病，实是三阳合病。脉浮紧为太阳病伤寒脉证，半表半里阳证少阳病热不得外越，循孔窍炎于上则咽燥口苦，阳明病热实结于里则腹满，腹满波及横膈，热扰于上则喘，此为太阳、少阳、阳明均病的三阳合病。

太阳病发热恶寒，少阳病往来寒热，阳明病外证为"发热，汗自出，不恶寒，反恶热"。若病至"发热汗出，不恶寒，反恶热"，则太阳病与少阳病罢，病由三阳合病转为阳明病，身重为体表有湿，此为白虎汤或白虎加苍术汤证。

里热证阳明病不可用温药发汗，温药发汗伤津助热，热扰脑神，神识不宁则烦躁不安、心中燥扰、神识昏乱、胡言乱语，可以小承气汤下其热实。

里热证亦不能用温针，若用温针则是以热益热，再汗伤津，加之温针，惊扰脑神，发为惊惧不安、烦躁、不得眠，后文中猪苓汤、黄连阿胶汤可适症选用。

寒下之法，用于热实之证，里热兼湿，不可攻下，下之内无结实则徒伤胃气，胃中空虚，邪热上扰心胸则心中懊憹，里有热则舌上生苔，里热不实，病在胸中，治以栀子豉汤。

陆渊雷注解本条时云："本论于宜用清剂之证，辄详汗下温针之逆，盖汉时清法未备，不识宜清之证，故误施汗下温针耳。近世温热之说出，清法乃大备，温热书惟清法可采用。然误清过清之病，至今日而特多，医术与时隆污，苟或过正，病人即受其祸。医称仁术，而无形中往往祸人，每一念及，不寒而栗。"

对陆渊雷所论，深有同感，仲景一书，对温药发汗解表之法认识颇深，可发汗、不可发汗、发汗后论治均详明，对清热之法亦有论述，俱在阳明病篇，不似后世"温热家"专以寒药治发热性疾病，里热证如阳明病、温病、风温等及半表半里证少阳病均在仲景书"不可发汗"之证中。

后世读仲景书，不能通其全篇，故时时有偏温、偏寒之弊病。唐代孙思邈时期，太医疗伤寒即惯用寒凉药——"尝见太医疗伤寒，惟大青、知母等诸冷物投之，极与仲景本意相反，汤药虽行，百无一效。"孙思邈无奈纠偏，故有"夫寻方之大意，不过三种：一则桂枝，二则麻黄，三则青龙。此之三方，凡疗伤寒，不出之也"之论，然"大青、知母冷物"治在阳明，孙思邈三方治在太阳，不可发汗、吐下的半表半里小柴胡汤证亦未论及。至明代医家吴又可经过对瘟疫的治疗，总结经验，著成《温疫论》一书，提出膜原学说，是对半表半里证的发挥、对三阳病的认识，犹如此，三阴病的认识就更加不足。今日一见发热，名之曰温病，不辨表里阴阳寒热，一概用寒凉之药，似又"梦回大唐"，今日亦同孙思邈时！

【原文】若渴欲饮水，口干舌燥者，白虎加人参汤主之。（222）

【提要】本条上承第221条"发热汗出，不恶寒，反恶热，身重"之后，论白虎加人参汤证。

【解析】阳明里热伤津，发为口渴，饮水不能解渴，口干、舌燥，内无结实，用白虎汤清其热，用人参生津液，止渴。

白虎加人参汤证之口渴为里热津伤口渴，口舌干燥，舌体无津，与五苓散证里热水饮内停之口渴不同。五苓散证虽亦口渴多饮，饮不解渴，却舌体胖、苔水滑、口内多水。

【原文】若脉浮发热，渴欲饮水，小便不利者，猪苓汤主之。（223）

【提要】本条上承第221条"发热汗出，不恶寒，反恶热，身重"之后，论猪苓汤证。

【解析】脉浮主热，亦主表，脉浮、发热为太阳、阳明共有之证。本条上承第221条，已无表证，论述阳明里热证。里热则口渴、欲饮水，里热在下，热灼尿道则小便灼热、不畅伴疼痛，甚至尿血，用猪苓汤治疗。

柯韵伯在《伤寒来苏集》中总结栀子豉汤、白虎加人参汤、猪苓汤三方证时说："上条（注：本书第222条）根首条（注：本书第221条）诸证，此条又根上文饮水来，连用五若字，见仲景设法御病之详。栀豉汤所不及者，白虎汤继之，白虎汤不及者，猪苓汤继之，此阳明起手之三法，所以然者，总为胃家惜津液，既不肯令胃燥，又不肯令水渍入胃耳。"其实三方证，均为表证传里，发为阳明病，里热内无结实之证。偏于上者以"心中懊侬"为主症，用栀子豉汤清热除烦；偏于中者以"渴欲饮水，口干舌燥"为主症，用白虎加人参汤清热生津；偏于下者以"小便不利"为主症，用猪苓汤清热利水。三者均是适症选方、方证相应的典范。

**猪苓汤**　猪苓（去皮）、茯苓、泽泻、阿胶、滑石（碎）各一两。

上五味，以水四升，先煮四味，取二升，去滓，纳阿胶烊消，温服七合，日三服。

【解析】猪苓、泽泻、滑石性寒清热，均有利尿之能，治小便不利、灼热、疼痛，清里热，止口渴；茯苓性平利尿；阿胶滋阴，有修复黏膜的作用，对血虚、出血有佳效。猪苓汤诸药合用，性寒利尿，清下热、利小便、止口渴。猪苓汤治疗阳明里热证，小便不利、口渴。

猪苓汤与五苓散均治疗小便不利，里热口渴。五苓散证兼有表证，猪苓汤证无表证，一派里热津伤动血之证。陆渊雷辨之曰："本论中猪苓汤证二条，猪苓汤禁一条，证候殊不析，本条云'脉浮发热，渴欲饮水，小便不利'，乃与五苓散证无异，注家或以为太阳阳明之辨，或以为气分血分之差，皆徒托空言，未有确指其证候者。若非怀宝迷邦，则是不知用法耳。惟日本医谓猪苓汤治淋病脓血，殆因《金匮》载之淋病篇中，遂尔悟出，今所试效，则五苓证病在肾脏，虽小便不利，而小腹不满，决不见脓血，猪苓证病在膀胱尿道，其小腹必满，又多带脓血，苟熟知乎肾脏病与膀胱尿道病症状之异？则二方决不致误施，朱肱谓五苓脉浮，猪苓脉沉，王宇泰因谓本条若脉字下脱一不字，当作若脉不浮，皆捕风捉影之谈，不可从矣。……本方虽以猪苓名汤，实以滑石为君，阿胶为臣，余三味不过佐使耳。苏颂谓古方治淋病，多单使滑石，殆以其能滑利尿道，故得名软；阿胶则专为止血，旧注以为育阴，盖以本方冠以阳明少阴字样，想当然耳；猪苓、茯苓、泽泻三味，同五苓散，所以促肾脏之分泌，盖下流不通，则上源亦塞，膀胱积尿不去，则肾脏之泌尿亦阻也。"

据胡希恕先生经验，治疗急性泌尿系感染，无表证者，可在本方内加生薏苡仁、小剂量大黄，屡获佳效，可从。笔者医案举例：刘某，女，40岁。初诊日期：2021年3月30日。尿频、灼热感、腰痛10余天。现症：尿频、灼热感、小腹坠痛、腰痛，头晕沉，略恶寒，汗出可，口苦，饮水多，进食可，大便正常。脉右沉紧、左沉细，舌淡，苔腻，舌底瘀紫、有水色。腹诊：腹部平，腹力弱，左侧胸胁部抵抗、悸动，脐下压痛。分析：胸胁部抵抗，提示少阳病，予四逆散。脉沉紧，尿频、尿急，考虑内有水饮，口渴多饮为里热，表证不明显，予猪苓汤。因无明显刺痛及血尿，未予阿胶，加小剂量大黄清热走前阴，加薏苡仁利尿解凝。辨六经：少阳阳明合病。辨方证：四逆散、猪苓汤合方去阿胶加生薏苡仁、大黄证。处方：柴胡24g，麸炒枳实10g，赤芍15g，炙甘草10g，猪苓10g，泽泻18g，滑石15g，茯苓12g，薏苡仁30g，大黄3g。颗粒剂，7剂。2021年4月12日复诊：服药后尿频、灼热感、腰痛诸症消失，大便每日3~4次，小便多，进食正常，体重减轻2kg。精神明显好转，以前下班后疲乏无力、只想睡觉，现精力旺盛，能带孩子在楼下玩1小时。10余年来月经前有尿频、尿急、脚心凉、头晕、睁不开眼、咽痛，平卧后咳嗽、反酸，以及腰痛、直不起腰等症状，今天是月经第2天，服药期间上诉症状亦均明显缓解。以前经前咽痛，平卧即咳嗽，本次症状均消失。现口黏，略恶寒，口渴，多饮，劳累后头晕、头昏沉，进食可。脉沉细，舌淡，苔腻白，有水色，舌底瘀。腹诊：腹部平，腹力弱，左侧胸胁部抵抗、悸动，脐下压痛。分析：诸症消失，仍饮水多、略恶寒、舌有水色，考虑外邪内饮，兼有内热，予五苓散方。又月经有血块、色黑，腹诊提示瘀血，予桂枝茯苓丸去牡丹皮加当归。头晕为水气上冲，加上悸动，予苓桂术甘汤治疗。关于胸胁部抵抗的腹证，苓桂术甘汤也可见，仲景曰："心下有痰饮，胸胁支满，目眩，茯苓桂枝白术甘草汤主之。"处方：茯苓 20g，泽泻 15g，苍术 10g，肉桂 5g，桂枝 10g，猪苓 12g，炙甘草 10g，桃仁 12g，赤芍 10g，当归 10g。颗粒剂，7 剂，服药后诸药均减，后痊愈。

【原文】阳明病，汗出多而渴者，不可与猪苓汤，以汗多胃中燥，猪苓汤复利其小便故也。（224）

【提要】本条论述阳明津伤里热实证不可与猪苓汤。

【解析】阳明病是里热证，最易耗伤津液，所虑者亦在因热导致的津液亡失。里热迫津液外出于表则汗出多，里热伤津不足于内则口渴，热实内结则胃中干燥。燥屎内结，津液亡失，不可再用猪苓汤利小便、伤津液。

本条所论"阳明病，汗出多而渴者"本为第 253 条"阳明病，发热、汗多者，急下之"的大承气汤证，与增液承气类方下热实、存津液，则更与病情相适应。

【原文】脉浮而迟，表热里寒，下利清谷者，四逆汤主之。（225）

【提要】本条论述发热、下利清谷（太阴病）的四逆汤证。

【解析】脉浮主表、主热，此处主在表有虚热，不是表证；脉迟主里、主寒，亦主津液不足，此处主在里之虚寒。水谷不化则下利清谷，脉浮应症状的表热，脉迟应症状的下利清谷，用四逆汤治疗。表热非表证之发热，乃内有虚寒，浮阳外越之热，即后世所谓戴阳证。

明此，再读第 176 条"伤寒，脉浮滑，此以表有热，里有寒，白虎汤主之"，两者寒热迥异，对比读之。第 176 条应是里热重而体表温度低的热厥之类，文可读为"伤寒，脉浮滑，此以里有热，表有寒，白虎汤主之"。

白虎汤为里热证，四逆汤为里寒证，正常情况下，白虎汤证身大热、恶热，四逆汤证身大寒、恶寒。本条之表热乃虚阳外浮之假热，结合第 350 条"伤寒脉滑而厥者，里有热，白虎汤主之"理解，第 176 条乃里热郁结之热厥（里有热而体表温度低），均非其常，实有必要鉴别其寒热真假。临证不好辨识之时，以里证的寒热为真，体表的寒热表现为假，即如第 7 条所言"病人身大热，反欲得衣者，热在皮肤，寒在骨髓也。身大寒，反不欲近衣者，寒在皮肤，热在骨髓也"，皮肤、骨髓以表、里理解则可。里热证多口出热气、口渴喜凉，多饮，多食，大便臭，多便秘；里寒证多出气不热，口不渴，喜温而不能多饮，进食差，大便清稀，易腹泻。此其寒热之常。

**【原文】**若胃中虚冷，不能食者，饮水则哕。（226）

**【提要】**本条论述太阴病症。

**【解析】**胃热为阳证阳明病，多能消食，故能食易饥。胃寒为阴证太阴病，胃肠虚寒，不能化谷，多不能食。如功能进一步沉衰，胃虚水饮内停，饮水则胃气上逆，诱发呃逆。以温中健胃祛饮之法治之，外台茯苓饮、茯苓四逆汤、四逆汤、理中丸、甘草干姜汤可适症选用。

关于不能食的寒热虚实之辨，仲景书反复论述，既言其常，又言其变，临证需综合分析，不能以一症而定阴阳。如太阴病为里虚寒证，多不能食，但病情危重的除中状态反能食；阳明病为里热实证，多能食，但燥屎内结太甚，胃满胀则不能食。均是能食，一则里热，一则除中，均不能食，一则里虚寒，一则里热实证，临证实践需综合诸症分析，方可辨证无误。尤其在危重病症中，更应细辨其寒热虚实，方可准确用药，挽狂澜于既倒，救生命于垂危。

**【原文】**脉浮发热，口干鼻燥，能食者则衄。（227）

**【提要】**本条论述里热动血的阳明病。

**【解析】**脉浮主热，里热盛则发热、恶热，热伤津液则口干鼻燥，热能消谷则能食，热伤血络，迫血妄行，溢于脉外则衄。未出方治，大黄黄连泻心汤、《金匮要略》泻心汤可适症选用。

衄因热伤血络，血溢脉络之外而然，太阳病、阳明病均可因热而衄。本条应重点关注能食，此为里热证的辨识要点。如脉浮、发热、恶寒、无汗、进食正常而衄，则是伤寒表实证的麻黄汤证。

**【原文】**阳明病，下之，其外有热，手足温，不结胸，心中懊憹，饥不能食，但头汗出者，栀子豉汤主之。（228）

**【提要】**本条论述里热证（阳明病）中结胸证、栀子豉汤证的鉴别。

【解析】阳明病为里热证，阳明病以发潮热、多汗、身热、恶热、能食为典型表现，下之为正治之法。下后热减，仅身热、手足温，但头汗出，心中懊憹。此时需鉴别结胸证与栀子豉汤证，两者均是里热证，所不同者，结胸证为热实证，栀子豉汤证为热而不实。典型结胸证为大陷胸汤证，为水热互结于里，热不得外越，亦可有"身热、手足温，但头汗出，心中懊憹"，但以关脉沉、心下硬满、按之痛为主要表现。栀子豉汤证，里热在胸中，不得外越，亦可有"身热、手足温，但头汗出，心中懊憹"，热扰于上，胃中无大热，知饥而不能多食，故曰"饥不能食"，里有热无结，可有心下满，但按之濡，此和结胸证不同。

陆渊雷认为："此下之过早之小逆，实去而热未尽，故用栀子豉汤善其后，以其云外有热，云不结胸，故知小逆。栀子豉汤本是发汗吐下后肃清胸中余热之方，若以栀子豉为退热之主方，则避重就轻矣。"

【原文】阳明病，发潮热，大便溏，小便自可，胸胁满不去者，与小柴胡汤。（229）

【提要】本条论述阳性病由半表半里传里，发为潮热、大便溏、胸胁满不去（少阳阳明合病）的小柴胡汤证。

【解析】阳明里热证，以发潮热为典型表现，里热迫津液由肠道而出则大便溏，其大便必臭。阳明最怕热伤津，小便数、大汗出、腹泻均会丧失津液。"小便自可"示人以里热尚未有结实，与第56条"其小便清者，知不在里"同理。半表半里阳证少阳病为邪正交争于胁下，故胸胁满为少阳病的典型特征，能够最准确地判断"但见一证便是"的柴胡证。阳明里热已成，而胸胁满的少阳病尚存在，提示病由半表半里的少阳传来，现发为少阳阳明合病。阳明里热尚未结实，治疗不能舍半表半里，故用和解少阳的小柴胡汤。

少阳病的典型表现有"默默不欲食"，再结合本条"大便溏"，依据症状反应辨识方证，经方大家胡希恕先生用小柴胡汤治疗噤口痢，病获痊愈。《胡希恕伤寒论讲稿》记录："我用这个方子治过噤口痢，因为这个柴胡证是呕而不欲食，心烦喜呕，默默不欲饮食，我就根据这个。这是这年头多了，那么这个人一痢疾就发高烧，就属于潮热这一类的，一点东西不能吃，一天这痢疾是无度啊，他就能吃西瓜，他家人也老给他买西瓜，他吃点西瓜觉得好，他就是内里太热了，我到那一看，一按肚子稀软，没有属于胃家实的现象，我没敢用大黄。我想了半天，他恶心得厉害，这个痢疾叫噤口痢，这种痢疾死亡率最高了，尤其他所下的那些都像红血汤子，属于赤痢那一类。……我就给他用小柴胡汤加石膏，他连续吃了七副药，一个药味没有增减，一吃就好了。我当初给他用这药时有一个大夫也跟他认识，他看我这方子言应该用大黄啊，这个痢疾不能是禁用大黄，当然也有里急后重，但是里头没有实象，就是有热，就是所说的发潮热，小便挺好，小便自可，不少也不多，但是黄是特别黄的。"

【原文】阳明病，胁下硬满，不大便而呕，舌上白胎者，可与小柴胡汤，上焦得通，津液得下，胃气因和，身濈然汗出而解。（230）

【提要】本条论述病由半表半里传里，发为胁下硬满、不大便而呕（少阳与阳明合病）的小柴胡汤证。

【解析】本条"胁下硬满"与第229条"胸胁满不去"同，均是病在半表半里少阳的主症。里有热结则不大便，胃气上逆则呕吐，里热上蒸于舌为苔，舌上白苔为里热。本条证同第229条，仍是少阳阳明合病，所不同者，第229条里热未结实，表现为腹泻，本条阳明里热已成结实，大便干、不大便。少阳阳明合病，治不离少阳，用小柴胡汤。小柴胡汤有疏泄胸胁及肠道的作用，服用后上焦得通，胁下硬满得解，津液得下入于胃肠，便通呕止，胃气因和，舌苔恢复正常，表里上下气机通畅，表里和则"身濈然汗出"，病解。

应注意，小柴胡汤治半表半里阳证，其功能为和解少阳，由于半表半里之病位无直接排邪途径，必借体表或消化道排邪，故服用治疗半表半里的药物（如小柴胡汤）后，可有汗出、大便通畅、腹泻得止等效应，但不能因此认为小柴胡汤是发汗剂、攻下剂、止泻剂。

陆渊雷认为："上焦得通四句，谓小柴胡通上焦之药，三焦决水道之官，上焦通利，水道无阻，则胃腑自润，大便自通。其病亦取柴胡汤通常之瞑眩，以汗出而解，证虽不大便，无须用大柴胡也。盖手少阳之腑为三焦，本论六经，虽与素灵之经脉不同科，犹时有相似处。譬之高曾云礽，性情面貌虽异，其遗传痕迹，固有存焉者耳。太炎先生及祝君味菊，皆谓三焦即淋巴系，今观柴胡汤少阳专药，而云上焦得通，津液得下，则其说良信。虽然，胸胁为上焦部位，胸胁部之淋巴管肿硬而苦满，谓小柴胡通利上焦，是也。若谓胃气之和因津液得下，则恐未必。淋巴液还流虽畅，无下入胃肠之理，盖胁下硬满未解时，正气竭全力以救胸胁，故内则不大便，外则不汗出，胁满既解，则大便自通，汗亦自出。旧说谓少阳为枢，柴胡转枢，正是此理。"

本方不仅可以退热，亦可增进饮食，和解少阳而通便。笔者医案举例：王某，女，69岁，会诊日期：2020年5月5日上午11点。主诉：右膝关节置换术后5

天进食差、大便不畅、发热1天。现症：术后5天，进食差，进食后恶心、呕吐，精神差，面露愁容，口干、口苦、口渴，多饮则胃部不适，无恶寒，大便不畅，术后至今大便1次，量少，黏马桶。脉滑有力。舌淡，苔白干涩，舌底苍白有水色。坐位腹诊（患者术后活动不便，坐轮椅来会诊）：右侧胸胁部按之抵抗、有压痛，余处按之软弱。辨六经：少阳阳明合病。辨方证：小柴胡汤加生石膏证。处方：柴胡20g，黄芩10g，清半夏10g，生姜10g，人参10g，炙甘草10g，大枣20g，生石膏80g。颗粒剂，7剂，14袋，每次1袋，饭前水冲服，每日3次。5月6日中午12：30病房回访，知昨日中午吃完第1袋药以后吃饭，已无明显恶心呕吐，以前进食后胃里嘈杂不适、恶心、呕吐，无发热，今日上午解大便1次，顺畅。目前已经吃了4袋药，胃里无明显不适。药尽病愈。

【原文】阳明中风，脉弦浮大而短气，腹都满，胁下及心痛，久按之气不通，鼻干不得汗，嗜卧，一身及目悉黄，小便难，有潮热，时时哕，耳前后肿，刺之小瘥，外不解，病过十日，脉续浮者，与小柴胡汤。（231）

【提要】本条论述三阳合病兼有停饮发黄证治用刺法及小柴胡汤证治。

【解析】邪在少阳的病机为血弱气尽。脉应之以弦，正邪交争于胁下、波及心下，不通则痛，故胁下及心痛。阳明里热结实，全腹满胀，里热脉大，里热上扰于胸则气短，按腹部则抵抗、疼痛，气短加重。脉浮主表，表不得解则鼻干，表不汗出，热不得散，上扰脑神则嗜卧。在表无汗、在里小便难则水湿不得去，加之有热，湿与热相合，身目发黄。里有热则发潮热，胃虚有湿则时时呕逆，湿热上扰则耳前后肿。用刺法治疗（应为刺血疗法），症状有所缓解。

半表半里、表相对于里，均曰"外"，外不解暗示在里之湿热经过针刺治疗得解。再过十余日，脉浮知热仍在，内无停饮。此时无论是太阳少阳合病或三阳合病，治不离少阳，只能与小柴胡汤和解半表半里。

【原文】脉但浮，无余证者，与麻黄汤。若不尿，腹满加哕者，不治。（232）

【提要】本条承第231条，与小柴胡汤证平行，言病在表、在里的不同证治及转归。

【解析】脉浮主表，"无余证者"，乃经治疗诸症均已，仅留表证。如无汗恶寒，可与麻黄汤解表，此为第二种转归。若津伤胃大虚，功能沉衰，陷入阴证，循环衰竭不能生成尿液则不尿，中虚腹满，胃虚气逆，呃逆不断，病情危重，曰不治。

"若不尿，腹满加哕者，不治"，以今日之疾病观之，肾功能衰竭而有腹水可见此症状，古时无透析技术，故曰不治。第 381 条云"伤寒，哕而腹满，视其前后，知何部不利，利之即愈"，是可治之证，而本条言"若不尿，腹满加哕者，不治"，可见两者所论不同，尤其是将"不尿"作为不治的主症，这是临证仔细观察所得。

本条结合第 231 条，论述三阳合病，随着病情变化，如病在表则为轻证，与麻黄汤；在半表半里则病重一等，与小柴胡汤；病在里，为最重者，曰不治。陆渊雷之解析，虽用词不同，理却甚明，曰："脉弦属少阳，浮属太阳，大属阳明。脉既浮大，必然发热，发热不得汗，为太阳证；短气，腹满，鼻干，嗜卧，身目黄，小便难，潮热，皆阳明证；胁下及心痛，为少阳证；耳前后肿，为阳明少阳共有之证。今乃不曰三阳合病，而曰阳明中风，可知合病与阳明中风之名，皆不可理解。耳前后肿，即并发流行性腮腺炎，《内经》所谓发颐，世俗所谓痄腮也，其肿在耳前耳下，余势及于耳后，耳轮或为之撑起。旧说以为阳明之脉出大迎（鼻旁穴名），循颊车，上耳前，少阳之脉下耳后，其支者，从耳后入耳中，出走耳前，故耳前后肿为阳明少阳证云。脉但浮无余证，谓无短气腹满以下诸证，盖言阳明中风之轻苦，若不尿以下，言阳明中风之重者，非病过十日以后事，乃并举轻重三等耳。"

《伤寒论今释》所引医案，可从临证角度加深对条文的理解，录于下。《伤寒论今释》引《方伎杂志》云："鹿岛源藏之家人，年五十余，患大疫，恶热谵语，腹满便闭，渴而舌黑，脉沉实。余用大承气汤，下利日七八行，热渐解，十余日而精神复常。一日，又发大热，谵言妄语如前，无端耳前发肿，所谓发颐是也，隆起约一寸，根脚及二寸余，于是用小柴胡加石膏汤，三四日，见赤色，因贴破敌膏，二三日后溃破，流脓甚夥，疮口深及四五分，于是以干绵丝蘸破敌膏，押入疮口，昼夜易三次，耳中破溃，脓汁淋漓，热随脓出，食亦渐进，精神渐复，三十余日而痊愈。伤寒发颐，为稀有之症，余所疗治，仅数人耳，然皆全治，此其一也。"

【原文】阳明病，自汗出，若发汗，小便自利者，此为津液内竭，虽硬不可攻之，当须自欲大便，宜蜜煎导而通之。若土瓜根及大猪胆汁，皆可为导。（233）

【提要】本条论述便秘（阳明里热津伤）的蜜煎导证。

【解析】阳明最虑热伤津，里热汗出、小便自利，又误用发汗，均可伤津助热，以致津液内竭，大便干而不得下。当此之时，不可用寒下攻法，等待患者自欲大便时，用蜜煎导而通之，土瓜根及大猪胆汁，皆可为导。导法通便，习惯性便秘可用此法。

蜜煎导　食蜜七合。

上一味，于铜器内，微火煎，当须凝如饴状，搅之勿令焦着，欲可丸，并手捻作挺，令头锐，大如指，长二寸许。当热时急作，冷则硬。以纳谷道中，以手急抱，欲大便时乃去之。疑非仲景意，已试甚良。又大猪胆一枚，泻汁，和少许法醋，以灌谷道内，如一食顷，当大便出宿食恶物，甚效。

【解析】蜜煎导，依法治之，通便效佳，此亦治疗里热津伤便秘的良法。《伤寒论今释》引《伤寒准绳》云：“凡多汗伤津，或屡汗不解，或尺中脉迟弱，元气素虚人，便欲下而不能出者，并宜导法。但须分津液枯者用蜜导，邪热盛者用胆导，湿热痰饮固结，姜汁麻油浸栝楼根导，惟下傍流水者，导之无益，非诸承气汤攻之不效，以实结在内而不在下也，至于阴结便秘者，宜于蜜煎中加姜汁生附子末，或削陈酱姜导之。”雉间焕云：“蜜皂荚末相和，灌谷道中，却胜于蜜煎猪胆汁法。”

【原文】阳明病，脉迟，汗出多，微恶寒者，表未解也，可发汗，宜桂枝汤。（234）

【提要】本条论述脉迟、汗出多、微恶寒（太阳阳明合病），先治太阳，表虚用桂枝汤。

【解析】阳明病为里热证，汗出多，脉迟主津液损伤、里有结实，表未解则恶寒，微恶寒则表证轻。太阳阳明合病，先治太阳，津液虚、表虚，则发汗治表用桂枝汤。依据临证体悟，已有津伤而表不解者，用桂枝新加汤更佳。

【原文】阳明病，脉浮，无汗而喘者，发汗则愈，宜麻黄汤。（235）

【提要】本条论述无汗而喘（太阳阳明合病），先治太阳，表实用麻黄汤。

【解析】阳明病为里热证，脉浮主热、主表，表实无汗，气不旁达，肺气上逆则喘。太阳阳明合病，先治太阳，表实无汗而喘，用麻黄汤发汗解表平喘。

本条与第36条“太阳与阳明合病，喘而胸满者，不可下，宜麻黄汤”同，对阳明病的症状论述不足，均在提示太阳阳明合病先治表这一原则。第208条则描述了阳明里热实证的喘，特点是"腹满而喘"，如表解，仅有腹满而喘的阳明里热实证，用大承气汤治疗。第234、235条均在论述太阳阳明合病，应先治太阳，后治阳明，因表证的虚实不同，用方不同，表虚证用桂枝汤，表实证用麻黄汤。综合第36、208、234、235条，进一步体会经方用八纲辨证的方法体系，重视病位的表里、病性的虚实、治法的汗下、治疗的先后等，这些都是六经八纲辨证所独有的，也是有别于脏腑经络辨证在临床的具体应用。

无论表证的桂枝汤证、麻黄汤证还是阳明病，均有热（太阳病是寒证，亦多见发热）。因其病有发热，仲景曰"发于阳"，治疗先表后里，先汗后下，此为定法。陆渊雷认为："此条，乃并病之来自太阳伤寒者，故先用麻黄汤解表，其有里证当下，与上条同，从可知也。观此两条，知麻桂之解表，虽热证（发热性疾病）有所不忌，有人以为于本草有辛温苦温之说，始则不敢用于恶热之阳明病，竟至不敢用于恶寒之太阳病，延误病机，可为浩叹！夫伤寒阳证，岂无一二热候，有热候而用麻桂，每以为误药，嗟乎，必待纯寒阴证，则姜附犹虞不及，尚可麻桂攻表耶？亦有执桂枝下咽阳盛则毙之文，安相左袒，不知此语出于叔和，原非仲景本意。且考叔和所谓阳盛，乃指热高汗不出之证，所谓桂枝，乃指桂枝汤，非桂枝一味。本论四十七条云：'所以然者，阳气重故也，麻黄汤主之。'四十九条云：'阳气怫郁在表，当解之熏之。'此皆叔和之语气，所谓阳气重阳气怫郁，即阳盛之谓，其病皆不可与桂枝汤，当与麻黄大青龙发汗者，岂谓一二热候，即禁桂枝哉？"关于论中"桂枝下咽阳盛则毙"之说，出自王叔和语，盖阴阳本来均有具体所指，后世将阴阳应用于各种情况，使其在不同的语境，有不同之意，如解析认识不及，往往远离本意，陆氏亦然。细读文献，《外台秘要》引王叔和语，阴阳以表里论，是在讲疾病的表里汗下之治，切合临证实际，可以解惑，其言曰："夫表和里病，下之而愈，汗之则死；里和表病，汗之而愈，下之则死。夫如是则神丹不可以误发，甘遂何可以妄攻？表里之治，相背千里，吉凶之机，应若影响。然则桂枝下咽，表和则毙，承气入胃，里平则亡。此表里虚实之交错，其候至微，发汗、吐、下之相反，其祸至速。"

【原文】阳明病，发热汗出者，此为热越，不能发黄也。但头汗出，身无汗，剂颈而还，小便不利，渴引水浆者，此为瘀热在里，身必发黄，茵陈蒿汤主之。（236）

【提要】本条论述瘀热发黄（阳明病）的茵陈蒿汤证。

【解析】阳明病为里热证，如汗出多，则水从体表流失，同时放散一部分热量，有热无湿，不能发黄。"但头汗出，身无汗，剂颈而还"，一方面热不得散于体表，另一方面水湿不能通过发汗散失，加之小便不利则湿留体内，里有热则口渴多饮。瘀热、水湿在里，身体发黄，颜色鲜明，后世称为阳黄，用茵陈蒿汤治疗。

**茵陈蒿汤** 茵陈蒿六两，栀子十四枚（擘），大黄二两（去皮）。

上三味，以水一斗二升，先煮茵陈减六升，纳二味，煮取三升，去滓，分三服。小便当利，尿如皂荚汁状，色正赤，一宿腹减，黄从小便去也。

【解析】茵陈蒿苦平，清热利尿，主治热结黄疸；栀子苦寒，清热除烦、利湿退黄；大黄苦寒，清热下瘀血，治血闭，通利水谷退黄。三药俱为苦寒类清热利湿退黄药，茵陈蒿有退黄特能，栀子可利尿除烦，大黄下瘀血、通大便，各有专长。三药合用，服后小便得利，大便得通，尿色变赤，身黄退、腹满减。茵陈蒿汤治疗阳明证水热瘀互结的黄疸。

关于茵陈蒿汤退黄之功，主药为大黄，陆渊雷引吴又可《温疫论》之文，颇精当，亦是临证实录后所得，言："发黄疸，是腑病，非经病也。疫邪传里，遗热下焦，小便不利，邪无输泄，经气郁滞，其传为疸，身目如金者，宜茵陈汤（案：吴方茵陈一钱，山栀二钱，大黄五钱）。按茵陈为治疸退黄之专药，今以病证较之，黄因小便不利，故用山栀除小肠屈曲之火，瘀热既除，小便自利，当以发黄为标，小便不利为本，及论小便不利，病原不在膀胱，乃系胃家移热，又当以小便不利为标，胃实为本，是以大黄为专功，山栀次之，茵陈又其次也。设去大黄而服山栀茵陈，是忘本治标，鲜有效矣。或用茵陈五苓，不惟不能退黄，小便间亦难利。渊雷案：吴氏生当明末，见崇祯辛巳岁（一六四一年）山东浙省南北两直（江南及河北也）之大疫，其病起于少阳，不数日，即转为阳明胃实，因著《温疫论》。以善用大黄名于世，即如茵陈蒿汤原方，茵陈最重，大黄较轻，吴氏增大黄，减茵陈，故其言云尔。其实，茵陈利尿，排除组织中之胆汁色素，而栀子佐之，大黄通涤肠管，开输胆管下流之壅滞，不得质言胃实为本也，惟药味铢两，自可随证增损，不必执古方为此例耳。"

【原文】阳明证，其人喜忘者，必有蓄血。所以然者，本有久瘀血，故令喜忘。屎虽硬，大便反易，其色必黑者，宜抵当汤下之。（237）

【提要】本条论述瘀血性喜忘（阳明病）的抵当汤证。

【解析】阳明病指里热燥屎内结证，里热影响血分，瘀热上扰脑神，则有脑病症状。本条"喜忘"是其一症，桃核承气汤的"如狂"、抵当汤的"如狂""发狂"、大承气汤的"谵语"、防己地黄汤的"狂状"均是脑病症状，与瘀热相关。依据文意分析，患者大便硬，色黑而易下，不除外瘀血导致的慢性消化道出血，同时发作脑病。抵当汤方中水蛭、虻虫活血化瘀，后世认为此二药破血，桃仁活血润下，大黄下瘀热通便治脑病。

本条为久病多与瘀血相关提供理论依据，为心脑血管病的治疗开阔思路，理解陈久的瘀血可导致脑功能障碍，为年龄相关的脑功能障碍提供治疗思路。当然，脑病的具体证治，临证还需依据症状反应，辨六经、析八纲、辨方证，不可能以一方而治之。关于大便黑为瘀血、与脑病相关，陆渊雷解释为："喜忘与发狂、如狂，皆是知觉神经之病证，瘀血而致此，殆因自家中毒，及大脑血管之栓塞，瘀血有沉降之性，其入于肠也，常在结肠下端，附近直肠之处，此处已无吸收能力，故瘀血中之脂肪、蛋白质、纤维素、血球等，附着于粪便之外，遂令大便胶黏而黑色。"

【原文】阳明病，下之，心中懊憹而烦，胃中有燥屎者，可攻。腹微满，初头硬，后必溏，不可攻之。若有燥屎者，宜大承气汤。（238）

【提要】本条论述心中懊憹而烦、胃中有燥屎（阳明里热实证）的大承气汤证。心中懊憹而烦，里热不实者（栀子豉汤类方证），不可攻下。

【解析】阳明病为里热实证，下之为正治之法，下后仍有上热，则心中懊憹而烦，虽已下之，仍有燥屎，则里热实证依旧，可予大承气汤下之。

大承气汤证的心中懊憹而烦与栀子豉汤证的心中懊憹、烦热的鉴别，主要在于里证的虚实。大承气汤的腹证是胃家实，腹部按之硬满、疼痛、抵抗；栀子豉汤证的腹证是心下按之濡，按之无力。如患者腹满，初头硬后溏，是下有虚寒，虽有上热的心中懊憹而烦，亦不可用承气汤攻下。虽未言方治，依据症状反应，前栀子厚朴汤、栀子干姜汤可适症选用。

今日观之，喜忘、心中懊憹而烦均是脑功能异常，以八纲分析，虽同是里热证，但有热而不实的栀子豉汤证，有里热实证的大承气汤证，亦有里热实证而瘀血明显的抵当汤证，突显经方医学辨方证的重要性。

【原文】病人不大便五六日，绕脐痛，烦躁，发作有时者，此有燥屎，故使不大便也。（239）

【提要】本条论述燥屎病症。

【解析】病人六七日不大便，燥屎内结不得下，肠蠕动欲下燥屎而不得，不通则痛，燥屎偏下则绕脐而痛，疼痛剧烈，令人烦躁，甚至冷汗出、休克，肠之蠕动有时，故疼痛发作亦有时。

本条只论燥屎，未论寒热，临证应综合分析，辨其寒热。如是阳明里热实证，大承气汤、调胃承气汤可用；如为里寒实证，《金匮要略》温下寒实的大乌头煎、大建中汤可适症选用。曾治疗一例肺病重症患者，在医院已无有效治疗手段而归家，病人极度消瘦，发为此证，辨为大承气汤证，因未用芒硝，服后病人腹胀加重，不得效，记于此，为以后用方之鉴！

【原文】病人烦热，汗出则解，又如疟状，日晡所发热者，属阳明也。脉实者，宜下之；脉浮虚者，宜发汗。下之与大承气汤，发汗宜桂枝汤。（240）

【提要】本条论述表证发热用发汗法治疗，里热实证发热用攻下法治疗。用日晡所发热举例，如以表证出现用桂枝汤治疗，以里热实证出现用大承气汤治疗。

【解析】病在表，恶寒发热，令人心烦，用麻黄汤发汗表解，病得愈。"疟"有往来寒热与定时而发的两个特点，依据文意理解，此处"如疟状"当是定时发热之意。关于定时发热，在日晡所发者，多属阳明，但亦不尽然，桂枝汤亦可治疗汗出、恶风、发热发于"日晡所"时者。两者之鉴别，关键还是在于表里虚实，不在于具体时间，脉实提示阳明病里热实证，可攻下；脉浮主表，虚主汗出，为中风证。里实可攻下，用大承气汤，表虚可发汗，用桂枝汤。

"如疟状，日晡所发热"发为太阳阳明合病时，依法应先解表，后攻里，先用桂枝汤发汗解表，表解后，里实仍在，用大承气汤下之。此亦太阳阳明合病，先表后里的治疗定法。

依据其理，定时发热亦可见于半表半里阳证少阳病，如其发作为半表半里少阳病者，用小柴胡汤治疗。第144条的热入血室，定时发作，表现为往来寒热的少阳病，故用小柴胡汤治疗。临证之要，在辨识病位、病性，确定治法，最后辨方证，不可一见定时发作性疾病就给小柴胡汤，亦不可一见日晡所发热就用大承气汤。

【原文】大下后，六七日不大便，烦不解，腹满痛者，此有燥屎也。所以然者，本有宿食故也，宜大承气汤。（241）

【提要】本条论述大下后燥屎（阳明里热实证）的大承气汤证。

【解析】本是阳明病大承气汤证，下后病解，六七日后里热内结，又不大便。热在里，大便不通，则腹满、腹痛，热扰脑神则烦，此为里热燥屎内结。进食后，多日不得大便，代谢产物郁积肠道，谓之宿食，实非宿食，乃是宿便、燥屎类，用大承气汤下之。

本条方证，多见于疫病、危重症，明末医家吴又可治疗疫病，善用大黄攻下之法，对此体会颇深，后总结本人治疗疫病之经验，著《温疫论》，文曰："温疫下后，二三日或一二日，舌上复生苔刺，邪未尽也，再下之。苔刺虽未去，已无锋芒而软，然热渴未除，更下之，热渴减，苔刺脱，日后更复热，又生苔刺，更宜下之。余里周因之者，患疫月余，苔刺凡三换，计服大黄二十两，始得热不复作，其余脉证方退也。所以凡下不以数计，有是证则投是药，医家见理不透，经历未到，中道生疑，往往遇此证反致耽搁。……朱海畴者，年四十五岁，患疫得下证，四肢不举，身卧如塑，目闭口张，舌上苔刺，问其所苦，不能答。因问其子两三日所服何药，云进承气汤三剂，每剂投大黄两许，不效，更无他策，惟待日而已，但不忍坐视，更祈一诊。余诊得脉尚有神，下证悉具，药浅病深也，先投大黄一两五钱，目有时而小动，再投，舌刺无芒，口渐开，能言，三剂，舌苔少去，神思稍爽，四日服柴胡清燥汤，五日复生芒刺，烦热又加，再下之，七日又投承气养荣汤，热少退，八日仍用大承气，肢体自能少动，计半月，共服大黄十二两而愈。又数日，始进糜粥，调理两月平复。凡治千人，所遇此等，不过三四人而已，姑存案，以备参酌耳。"

《伤寒论今释》引舒氏云："此证虽经大下，而宿燥隐匿未去，是以大便复闭，热邪复集，则烦不解而腹为满为痛也。所言有宿食者，即胃家实之互辞，乃正阳阳明之根因也。若其人本有宿食，下后隐匿不去者，固有此证，且三阴寒证，胃中隐匿宿燥，温散之后而传实者，乃为转属阳明也。予内弟以采者，患腹痛作泄，逾月不愈，姜附药服过无数。其人禀素盛，善啖肉，因自恃强壮，病中不节饮食，而酿胃实之变，则大便转闭，自汗出，昏愦不省人事，谵语狂乱，心腹胀满，舌苔焦黄，干燥开裂，反通身冰冷，脉微如丝，寸脉更微，殊为可疑。予细察之，见其声音烈烈，扬手掷足，渴欲饮冷，而且夜不寐，参诸腹满舌苔等证，则胃实确无疑矣。于是更察其通身冰冷者，厥热亢极，隔阴于外也，脉微者，结热阻截中焦，营气不达于四末也，正所谓阳极似阴之候，宜急下之，作大承气汤一剂投之，无效，再投一剂，又无效，服至四剂，竟无效矣。予因忖道，此证原从三阴而来，想有阴邪未尽，观其寸脉，其事著矣，竟于大承气汤中加附子三钱，以破其阴，使各行其用，而共成其功，服一剂，得大下，寸脉即出，狂反大发。予知其阴已去矣，附子可以不用，乃单投承气一剂，病势略杀，复连进四剂，共前计十剂矣，硝黄各服过半斤，诸证以渐而愈。可见三阴寒证，因有宿食，转属阳明而反结燥者，有如是之可畏也。"

【原文】病人小便不利，大便乍难乍易，时有微热，喘冒—作怫郁。不能卧者，有燥屎也，宜大承气汤。（242）

【提要】本条论述喘冒不能卧（阳明里热实证）的大承气汤证。

【解析】里热为病，伤人津液，多影响二便。小便少者，津液还入胃肠，大便不得干；小便多且数者，大便多燥结。病人虽里有热结，但因小便不利，水入于肠，故而大便时难时易；热结于里，在外则无大热，故时有微热；热结于里，腑气不通，则腹满，压迫横膈，影响呼吸，则喘满，即"腹满而喘"；热不得外出，大便又不利，热扰脑神则其人昏冒。此因里热、燥屎内结，需攻下热结，与大承气汤。

燥屎、宿食为同一物，与正常大便不同。大便乃每日所食之糟粕，润软而顺下肛门者。燥屎、宿食者，乃指久积肠道之糟粕，干且硬，在其形成过程中多产生毒害人体之物质。故而多是可下之证，用寒下之大承气汤，从消化道排出病邪，燥屎、宿食、瘀血等秽浊之物亦随之而下。寒下之法，排出热邪（热毒）于肠道是本，祛除燥屎、宿食、瘀血等秽浊毒害性物质是标。微热，喘冒不能卧，谵语、潮热等是识别的症状依据。

仲景书详于对客观临床症状的描述，略于对脉、舌的论述，陆渊雷在《伤寒论今释》一书中，所引注文多合乎临证，故在解本条时，引尾台氏言："此证脉多沉滑，或沉迟，舌色赤而光亮，或起苔刺而渴。"可作为临证补充，亦可从"胃家实"的腹证识别。

【原文】食谷欲呕，属阳明也，吴茱萸汤主之。得汤反剧者，属上焦也。（243）

【提要】本条论述食谷欲呕（太阴病、阳明病、少阳病）的鉴别。

【解析】进食后欲呕吐一症，病多在里，亦有半表半里证。在里多属虚寒证，亦有实热证。虚寒多以温药治之，吴茱萸汤可用，《金匮要略》大半夏汤、小半夏汤亦可适症选用；如为实热，则大黄甘草汤可适症选用。

患者进食后欲呕吐，用治疗虚寒的吴茱萸汤后症状加重，考虑病不在里，在半表半里，应用小柴胡汤治疗。所以言"属上焦"者是半表半里证，用小柴胡汤治疗，因为第 230 条有"不大便而呕……可与小柴胡汤，上焦得通，津液得下，胃气因和"之论。

**吴茱萸汤**　吴茱萸一升（洗），人参三两，生姜六两（切），大枣十二枚（擘）。

上四味，以水七升，煮取二升，去滓，温服七合，日三服。

【解析】吴茱萸辛温，主温中下气；《名医别录》谓人参"微温，主治肠胃中冷，吐逆"；生姜辛温，温中止呕，后世称其为呕家圣药；大枣甘平补中。本方重用吴茱萸、生姜，意在温中降逆、祛饮止呕逆，吴茱萸辛辣，加大枣可以矫味。

本方治疗呕吐、不能进食因于里虚寒饮上逆者效佳。笔者医案举例：李某，女，63 岁，2020 年 9 月 30 日下午初诊。2020 年 9 月 28 日出现腹痛、呕吐、发热，夜间在急诊就诊，未明确诊断，行对症治疗，29 日凌晨离院。现症状：腹胀、不能进食、口干、欲饮冷水、饮水后呕吐、呕涎沫，已经 2 天未能进食、水、乏力，精神差，面部有水肿感，无寒热，无口苦、口渴，咽部有白痰，可咳出，大便黏少。脉滑，舌淡，苔白，边有半夏线。腹诊：腹部平，腹力弱，胆囊点、阑尾点均无压痛，右侧脐下压痛。辨六经：太阴阳明合病。辨方证：吴茱萸汤、五苓散合方之证。处方：吴茱萸 8g，人参 10g，生姜 20g，大枣 20g，茯苓 12g，猪苓 15g，泽泻 20g，苍术 10g，桂枝 10g，3 剂，颗粒剂，每次 1 袋，水冲服，每 8 小时 1 次，告知用水冲开后小量频服，防止呕吐。10 月 2 日下午复诊，诉口服完第 1 袋中药，饮水后无明显呕吐，夜间偶有腹痛，服药后症状缓解。最大变化就是尿量增加、体力增加。服第 3 袋药物后，中午吃小米粥无明显腹胀、呕吐，大便仍黏。现正常进食，无明显不适。

按：①辨六经：呕吐是消化道症状，为里证；口干喜饮冷水，为里热的阳明病；呕吐涎沫，为里寒证太阴病。故首诊辨为太阴阳明合病。②辨方证：第 378 条云："干呕，吐涎沫，头痛者，吴茱萸汤主之。"第 74 条云："中风发热，六七日不解而烦，有表里证，渴欲饮水，水入则吐者，名曰水逆。五苓散主之。"结合病人饮水后呕吐、呕涎沫的症状反应，予上两方合方，做到方证相应，半剂知，3 剂已。

【原文】太阳病，寸缓关浮尺弱，其人发热汗出，复恶寒，不呕，但心下痞者，此以医下之也。如其不下者，病人不恶寒而渴者，此转属阳明也。小便数者，大便必硬，不更衣十日，无所苦也。渴欲饮水，少少与之，但以法救之。渴者，宜五苓散。（244）

【提要】本条论述太阳病内传阳明的四种情况：恶寒、心下痞（太阳阳明合病）；不恶寒而渴（阳明病）；小便数、大便硬（阳明里热津伤证）；口渴、小便不利（太阳阳明合病的五苓散证）。

【解析】脉以应证，以部位论，寸主表、主上、主外，关主中、主半表半里，尺以主里、主下、主内。太阳病为表阳证，寸缓应表证即脉浮缓，为太阳病中风证之脉，本条"发热，汗出，复恶寒"是其证；关以应中，浮脉主热，关浮主里热与第154条"心下痞，按之濡，其脉关上浮者，大黄黄连泻心汤主之"同理，本条"心下痞""口渴"是其证；尺弱，应在里之津液损伤，本条"小便数者，大便必硬，不更衣十日，无所苦也"是其证。

本是太阳病，误用下法，热入于里，内无结实，发为心下痞，内无停饮则不呕，表仍不解则其人发热汗出、恶寒，成太阳阳明合病。前多有论述，应先以桂枝汤解表，后以大黄黄连泻心汤下里热，此误下后表里合病的第一种转归。

若未用下法，疾病由表传里，表解则不恶寒，其人但有里热，则口渴，发为阳明病——其实质与第6条"太阳病，发热而渴，不恶寒者，为温病"同。此表证入里，发为阳明病的第二种转归。后言"渴欲饮水，少少与之，但以法救之"，给出治疗原则，但未出具体方治，白虎加人参汤、栝楼牡蛎散、百合知母汤等方，可适症选用。

病传里，发为阳明里热证则大便硬，小便数提示津液损伤，"不更衣十日，无所苦"为慢性病程。虽未出方治，综合学习，知此为里热津液损伤的脾约、麻子仁丸证——"趺阳脉浮而涩，浮则胃气强，涩则小便数，浮涩相搏，大便则硬，其脾为约，麻子仁丸主之"，此为第三种转归。

如果口渴，兼有小便不利，脉浮、发热表不解，则是外邪内饮太阳阳明合病的五苓散证，此为第四种转归。

【原文】脉阳微而汗出少者，为自和一作如也，汗出多者，为太过。阳脉实，因发其汗，出多者，亦为太过。太过者，为阳绝于里，亡津液，大便因硬也。（245）

【提要】本条论述表证的虚证、实证，汗出多为太过，病传于里，发为大便硬的阳明病。难点是对于文中三个"阳"字的理解。

【解析】脉浮取为阳，微主津液少，脉阳微即脉浮微，如果此时汗出少，则脉证相应，谓之自和，非无病也，与桂枝汤的浮缓脉证病机相同。若脉浮微而汗出多，为病陷入阴证，是为少阴病，桂枝加附子汤证。"为太过"，非是病有余，乃指汗出多而言。以上均是表虚证，为证则有阴证（少阴病）、阳证（太阳病）的不同。

脉浮取为阳，实为津液充实，阳脉实即脉浮紧，为津液在体表不得汗出的伤寒证。伤寒证用发汗法治疗，无论是麻黄汤，还是大青龙汤，均应取微微汗出，以达到发汗从表排邪的目的。如果汗出太多，称之为"太过"。

表阳证，一般有发热，发汗的目的之一就是解表散热。表证发汗太过，损伤津液，在里之津液则不足，谓之"阳绝于里"。此处的阳指津液，故文言"亡津液"。胃肠津液不足，加之病发于阳有发热（病有发热恶寒者，发于阳也），既有热又有津液损伤，大便因硬，发为里热实证，此亦脾约麻子仁丸证类（包括前蜜煎导等）。

经方医学（仲景书为主）中的很多概念与《内经》不同。比如"阳"，《内经》多指热，而张仲景书多指津液。本条言阳绝于里，是在里之津液亡失；麻黄汤证曰"阳气重"，是体表津液蓄积；第27条所言"脉微弱者，此无阳也"之阳也是指津液。

【原文】脉浮而芤，浮为阳，芤为阴，浮芤相搏，胃气生热，其阳则绝。（246）

【提要】本条承第245条以脉论证，论述里热津伤的阳明病，重点还是对"阳"的理解。

【解析】脉轻取即得谓之浮，"浮为阳"，此处的阳指热言，意指后文"胃气生热"，为里热的脉理。脉浮取可得，按之中空，有外无内，谓之芤，"芤为阴"，此处的阴指津液不足，所以脉道不充，按之中空，意指后文"其阳则绝"的胃肠道津液损伤，津血不足，脉道因而不充。

结合第245、247条分析，阳绝的应证为大便干，"浮芤相搏"即脉理的里热津伤，大便干。总体分析，本条以脉浮而芤论里热津伤的大便干（脾约证）。

【原文】趺阳脉浮而涩，浮则胃气强，涩则小便数，浮涩相搏，大便则硬，其脾为约，麻子仁丸主之。（247）

【提要】本条同第246条以脉论证，论述里热津伤大便干（阳明病）的麻子仁丸证。

【解析】趺阳脉为足背动脉，候胃气，里有热则脉浮，津液虚则脉涩。脉证相应，"浮则胃气强"即是浮脉应胃有热，胃有热鼓荡血脉于外，故脉浮；"涩则小便数"即涩脉应小便数，小便数，所以津液不足，脉涩。里热与津液丧失同在，谓之"浮涩相搏"，里热且胃肠道少津，大便因此而硬。古人认为脾为胃行津液，现胃热津液不足，脾的功能因此受到制约，故曰"其脾为约"，用麻子仁丸清胃热、生津液治大便硬。

本条明确提出脾约，并出麻子仁丸方治，但以八纲方证分析，其实质是里热津伤的麻子仁丸证。阳明病篇共有 7 条论述这一问题，只是名称不同，有的只出症状，有的只以脉言理，具体如下：第 179 条的太阳阳明者，脾约是也，第 181 条解释第 179 条的太阳阳明，第 233 条的蜜煎导证，第 244 条的"大便必硬，不更衣十日，无所苦也"，第 245 条的"阳绝于里，亡津液，大便因硬"，第 246 条的"胃气生热，其阳则绝"，以及本条，均是论述里热津液伤的便秘，麻子仁丸证。

陆渊雷认为："然本方虽和缓，究属攻破之剂，尝见有误用致死者。老人血液枯燥而便秘者，得大剂肉苁蓉，辄通利，若用本方，虽取快一时，不旋踵而秘结益甚，不可不知。惟体弱人病肠窒扶斯，于初期见下证，不堪承气之峻者，可用此丸入煎剂。"用大剂量肉苁蓉通便是经验，后世应用大剂量白术、白芍、桃仁、火麻仁、当归等均有通便作用，其要在于以八纲指导药证，则可精确应用诸药。肉苁蓉、白术可用于里虚寒津液损伤的便秘，当归、火麻仁可用于里热津伤兼瘀血的便秘，白芍、桃仁可用于里热兼瘀血的便秘。

**麻子仁丸**　麻子仁二升，芍药半斤，枳实半斤（炙），大黄一斤（去皮），厚朴一尺（炙，去皮），杏仁一升（去皮尖，熬，别作脂）。

上六味，蜜和丸如梧桐子大，饮服十丸，日三服，渐加，以知为度。

【解析】麻子仁甘平质润，补中益气，生津液通便；杏仁甘温质润，润肠通便；芍药、大黄微苦清热，均有下热实通便之功；枳实、厚朴下气助大黄、芍药通便；用蜜为丸，意在润下。

麻子仁丸治疗里热津伤便秘，多见于习惯性便秘、老年人便秘，数日不大便亦无所苦，里有热而津伤者。医案举例：杨某，女，20 岁，大学生，2018 年 8 月 28 日初诊。习惯性便秘 10 余年。便秘，10 余天一次，需用开塞露，大便硬而表面黏滞，粘马桶，余无不适。予麻子仁丸，改为汤剂，另加当归、白术通便，旋覆花去大便黏滞。处方：火麻仁 10g，枳实 15g，厚朴 15g，白芍 20g，大黄（后下）5g，苦杏仁 10g，白术 15g，旋覆花 6g，当归 20g，颗粒剂，7 剂。2019 年 1 月 21 日来医院为其父取药，问及便秘、服药情况，诉药太苦，吃了 1 袋（开水冲后温服）后大便即通，后坚持服用了 3 剂 6 袋（将药末直接倒入口中，用水冲服），未能坚持吃完余药。至今已 5 月，大便每日一行，未再便秘。2024 年陪父亲就诊，已参加工作，知大便一直正常。

【原文】太阳病三日，发汗不解，蒸蒸发热者，属胃也，调胃承气汤主之。（248）

【提要】本条论述太阳病内传阳明，发为蒸蒸发热（阳明病）的调胃承气汤证。

【解析】太阳病为病位在表的阳证，以恶寒、头项强痛、发热为主症，应用发汗的方法治疗。病程三日，经过发汗治疗，发热仍不解，恶寒发热已变为"蒸蒸发热"，提示表解，病传于里，发为阳明病，是里热证，故曰属胃，用调胃承气汤清阳明里热治疗。

【原文】伤寒吐后，腹胀满者，与调胃承气汤。（249）

【提要】本条论述太阳病内传阳明，发为腹胀满（阳明病）的调胃承气汤证。

【解析】伤寒为表证，应以发汗的方法治疗，经吐法治疗后，患者汗出表解，出现腹胀满，以方测证，此腹胀满为里热证，用调胃承气汤治疗。

在太阳病表证阶段，往往无汗、恶寒、高热、恶心、欲吐，吐后汗出而表解。吐法或有解表之功，但与汗法同，均会伤及胃气。第66条"发汗后，腹胀满"用厚朴生姜半夏甘草人参汤治疗，本条"吐后，腹胀满"用调胃承气汤治疗，对比学习。同是里证的腹胀满，用何方治疗，不在于汗、下之治，而在于腹胀满一症有寒热虚实之异，则治疗大法与方证自然不同。如腹胀满为里虚寒证，治疗宜温中补益、下气消胀，厚朴生姜半夏甘草人参汤可用；如为里热实证，治疗宜清热下实、消胀除满，调胃承气汤可用。此即辨六经、八纲，辨方证的经方辨证施治方法体系。

第248条言蒸蒸发热用调胃承气汤，第249条言腹胀满用调胃承气汤，单列一症以出方治，实示人调胃承气汤为治疗里热证而设，非为便秘而设。临证里热实证只要表现为蒸蒸发热或腹胀满中的一症，即可应用调胃承气汤，正所谓"但见一症便是，不必悉俱"。又"蒸蒸发热"可视为"恶热"的阳明病外证，"腹胀满"可视为"胃家实"的阳明病腹证，两条均是阳明里热证，一示人以外证、一示人以腹证，均是通过不同症状对阳明里热证进行阐释。

【原文】太阳病，若吐若下若发汗后，微烦，小便数，大便因硬者，与小承气汤和之愈。（250）

【提要】本条论述汗、吐、下后表解，病传于里，发为微烦、小便数、大便硬

（阳明病）的小承气汤证。

【解析】太阳病为表证，应用发汗法治疗。若先吐、再下、后发汗，则伤津液；里有热则心烦，热重烦重，甚则谵语、发狂，里热轻则微烦；里热、小便数丧失津液，大便因硬。用小承气汤下里热，通便和胃气。

前面条文反复论述，如果里热重、津伤明显的危重症，无奈不能用大承气汤，只可用小承气汤治疗，如第208条"若腹大满不通者，可与小承气汤，微和胃气"，第214条"阳明病，谵语，发潮热，脉滑而疾者，小承气汤主之"，第251条"脉弱"用小承气汤。此则论里热不重，津液有所损伤的大便干，用小承气汤下热实、存津液。病情有轻重缓急，用方亦需斟酌，辨证细微至此，非从临床反复总结经验，不可能有如此精确的经验。

本方与麻子仁丸均治里热实证便秘，临证如何区分？从病程看：小承气汤偏于急性病症过程中出现的里热实证便秘，麻子仁丸证多为久病。从症状看：小承气汤证重于麻子仁丸证。从方药看：麻子仁丸为丸剂，且有润肠滋液药物，更适合津伤明显者；小承气汤为攻下之汤剂，下热实力强，无滋津液之药。

【原文】得病二三日，脉弱，无太阳、柴胡证，烦躁，心下硬。至四五日，虽能食，以小承气汤，少少与，微和之，令小安，至六日，与承气汤一升。若不大便六七日，小便少者，虽不受食，<sub>一云不大便。</sub>但初头硬，后必溏，未定成硬，攻之必溏；须小便利，屎定硬，乃可攻之，宜大承气汤。（251）

【提要】本条论述阳明病中的危重证。得病二三日即传里出现脉弱里热实而津伤证，只能用小承气汤。后通过小便辨识津液还复状态，谨慎应用大承气汤。

【解析】津液不足，脉道不充则脉弱，发病二三日即现此脉，知津伤于里病情危重。曰"无太阳、柴胡证"即是无表证、无半表半里证，为病已传里，发为阳明病。瘀热上扰于脑，其人烦躁，里热伤津，里有结实则心下硬，里有热则能食。发病至四五日，虽里有热结，但津液已伤，病实人虚，不可与大承气汤以下之，只可以小承气汤，少少与之，以下热结、清里热、和胃气，缓解病情。

仔细观察，病至六日，仍有热结，再与承气汤一升。如里热结实，燥屎内结，胃肠不通，不大便六七日，患者不受食，也应仔细观察小便情况，以判断津液的盈亏。如果小便少，则津液回转肠道，大便得下，但初头硬，后必溏。小便少，不可攻之，如攻下伤胃气，则病由里阳证陷入里阴证，大便必溏。

本有津液损伤，病至六七日，小便数、多、热、痛，谓之"小便利"，里热更伤津液，"屎定硬"，此时已是背水一战，不得已，应果断应用大承气汤攻下热结以存津液，亦引出后文大承气汤三急下证。

第250、251条论述津伤人虚里热实证，用小承气汤。后文第252~254条，言津液不足热实之证，果断应用大承气汤急下热实以存津液。大小承气汤之应用，因津液是否匮乏，对其应用指征辨识细致如此，示人急危重症，必须仔细全面辨识邪与正两方面的情况，方能攻病祛邪而不伤正。

【原文】伤寒六七日，目中不了了，睛不和，无表里证，大便难，身微热者，此为实也，急下之，宜大承气汤。（252）

【提要】本条论述目中不了了、睛不和（阳明病）的急下证大承气汤证。

【解析】阳明病为里热实证，以高热、汗出、恶热、腹满、大便干、脉滑数或沉实为典型表现。然亦有里热结实重症而不现上诉典型症状者，临证病机符合，但见一症便是，急予大承气汤寒下热结，以存津液。

病有脑系症状者，多为危候。伤寒，病程六七日为传里之时，里热燥屎内结，瘀热上扰脑神则见神识障碍；目中不了了，眼中无神，可有眼球活动不利、胀痛等不适，谓之"睛不和"。此时虽无明显恶寒之表证、恶热之里证，身也只是微热，但里热结实已成，大便难，虑其津伤，需急下热结，用大承气汤。如曹颖甫医案："尝诊江阴街肉庄吴姓妇人，病起已六七日，壮热，头汗出，脉大，便闭，七日未行，身不发黄，胸不结，腹不胀满，惟满头剧痛，不言语，眼胀，瞳神不能瞬，人过其前，亦不能辨，证颇危重。余曰：'目中不了了，睛不和。'燥热上冲，此阳明篇三急下证之第一证也。不速治，病不可为矣。于是，遂书大承气汤方与之。大黄12g，枳实9g，川朴3g，芒硝9g。并嘱其家人速煎服之。竟一剂而愈。"

【原文】阳明病，发热汗多者，急下之，宜大承气汤。一云大柴胡汤。（253）

【提要】本条论述发热汗多（阳明病）的急下证大承气汤证。

【解析】阳明病本出汗多，里热重则高热、蒸蒸发热，汗出多则伤津液。此时里有结实，大便干，则需急下热结，方可止汗存津液，用大承气汤。此可补第224条"阳明病，汗出多而渴者，不可与猪苓汤，以汗多胃中燥，猪苓汤复利其小便故也"之方治。

陆渊雷在《金匮要略今释》中记录败案一则，亦可启迪思路，知阳明里热证为危重症，必须予以紧急救治，否则，性命有倒悬之危。文曰："尝治一叟伤寒，热高汗多，脉洪大而数，不大便五六日，腹虽不软，亦不甚坚。以其年高有烟癖，不敢遽下，与大剂白虎汤。越两日，下证较显，急与大承气汤，已不及救。因思《大论·阳明篇》云：'阳明病发热汗多者，急下之。'盖谓稍有可下之证，而发热汗多，即当急下。自恨读书不精，坐令可救不救。然因此知《伤寒》《金匮》中方法，苟非显然刺谬，必有效验。虽不能知其理，未尝不可用其法也。"

【原文】发汗不解，腹满痛者，急下之，宜大承气汤。（254）

【提要】本条论述发汗不解、腹满痛（阳明病）的急下证大承气汤证。

【解析】本条所论亦为急危重症。表证汗后，表解而病迅速传里，发为里热实腹满痛的大承气汤证。发汗表解，不恶寒，病传于里，恶热，蒸蒸发热。谓之"发汗不解"，非是发汗后表证仍不解，而是发汗表解，病传于里，发为阳明病。此时里热结实而腹满痛，应急下热结以存津液，用大承气汤。

【原文】腹满不减，减不足言，当下之，宜大承气汤。（255）

【提要】本条承第254条，论述腹满不减、减不足言（阳明病）的可下证大承气汤证。

【解析】发汗不解，腹满痛者，急下之。服用大承气汤后，患者腹满依然很重，症状减轻微不足道，为里热结实重症，继续用大承气汤下热实、存津液。

【原文】阳明少阳合病，必下利，其脉不负者，为顺也。负者，失也，互相克贼，名为负也。脉滑而数者，有宿食也，当下之，宜大承气汤。（256）

【提要】本条论述阳明少阳合病下利及病传于里下利（阳明病）的大承气汤证。

【解析】本条论述阳明少阳合病下利及病传里发为大承气汤证。中间"其脉不负者，为顺也，负者，失也，互相克贼，名为负也"为五行之言，加于文中，不伦不类，当是后世加入文字，陆渊雷谓"五行克贼，仲景所不言"。《古本康平伤寒论》一书中云"其脉不负者，为顺也"为旁书文字，"负者，失也，互相克贼，名为负也"为嵌注文字，均非正文。本条言"阳明少阳合病，必下利。脉滑而数者，有宿食也，当下之，宜大承气汤"则文气自足。

阳明少阳合病，有下利的可能，此时只能治少阳，下利可止。第229条即是其具体证治，曰"阳明病，发潮热，大便溏，小便自可，胸胁满不去者，与小柴胡汤"，服药后利止病已。如病传于里，里热则脉数，滑为气血旺盛，大便干结为有宿食，伴或不伴下利，均为里热实证，津液不虚，用大承气汤下之。

【原文】病人无表里证，发热七八日，虽脉浮数者，可下之。假令已下，脉数不解，合热则消谷喜饥，至六七日不大便者，有瘀血，宜抵当汤。（257）

【提要】本条论述发热、脉浮数的可下证（阳明里热实证）与发热、消谷喜饥的抵当汤证（阳明病瘀热内结）。

【解析】发热性疾病，恶寒发热为表证特征，恶热高热为里证特征。病人发热，无明显恶寒，也无明显恶热，故谓无表里证。病至七八日多为传里之期，脉浮主表，也主热，脉数主热，此时虽然见脉浮数，却无恶寒表证，考虑为里热证，可用寒药下之。如果下后，里热不除，脉数为热，瘀热相合则消谷喜饥，再过六七日，里热结实，病人不大便，考虑除了里热结实，还有瘀血，用抵当汤下瘀热、通腑实。

本条的"无表里证"与第252条"无表里证"而需急下用大承气汤同，均提示无典型的表里证，但里热结实已成，否则，真无里热实证，安可用攻下之法？

【原文】若脉数不解，而下不止，必协热便脓血也。（258）

【提要】本条承第257条，接"可下之"后，言下后协热便脓血病症（阳明里热证）。

【解析】下之后，病传于里，有里热结实兼瘀血的转归——消谷喜饥，不大便，也有只热不实的下利不止，便脓血者。热不除则脉数不解，里热迫津液由肠道而下则下利，热灼肠道，酿脓动血则便脓血。协热者谓热不除。此处未出方治，可适症选用白头翁汤、白头翁加阿胶汤。

【原文】伤寒发汗已，身目为黄，所以然者，以寒湿—作温在里不解故也。以为不可下也，于寒湿中求之。（259）

【提要】本条论述寒湿发黄（阴黄太阴病）病症。

【解析】此为黄疸病之初起有表证者，里有寒湿，感邪患伤寒，依法应发汗，用麻黄汤发汗后表解。由于内有寒湿，寒湿与热相合，胆汁外溢，随血行于体表，则出现身黄、目黄，寒湿重热轻，其色晦暗，为阴黄。此非里热实证，不可下，不可用茵陈蒿汤，当以温药祛湿退黄，茵陈五苓散、茵陈术附汤可适症选用。

【原文】伤寒七八日，身黄如橘子色，小便不利，腹微满者，茵陈蒿汤主之。（260）

【提要】本条与第259条相对，论述湿热发黄（阳黄阳明病）的茵陈蒿汤证。

【解析】患者素有湿热，患恶寒发热的伤寒，七八日，病传于里，湿热相合，胆汁外溢，随血行于体表，则身黄，且以热为重，则色泽鲜明，如橘子色。内有湿热，小便不利则湿不得去，湿热在中则腹满，用茵陈蒿汤清热利湿退黄。

本方证常见于急性黄疸型肝炎，依据胡希恕先生临证经验，此病单用本方的机会较少，而以本方合用大柴胡汤的机会较多。胡希恕先生医案：王某，男，34岁，某医院会诊病例。1964年5月8日初诊。患慢性肝炎年余，近突发黄疸，经中西医治疗，血清总胆红素水平逐渐升高，人亦面目俱黄如橘色，发热口舌干，胸胁苦满，恶心不欲食，大便秘结，苔黄腻，脉滑数。证属少阳阳明合病的阳黄，治以和解清热，与大柴胡汤合茵陈蒿汤：柴胡12g，黄芩10g，枳实10g，白芍10g，生姜10g，半夏12g，大枣4枚，茵陈24g，大黄10g，山栀子10g。结果：上药服2剂，大便得通，恶心已，胸胁苦满减，精神好转。因坚持服药28剂，黄疸退，查肝功完全正常，旧有之肝病亦随之而愈，约1个月出院。

【原文】伤寒身黄发热。栀子柏皮汤主之。（261）

【提要】本条论述身黄（阳明病）的栀子柏皮汤证。

【解析】伤寒本恶寒发热，今身黄发热，为表解，里有热，用栀子柏皮汤清热退黄。临床多见黄疸在发病初期以外感表证出现，此即其例。《医宗金鉴》云："伤寒身黄发热者，设有无汗之表，宜用麻黄连翘赤小豆汗之可也；若有成实之里，宜用茵陈蒿汤下之亦可也；今外无可汗之表证，内无可下之里证，故惟宜以栀子柏皮汤清之也。"

**栀子柏皮汤** 肥栀子十五个（擘），甘草一两（炙），黄柏二两。

上三味，以水四升，煮取一升半，去滓，分温再服。

【解析】栀子、黄柏苦寒清热，均有退黄之功。栀子可利小便，使湿从小便出。甘草缓急护胃，防栀子、黄柏苦寒败胃。栀子柏皮汤治疗阳明里热发黄证。

【原文】伤寒瘀热在里，身必黄，麻黄连轺赤小豆汤主之。（262）

【提要】本条论述表证不解瘀热发黄（太阳阳明合病）的麻黄连轺赤小豆汤证。

【解析】伤寒表不解，里有瘀热，身体发黄，用麻黄连轺赤小豆汤治疗。

**麻黄连轺赤小豆汤** 麻黄二两（去节），连轺二两（连翘根是），杏仁四十个（去皮尖），赤小豆一升，大枣十二枚（擘），生梓白皮一升（切），生姜二两（切），甘草二两（炙）。

上八味，以潦水一斗，先煮麻黄再沸，去上沫，纳诸药，煮取三升，去滓，分温三服。半日服尽。

【解析】"潦水"为雨后积水。麻黄发汗解表，可退黄，《金匮要略》记录《千金》麻黄醇酒汤，用清酒煎麻黄一味药，治黄疸。连翘、生梓白皮苦寒清热，连翘可治疗"鼠瘘、瘰疬、痈肿、恶疮"，知其有清热化瘀之功，陆渊雷认为"连翘为诸疮疡消肿排脓之药，兼利小便，本方用连翘者，一以消胃肠之炎症，一以排除黄色素也"，生梓白皮不易采用，今权以干梓叶或桑白皮代之。杏仁、生姜、甘草、大枣助麻黄发汗解表。赤小豆主下水、排痈肿脓血。诸药合用，发汗解表、清热利水、化瘀退黄。

姜春华先生医案：倪某，男，28岁，工人。赴鄞道中辛苦，加以酒食过度，遂发热，微恶寒，身目俱黄，心下痞，作呕，溲赤，苔白。以麻黄连翘赤小豆汤加减。麻黄9g，连翘9g，赤小豆15g，桂枝9g，桑白皮15g，杏仁9g，川黄连3g，鲜茅根15g，全瓜蒌15g，7剂。药后，倦怠，尿欠多。上方加黄芪15g、太子参9g、防己15g，再进7剂后，黄疸退，诸证若失，随访1年未发。

原按：本案黄疸，为湿热郁表之实证。用麻黄连翘赤小豆汤加减，意为解表清热利水。二诊加参、芪、防己，增强益气利水之作用，疗效满意。

## 小结

第207~262条，论述阳明病。阳明病为里热证，以祛热存津液为治疗大法。里热实证有调胃承气汤证、大承气汤证、小承气汤证；里热证无结实，偏上者有栀子豉汤证，在中胃热津伤者有白虎加人参汤证，在下里热小便不利津伤者有猪苓汤证。阳明里热津伤便秘的蜜煎导证、麻子仁丸证，阳明病瘀热脑病有抵当汤证，阳明病发黄有茵陈蒿汤证，亦有发黄的鉴别方证，即栀子柏皮汤、麻黄连轺赤小豆汤。

为了明确鉴别诊断以及论述表里半表半里合病的治疗先后，文中亦论及太阴病四逆汤证、少阳病小柴胡汤证，太阳病麻黄汤证、桂枝汤证等。

大承气汤为下里热实证的峻剂，乃阳明病的正治方药，若攻下不当会伤及胃气，应用宜谨慎，前已反复论述。阳明病最怕热伤津液，病实人虚则难下手，攻病则人不能受，补虚则病邪不去。在里热实证出现津液损伤之苗头时，应果断应用攻下热实的大承气汤，以下热实、存津液，第252、253、254条为阳明病急下三证，体现了这一原则。

# 辨少阳病脉证并治

【原文】少阳之为病，口苦，咽干，目眩也。（263）

【提要】本条论述少阳病提纲证。

【解析】少阳病为半表半里阳证。病在表，患者出现恶寒、发热，欲通过体表出汗排邪，因势利导，用发汗法则表解。病在里，患者出现怕热、胸闷、腹满、便秘，欲通过吐、下排邪，因势利导，吐下即愈。病在半表半里，无直接排邪途径，热郁在半表半里，外不得表散、内不得里消，热性上炎，于是多以孔窍热证出现，口苦、咽干、目眩均是其证。

半表半里的实质是正邪交争与胁下，正邪进退，或出表，或入里，故相较而言，往来寒热（提示病性为寒热错杂）与胸胁苦满（提示病位为半表半里）更能体现半表半里阳证少阳病的症状特点。

在解析本条时，陆渊雷对六经提纲做了说明，认为："六经病篇之首，各有'之为病'一条，说者相承，以为本经病之提纲。今复考之，惟太阳太阴二条，足以赅括本经病状，堪当提纲之名，其余四经，颇不然矣。阳明之提纲'胃家实'，是但举承气腑病，遗却白虎经病也；少阴之提纲，'脉微细，但欲寐'亦不足尽少阴之病状；观其本篇，及论中用姜附诸证，可以见也。厥阴病自分两种，其一上热下寒，其一寒热胜复（说本小丹波）。提纲亦举其一，遗其一。本条少阳之提纲，则举其近似之细者，遗其正证之大者，于诸提纲中为尤无理。夫柴胡汤为少阳正证，说者无异辞，论中用柴胡诸条，一不及口苦咽干目眩等证，验之事实，柴胡证固有兼此等证者，然阳明篇云：'阳明中风，口苦咽干。'又云：'阳明病，脉浮而紧，咽燥口苦。'苓桂术甘证云：'起则头眩。'真武证云：'头眩身瞤动。'是口苦咽干目眩者，非少阳所独，安得为少阳之提纲？又况'目眩'字，论中他无所见乎？山田氏云：少阳篇纲领，本亡而不传矣。王叔和患其阙典，补以'口苦咽干目眩也'七字者已，固非仲景氏之旧也。"

作为六经提纲，明析其八纲属性，则易知矣。仔细研究原文，知六经提纲唯有太阳病最确切，其余均不能反映其八纲属性，故作新编六经提纲，并简要解析，附于书后。

【原文】少阳中风，两耳无所闻，目赤，胸中满而烦者，不可吐下，吐下则悸而惊。（264）

【提要】本条论述少阳病不可吐下，吐下之后病传入里发为悸而惊的太阴病。

【解析】太阳病依据有汗无汗、恶风恶寒分为中风与伤寒，均是表证。疾病传变规律为由表向半表半里传。太阳病中风传半表半里，热邪上壅，波及孔窍之耳目，则两耳无所闻、目赤，正邪交争于胁下，上可及于胸，故胸中满，热扰心神则心烦。病在半表半里，本就是血弱气尽的气血不足状态，只能用和解之法，若用吐、下之法，伤及胃气，津液不足，心失所养则心悸、惊慌。此时病由半表半里传里，由阳转阴，发为太阴病，结合第102条"伤寒，二三日，心中悸而烦者，小建中汤主之"，小建中汤可适症选用。

【原文】伤寒，脉弦细，头痛发热者，属少阳。少阳不可发汗，发汗则谵语，此属胃。胃和则愈，胃不和，烦而悸。一云躁。（265）

【提要】本条论述少阳病不可发汗，发汗后病传入里发为谵语的阳明病，下后悸而惊的太阴病。

【解析】伤寒为太阳病之一类，以无汗、恶寒、脉浮紧为主症。头痛、发热为太阳病、少阳病共有之症。气血不足则脉弦细，与半表半里少阳病的病机相合，可视为少阳病的主脉。伤寒，脉弦细，头痛发热者，属少阳，提示病由表传半表半里，发为少阳病。少阳病，病不在表，不可发汗，如用温药发汗则病由半表半里传里，发为阳明病，瘀热上扰脑神则发谵语。此为阳明里热证，曰"此属胃"，用药下其里热，便通胃气和则谵语止，病愈。第29、30条可为此处作注，曰"若胃气不和，谵语者，少与调胃承气汤""以承气汤微溏，则止其谵语"。如不愈，病由阳转阴，发为里虚寒证的烦、悸，其治同第264条的"悸而惊"。

第264条与第265条结合学习，知作为阳证的半表半里证少阳病多由表阳证太阳病传变而来。病不在表，不可用温药发汗，病不在里，不可用寒药吐下，至于其中原因，陆渊雷结合排邪分析，认为："少阳病禁汗吐下。所以然者，汗吐下所以祛除毒害性物质，荡涤积结，而必凭借正气抗病之趋势以施之。少阳病位，在表里上下之间，正气抗病之趋势不可知，故汗吐下俱不可用也，惟柴胡能助少阳之抗病力，使自择适宜径路以祛毒，故独任之。少阳禁汗而独任柴胡，可知世俗目柴胡为发汗药之非。"

少阳病的病位在半表半里，不可用温药发汗，亦不可用凉药清里热，否则变证丛生，病必不愈。如下医案即是，患者本是太阳病，一误用寒凉药，病传少阳病，再误用寒药（辛凉），致使病情加重，向里传变，合并阳明里热证，成少阳阳明合病，后应用小柴胡加生石膏汤治愈。

胡希恕先生医案：吴某，男，22 岁。初诊日期：1959 年 12 月 15 日。发热恶寒 2 天，伴头痛、咽痛、咳嗽、胸痛胸闷，经 X 线检查为右肺下叶非典型病原体肺炎。既往有肝炎、肺结核、肠结核病史。常有胁痛、乏力、便溏、盗汗。前医先以辛凉解表（桑叶、银花、连翘、薄荷、羌活、豆豉等）1 剂，服后汗出热不退，仍继用辛凉解表，急煎服，高热、自汗、头痛、咳嗽、胸闷、恶风、胁痛诸症加重。14 日静脉滴注抗生素，当夜高热仍不退，体温 39.4℃，并见鼻煽、头汗出。又与麻杏石甘汤加栀子豉等，服三分之一量，至夜 11 时出现心悸、肤凉。因请胡老（胡希恕）会诊。现症：晨起体温 38.2℃，下午在 39℃ 以上，呈往来寒热，并见口苦、咽干、目眩、头晕、盗汗、汗出如洗，不恶寒，苔黄，舌红，脉弦细数，证属表已解，连续发汗解表，大伤津液，邪传少阳阳明。治以和解少阳兼清阳明，为小柴胡加生石膏汤证。处方：柴胡五钱，黄芩三钱，半夏三钱，生姜三钱，党参三钱，大枣四枚，炙甘草二钱，生石膏二两。结果：上药服 1 剂，后半夜即入睡，未作寒热及盗汗。16 日仍头晕、咳嗽，痰多带血。上方加生牡蛎五钱，服 1 剂。17 日诸症消，体温正常。12 月 22 日 X 线检查：肺部阴影吸收。

通过学习，知半表半里的少阳病可见头痛。今日之偏头痛，病程日久，对患者的日常生活造成很大影响，如以小柴胡汤证出现，用小柴胡汤可治愈。笔者医案举例：冯某，女，48 岁。初诊日期：2020 年 11 月 1 日。头痛 6 年，加重 1 年。头痛较重，以左侧跳痛、胀痛为主，伴随眼睛发胀、眉棱骨痛，恶心、呕吐、咳嗽，6 年来不能正常工作、生活，近 1 年来频繁发作，每月有半个多月的时间头痛，有时发作能持续 24 小时，头痛缓解后双耳嗡嗡作响，整个人心慌不适，有时适经期加重，多处就医诊疗，以中药、针灸等方法治疗皆无明显疗效。发病以来，无视物障碍，无明显恶寒，阵发性汗出，纳差，口中和，大便干，小便正常。脉右紧、左细滑，舌淡，苔白，舌底苍白、瘀血。腹诊：腹平，腹力中等，右侧胸胁部按之抵抗、疼痛，脐下压痛。辨六经为少阳病兼瘀血，辨方证为小柴胡汤、桂枝茯苓丸合方之证。处方：柴胡 18g，黄芩 10g，清半夏 10g，人参 10g，生姜 10g，炙甘草 10g，大枣 12g，赤芍 18g，桂枝 12g，茯苓 15g，牡丹皮 10g，桃仁 12g。颗粒剂，7 剂，水冲服，一日 2 次。服药后头痛明显缓解，未再服止痛药，精神转佳，后依据症状变化，以小柴胡汤为主，治疗 1 个月余，病痊愈，恢复工作。

【原文】本太阳病不解，转入少阳者，胁下硬满，干呕不能食，往

来寒热，尚未吐下，脉沉紧者，与小柴胡汤。（266）

【提要】本条论述疾病由表传半表半里、传里的规律，三阳合病治从少阳。

【解析】疾病发作时，表现为脉浮、恶寒的太阳病，是表证。表不解而病往半表半里传，正邪交争于胁下，则胁下硬满。病传入里，波及于胃，胃气不和、内有停饮则干呕、不能食。病在半表半里，出表则恶寒，入里则恶热，故往来寒热。病发太阳少阳合病，脉沉主里、紧主痛，未经错误的吐、下治疗，里已病，发为三阳合病（太阳少阳阳明合病）。第265条明确指出半表半里证少阳病不能发汗、第264条明确指出半表半里证少阳病不能吐下，只能用和解之法，与小柴胡汤。

后世结合第99、264、265条及本条内容，提出小柴胡汤是"三禁汤"——禁发汗、禁吐、禁下，似是而非。半表半里阳证少阳病，禁用吐、下、发汗，而小柴胡汤是治疗少阳病的代表方，错误地将小柴胡汤当成少阳病，因而有小柴胡汤是三禁汤之说。临床须知，少阳病不可发汗、吐、下，是指不可单独应用发汗、吐、下之法，必须应用和解之法治疗少阳。如少阳病合并太阳病，则病有表解之机，可在治疗少阳病的基础上兼顾太阳，第146条柴胡桂枝汤即是。再如少阳病合并阳明病，出现潮热，知病有里解之机，可在治疗少阳病的基础上兼顾阳明，第104条柴胡加芒硝汤即是。

【原文】若已吐下发汗温针，谵语，柴胡汤证罢，此为坏病，知犯何逆，以法治之。（267）

【提要】本条论述坏病的治疗原则。

【解析】如前反复论述，由于半表半里阳证少阳病的治疗禁忌多，同时半表半里无明确的排邪途径，可通过体表、消化道等途径排邪。这决定了治疗半表半里阳证少阳病的柴胡类方应用范围广泛。第101条曰"伤寒中风，有柴胡证，但见一证便是，不必悉具"，此处则强调，应用柴胡汤，必须有柴胡证。

经过吐、下治里，发汗、温针治表，病传入里发为里热证，瘀热上扰脑神则发谵语，病已入里至阳明，不可再与治疗半表半里的柴胡汤。临证治病，要依据客观脉证，查其病位病性，辨其表里阴阳寒热虚实，确定治法，选择适症的方剂治之，此为经方辨治大法。

【原文】三阳合病，脉浮大，上关上，但欲眠睡，目合则汗。（268）

【提要】本条论述以欲眠睡、目合则汗的脑病症状为主的阳明病。

【解析】本条虽曰三阳合病，实为阳明病。脉浮大主里热，关以候胃，关脉浮大候胃热重，关上为胃心胸，上关上为里热上扰，脑神异常，总是想睡觉，但因为是阳证、热证，闭目则汗出，可适症选用白虎汤、白虎加人参汤或承气类方治疗。

此与功能衰退，脉微细，但欲寐的表阴证少阴病。血弱气尽，脉浮细而嗜卧，胸满胁痛的少阳病小柴胡汤证自不相同，以脉别表里阴阳寒热虚实，结合各方证综合分析，亦可明辨。

【原文】伤寒六七日，无大热，其人躁烦者，此为阳去入阴故也。（269）

【提要】本条论述病由表入里，由阳证陷入阴证的躁烦。

【解析】伤寒为表阳证，六七日为传里之期，传里以传阳明为常。阳明为里热证，患者多谵语、高热、恶热，无大热则病不在阳明，里证不是阳证阳明，则为阴证太阴。病位由表入里，病性由阳转阴，无大热而躁烦，故谓之阳去入阴。此处"阳"有病在表、病发于阳两层含义，"阴"有病在里、病发于阴两层含义。虽未出方治，当以温药治之，前第29条甘草干姜汤、第61条干姜附子汤、第69条茯苓四逆汤、第102条小建中汤及第309条吴茱萸汤均可适症选用。

【原文】伤寒三日，三阳为尽，三阴当受邪，其人反能食而不呕，此为三阴不受邪也。（270）

【提要】本条承第269条，言疾病的表里阴阳传变。

【解析】受《素问·热论篇》"伤寒一日，巨阳受之，二日，阳明受之，三日，少阳受之，四日，太阴受之"的影响，故有伤寒三日，三阳为尽，三阴当受邪之论。很显然，又结合了仲景关于太阴病的论述，"太阴之为病，腹满而吐，食不下"，方有"其人反能食而不呕，此为三阴不受邪也"之论。然《素问·热论篇》之太阴与仲景所谓太阴病迥异，其症状为"太阴脉布胃中，络于嗌，故腹满而嗌干"，实是仲景经方医学里的阳明病。若将两者强合一起，只会徒乱人意，本条即是。

【原文】伤寒三日，少阳脉小者，欲已也。（271）

【提要】本条论述少阳病欲已之脉。

【解析】此六经照例文字，以时日论病，非仲景之意。陆渊雷认为："此条，冠以'三日'字，盖亦热论家言，而非本论之例也。《玉函》无此条，为是。"

【原文】少阳病欲解时，从寅至辰上。（272）

【提要】本条论述少阳病欲解时。

【解析】此涉及时间与疾病痊愈相关问题，待考证，假时日以待病愈，不可取。

古人通过长期治病经验的积累，先认识到汗法治疗的表证，对表证认识最为充沛，后认识到吐下法治疗的里证，而对汗法、吐下法治疗后不愈的半表半里证认识不充沛，故在表证太阳病篇多论及少阳病内容，又将半表半里的少阳病置于里证阳明病之后，本篇所论则显不足，陆渊雷亦认为："少阳正方，柴胡诸证，已详太阳篇中，故本篇文特简。盖少阳在阳明后者，自古相传，热论之次，仲景不敢移易也。热论以少阳为表证之一，以三阴为下证，故其所论，仅当《伤寒论》太阳阳明二病。医术进步，知表里二证之间，更有不可汗下之一种证候群，而仲景名之少阳，治以柴胡，又以阳明当热论之三阴，则少阳当次阳明之前，故论其方证于太阳篇中，而于本篇但存空洞之词，等诸告朔之饩羊，此仲景之不得已也。"

## 小结

少阳病篇，仅列第263~272条10条内容，其因一者少阳病相关病机、方证在太阳病、阳明病篇已论及，二者作为半表半里的阳证少阳病，自来认识不充分，故条文列入较少。

明确少阳病的实质为邪正交争于胁下，病位在半表半里，病性为寒热错杂的阳性证，则可明确《伤寒论》《金匮要略》中的诸多方证均是少阳病治剂。本篇所列10条，涉及少阳病提纲、少阳病不可发汗吐下、三阳合病用小柴胡汤治疗及少阳病欲解时等。

# 辨太阴病脉证并治

【原文】太阴之为病，腹满而吐，食不下，自利益甚，时腹自痛。若下之，必胸下结硬。（273）

【提要】本条为太阴病提纲证。

【解析】太阴病为病位在里的阴证，其性寒，多虚少实。胃中虚寒饮聚则腹满，胃气上逆则呕吐，胃寒不能消谷则食不下，里有虚寒，不能收摄则下利，虚寒重则下利重，内有寒，脉络不通，不通则痛，故时有腹痛。虚寒腹满，如以热实之满而下之，虚其虚、寒其寒，更伤胃气，胃虚邪聚更甚，以致胸下结硬。此虚寒之结硬，乃干姜、人参类方证，非阳明病水热互结之大黄、甘遂类方证。

病分阴阳，以抗病力而言，抗邪有力者为阳性病症，抗邪力不足者为阴性病症，依据病位和排邪方式的不同，阳性病分太阳病（汗法）、少阳病（和法）、阳明病（寒药吐下法），阴性病分太阴病（温中吐下）、少阴病（强壮发汗）、厥阴病（强壮和解）。

陆渊雷认为："凡病证，属于正气抵抗疾病之现象者，为药治之标准，此义已于太阳篇第十五条第三十六条发之。人之气禀有强弱，饮食服御操作，亦有丰俭劳逸，因此之故，毒害性物质中人而正气起抵抗。正气之力有余，则显功能亢进之现象，是为阳证，正气之力不足，则显功能衰减之现象，是为阴证。更就阳证阴证之中，揣其病位所在，以类相从，各分三种，以为用药攻救之大纲，此三阴三阳之所由分也。昔贤震于《内经》、岐黄之圣，盲从热论传经之说，以为本论之太阴病，必从少阳传来，不知热论所谓三阴，即本论阳明胃家实之病。本论之三阴，乃热论所未言，根本不同，不得以彼释此。且传经之次，虽如太阳上篇第四第五条所释，然非谓流行性热病必如是传变也。事实上有起病不从太阳者，有始终属一经不传者。至于太阴，虽有误治少阳而致者，然大多数为独立之原发病，此则当属杂病，根本不属伤寒，今论于伤寒篇者，以太阴亦或有身热故也。太阴之证，腹满吐利，食不下，时腹自痛，明其病为胃肠虚寒，与阳明腑病，部位正同，而性质相反。"

明如陆氏，亦将伤寒、杂病分论，认为《伤寒论》是治疗热病之书，故有上说，可见能跳出伤寒杂病分论，用八纲六经方证理论解析、认识经王叔和撰次的

《伤寒杂病论》，并指导临证实践，难！

从八纲分析，辨里证的阴阳寒热虚实。太阴病是里寒证，阳明病是里热证。本条需结合太阴病篇第277条"自利不渴者，属太阴，以其脏有寒故也，当温之，宜服四逆辈"，方能全面认识太阴病是里寒证，有虚（虚寒无结实）、有实（寒而且结实）。同样，阳明病篇第180条"胃家实"需结合第182条"身热，汗自出，不恶寒反恶热"认识阳明病，阳明病是里热证，有虚（有热无结）、有实（有热且结实）。需在临证体悟，六经来自八纲，是病位和病性的概念，临证用六经指导方证经验的应用，谓之经方。

关于里证下利症状的寒热之辨，《伤寒蕴要》云："凡自利者，不因攻下而自泻利，俗言漏底伤寒者也。大抵泻利，小便清白不涩，完谷不化，其色不变，有如鹜溏，或吐利腥秽，小便澄澈清冷，口无燥渴，其脉多沉，或细或迟，或微而无力，或身虽发热，手足逆冷，或恶寒蜷卧，此皆属寒也；凡热症，则口中燥渴，小便或赤或黄，或涩而不利，且所下之物，皆如垢腻之状，或黄或赤，所去皆热臭气，其脉多数，或浮或滑或弦或大或洪也；亦有邪热不杀谷，其物不消化者，但脉数而热，口燥渴，小便赤黄，以此别之矣。"

陆渊雷考证：《脉经》《千金翼》"自利"作"下之"，而无"若下之必"四字，盖是。"结"，《玉函》作"痞"，亦是。综合诸版本考证，本条文为："太阴之为病，腹满而吐，食不下，下之益甚，时腹自痛，胸下痞硬。"

【原文】太阴中风，四肢烦疼，阳微阴涩而长者，为欲愈。（274）

【提要】本条论述太阴病欲愈之脉证。

【解析】按疾病规律，由表入里、由阳转阴则病进，由里出表、由阴转阳则病退。太阴病为里虚寒证，以功能沉衰、血脉不及四末的四肢逆冷为主症。今见四肢烦疼，症由阴转阳，阳脉微指浮取脉微。太阴病见少阴病脉，病由里出表，为顺。阴脉涩为沉取脉涩，主气血不足，长为有余，不足中见有余，阴中见阳，故判断疾病即将痊愈。

【原文】太阴病，欲解时，从亥至丑上。（275）

【提要】本条论述太阴病欲解时。
【解析】详见第328条解析。

【原文】太阴病，脉浮者，可发汗，宜桂枝汤。（276）

【提要】本条论述下利脉浮（太阳病）的桂枝汤证。

【解析】太阴病指提纲证下利而言，下利以表证出现者，治当辨表证之阴阳虚实。表阳证（太阳病）：无汗下利的表实证用葛根汤，汗出下利的表虚证用桂枝汤。表阴证（少阴病）：无汗下利脉浮（实证）用白通汤，汗出下利脉浮（虚证）用桂枝加附子汤。

如为里虚寒证太阴病的下利，只能用四逆汤治疗，即使有表证，也需先以四逆汤温里，下利止而后方可攻表，这是定法，太阳病篇反复论述。

本条所论，非真正的太阴病，而是太阳病。言太阴病者，与太阳病篇第32条"太阳与阳明合病者，必自下利，葛根汤主之"的阳明病同，均非指真正的里证，均是因为有"下利"才说有里证。故言阳明、言太阴，两者都是表证、是太阳病，均有汗出而解的机转。所不同者，一虚一实，桂枝汤治疗汗出的表虚证，葛根汤治疗无汗的表实证，葛根汤证言阳明、桂枝汤证言太阴，或是古人以虚实分阴阳之法，实则阳明、虚则太阴，亦未可知，今从八纲分析，两者均是表阳证。

依据本条论述，下利有表证，汗出多见桂枝汤证，曹颖甫之《经方实验录》记载了多例夏日贪食冷饮、外受寒凉后出现的下利，皆用桂枝汤治愈。其中有一例，同时发作桂枝汤证、炙甘草汤证，先后用方治之，均获痊愈，曰："本年（二十五年）六月二十四日起，天时突转炎热，友人沈君瘦鹤于其夜进冰淇淋一客，兼受微风。次日即病，头胀，恶风，汗出，抚其额，微冷，大便溏泄，复发心悸宿恙，脉遂有结代意。与桂枝、白芍、炙草各钱半，生姜一片，红枣六枚切，夜服此。又次早醒来，诸恙悉平，惟心悸未愈，乃以炙甘草汤，四剂全瘥。"

【原文】自利不渴者，属太阴，以其脏有寒故也，当温之，宜服四逆辈。（277）

【提要】本条论述太阴病主症（自利不渴）及治法（温之）、类方（四逆辈）。

【解析】太阴病为病位在里的阴证，与同在里位的阳证——里热证阳明病，病性相反，一寒一热。太阴病以下利、不渴为主症，治疗以温里为大法，用药以含附子、干姜等温药的四逆类方为主。

仲景一书，以病理性口渴、口不渴识别里证的寒热，甚是准确。何为病理性？乃相对于生理性而言。正常生理状态，热则汗多，口渴，喜食寒凉，多饮则口渴得解；寒则尿多，口不渴，喜食温热食物，饮水后可消水，一般汗少尿多，口中和。而在病理状态下，热则口大渴，多饮而不能解其渴；寒则口不渴，甚至出现冷汗淋漓、吐泻频作的休克状态，亦不口渴，或口渴而不能多饮，以其功能沉衰，不能消水。此辨证之大要。陆渊雷谓："阳明病热铄津液则渴（注：多饮而不能解其渴），少阴病阳亡而津不继则渴（注：口渴而不能多饮），厥阴病上热下寒则渴，五苓、猪苓诸证，水积而不行，则渴（注：方中猪苓、泽泻均是寒性利尿解热止渴之药）。"

关于"寒""温"二字之解，陆渊雷引汤本氏言："以其脏有寒，'寒'字有二义，其一即指寒冷，其一乃指水毒。水性本寒，其归一也，当温之。'温'字亦有二义，其一如其本义，其一则指除水毒。水毒去则自温暖，其归亦一也。言自然下利而不渴者，属太阴病，所以然者，以内脏有水毒而寒冷也，当选用四逆汤类似诸方，去水毒以温暖内脏，乃为适当处置。"

【原文】伤寒脉浮而缓，手足自温者，系在太阴；太阴当发身黄，若小便自利者，不能发黄；至七八日，虽暴烦下利日十余行，必自止，以脾家实，腐秽当去故也。（278）

【提要】本条论述表证传里，水热进退的两种转归，即可能的发黄与下利病愈。

【解析】本条与第187条前半部分同——"伤寒，脉浮而缓，手足自温者，是为系在太阴。太阴者，身当发黄，若小便自利者，不能发黄"，解析见第187条。

所不同者，第187条里热重，阳复太过，形成热实大便硬的阳明病，本条则里热未成实，抗邪有力。心烦、下利，日十余次，里热有从下利而解的机转，病在下利后或可痊愈。如下利病不愈，则需依据症状反应，酌情应用清里热、止下利的方药，白头翁汤、黄芩汤、葛根黄芩黄连汤等方可适症选用。

【原文】本太阳病，医反下之，因尔腹满时痛者，属太阴也，桂枝加芍药汤主之；大实痛者，桂枝加大黄汤主之。（279）

【提要】本条论述太阳病误用下法形成太阳阳明合病，腹满时痛者用桂枝加芍药汤治疗，大实痛者用桂枝加大黄汤治疗。

【解析】本是表证太阳病，应用发汗的方法治疗，医生误用下法，则表不解。腹部瘀阻，脉络不通则腹满、腹痛；瘀阻不重，时脉络得通，故"时腹自痛"。因太阴病有腹满、时腹自痛特点，故曰"属太阴"。此痛非里虚寒所致，乃因脉络瘀阻，为热痛、实痛，是阳明病腹痛。下后表不解，只能用桂枝汤，因瘀血而时腹痛，加芍药用量，成桂枝加芍药汤，表里同治。瘀阻重，里有结实，则疼痛重，范围广，谓之"大实痛"，非桂枝加芍药汤能治，用桂枝加大黄汤表里同治。时痛与大实痛，同属里证，但程度不同，则分别加芍药、大黄，可知此两药同为一类性质偏寒的活血通腑止痛药。

关于腹痛的寒热虚实之辨，除患者的自觉症状外，亦应重视腹证、腹诊。寒证一般得暖则缓解，喜按，喜热，或伴局部皮温升高；热证疼痛较重，拒按，喜冷，或伴局部皮温减低；实证按之硬满，且按之疼痛加重；虚证按之无力，按之疼痛可缓解，此其常。当寒热虚实错杂之时，临证之辨，尤需留意，寒实之证，初按则痛，久按、深按则疼痛缓解，一般伴有局部皮温低，且病程多久；热实之证，按之加重，抵抗明显，重按更甚，局部皮温可升高，病程多短。

陆渊雷亦认为桂枝汤为解表，本条不是太阴病，曰："此由误下太阳而传为太阴者。太阳误下，腹部之神经肌肉起挛缩，以抵抗下药，故令腹满时痛，然此等挛缩，未必能中和下药之毒，徒令满痛而已，故与桂枝汤以解表，倍加芍药，以治其挛痛也。若误下之后大实痛者，则不但挛缩，其人胃肠本有食毒，一部分表邪因误下而内陷，与食毒相结，故于前方加大黄以再下之。本条系误下两种变证，非太阴本病。加芍药汤因腹满时痛，有似太阴，故谓之属太阴，加大黄汤则绝非太阴矣。……二证俱有表之未解，故皆以桂枝为主，惟后证虽实，非太阴证，然以其同得之下后，而同有表之未解，同有腹满痛，不得不附以辨其异。诸家不察，总二证以为太阴，合前后以为传入之邪，不思之甚。"

**桂枝加芍药汤** 桂枝三两（去皮），芍药六两，甘草二两（炙），大枣十二枚（擘），生姜三两（切）。

上五味，以水七升，煮取三升，去滓，温分三服。本云，桂枝汤，今加芍药。

【解析】芍药苦平，主治邪气腹痛，能除血痹、破坚积。从《神农本草经》所记载的芍药的功效及仲景《伤寒论》对芍药的应用来看，芍药是一味类似于大黄，有活血、攻下作用的药物，有"小大黄"之称。本方将桂枝汤中的芍药加大剂量，治疗腹部时痛，由于瘀血阻滞者，桂枝加芍药汤治疗太阳阳明合病，腹部时痛者。

本方治疗太阳阳明合病，头痛、便秘者效佳。笔者医案举例：杨某，男，15岁。初诊日期：2020年1月15日。头痛1个月余。1个月前头痛、恶心，查鼻窦CT提示鼻窦炎、积液。第1次穿刺治疗后头痛缓解。后来进行了第2次穿刺治疗，头痛无明显缓解，现头痛，不能上学，下午恶心，进食差，精神差，手足凉，大便干，口中和，无恶寒。舌淡，有齿痕，脉细数。腹诊：腹部平，腹力中等，双侧腹直肌痉挛。辨六经：太阳阳明合病。辨方证：桂枝汤加芍药汤加生薏苡仁（排脓）证。处方：桂枝12g，赤芍18g，生姜12g，炙甘草10g，大枣15g，生薏苡仁35g，颗粒剂，7剂。2020年1月21日复诊，服药至第5天未再头痛，大便每日1次，手足凉。舌淡，苔白滑，有齿痕，脉弦细。腹诊：同前比较右侧腹直肌痉挛减轻，左侧腹直肌痉挛消失。前方加当归 10g、细辛 5g、川木通 10g，取当归四逆汤之意。7 剂，巩固治疗，半年后其母因咳嗽就诊，得知服药后至今，未再头痛。

**桂枝加大黄汤**　桂枝三两（去皮），大黄二两，芍药六两，生姜三两（切），甘草二两（炙），大枣十二枚（擘）。

上六味，以水七升，煮取三升，去滓，温服一升，日三服。

【解析】大黄苦寒，主下瘀血，治血闭、寒热，破癥瘕、积聚、留饮宿食，荡涤肠胃，推陈致新。太阳病不解，腹部大实痛，里有结实，瘀阻较重，只加芍药力有不及，故加大黄下瘀血、推陈致新。桂枝加大黄汤，治疗太阳阳明合病，腹部大实痛，大便不通或下利者。

姜春华先生医案：李某，男，13 岁。痢证初起，腹痛拒按，伴有恶寒发热之表证，解表荡涤兼顾，用桂枝加大黄汤加减。桂枝 9g，芍药 18g，大黄 9g（后下），槟榔 9g，枳实 9g，生姜 3 片，大枣 4 枚，炙甘草 6g，3 剂，药未尽剂，痢已痊愈。

【原文】太阴为病，脉弱，其人续自便利，设当行大黄芍药者，宜减之，以其人胃气弱，易动故也。下利者，先煎芍药二沸。（280）

【提要】本条论述太阴病为里阴寒证，不能用大黄、芍药寒下之药。

【解析】太阴病为病位在里的阴证，虚寒在里，气血不足则脉弱。太阴病功能沉衰、胃气虚寒可有腹满、腹痛、腹泻等，其与阳明病里热实证的腹满、腹痛、下利，寒热虚实迥异，不可用大黄、芍药等下热实之药治疗。如果当用大黄、芍药，则绝非太阴病，而是阳明病。太阴病以阳明病治之，则是"寒其寒证""下其虚证"，"寒寒""虚虚"，败其胃气。

仲景书中曰"胃家实"（第 180 条）、"脾家实"（第 278 条）及本条"胃气弱"，均指通过胃肠道排除病邪的里证多以胃肠病症状出现，本无脏腑概念，后世附会脏腑经络学说，言阳明病为足阳明胃经发病、太阴病为足太阴脾经发病，使仲景书，支离破碎，不可解也。诚如陆渊雷所言："阳明太阴，皆是肠病，古人每指肠曰胃，故阳明燥结为胃家实，太阴自利为胃气弱，本自直捷了当，程氏拘牵《内经》之经络脏腑，必欲凿分胃阳脾阴，可谓作茧自缚。……前条行大黄、芍药者，本非太阴，而蒙太阴之名，后人沾注本条者，知太阴之不当行大黄、芍药，不知前条之本非太阴，故嗫嚅其词，曰设当行，曰宜减之耳。……太阴篇文简而方证少，非太阴病证本少也，其主方理中汤丸在霍乱篇中，而《金匮要略》腹满寒疝呕吐哕下利诸篇中之虚寒证，皆太阴也。"

# 小结

太阴病篇仅列第 273~280 条，共 8 条内容。所列方证条文又均非太阴病治剂，桂枝汤治疗太阳病，桂枝加芍药汤、桂枝加大黄汤治疗太阳阳明合病。

以八纲分析，明确太阴病为里寒证，第 277 条提出"脏有寒""当温之，宜服四逆辈"，论述太阴病的实质及治疗太阴病的大法，明析太阴病的八纲实质、治疗法则。那么在太阳病、少阳病、阳明病、少阴病、厥阴病诸篇出现的治疗里寒证的方治，均是太阴病治剂。又因仲景书以八纲辨证，病位传变为表里相传，表阴证少阴病传里多发为太阴病，故少阴病篇多论述太阴病证及方治。

# 辨少阴病脉证并治

**【原文】**少阴之为病，脉微细，但欲寐也。（281）

**【提要】**本条论述少阴病提纲证。

**【解析】**少阴病为表阴证，血不足则脉细，气不足鼓动无力则脉微，功能沉衰，脑功能低下，其人只想睡觉。

以此诊断少阴病亦不足，必须结合太阳病相关论述，对应看之。太阳病为功能亢奋、在表的阳证，少阴病的病位与之相同，但病性与之相反，故在太阳病表阳证的基础上，功能沉衰、陷入阴证的即是少阴病。结合第1条太阳病提纲证"太阳之为病，脉浮，头项强痛而恶寒"及第7条"病有发热恶寒者，发于阳也，无热恶寒者，发于阴也"，可为少阴病出提纲为"少阴之为病，脉微细，但欲寐而恶寒"。依次分析，太阳病有表虚汗出的中风证、表实无汗的伤寒证，少阴病亦应有此两类证，功能沉衰，表虚汗出的桂枝加附子汤证在太阳病篇已经论述，本篇麻黄附子甘草汤证即是少阴无汗表实证治剂，与太阳病麻黄汤证阴阳对应。

陆渊雷引山田氏对本条论述，明确此为外感初证，对理解本条为表证有启发性，故录其文于下："'但'字下，脱'恶寒'二字，当补之。何则？但者，示无他事之辞，'但头汗出余处无汗'，'不恶寒但热'，及温疟'身无寒但热'（《金匮》疟病篇）等语，可见矣。少阴病，岂但欲寐一证得以尽之乎？若以其但欲寐，谓之少阴病，则所谓'太阳病十日以去，脉浮细而嗜卧者'，亦名为少阴病乎？阙文明矣。'但恶寒'者，所谓'无热恶寒'即是也，故麻黄附子细辛汤条云：'少阴病始得之，反发热。'通脉四逆汤条云：'少阴病，反不恶寒。'可见'无热恶寒'，乃为少阴本证矣。凡外邪之中人，其人素属实热者，则发为太阳，其人素属虚寒者，则发为少阴，寒热虽不同，均是外感初证也已。故太阳篇辨之云：'发热恶寒者，发于阳也，无热恶寒者，发于阴也。'二'发'字，示其为初证也。今邪从其虚寒而化，故其'脉微细，但恶寒而欲寐也'，宜与麻黄附子甘草汤微发其汗也。成无己谓：'脉微细为邪气传里深也。'非矣，按六经纲领诸条，脉证兼说者，惟太阳少阴，而其他四经，唯言证而不及脉，可见太阳乃三阳之始，而少阴果为阴之首矣，古人未有此说，因赘于兹。"山田氏虽有少阴病为阴病之首，举麻黄附子细辛汤微发汗之言，但观其文引通脉四逆汤为治疗少阴病的方剂，知其心目中的少阴病不仅仅是以强壮发汗治疗的表证。

自古暨今，认识到少阴病是表阴证，且需用强壮发汗解表治疗者，胡希恕为第一人，其学术观点"六经来自八纲""临证先辨六经八纲、继辨方证，求得方证相应，治愈疾病""辨方证是辨证论治的尖端"，有一贯性，开启后世读懂仲景书的新时代。

【原文】少阴病，欲吐不吐，心烦，但欲寐。五六日自利而渴者，属少阴也，虚故引水自救，若小便色白者，少阴病形悉具，小便白者，以下焦虚有寒，不能制水，故令色白也。（282）

【提要】本条论述少阴病传里发太阴病，与表不解，成少阴太阴合病的辨识。

【解析】无论阴证、阳证，疾病均是由表传里。一般阳证传阳，阴证传阴，表阳证太阳病传半表半里发为少阳病、传里发为阳明病，表阴证少阴病传半表半里发为厥阴病、传里发为太阴病，此传变之常。

少阴病为表阴证，"但欲寐"是其主症，少阴病传半表半里以传厥阴为常，但亦有不经半表半里直接传里，发为少阴太阴合病者，本条即是。半表半里阳证少阳病郁热兼有停饮，故多有"心烦、喜呕"症状。里虚寒的太阴病，胃虚饮停，胃气上逆则欲吐，里虚寒心失所养亦可心烦，需和半表半里阳证少阳病的"心烦、喜呕"鉴别。半表半里阳证本是里虚邪入，但第 37 条记载患者可有"嗜卧"，又与少阴病的"但欲寐"相似，故有必要进行鉴别。

五六日病传于里，发为下利，虚寒下利与里热下利不同，本不渴，而患者下利、口渴，一时寒热难辨。然里虚寒口渴，必不能多饮，亦不喜寒凉，与阳明里热口渴之多饮、饮不解渴、喜寒凉不同，故曰"虚故引水自救"。据口渴、下利判断里证之寒热不易，则考之以小便。里热小便不利、色黄、灼热，里虚寒则小便色白、清长。阴证传里，多发里虚寒的太阴病，由小便色白判断里证是虚寒的太阴病，反证发病时的"少阴病，欲吐不吐，心烦，但欲寐，五六日自利而渴"诸症，是由于人体抗病力不足，体质虚弱，疾病始发，即是少阴病"但欲寐"。同时合并里虚寒的"欲吐不吐，心烦"，则是少阴太阴合病。然里虚寒还未至下利、吐逆，至五六日，太阴病显，出现下利，功能沉衰而口渴，发为典型的少阴太阴合病。整条读至此，荡气回肠，令人心情久久不能平静，体悟经典从症状反应辨识病症之严谨。

本条论医理而未出方治，治疗少阴太阴合病，必须温其里，综合第 277 条"自利不渴者，属太阴，以其脏有寒故也，当温之，宜服四逆辈"、第 314 条"少阴病，下利，白通汤主之"、第 323 条"少阴病，脉沉者，急温之，宜四逆汤"，含有干姜、附子等强壮温里药物的方剂可适症选用。

在临证实践中，里阴寒证，因功能沉衰，生成津液不足而口渴者，即本条所言"虚故引水自救"，多不能多饮、小便自利；渴喜多饮者，多伴随小便不利，属少见情况。陆渊雷之《伤寒论今释》引山田氏云："自利而渴一证，间有津液内亡而然者，惟其人小便不利，亦属虚寒也。余尝疗下利烦渴，小便不利者，每用四逆辈，屡收全功。若徒以渴为热，以不渴为寒，则未为尽善矣。所谓自利不渴为有寒者，殊语其常已，若至其变证，则未必尽然也。"此临床实践经验，可开阔思路，使后学知常达变，故录于上。

【原文】病人脉阴阳俱紧，反汗出者，亡阳也，此属少阴，法当咽痛而复吐利。（283）

【提要】本条论述少阴病传里发为阳明病。

【解析】第 3 条讲到"太阳病，或已发热，或未发热，必恶寒，体痛呕逆，脉阴阳俱紧者，名为伤寒"，少阴病亦同。脉阴阳俱紧提示邪在表，为无汗的津液充实状态脉应。汗出一般脉缓，故曰"反汗出"，汗出则提示病由表实向表虚转化。阳指津液，汗出津伤曰"亡阳"，然所不同者，少阴病功能沉衰，故曰"此属少阴"。

少阴病传里，以传太阴为常，第 282 条即是，但个人体质不同，素体强壮，里热盛者亦有传里而发阳明病者。病传于里，里热在上则咽痛、呕吐，在下则有下利，少阴病本津液不足，传里即使发为阳明病，治疗也应顾护津液。第 310 条曰"少阴病，下利，咽痛，胸满，心烦，猪肤汤主之"，其方证切合本条病机，里热津伤，故猪肤汤可适症选用。

【原文】少阴病，咳而下利谵语者，被火气劫故也，小便必难，以强责少阴汗也。（284）

【提要】本条论述少阴病误用火劫汗法，传里发为阳明病。

【解析】少阴病为病在表的阴证，治疗应强壮发汗，不可直接发汗，更不可用火攻、烧针等方法强发汗。如误用之，其病情变化较太阳病更迅速、也更危重。

本条即是，误用火劫发汗之法，损伤津液，病传于里发为阳明里热实证。里热津液损伤则小便少而不畅，曰小便难，里热迫津液由肠道而出则下利，里热上扰则咳嗽，里有瘀热，波及脑神则谵语，发为里热实证而津液损伤的危重症。下利、谵语、热结于里，后世称其为热结旁流，不下热实则邪不去，下之又恐伤人体津液，陷入两难之地，后世增液承气汤类方可适症选用。

少阴病相对于太阳病，本为功能沉衰不足的阴证。津液不足，传里发为阳明里热实证，最虑热伤津液，在热盛而人未虚之时，应果断用大承气汤急下热结以存津液、保胃气，虽未出方治，后文第 320 条至第 322 条少阴病急下证的大承气汤证，可适症选用。

本条与第 283 条相比，均是少阴病内传阳明，但在里之阳明却有虚、实之别，第 283 条为虚热证，第 284 条为实热证。

【原文】少阴病，脉细沉数，病为在里，不可发汗。（285）

【提要】本条论述少阴阳明合病，不可发汗治表。

【解析】少阴病为表阴证，脉应微细而浮，治用强壮发汗法。脉沉主里，脉数主热，脉细主津液损伤，在表为少阴病，在里合并阳明里热津伤，但重点考虑里热津伤，故曰病为在里。少阴阳明合病，里热津伤，不可发汗治疗表证。

同为表里合病，少阴阳明合病与太阳阳明合病不同，不可先发汗治表。虽未出方治，但结合文意分析，强壮清热增津液之法可用，后文黄连阿胶汤、猪肤汤、猪苓汤，以及《金匮要略》百合地黄汤、防己地黄汤等，均可适症选用。

【原文】少阴病，脉微，不可发汗，亡阳故也；阳已虚，尺脉弱涩者，复不可下之。（286）

【提要】本条论述少阴病津伤于表不可发汗与津液不足于里不可下。

【解析】少阴病是表阴证，理应强壮发汗，脉微主津液不足，阳为津液，津液不足曰"亡阳"，津液不足不可发汗，不能用麻黄类方开毛孔取汗，应用强壮健胃增津液、解肌发汗的桂枝加附子汤类方。

尺脉候里，弱为功能沉衰，鼓荡血脉无力，涩主津液不足，血脉不充，均是津液不足之象。此时即使里有结实，亦应顾虑下实之时会伤及人体津液，故曰不可下。阳明病篇第 208 条"脉迟……腹大满不通"、第 214 条"脉滑疾"虑津液伤而用小承气汤，阳明病尚且如此，何况津伤功能沉衰之少阴病兼里实者乎？

【原文】少阴病，脉紧，至七八日，自下利，脉暴微，手足反温，脉紧反去者，为欲解也，虽烦下利，必自愈。（287）

【提要】本条论述少阴病传里，发为阳明病，由下利排除病邪而自愈的情况。

【解析】少阴病，脉本微细，脉紧主邪胜。至七八日，少阴病传里出现下利，寒证、热证不知，但少阴病传里以传太阴为常。

津液不足则脉微，下利津虚，脉证相应则病顺，有转愈之倾向，少阴病传里以传太阴为常，如下利为阴虚寒证，则四肢冰冷、手足厥逆，病情危重。临证患者体质不同，传里为阴证、阳证亦不同。功能亢进，传里发为阳证，故手足温。因为少阴传里以传太阴为常，应手足凉，故此处曰"手足反温"。传里发为阳证故曰"为欲解"。里热心烦，下利排邪外出，故有"虽烦，下利必自愈"。

此与第278条伤寒传里"虽暴烦下利日十余行，必自止，以脾家实，腐秽当去故也"同，均是病传于里由下利而解。所不同者，在表之阴阳有别，第278条由太阳病传里，功能亢进，抗邪有力；本条由少阴病传里，功能相对沉衰。

【原文】少阴病，下利，若利自止，恶寒而蜷卧，手足温者，可治。（288）

【提要】本条论述少阴病传里发为太阴病的预后。

【解析】少阴病传里以发太阴病为常，太阴病的主症为腹满、呕吐、下利、四肢厥逆，少阴病传里则发生下利。若下利止，有两种可能，一种是胃的功能恢复，另一种是功能衰败至极，已无可下之物，病危。里是虚寒证，功能不足，不能温分肉，故恶寒而蜷卧，此与表证之恶寒不同，加衣盖被取暖则可缓解，表证之恶寒虽向暖而不能缓解，甚者寒战。如胃气的功能逐渐恢复，血脉充盈达于四末，则手足温，曰可治。具体方治，病已是太阴病，治疗当温之，宜服四逆辈。

【原文】少阴病，恶寒而蜷，时自烦，欲去衣被者，可治。（289）

【提要】本条论述少阴病由阴转阳可治。

【解析】少阴病是表阴证，本有恶寒，功能不足则身蜷。"无热恶寒者，发于阴也。""病人身大寒，反不欲近衣者，寒在皮肤，热在骨髓也。"阴证本无热，心烦，欲去衣被，是有热之象，病由阴转阳为顺，故曰可治。陆渊雷认为："少阴获愈之机，在于阳回，谓自烦欲去衣被，为阳势尚肯力争（程氏如此说），决其可治亦可也。征之实验，则少阴病烦躁者，苟用药中肯，看护得宜，十亦可救四五。"

【原文】少阴中风，脉阳微阴浮者，为欲愈。（290）

【提要】本条以脉言少阴病向愈之机转。

【解析】少阴病，脉微细，为津液不足之象。寸为阳，主上、主外，寸取脉微，提示在上、在表津液虚，是少阴病本脉。尺为阴，主下、主内，浮主热，尺取脉浮，提示在里、在下有热。阴病见阳脉者生，故曰"为欲愈。"

【原文】少阴病，欲解时，从子至寅上。（291）

【提要】本条论述少阴病欲解时。

【解析】六经照例文字，见第328条解析。

【原文】少阴病，吐利，手足不逆冷，反发热者，不死。脉不至者，至一作足。灸少阴七壮。（292）

【提要】本条论述少阴病传里发为吐利、发热的阳明病，可治。

【解析】少阴病内传，以传太阴为常，其证无热、吐利、手足厥冷，亦有内传阳明者，里热迫津液于消化道，在上则为吐、在下则为利，里有热则手足不逆冷。传里以太阴为常，阴证不发热，本条为传里发为阳明病，故曰"反发热"。同是里证，太阴病为寒证，胃气衰败，多死证；阳明病为热证，胃气不衰、抗邪有力，故不死。

然少阴病本津液虚，传里又吐利伤津液，虽发为阳明病，但因津液不足，寸口摸不着脉，谓之脉不至。"灸少阴七壮"，未出穴位，五输穴中原穴治本脏病，手少阴心经原穴太渊同时为八会穴之脉会，可参考应用。

【原文】少阴病，八九日，一身手足尽热者，以热在膀胱，必便血也。（293）

【提要】本条论述少阴病传里发为一身手足尽热、便血的阳明病。

【解析】少阴病传里亦可传阳明，此与太阳病同，但少见耳。少阴病八九日传里，发为里热证阳明病，一身手足尽热，膀胱（概念同血室）为小腹、少腹之部位，易发瘀血，热入于里，故曰"热在膀胱"。热灼腹部血络，血溢脉外，则便血，或由小便而出，或由大便而下，阴道出血亦含在内。

结合太阳病篇第106条"太阳病不解，热结膀胱，其人如狂，血自下，下者愈，其外不解者，尚未可攻，当先解其外。外解已，但少腹急结者，乃可攻之，宜桃核承气汤"学习，更坚定少阴病与太阳病同为表证的观点。所不同者，阴阳属性不同。疾病传变为表里相传，体现了八纲解析《伤寒论》的理论正确性，以及根据八纲辨证讲疾病表里相传的正确性，同时也可补本条方治。

结合第 143 条热入血室证学习，"妇人中风，发热恶寒，经水适来，得之七八日，热除而脉迟身凉，胸胁下满如结胸状，谵语者，此为热入血室也，当刺期门，随其实而取之"知疾病之传，尚有由表传半表半里者，经水行而表证解与第 106 条"血自下，下者愈"机制同。仲景书本是一体，需前后结合，始终理会，对比学习，方知六经、八纲辨证的科学性。

陆渊雷认为："少阴病八九日后，一身手足尽热者，阴证阳回，转为阳证也。此种转归，临床上往往见之，惟不必热在膀胱而便血耳。……便血属桃核承气证，即所谓中阴溜府之类，若小腹不急结，下鲜血者，则宜黄连阿胶汤、芍药地黄汤。"

【原文】少阴病，但厥无汗，而强发之，必动其血，未知从何道出，或从口鼻，或从目出者，是名下厥上竭，为难治。(294)

【提要】本条论述少阴病用不适当的发汗法导致下厥上竭（上热下寒）的厥阴病症。

【解析】少阴病为病位在表的阴证，无汗为表实证，手足逆冷谓之厥，理应强壮发汗治疗。误用火攻、灸法、熏法等不当的方法取汗（由于在表阳证太阳病篇多有论及，故在表阴证少阴病篇不再重复说明），曰"强发之"，汗不得出，热不得散，津液、血液随热而上灼于孔窍，热灼伤血络，血溢脉外，谓之动血，其血或从口鼻，或从目出。由于少阴较之太阳虽然病位均在表，但少阴功能沉衰，津液不足。误用汗法，将津液聚集于人体上半身，下半身津液不足谓之下厥，上虽有热但血出于上，谓之上竭。本是功能沉衰津液虚，现又出现下厥上竭，故曰"为难治"。

对比太阳病篇第 55 条"伤寒，脉浮紧，不发汗，因致衄者，麻黄汤主之"学习，第 55 条言正确治疗，本条曰误治，理却相通。少阴病为表阴证，津液本虚，虽孔窍出血，其理同"不发汗，因致衄"的麻黄汤证，为汗出散热的自然良能受到抑制所致。但因其功能沉衰，孔窍出血即发为下厥上竭的难治之证，在太阳病可用麻黄汤发汗散热，出血可止。明乎此理，此处虽曰难治，非不可治，强壮发汗之法，麻黄附子甘草汤亦可适症选用。如病情变化，进一步加重，第 357 条麻黄升麻汤证，或可遇到。

【原文】少阴病，恶寒身蜷而利，手足逆冷者，不治。（295）

【提要】本条论述少阴病传里发为身蜷而利、手足逆冷的太阴病症。

【解析】少阴病传里发为太阴病，里虚寒津液不足，人体自我调整，优先护卫重要器官，四末及外周血管收缩，体表不得温煦则恶寒、身蜷。胃气衰败，下利不止，胃虚无以生成津血以温煦四末，则手足冰凉，厥冷过肘膝谓之"手足逆冷"。胃已衰败，既不能进食，亦不能动员储存之能量化生津血以养人体，故曰不治。今日之补液技术、营养支持，可弥补中医之不足，后文通脉四逆汤、通脉四逆加猪胆汁汤可适症选用。

【原文】少阴病，吐利躁烦，四逆者死。（296）

【提要】本条论述少阴病内传太阴（循环功能、脑功能障碍）的死证。

【解析】表阴证传里，发为太阴病，胃气衰败，不能固敛津液则上吐下泻，脑神失养，烦躁不宁，津血不足，循环衰竭，四肢逆冷，故死。

本条所论症状与后文吴茱萸汤证（第309条：少阴病，吐利，手足逆冷，烦躁欲死者，吴茱萸汤主之）相似，两者均是里虚寒证，一曰死，一可治，需要辨析。陆渊雷辨之曰："吴茱萸汤主呕吐烦躁，其证本非纯乎少阴者，少阴之主证厥逆利（注：实为太阴病，即本条证），乃四逆白通等汤所主。三百一十二条吴茱萸汤证，虽云吐利手足逆冷，从药测证，知吐是主证，利与逆冷是副证，否则必须附子干姜矣。本条则吐是副证，利与躁烦逆冷是主证，否则不至遽死也。古义简略，当以意逆旨而得之。"

【原文】少阴病，下利止而头眩，时时自冒者死。（297）

【提要】本条论述少阴病内传太阴（循环功能、脑功能障碍）的死证。

【解析】少阴病传里，发为太阴病，上吐、下泻、四肢逆冷为其常。然危重患者，功能沉衰，津液耗尽，无可下之物，故下利止。津血虚极，循环衰竭，脑缺血则头晕目眩、视物不清。危重者，全脑缺血，反复发作意识丧失即晕厥。胃气衰败，津血不继，故曰死。

【原文】少阴病，四逆恶寒而身蜷，脉不至，不烦而躁者死。一作吐利而躁逆者死。（298）

【提要】本条论述少阴病内传太阴（循环功能、脑功能障碍）的死证。

【解析】少阴病传太阴，胃气衰败，不能生成津血以养人体，循环衰竭则四肢逆冷；身躯不得温煦则恶寒而身蜷；动脉搏动摸不着，谓之脉不至；病人躁扰不宁，一派虚脱之象，故曰死。

关于烦与躁，陆渊雷解之曰："烦是自觉证，躁则扰动见于外者也。病人呻吟者，多是烦（亦与其人素性有关，不可一概），静卧中时时转侧，手足擗床有声者，多是躁。旧说烦属阳，躁属阴，故不烦而躁者，其病尤危。经验所及，幼小脉细肢冷，两目无神，持脉时挺身咬牙而嗷呼者，躁也，其病死者多，亦间有得救者。若成年病人，则诊察时自能安忍，医者不易见其躁状矣。"

【原文】少阴病，六七日，息高者死。（299）

【提要】本条论述少阴病内传太阴（肺功能障碍）的死证。

【解析】少阴病六七日内传太阴，里虚寒至极，下虚不能敛上，呼吸浅表、吸气无力、喘促短气实乃脱证在呼吸的表现，故曰死，

【原文】少阴病，脉微细沉，但欲卧，汗出不烦，自欲吐，至五六日自利，复烦躁不得卧寐者死。（300）

【提要】本条论述少阴病内传太阴（循环功能、脑功能障碍）的死证。

【解析】少阴病是表阴证，脉微细、但欲寐为其本证，脉沉为有内传太阴之机，此时急需温里强壮功能，以防病传入里，即仲景第323条所论"少阴病，脉沉者，急温之，宜四逆汤"。"汗出"为表虚，"不烦"提示无热，"自欲吐"提示病将传于里。至五六日，自下利，里证显现，无热而烦躁，为功能沉衰至极，仅有之虚阳上扰于脑，脑神不宁，病人既不能安卧，又不能正常觉醒，神识昏蒙，谓之"不得卧寐"，故曰死。

从今日临证分析，各种急危重症，其死亡前多见循环功能障碍、肺功能（呼吸功能）障碍及脑功能障碍，仲景当时已经观察到这些现象，并且进行了如实的描述。通过客观的临床症状判断，一旦出现上诉症状，限于当时医疗条件，多为死证。

陆渊雷之《伤寒论今释》引证、解析本条俱佳，今引其文如下："《金鉴》引程氏云：今时论治者，不至于恶寒蜷卧，四肢逆冷等证叠见，则不敢温，不知证已到此，温之何及？况诸证有至死不一见者，则盏于本论中之要旨，一一申详之。少阴病，脉必沉而微细，论中首揭此，盖已示人以可温之脉矣；少阴病，但欲卧，论中又已示人以可温之证矣；汗出在阳经不可温，在少阴宜急温，论中又切示人

以亡阳之故矣。况复有不烦自欲吐，阴邪上逆之证乎？则真武四逆，诚不啻三年之艾矣，乃不知预绸缪，延缓至五六日，前欲吐，今且利矣，前不烦，今烦且躁矣，前欲卧，今不得卧矣，阳虚扰乱，阴盛转加，焉有不死者乎？渊雷案：焦头烂额，不如曲突徙薪，少阴病已至四逆脉微，虽用大剂姜附，亦已死生相半，幸而获愈，所损已多，苟能乍见阳虚，即与温药，则保全必多。然温药难用，不若凉药易于苟安，盖温药苟不中病，则下咽即烦躁不适，人皆知为药误，然挽救甚易，凉药虽反病情，犹能镇静一时，不易发觉药误，逮其发觉，辄已无可挽救。故为病人计，宁误服温药，为医者逃咎微功计，宁误投凉药，过去少数医生，避温取凉，职由此故。若谓阳虚难识，则熟玩少阴诸证，自能洞见无遗。若略读科学书，知循环系生理病理之大概，略解西法诊断，参以听诊，则尤确然易知，以少阴之关键，为心脏衰弱故也。"

陆渊雷曰"中医之治疗，无非凭借正气，少阴正气虚衰（注：实为内传太阴，周身功能衰退），故死证特多"，第295~300条，论述少阴病传里，发为太阴病的难治证及死证，临证治疗此等危重病症，当于通脉四逆汤、通脉四逆汤加猪胆汁汤等强壮温里急救回阳方中求之。

## 小结

第281~300条可以视为少阴病总论内容。少阴病为表阴证，经方医学认为疾病表里相传，少阴病由表向里传变，少阴病传里，或发为阳明病，或发为太阴病，亦可传半表半里发为厥阴病。少阴病本功能沉衰、津液虚，传里多发为太阴病，多为危急重症及死证（脑功能障碍、肺功能障碍、循环功能障碍）。

【原文】少阴病，始得之，反发热，脉沉者，麻黄细辛附子汤主之。（301）

【提要】本条论述但欲寐、发热、脉沉（少阴太阴合病）的麻黄细辛附子汤证。

【解析】少阴病是表阴证，是机体欲通过发汗的机转从体表排除疾病，而陷于自身良能，不能由汗出排除疾病的状态，且功能已经沉衰。治疗应顺应人体抗病机制，振奋功能、强壮发汗以解除疾病。少阴病是表证，表证脉浮，功能沉衰则微细，脉理应是浮取微细。"病有无热恶寒者，发于阴也"，少阴病作为阴证，一般不得发热且脉应浮，此处却言发热、脉沉，故曰"反"。"脉得诸沉，当责有水"，此脉沉之因是内有停饮，发热亦与停饮相关。内为寒饮，故考虑为太阴病，发病即为少阴太阴合病，治疗用麻黄细辛附子汤。

**麻黄细辛附子汤** 麻黄二两（去节），细辛二两，附子一枚（炮，去皮，破八片）。

上三味，以水一斗，先煮麻黄，减二升，去上沫，纳诸药，煮取三升，去滓，温服一升，日三服。

【解析】细辛"辛，温，主咳逆，头痛脑动，百节拘挛，风湿痹痛，死肌"；麻黄"苦，温，主中风，伤寒头痛，温疟，发表出汗，去邪热气"；附子"辛，温，主风寒咳逆邪气，温中，金创，破癥坚积聚，血瘕寒湿痿躄"。方用麻黄发汗治表，用附子强壮功能，麻黄与附子相合强壮发汗治少阴表证，细辛温里祛饮，麻黄细辛附子汤治疗少阴太阴合病，脉微细、内有停饮发热者。

本方治疗少阴太阴合病的头痛效佳，冯世纶教授用此方仅半剂治愈同事经反复治疗而不得缓解的头痛。其医案如下：刘某，男，47岁，医生，1984年10月28日初诊，反复头痛5个月，近1个月加重。既往有乙型肝炎病史，曾行中西医治疗效不佳，因感乏力、精神疲惫，既往多以补肾为治而不见寸效。近症：头痛绵绵，时轻时重，伴头昏乏力，白天昏昏欲睡，晚上睡眠多梦，时有鼻塞，恶寒，手足冷，口中微有黏腻感，舌苔白根腻，脉沉细。辨六经属少阴太阴合病，辨方证为麻黄细辛附子汤证。处方：麻黄6g，川附子6g，细辛6g，结果：1剂效，3剂愈。本案病人初看此方，十分不解，区区3味药，能治疗"数十味"大方子都不能缓解的头痛？因问冯老："方子这么小，只开3剂，能有效？"冯老半开玩笑地回答："开3剂我都嫌多，应该一天一开。"后病人服药半剂获效，3剂服完病愈，送冯老"冯三味""冯半剂"的美誉。

本方不仅能治疗常见病，亦可治疗传染病。新冠病毒感染期间，笔者一家三口同时患病，笔者的症状以鼻塞、流涕为主，爱人的症状以关节痛、咽痛为主，孩子的症状以咳嗽为主，均是麻黄细辛附子汤证，用生附子20g、生麻黄20g、细辛20g，1剂，浸泡2小时，开锅后再煎2小时，熬得一大盆药，约2000ml，三人每次口服约50ml，均获显效，药未服完，三人均痊愈。服药时有微微麻口的感觉，个人服药体会，药物下咽后不到5分钟，鼻塞、流涕症状即明显缓解。

虚人外感多发少阴病，夏月亦可发为少阴太阴合病。笔者医案举例：牛某，女，57岁，医院食堂工作人员，初诊日期：2021年5月12日下午。主诉：头晕、乏力1天。现症：头晕、乏力，无汗，恶寒，精神差，双下肢发沉、发软，纳差，二便正常。无肢体麻木，无恶心、呕吐。脉紧、右寸促，舌淡苔水。辨六经：少阴太阴合病。辨方证：麻黄细辛附子汤证。处方：麻黄10g，淡附片15g，细辛10g，颗粒剂，1剂，每6~8小时服1次。6日后在食堂碰到，问及病情及服药情况，告知当天下午服药1袋，半夜再起来服用另外1袋，第2天醒来，所有症状均消失，正常工作。服药期间无心悸、手抖等不适。

【原文】少阴病，得之二三日，麻黄附子甘草汤微发汗。以二三日无证，故微发汗也。（302）

【提要】本条论述微发汗治疗少阴病的麻黄附子甘草汤证。

【解析】少阴病为表阴证，理应强壮发汗解表，表阳证发汗也不可大汗，表阴证功能沉衰、津液不足，发汗更应取微发汗，以达由表出汗排邪祛病之目的，用麻黄附子甘草汤。

文中"少阴病，得之二三日"，乃是相对第301条"少阴病，始得之，反发热脉沉"而言。两者均非常态，第301条言始发即现表里合病——少阴太阴合病，本条言表阴证少阴病已二三日却无传变。"以二三日无里证，故微发汗也"，乃在提示，少阴病应该用微发汗的方法治疗，一般阴证在表持续时间短暂，故二三日多为传里之期，此处单出以强调无里证，意在示人临证实践要依据客观症状反应，辨其病位、病性，确定治法，施以适症的方剂。

少阴病为表阴证，太阳病为表阳证，传变均是表里相传，对传变与否的判断依据客观的脉证反应，时日只能作为参考。太阳病篇为此专列第4、5条，与少阴病篇第301、302条的精神实质完全相同。太阳病篇第4条言常与变："伤寒一日，太阳受之，脉若静者，为不传，颇欲吐，若躁烦，脉数急者，为传也。"第5条言变："伤寒，二三日，阳明少阳证不见者，为不传也。"试问若少阴病不是表阴证，何有第302条"微发汗"之治法？

**麻黄附子甘草汤**　麻黄二两（去节），甘草二两（炙），附子一枚（炮，去皮，破八片）。

上三味，以水七升，先煮麻黄一两沸，去上沫，纳诸药，煮取三升，去滓，温服一升，日三服。

【解析】甘草甘平，主治五脏六腑寒热邪气，坚筋骨，长肌肉，倍力，为健胃增津液的强壮药。麻黄汤中炙甘草用一两，病至少阴，较太阳病功能沉衰，津液不足，故发汗之时必健胃气、增汗源。本方中炙甘草用二两，麻黄由三两减至二两，麻黄、甘草等量合用，取微汗。若麻黄剂量倍于甘草，为四两，则是甘草麻黄汤，乃发汗利水治疗水肿之峻剂。仲景经方剂量如此之精，若非出自临床，何能至此？少阴病功能沉衰，用附子强壮功能。麻黄附子甘草汤治疗少阴病无汗者，与桂枝加附子汤治疗少阴病汗出者相对，一治无汗表实，一治汗出表虚。

笔者2004年自北京中医药大学中医学专业毕业后，响应国家号召，前往内蒙古支医，期间曾治疗一位多年遗尿的患者，用本方1剂获效，被经方的疗效所震撼，医案如下：李某，男，学生，15岁，内蒙古人，2005年7月4日就诊。尿床10余年，春夏轻，每晚2~3次，秋冬重，每晚4~5次，从未间断。形体消瘦，身恶寒，少汗，便秘。舌质淡、舌尖红、苔薄白，寸脉弱、关尺紧。因思《伤寒论》言"少阴之为病，脉微细，但欲寐"，为功能沉衰，觉醒障碍，加之恶寒，则为少阴表证，用麻黄附子甘草汤强壮解表。舌尖红是上热，加黄芩，便秘，加少量大黄，并依黄连汤用桂枝之意，加桂枝降逆治疗气上冲的脑病症状（笔者认为尿床属脑病症状）。处方：附子10g，麻黄5g，生甘草10g，大黄5g，黄芩10g，桂枝10g。中药饮片，2剂，水煎服。7月7日复诊：服药当晚未遗尿，大便亦通，恶寒减轻，嘱其原方再服两剂，巩固疗效。10余年的遗尿顽疾用经方治疗，起1剂止、2剂已之效，对于一个刚从事中医临床的年轻中医师来讲，回头再读张仲景《伤寒论》序言"虽未能尽愈诸病，庶可以见病知源，若能寻余所集，思过半矣"方悟医圣诲人之心矣。

【原文】少阴病，得之二三日以上，心中烦，不得卧，黄连阿胶汤主之。（303）

【提要】本条论述少阴病传里发为心中烦、不得卧（阳明病）的黄连阿胶汤证。

【解析】少阴病，二三日以上传里，发为里热证阳明病。心中为胃脘部，热扰于胃则心中烦满不适，《素问·逆调论篇》曰"胃不和则卧不安"，里热上扰，脑神不安则不得卧，今日研究亦证明脑肠相关，用黄连阿胶汤治疗。

**黄连阿胶汤** 黄连四两，黄芩二两，芍药二两，鸡子黄二枚，阿胶三两（一云三挺）。

上五味，以水六升，先煮三物，取二升，去滓，纳胶烊尽，小冷，纳鸡子黄，搅令相得，温服七合，日三服。

【解析】黄连"苦，寒，主热气目痛，眦伤泣出，明目，肠澼，腹痛下利"；黄芩"苦，平，主诸热黄疸，肠澼泄利"。本方重用黄连至四两，与苦味之黄芩同用，有泻心汤之意，清阳明里热、除心中烦，亦可治疗诸热证出血。黄芩、芍药合用，有黄芩汤之意，可治疗热利、腹痛。阿胶、黄连同用，有止血之能。鸡子黄、阿胶合用有滋液养血安中之功。黄连阿胶汤治疗阳明里热津液损伤的心烦、失眠、出血、下利等证。

栀子豉汤的主症为心烦，与本方同。黄连阿胶汤以治疗里热兼津液损伤之烦、不得眠的脑病症状为主，且亦有止血、止下利腹痛之功。栀子豉汤主症为胸中烦，以心胸部症状为主。

本方治疗热病后心烦、失眠效佳，陆渊雷引山田氏云："'少阴病得之二三日以上'十字，宜从《肘后方》改作'大病瘥后'四字，'卧'字下当补'者'字。"如是，则本条应读作"大病瘥后，心中烦，不得卧者，黄连阿胶汤主之。"

意引胡希恕先生治验：张某，男，48岁。1965年12月13日初诊：因患肺炎而高热半月方退，但遗心烦、失眠1个月不愈，口苦思饮，手足心热且易汗出，苔黄，舌质红，脉弦细数。证属阳明里热，与黄连阿胶汤：黄连10g，黄芩6g，白芍6g，生阿胶（烊化）10g，鸡子黄1枚。结果：上药服1剂即感心烦减，夜眠好转，3剂诸症竟全解。

【原文】少阴病，得之一二日，口中和，其背恶寒者，当灸之，附子汤主之。（304）

【提要】本条论述少阴病传里发为口中和、其背恶寒（太阴病）的附子汤证。

【解析】少阴病为表阴证，发病一二日，传里则多发为太阴病。口中和提示里无热，亦无明显津伤。《金匮要略》记载"夫心下有留饮，其人背寒冷如手大"，本条为胃虚寒内有停饮，表现为背部当胃脘处恶寒明显。此时尚无太阴病典型表现——吐、利、腹满，用灸法温之，并与附子汤治疗。灸之，当灸何处，根据临证实践，可灸至阳穴，在第7胸椎棘突下，为胸腹阴阳交会处。

**附子汤**　附子二枚（炮，去皮，破八片），茯苓三两，人参二两，白术四两，芍药三两。

上五味，以水八升，煮取三升，去滓，温服一升，日三服。

【解析】附子强壮功能，与大剂量白术合用，可逐体表水气，治疗疼痛，亦可利水治疗胃脘部停饮。本方用人参，当有心下痞及留饮的心下痞硬、痞满等腹证。白术、茯苓、芍药均有利水之功，三药同用，可利体表、胃脘及体内停饮由小便而下，治疗水肿、心下痞坚、小便不利等证。附子汤治疗少阴太阴合病，身痛、背寒、小便不利。

本方与真武汤比较，治疗湿在表的白术、附子的用量是真武汤的两倍，主症为湿在体表诸症（身痛、水肿等），而真武汤方内有生姜，兼有解表之功。虽然两方芍药量同，但真武汤无白术走表之牵涉，故治疗里有停饮兼瘀血的腹痛、下利效彰。本方与桂枝去桂加茯苓白术汤，均治表里合病，外邪内饮。所不同者，表证的阴阳不同，附子汤治疗少阴太阴合病，里有停饮；桂枝去桂加茯苓白术汤治疗太阳太阴合病，里有停饮。附子汤表证为少阴病，故需加附子强壮功能，胃气虚，加人参健胃气强壮功能。两方均是里有停饮，用白术、茯苓、芍药利水。

意引姜春华先生治验：黄某，男，49岁。患风湿性关节炎已7年，下肢浮肿，关节疼痛较剧，遇寒更甚，得暖则减，关节屈伸不利，心背后常有冷感，舌淡苔白，脉弦紧。辨证为寒痹，以附子汤加减：附子 9g，党参 9g，茯苓 12g，白术 12g，芍药 9g，桂枝 9g，黄芪 15g，7 剂。

原按：本例辨证为寒痹，病程已久，故以附子汤加黄芪温阳益气以扶正，参、芪与苓、术同用，益气利尿，可消肿，附子、桂枝同用，温通血脉，有强心作用，增加心输出量可改善心背冷感。药后，痛势减轻，浮肿及心背冷感均有好转。

【原文】少阴病，身体痛，手足寒，骨节痛，脉沉者，附子汤主之。（305）

【提要】本条论述少阴病传里发为身体痛、手足寒、骨节痛、脉沉（太阴病）的附子汤证。

【解析】少阴病为表阴证，体表水湿郁积，脉络不通，则身体疼痛、手足寒、骨节痛，此痛同表阳证太阳病，但阴证功能沉衰，疼痛更剧烈。"脉得诸沉，当责有水"，表证脉浮，少阴病本应脉浮微细，因内有停饮，故脉沉（与第 301 条理同）。此为外邪里饮，表里同病的少阴太阴合病，用附子汤强壮功能、利饮发汗、表里双解。

以前解析本条，觉"身体痛，手足寒，骨节痛"均是表证，是症状反应在体表的症状，故解之以少阴。然结合方证、判断六经的病机分析，附子汤无发汗之功，附子、白术可逐体表之湿以治疗痛证，病性为阴证，用附子强壮功能，白术功在止汗（结合《神农本草经》论述，其主治肌表诸症，均在其止汗之功），又有利小便之能，故知诸症之缓解，排邪途径不是通过发汗，而主要是通过利小便实现。再结合方中人参、芍药、茯苓诸药，均无发汗之功，故断定本方主要通过强壮功能、健胃利小便而治疗"身体痛，手足寒，骨节痛""背恶寒"诸症。脉沉与第 323 条"少阴病，脉沉者，急温之，宜四逆汤"同，提示少阴病传里，发为太阴病。故而认为，本方所治为功能沉衰的里寒证，即附子汤主治太阴病（体表有水湿），此与桂枝汤治疗表证下利（下利为体内水饮）——第 276 条"太阴病，脉浮者，可发汗，宜桂枝汤"，有异曲同工之妙。桂枝汤解表剂治下利，附子汤温里剂治疗身体沉重、疼痛，甚至水肿。

《伤寒论今释》引元坚云："其方与真武相近，而彼主在内湿，此主在外寒，何则？此附子倍用，所以走外，术亦倍用，所以散表（注：术利湿止汗，无散表之功）。盖仲景用术，多取治表（注：治在表之湿，通过止汗、利尿实现），用人参者，固以救素弱之阳，并制术附之燥也。《千金》用此方治湿痹缓风，及《指迷方》于本方加甘草用苍术，名术附汤，以治寒湿，俱足互征此证之为表寒矣。先兄曰：'附子之性，雄悍燥热，散沉寒，壮元阳，生则其力特猛，救里阳乎垂脱之际，炮则其性稍缓，走表分以温经逐寒。'……盖里虚骤脱，非急救则不可，所以用生附，寒湿缠绵，过发则无功，所以用炮附也。"山田氏云"仲景氏之用附子，其与干姜配者皆生用，四逆、通脉四逆、白通加猪胆汁、茯苓四逆、干姜附子诸剂是也。其与他药配者，皆炮用，附子汤、真武汤、麻黄附子细辛汤、麻黄附子甘草汤、甘草附子汤、桂枝附子汤、桂枝加附子汤、桂枝去芍药加附子汤、芍药甘草附子汤、附子泻心汤是也。生用者其证皆急，炮用者其证皆缓，可见生则峻烈，炮则和缓，疗体本自有别矣。"

【原文】少阴病，下利便脓血者，桃花汤主之。（306）

【提要】本条论述少阴病传里发为虚寒性下利、便脓血（太阴病）的桃花汤证。

【解析】少阴病传里，以传太阴为常，太阴病里虚寒不能收摄则下利。若酿脓破溃，则便脓血。用桃花汤治疗。

**桃花汤** 赤石脂一斤（一半全用，一半筛末），干姜一两，粳米一升。

上三味，以水七升，煮米令熟，去滓，温服七合，纳赤石脂末方寸匕，日三服。若一服愈，余勿服。

【解析】《神农本草经》记载赤石脂"主黄疸，泄利，肠澼脓血，阴蚀，下血赤白，邪气痈肿"，《名医别录》谓"味甘酸辛，大温，治腹痛、泄澼、下痢赤白、痈疽疮痔，女子崩中漏下"，可见其有收摄之性，长于治疗虚寒性下利及血证。干姜辛温，强壮功能，温中止血。粳米为五谷类，养人胃气。桃花汤治疗虚寒性下利、下脓血。

陆渊雷认为："桃花汤既治痢病，亦治伤寒……其证候为虚寒而带血，多滑脱失禁，少里急后重。盖传染性赤痢，虽属杂病，亦是急性热性病，其药法亦不离伤寒矩矱，故其虚寒者，亦得称少阴，而伤寒之寒利，滑脱带血者，亦得称脓血也。利至滑脱，则所下者非复稀粪，多胶黏之物，故谓之脓，此即后人所谓肠垢，乃黏液及肠黏膜之上皮细胞等混合而成。亦有下真脓者，作秽褐色，其臭如鱼腥刺鼻，所谓坏疽性粪便是也。桃花汤治肠窒扶斯之肠出血，余早有此理想，一九三〇年之秋，得实验而效。……所治，系三十余岁妇人，先服单方签方等不愈，往诊时，腹微痛，下溏粪及黏液，杂以鲜红血星，舌苔非常垢腻，脉非常沉数，手足微冷，胸腹有白色小水泡，细视始见，俗所谓白㾦也，与桃花汤加附子、阿胶，增干姜至三钱，两服血止，调治十日，杖而后起。"

【原文】少阴病，二三日至四五日，腹痛，小便不利，下利不止，便脓血者，桃花汤主之。（307）

【提要】本条论述少阴病传里发为虚寒性腹痛、下利、便脓血（太阴病）的桃花汤证。

【解析】少阴病传里发为太阴病，里虚寒，脉络失于温养，则腹痛；中焦虚寒，水谷不分，则小便不利、下利不止；虚寒不能收摄，血溢脉外则便脓血。用桃花汤强壮温中，止脓血下利。

经方辨治腹痛、下利、便脓血，有病位表、里、半表半里，病性阴阳、虚实、寒热之不同，不可以一方而治之。就病位而论，下利、便脓血、腹痛，以消化道症状的里证为主，故其论治，多重视里证寒热、虚实、阴阳之辨，即阳明、太阴之辨。热实证（阳明病）一般发病急、病程较短，腹痛剧烈，拒按，所便之物以赤色为主，且灼热、口渴、多饮，喜食寒凉，恶热，治以清热下实，方证如白头翁汤、葛根黄芩黄连汤、芍药汤、大承气汤、白头翁加甘草阿胶汤（偏虚）等；虚寒证一般发病缓、病程较长，腹痛相对较轻，喜按，所便之物以白色清稀为主，且清冷不热，虽有口渴，喜热饮但不能多饮，喜食温热，恶寒，得温则有所缓解，本方及四逆汤等均是适症治剂。若下利、腹痛、便脓血，兼有恶寒、发热的表证（太阳病——发热恶寒者，发于阳），且疾病可得汗出而解，无汗是表实，多葛根汤证；汗出是表虚，可见于桂枝汤证、桂枝加芍药汤证，甚至桂枝加大黄汤证（兼里热实）。若兼恶寒、但欲寐、精神差的表证（少阴病——无热恶寒者，发于阴），且疾病可得汗出而解，无汗表实者，可见于白通汤证；汗出表虚者，可见于桂枝加附子汤证。腹痛、下利、便脓血，亦有寒热错杂的半表半里证，阳性证为少阳病，多见于小柴胡汤证、大柴胡汤证（少阳阳明合病）；阴性证为厥阴病，多见于乌梅丸证。

【原文】少阴病，下利，便脓血者，可刺。（308）

【提要】本条论述少阴病传里发为里热下利、便脓血（阳明病）用刺法治疗。

【解析】少阴病传里，以传太阴为常，发为虚寒下利、便脓血，可用桃花汤治疗。然亦有传里为阳明者，发为里热的下利、便脓血，可用刺法治疗，多用刺络放血之法。

根据针灸规律，一般虚寒性病变用灸法，热实性病变用刺法，此处用刺，考虑为里热的下利、便脓血，当为阳明里热证。具体穴位未出，依据临证经验，当是腰背部依据"阿是"之法寻找敏感点作为治疗部位。又因针刺治疗、放血疗法泄热之功彰，亦可用刺络放血之法，所取部位多为肘窝、腘窝静脉。

当然，针刺疗效的取得与患者的功能状态相关，虚寒下利、便脓血亦可用刺法，但非常法，故笔者判断此传里下利应该是与第306、307条相对的里热证，这也是仲景常用的对比写法，如第175条论甘草附子汤证、第176条论白虎汤证，前后对比，表里阴阳寒热迥异；第221~224条论述栀子豉汤证、白虎加人参汤证、猪苓汤证后，第225条论述四逆汤，均是里证，却阴阳寒热不同；第259、260条论身黄，一论寒湿阴黄，一论湿热阳黄，示人以鉴别寒热、虚实之意。仲景一书，时时处处示人以表里阴阳寒热虚实的八纲辨治大法。

【原文】少阴病，吐利，手足逆冷，烦躁欲死者，吴茱萸汤主之。（309）

【提要】本条论述少阴病传里发为吐利、手足逆冷、烦躁欲死（太阴病）的吴茱萸汤证。

【解析】少阴传里，发为太阴病，里虚寒停饮，胃气伴水饮逆于上则吐，水饮下流则下利，津液不足则手足逆冷。因为吐利致人烦躁异常难受，谓之"烦躁欲死"。患者精神尚可，与胃气衰败、精神极度溃败、吐利冷汗，四肢逆冷伴随烦躁的通脉四逆汤证、四逆汤证，断然不同。

吴茱萸汤　吴茱萸一升，人参三两，生姜六两（切），大枣十二枚（擘）。

上四味，以水七升，煮取二升，去滓，温服七合，日三服。

【解析】吴茱萸辛温，主温中下气、止痛、咳逆；生姜温胃降逆止呕。生姜与大剂量吴茱萸同用，功在治胃寒停饮，饮去、呕利止则烦躁宁。水饮内停，因胃气虚，故用人参、大枣健胃气，除心下痞满。吴茱萸汤治疗胃虚饮停心下痞满，吐利、头痛、手足厥逆。

《伤寒论今释》引《餐英馆治疗杂话》鉴别吴茱萸汤证与四逆汤证，以心下痞塞为两方鉴别之抓手，实用性强，云："吐利，手足厥冷，烦躁欲死者，吴茱萸汤主之。其证似与四逆汤证无异，然四逆汤证，元气飞腾，元阳欲绝，故内外彻冷，腹软而心下不痞塞；吴茱萸汤证，虽足手厥冷，而不甚恶寒，心下必有痞塞之物，二证固不同也。夏月霍乱吐泻之症，有吐利后手足厥冷烦躁者，世医辄以为虚寒，连进四逆、附子理中等药，烦躁益甚，不知心下膨满痞塞者，非虚寒证，宜用吴茱萸汤。盖吴茱萸之苦味，压心下之痞塞，则阴阳通泰，烦躁已，厥冷回，此余新得之法。但以心下痞塞，手足指表寒冷为标准，可也。此证黏汗出者，为脱阳，非附子不治。若夏月通常之薄汗，仍是吴茱萸证。服汤后，烦躁除，厥回，心下之痞亦十开七八，而痞未尽除者，宜《活人书》枳实理中汤。凡吐泻后心下痞者，枳实理中汤为妙，即理中汤加枳实也。"

　　本方不但可以治疗呕吐、下利，用于水饮上逆的头晕，亦可获效。笔者医案举例：路某，女，15岁。主因头痛、发热伴意识障碍4个月余于2024年10月27日住院行康复治疗。现病史：4个月前出现意识障碍、抽搐，考虑脑炎、顽固性癫痫持续状态，病情不易控制，经积极对症治疗（气管切开、呼吸机辅助呼吸、镇静抗癫痫），病情好转。现气管切开，上气道梗阻术后，三腔橡胶导管辅助通气，四肢活动不利。住院期间。于10月31日开始，出现于站立床康复后头晕、恶心，偶有视物双影，过半个小时左右出现呕吐，症状反复出现，血压、血糖均正常。不除外极后区综合征（视神经脊髓炎谱系疾病）可能，完善头核磁：未见明显异常。胃肠道、肝胆胰脾彩超提示：胆囊体积饱满，体略增大，余无明显异常。进食、二便可。曾应用小柴胡汤方治疗效果不佳，又间断肌内注射异丙嗪、甲氧普胺等对症治疗，症状仍反复发作。西医诊断不除外前庭性偏头痛可能，给予口服尼莫地平。11月8日患者症状同上，舌淡苔剥，脉细滑。腹诊：腹部略满，右侧胸胁部抵抗比较明显，小腹无明显压痛。给予吴茱萸汤、四逆散合方，因无心下痞满的胃虚、腹力比较强，去人参。处方：吴茱萸10g，生姜10g，大枣10g，柴胡10g，甘草10g，枳实10g，赤芍10g，颗粒剂，3剂。服药后，大便通畅，每日2次，正常软便，后未再出现恶心、呕吐，偶有轻微头晕，不影响康复治疗。后复查彩超，胆囊正常。


　　【原文】少阴病，下利咽痛，胸满心烦，猪肤汤主之。（310）

　　【提要】本条论述少阴病传里发为下利、咽痛、胸满、心烦（阳明病）的猪肤汤证。

　　【解析】少阴病传里，因个人体质不同，发病有寒热之异，传里以虚寒阴证为主，亦可见热实阳证。本条即是传里发为阳明热证且津液损伤者。里热波及上下，在上可有咽痛、胸满、心烦，在下可有下利，治疗用清热增液、除烦止利的猪肤汤。本条可参考第283条"病人脉阴阳俱紧，反汗出者，亡阳也，此属少阴。法当咽痛而复吐利"学习。

　　**猪肤汤**　猪肤一斤。

　　上一味，以水一斗，煮取五升，去滓，加白蜜一升，白粉五合，熬香，和令相得，温分六服。

【解析】猪肤甘凉，清里热、增津液，白蜜质润滋津液，白粉健胃气，三味均是服食之品，合用性略偏凉，健胃气、增津液、清里热，治疗下利、咽痛、胸满、心烦。

《伤寒论今释》引《张氏医通》云："徐君育，素禀阴虚多火，且有脾约便血证，十月间患冬温，发热咽痛，里医用麻仁、杏仁、半夏、枳、橘之属，遂喘逆倚息不得卧，声飒如哑，头面赤热，手足逆冷，右手寸关虚大微数，此热伤手太阴气分也（案：此等案断有如梦呓，而有人最喜套用，观其用药，不应便知无谓）。与葳蕤、甘草等药，不应，为制猪肤汤一瓯，令隔汤顿热，不时挑服，三日声清，终剂而痛如失。"

【原文】少阴病，二三日，咽痛者，可与甘草汤，不瘥，与桔梗汤。（311）

【提要】本条论述少阴病传半表半里发为孔窍热咽痛（少阳病）的甘草汤证与桔梗汤证。

【解析】少阴病是表阴证，可在有明显恶寒、但欲寐等表阴证的基础上伴随咽痛。今言与甘草汤，甘草汤无强壮解表之功，不能治疗少阴病，故知其为少阴病传半表半里。半表半里证均是上热下寒，厥阴病以下寒为主，少阳病以上热为主，如是单纯阳明里热证，则以胸部、胃脘及腹部热证为主，表现为心烦、胸中窒、口渴、多饮、便秘、下利等，此仅咽部孔窍症状，故考虑为以半表半里上热为主的少阳病。上热伤及咽部则咽痛，用甘草汤治疗，有化脓机转。咽痛重者，用桔梗汤。

陆渊雷认为："二汤所治，盖急性喉炎，其主证为声音之变化，语音钝浊粗糙，甚则嘶嗄，喉头自觉灼热干燥而痒痛，初时干咳，继乃出白色混浊痰，终则黄厚若脓。在小儿，则夜间突发重剧症状，喘鸣息迫，咳声如犬吠，极似白喉风，然饮以温汤热乳，少顷即轻快，次夜复发。此病以喉镜检视，喉头黏膜红肿特甚，常有黏液脓汁附着其上，或凝固而成所谓义膜，则外表颇似白喉（实扶的里），其异于白喉者，为不发热（发热者甚少），为声喑咳剧，为小儿危险证候之易消散，及复发，用甘草者，缓其急迫痒痛，用桔梗者，排其黏液脓汁也。此非真少阴病，故不用少阴药。又案：俗传白喉忌表，即指此种喉炎，非指实扶的里，铁樵先生等力持白喉当表，则指实扶的里，非指少阴咽痛，中医以病名不统一之故，腐鼠为璞，常令闻者眩惑，余谓整理中医学，当从事于古方主疗之证候，而弃置其病名理论，诚不得已也。白喉忌表之书，误毙实扶的里甚多，不可不察，由病理以论治法，实扶的里之菌毒漫延全身，故宜麻杏甘石取汗。喉炎不过局部病变，故但取甘桔之缓急排脓，心知其故，自然不惑群言。又本方及麻杏甘石汤之甘草，皆可用甘中黄。"

**甘草汤** 甘草二两。

上一味，以水三升，煮取一升半，去滓，温服七合，日二服。

【解析】甘草甘平，主治金疮、解毒，有缓解急迫、止痛之功，一味甘草生用，利咽止痛。甘草之功效，《神农本草经》言："味甘，平。主治五脏六腑寒热邪气，坚筋骨，长肌肉，倍力，金疮𩊠毒。"《锦囊秘录》载："以甘草一味熬膏称国老膏，治一切痈疽将发，预期服之，能消肿逐毒，不令毒气内攻，功效不可具述。"知甘草一方面可强壮人体，又有解毒治疗痈热肿痛之功。

**桔梗汤** 桔梗一两，甘草二两。

上二味，以水三升，煮取一升，去滓，温分再服。

【解析】桔梗，《名医别录》谓"味苦，治喉咽痛"，《神农本草经》"主胸胁痛如刀刺"。张仲景《金匮要略》排脓汤、排脓散均用桔梗，用桔梗汤治疗肺痈"咳而胸满……时出浊唾腥臭，久久吐脓如米粥"者。综合分析，桔梗有活血、排脓止痛之功，与甘草合用，可治疗咽痛较重，有化脓机转者。

经方大家胡希恕先生经验："此当是论述扁桃体发炎的证治。红肿轻者，则与甘草汤即治。红肿重者，则重，须加桔梗治之。但据经验，单用此二方的机会不多，反以小柴胡汤加石膏、桔梗的机会多，应注意。"

《黎庇留经方医案》载："吉元坊谭富缘之姑，患鹅喉，适余至。谭以能否治鹅喉为问，余额之。其症已得之数日，口不能开，时日暮，斜阳掩映，略于口微启中，见喉疮红甚，大如李。以其充塞喉间，物不下咽，已两三日。此盖足少阴肾、足太阴脾、足厥阴肝，三阴热邪蕴结而成。虽喉以下，全身无恙，然而病在险要之地，非急攻不可。第若攻之，必有大痛。家人曰：'求生耳，何惜片刻之痛耶？'乃以长沙成法甘草桔梗汤，再加入银花、丝瓜络等，入胆矾二分化服。预计药至疮穿，脓血流出而愈。服之痛甚，旋吐脓血盈碗，可以开口言语矣。时药仅服其半，适所请滩圩之西医至。富缘劝其将药服尽，伊惧痛，坚不肯服。富缘乃伪称为西医之药散，价值甚贵，伊始服之。服后竟未呕，盖呕尽自然不复呕也。由是不再服药，病已痊愈。余见治鹅喉者，动须一月半月之久，皆由未得法耳。"

【原文】少阴病，咽中伤，生疮，不能语言，声不出者，苦酒汤主之。（312）

【提要】本条论述少阴病传半表半里发为咽部生疮、不能语言（少阳病）的苦酒汤证。

【解析】咽中伤、生疮当是咽部破溃类病变，波及声带则声音嘶哑，甚至说不出话来，用苦酒汤治疗。

新型冠状病毒感染期间，出现"刀片嗓"，咽部疼痛剧烈，经方同仁如法炮制苦酒汤，用后有效。激活千年经方，治疗今日之急性、烈性传染病，何言古方不能治今病？陆渊雷治验："此似比前条重一等，咽喉腐烂者，故云咽中伤生疮软，声不出，亦是喉炎耳。余尝试用于猩红热咽痛不可忍者，得意外奇效。"

**苦酒汤** 半夏十四枚（洗，破如枣核），鸡子一枚（去黄，内上苦酒，着鸡子壳中）。

上二味，纳半夏着苦酒中，以鸡子壳置刀环中，安火上，令三沸，去滓，少少含咽之，不瘥，更作三剂。

【解析】苦酒即是醋，《名医别录》记录"醋，味酸，温，主消痈肿，散水气"，有敛疮的作用，半夏"辛平，主治喉咽肿痛"，有辛散局部凝结的作用，鸡子白"主除热，火疮"，利咽喉开声音。有戏曲演员为了保护嗓子、保证音质经常服1~2个生蛋清，有效。

本方之组方、制法、服法均较特殊，用鸡蛋去黄加苦酒，入半夏，鸡子壳置刀环中，令三沸，煎出的药物中蛋清呈液体状态，少少含咽，让药物作用于疮面局部，发挥疗效。根据其特殊的煎服法，有人推测这是一张行军打仗过程中的急救方。以方药测证之寒热，本方醋性偏温、蛋清性偏寒、半夏性偏温，整体分析，以敛疮为主，药性偏凉，故治上热咽痛。

本方制作过程中的要点即蛋清凝固问题，蛋清的凝固点为60~65℃。苦酒是醋，古今制作工艺不同，是否醋的沸点不同，已不可考。但以含咽之及苦酒汤方名看，煎出药物应该是液体状态。用今日的醋，以仲景之法，所得苦酒汤均已成固体状态。今日可以改良方法制作本方，具体如下：可以米醋些许，煎生半夏，三沸，去药出汤，待温度降至60℃以下，加入蛋清，充分搅拌，少少含咽之。

本方之效，常出人意料，冯世纶教授亲身体会，咽痛，不能发声，应用后痛止，声音得复。彭坚老师在冯老启发下，如法炮制，亦获效。彭坚在其《疼痛辨治的经方思路》一文中详细记录，现简述如下：冯世纶教授去长沙参加学术会议的途中感受风寒，咽喉疼痛剧烈，不能发声，痰涎壅盛。请彭坚老师帮忙准备几片生半夏、1个生鸡蛋、1杯米醋，即苦酒汤1剂。他以电热杯将半夏放在醋中煮几分钟，将药汁倒入蛋清中搅拌至半熟，每次一小口，徐徐咽下。第2天即疼痛减轻，可以开声说话，声音如常。此事令彭坚老师印象十分深刻，亦用之取得显著疗效。该患者因为受寒，突然声嘶，喉头高度水肿，经西医用大量激素治疗几天后，不但无效，反致完全不能发声，但次日做报告，遂请其会诊。彭坚老师用苦酒汤加减，嘱其连夜频服，仅仅1剂，患者即能够发声，顺利完成了长达几个小时的报告。

亦有用本方治疗外伤后咽痛者，如曹颖甫《伤寒发微》记录："喉中击伤，饮食不下验方，用鸡蛋一枚，钻孔去黄留白，入生半夏一枚，用微火煨熟，将蛋白服之，伤处随愈，亦可证咽中伤为刀针之误。"由此可知，本方制作时，做成固态亦可止痛。师承徒弟外感后咽痛，未按原法炮制，用的生半夏末，第一次制作时，火候大了，做成了固体，服用时药过咽部，嗓子如有针刺感，但服用后疼痛有所缓解，第二次火小，微沸成液态，服之，味道甚酸，但服用后咽痛立止。实践证明，第一，若按原文煎服之法，则半夏之副作用可避免；第二，服用煎煮后为液态的苦酒汤，临床疗效更好。

孙健师兄曾用本方，治疗感冒后失音，一剂病愈，具体方法：生半夏50g，煎20分钟，去半夏，将滚烫的药水倒到蛋清里，然后加上醋，慢慢含咽！并介绍散剂应用生半夏后的解毒之法：生半夏，嚼之咽喉有针刺感，含服中药饮片甘草片后症状立刻消失，不含服则症状持续2~3个小时。

关于本方治疮痛，其功在醋，还是在蛋清，陆渊雷之《伤寒论今释》载："《金鉴》谓蛋清敛疮，钱氏谓优人啖生鸡子，声音即出，亦此方之遗意。不知蛋清已去，实无敛疮之效，假令不去，已煮之三沸，亦不得与生鸡子等视矣。"可作为参考，大家临证验之。

【原文】少阴病，咽中痛，半夏散及汤主之。（313）

【提要】本条论述咽痛（少阴太阴合病）的半夏散及汤证。

【解析】咽痛有寒热之别，以方测证，此处咽痛以寒为主，伴气上冲的表证及停饮，故考虑为少阴太阴合病的咽痛证。

半夏散及汤　半夏（洗），桂枝（去皮），甘草（炙）。

上三味，等份。个别捣筛已，合治之，白饮和服方寸匕，日三服。若不能服散者，以水一升，煎七沸，纳散两方寸匕，更煮三沸，下火令小冷，少少咽之。半夏有毒，不当散服。

【解析】桂枝辛温，主治上气咳逆、结气、喉痹。半夏辛散，利咽喉肿痛。炙甘草缓解急迫，止痛。半夏有毒是指生用作散剂服用刺激咽喉部，可导致局部水肿，咽部有针刺样疼痛，故有"半夏有毒，不当散服"的记录。今日应用半夏入煎剂，则无上诉毒性反应。

有舌肿大满口，用生半夏敷舌而愈者，可知半夏生用散剂消肿之功，咽喉肿痛，煎汤服之，亦效。《伤寒论今释》引《方函口诀》云："此方宜冬时中寒，咽喉肿痛者，亦治发热恶寒（是有表证），此证冬时多有之，又后世所云阴火喉癣之证（汤本喉头结核也）。上焦虚热，喉头糜烂，痛不可堪，饮食不下咽，甘桔汤及其他诸咽痛药不效者，用此辄效。古本草载桂枝治咽痛之效，合半夏之签（疑辛字之误）辣，甘草之和缓，其效尤捷。渊雷案：一般医生治咽痛，例用玄参、生地等甘寒药，若半夏之燥，桂枝之温，视为大禁。语以仲景方，则云古今人体质不同，古方不合今病也，然浅田氏近时人，而其言如此，岂谓我国有古今之变，而日本独不变耶？"

少阴病中记录治疗咽痛诸方之辨，陆渊雷引浅田氏云："甘草汤、桔梗汤曰咽痛，半夏散及汤曰咽中痛，半夏苦酒汤咽中伤生疮，则皆主咽痛者也。盖咽痛有轻重，轻者不必肿，重者必大肿。是以咽痛不肿之轻者，为甘草汤，其大肿之重者，为桔梗汤；不但肿，或涎缠咽中，痛楚不堪者，为半夏散及汤、苦酒汤。"

【原文】少阴病，下利，白通汤主之。（314）

【提要】本条论述少阴病传里发为下利（少阴太阴合病）的白通汤证。

【解析】虚寒之体，患外感，在表发为少阴病，表未解即传里发下利的太阴病，里虚寒不能收摄津液则下利，用白通汤温中解表，表里同治。

**白通汤** 葱白四茎，干姜一两，附子一枚（生，去皮，破八片）。

上三味，以水三升，煮取一升，去滓，分温再服。

【解析】葱白"辛温，主伤寒，寒热，出汗"，有温通、发汗作用，可治疗表证。少阴病是表阴证，太阴病是里阴证。表证用发汗法治疗，本方用葱白开表发汗治疗少阴表证；太阴病用温里法治疗，本方用干姜温中、附子强壮周身功能，表里内外，无所不至。故无论表里阴证，有功能沉衰者，均需用附子强壮功能。又因附子能强壮功能，胃气沉衰吐利之时，多用生附子，且与干姜同用，如本方、四逆汤、通脉四逆汤等；但有表证身痛，无吐利者，多用炮附子与生姜配伍，如真武汤、桂枝加附子汤等。表里缓急不同，用药配伍及生熟亦别。白通汤温中止利、强壮发汗解表，治疗少阴太阴合病。

本方有解表之功，可用于治疗阴证而表不解。如吴佩衡医案：甘某之子，3岁，姚安人，住昆明市。患儿于1924年3月出麻疹，延余诊治。据其父云，初时发热咳嗽，请某医诊治，服升提表散而佐清凉之药2剂后，麻疹隐隐现点，色不鲜，发热已五六日，尚未出透。余诊视之，见其昏迷无神（少阴证但欲寐之病情）。发热已五六日，麻疹尚未出透，若再迁延，势必转危，即以白通汤1剂。附片60g，干姜15g，葱白4茎（连须根）。服后，疹已出透而色转红活，再剂疹渐灰，脉静身凉，食增神健，霍然而愈。

阴证头痛亦可用本方。如范中林医案：张某，男，38岁。成都某厂工会干部。病史：1970年患头痛，逐渐加重，看书、写字时，头痛目胀尤甚。先后经几处医院，未明确诊断。至1976年，病情转剧，10月来诊，按少阴证论治而愈。初诊：数日前，头暴痛如裂，不敢睁眼。卧床休息并服药，未见减轻，仍阵阵发作。心烦、气短、四肢厥冷，面色青暗萎白，舌质淡而乌暗，边缘有明显齿痕，苔灰白薄润，脉沉微。此少阴阳衰阴盛证头痛，有阴阳格拒之象。法宜通脉回阳，宣通上下，以白通汤主之。处方：葱白头60g，干姜30g，制附片60g（久煎）。4剂。二诊：连进4剂，头痛和精神好转。但阳衰阴盛日久，须温补少阴，兼顾太阴。法宜继用驱阴助阳，温中益气，以四逆合理中加味，配成丸药服用。处方：制附片60g，干姜30g，炙甘草20g，生晒参30g，炒白术30g，茯苓30g，上肉桂15g，宁枸杞20g，菟丝子30g。10剂。水打为丸。1979年7月追访，3年来，虽经常加夜班，头痛始终未犯。

【原文】少阴病，下利脉微者，与白通汤。利不止，厥逆无脉，干呕烦者，白通加猪胆汁汤主之。服汤脉暴出者死，微续者生。（315）

【提要】本条论述少阴病传里发为下利、脉微（太阴病）误用白通汤发汗后的变证治疗及转归。

【解析】少阴病传里，发为里虚寒之阴证太阴病，功能沉衰、胃虚寒则下利，脉微为津血虚，此时只能强壮功能、温中健胃、生成津液，不可用发汗的方法。白通汤中有葱白能发汗，服后汗出，津液进一步亏虚，胃气进一步衰败，胃虚不能收摄则下利不止，脉道不充、四末失养则厥逆无脉，胃气虚衰上逆则干呕，烦为燥烦，阳气大衰之象，较昼日烦躁不得安的干姜附子汤更重，用白通加猪胆汁汤。服汤后虚阳外现于脉，病虚脉实暴出者死，如胃气功能渐渐恢复，脉逐渐由微转向有力，主病向好，曰"微续者生"。

关于脉暴出与微续，《伤寒论今释》引山田氏论述，颇为形象，曰："其脉暴出者，犹油尽将灭之灯，一被挑剔，忽明而终灭，故为死征。若其微续渐出者，犹为霜雪所抑屈之草，得春阳之气，徐徐甲坼，故为生也。"

本条宜与第314条一起学习，其关键就在于"脉微"，提示此下利津液已经虚极，不可用发汗的方法，只能强壮健胃、温中治之。通脉四逆汤为正治之方，误用发汗的白通汤，服药后出现危重症候，亦只能在通脉四逆汤中加猪胆汁，本条一开始就是误治。

**白通加猪胆汁汤**　葱白四茎，干姜一两，附子一枚（生，去皮，破八片），人尿五合，猪胆汁一合。

上五味，以水三升，煮取一升，去滓，纳胆汁、人尿，和令相得，分温再服。若无胆，亦可用。

**【解析】**人尿、猪胆汁均有强壮作用，加在温中药物中，可强壮功能。陆渊雷认为："此是阳亡而津不继者，胃中无黏液以自濡，故干呕而烦也。人尿、猪胆，所以润燥降逆，旧注以为反治反佐，盖非是。"

**【原文】**少阴病，二三日不已，至四五日，腹痛，小便不利，四肢沉重疼痛，自下利者，此为有水气。其人或咳，或小便利，或下利，或呕者，真武汤主之。（316）

**【提要】**本条论述外邪里饮（少阴太阴合病）经强壮发汗治疗后，传里发为腹痛、小便不利、四肢沉重疼痛、自下利（少阴太阴合病）的真武汤证。

**【解析】**少阴病为表阴证，一般应用微发汗治疗，如合并里饮，必须在强壮解表的同时利饮。"二三日不已"提示已经应用麻黄附子甘草汤微发汗（第302条：少阴病，得之二三日，麻黄附子甘草汤微发汗。以二三日无里证，故微发汗也），里有停饮只发汗则表不解。至四五日里证渐显，里虚寒、脉络不通则腹痛，胃虚不能分利水湿，水入肠道则下利，膀胱尿少则小便不利，然表证仍未解除，故四肢疼痛，水湿在体表停留则肢体沉重，用真武汤强壮发汗，利饮解表。水饮波及于肺，肺气上逆则咳，胃虚不能制水则小便利，本有下利，胃虚寒加重则下利加重，饮停于里，胃气上逆则呕。

外邪内饮皆在，解表时必须利饮，太阳病篇有桂枝去桂加茯苓白术汤证、茯苓桂枝白术甘草汤证、小青龙汤证等太阳太阴合病证，少阴病篇有麻黄细辛附子汤证、真武汤证等少阴太阴合病证，其方均是表里同治，发汗时兼顾祛饮。

**真武汤**　茯苓三两，芍药三两，白术二两，生姜三两（切），附子一枚（炮，去皮，破八片）。

上五味，以水八升，煮取三升，去滓，温服七合，日三服。若咳者，加五味子半升、细辛一两，干姜一两；若小便利者，去茯苓；若下利者，去芍药，加干姜二两；若呕者，去附子，加生姜，足前为半斤。

**【解析】**方中附子、白术合用，强壮功能，祛体表水气，止四肢沉重；生姜、附子合用，强壮温中发汗，解表止四肢疼痛；茯苓、白术、附子，强壮功能，利水湿通大便；芍药通络止腹痛。诸药合用，强壮功能，表里同治，兼祛水饮。

水饮波及于肺，肺气上逆则咳，加干姜温肺化饮，细辛祛饮止咳，五味子温中收敛止咳；茯苓利小便，小便自利者则去之；本有下利，此再出下利，提示下利加重，为下寒重，故去芍药，加干姜合方中附子温下寒止下利；呕为胃内有停饮，加生姜用量，利水止呕。

本方与附子汤，药味仅人参与生姜之不同，但主治各有侧重。附子汤主治里虚寒的太阴病，方中有人参治胃虚饮停，虽有肢体疼痛等症状，亦非发汗解表之方，应用大剂量炮附子、白术祛湿肌表之湿而通便；真武汤则少阴太阴同治，虽症状腹痛、下利等看似以里证为主，但心下悸、头眩等为气上冲的表证，方中用生姜有发汗解表之功，真武汤是少阴太阴同治之方。

本方临证应用广泛，且多合方应用，笔者曾用本方合桂枝茯苓丸治疗我院同事季某闭经、腹痛，7 剂病愈，现已结婚育儿。医案：季某，女，27 岁。2019 年 7 月 24 日初诊。缘于 4 个月前出现腹痛、腹泻症状，伴有双下肢酸软。每日凌晨四五点腹痛、腹泻最为严重，大便偶有不成形，紧张时易腹痛、腹泻。口服过诺氟沙星胶囊效果不佳，中医诊断为脾肾阳虚、湿气重，开中草药自己煎服，症状较前稍缓解，但效果不佳，且服药期间出现月经不调现象（患者本有月经不调，周期为 2 个月左右），吃药 4 个月期间没有月经。舌底瘀紫，脉沉有力。仲景脉法"脉得诸沉，当责有水"，舌底瘀紫为瘀血征象，辨为真武汤、桂枝茯苓丸合方之证，加缓解急迫的炙甘草。处方：苍术 10g，茯苓 15g，赤芍 10g，附子 10g，生姜 10g，桂枝 12g，桃仁 12g，炙甘草 10g，牡丹皮 10g。7 剂，颗粒剂。口服中药第 4 天来月经，1 周后腹痛、腹泻消失，双腿不再酸软无力，食欲好转，病愈。

经临床观察，本方治疗腹痛、腹泻，一般多为小腹发凉，局部皮温低，脐周按之硬满、疼痛。治疗后腹痛、腹泻消失，皮温恢复正常，脐周硬满亦随之消失。笔者医案举例：姚某，女，56 岁。2020 年 5 月 4 日初诊。腹痛、腹泻稀水样便 2 周。腹痛、呃逆、稀水样便，大便每日 1 次，脐周发凉，局部皮温明显偏低，口中和，无恶寒、发热。既往大便不成形 1 年。脉紧，舌淡苔白舌底瘀。腹诊：腹部平，腹力中等，黄瓜样悸动，脐下压痛，脐周按之硬满、皮温低。辨方证：真武汤、半夏泻心汤合方之证。处方：赤芍 15g，茯苓 12g，黑顺片 10g，生姜 15g，白术 10g，清半夏 10g，干姜 10g，黄连 5g，人参 10g，炙甘草 10g，大枣 20g，黄芩 10g。颗粒剂，7 剂，每次 1 袋，水冲服，每日 2 次。2020 年 5 月 11 日上午复诊：自诉口服中药前 2 剂效果非常明显，服药后腹痛、水样便均消失，呃逆也明显减轻，以前脐周发凉、局部皮温低，服药后，皮温恢复正常，呃逆、腹胀症状逐步缓解至消失。

　　本方治疗里虚寒证，以腹泻为常见症状，但亦可治疗虚寒咳嗽、便秘，如吴佩衡医案：刘某之父，年过六旬。1924 年 9 月，病已月余，六脉沉迟无力，舌苔白腻，喜热饮，咳嗽哮喘而多痰。腹胀且痛，不思食，大便秘结 20 日不更衣，小便赤而长，夜难入寐，精神极弱。查前所服方药，均以清热消食降气为主，且以硝、黄峻剂通下之，仍不能便，其势较危。此为太阴、阳明经气不相传也。宜扶阳温化主之，拟真武汤加味。附片 100g，茯苓 30g，白术 20g，杭白芍 10g，干姜 30g，北细辛 6g，五味子 5g。1 剂见效，2 剂后喘、咳约去十之六七，3 剂则照原方去杭芍，服后痰喘咳嗽若失，略进饮食。第三日以四逆汤加茯苓、上肉桂、砂仁、黄芪。附片 100g，干姜 50g，茯苓 50g，砂仁 10g，上肉桂 10g（研末，泡水兑入），黄芪 60g。上方服 1 剂后，是晚便意迫肛，解出干结黑色粪便半痰盂许，腹中顿觉舒缓。然因年老气虚，解便时用力过盛，旋即昏晕不省人事。急诊之，气短欲绝，脉沉迟无力，但见白苔已退，唇舌已转红润，此乃气虚下陷之故。当即以煎好之汤药喂服。俄顷，人事已省，脉转有神。原方连服 3 剂，食增神健，咳喘不作，二便通达。

　　真武汤在仲景书中凡两见，第 82 条“太阳病发汗，汗出不解，其人仍发热、心下悸、头眩、身瞤动，振振欲擗地者，真武汤主之”及本条“少阴病，二三日不已，至四五日，腹痛、小便不利、四肢沉重疼痛，自下利者，此为有水气。其人或咳，或小便利，或下利，或呕者，真武汤主之”。陆渊雷之《伤寒论今释》引《橘窗书影》医案及用法，颇得方证相应之旨，云：“三荔屋兼吉，行旅后，得温疫，医疗之数十日，不解，微热，有水气，脉沉微，四肢微冷，精神恍惚，但欲寐。余以为病在少阴，因与真武汤加人参（案：即真武附子合方也），二三日，精气大复，微热解，食大进，调理数旬而愈。余每遇如此之证，不论热之有无，与真武加人参，每每奏效。或以为异乎仲师之旨（古方派拘成方之论），余曰：‘唯其认为少阴，故与真武汤、附子汤少阴之正方耳，况发热一证，俱载真武汤中乎。’又云：小笠原长信之母，年垂七十，自春至夏，头眩不止，甚则呕逆欲绝，脉沉微，两足微肿，医二三疗之而不愈，余与真武汤，兼用妙香散（《局方》治神经衰弱、盗汗、头眩等证。黄芪、茯苓、茯神、薯蓣、远志、人参、桔梗、甘草、辰砂、麝香木香）。数日，目眩大减，起居得安。”

　　【原文】少阴病，下利清谷，里寒外热，手足厥逆，脉微欲绝，身反不恶寒，其人面色赤，或腹痛，或干呕，或咽痛，或利止脉不出者，通脉四逆汤主之。（317）

**【提要】**本条论述少阴病传里发为下利清谷、里寒外热、手足厥逆、脉微欲绝（太阴重症，虚阳外越）的通脉四逆汤证。

**【解析】**少阴病传里，发为里虚寒证太阴病，功能沉衰、胃虚不能化物，则大便不消化食物，胃虚寒不能收摄则下利，功能沉衰，津血不足则手足逆冷，功能沉衰、鼓荡血脉无力加之津血不足则脉微欲绝。虚寒在内，浮阳却现于外，面色发赤，不恶寒，此真寒假热，里寒而虚热外浮，即第11条所言"热在皮肤、寒在骨髓也"，必须在四逆汤的基础上加强振奋功能、温中之力，用通脉四逆汤。在津虚的同时有脉络瘀阻则腹中痛，里虚寒且内有停饮，胃气上逆则干呕，虚阳上越，灼伤咽部则咽痛，功能渐复，下利止而津血不足，不能充盈脉道则利止脉不出。

陆渊雷认为："四逆汤为少阴主方，本方即四逆汤倍干姜，故下利清谷，手足厥逆，与四逆证同，更有不恶寒面赤等格阳证，比四逆尤重耳……格阳之证，大汗出，手足冷，面赤头热，顷刻毙命，然用药得当，恢复亦易，说详《金匮要略今释》。旧注以为真寒入里，阳微阴盛者，非是。盖体温散尽，功能停息，惟体魄独存耳，非有所谓真寒，亦非所谓阴盛也。夫人身所实，惟在阳气，自丹溪倡滋阴，明清二代医生，相沿畏忌温药，流风所扇，病家知医与否，必自诉内热，愿得凉剂，宁死不悔。陈修园虽沉迷运气，独知回阳为急务，君子不以人废言可也。"

**通脉四逆汤**　甘草二两（炙），附子大者一枚（生用，去皮，破八片），干姜三两（强人可四两）。

上三味，以水三升，煮取一升二合，去滓，分温再服，其脉即出者愈。面色赤者，加葱九茎；腹中痛者，去葱，加芍药二两；呕者，加生姜二两；咽痛者，去芍药，加桔梗一两；利止脉不出者，去桔梗，加人参二两。病皆与方相应者，乃服之。

**【解析】**此证较四逆汤功能沉衰且里虚寒更重，故将强壮功能的生附子加量为大者一枚，干姜剂量加倍。依据体质（结合文意主要指体重）情况，强者可更加大剂量。四逆汤治疗吐泻津液损伤的四肢厥逆，津液损伤并未至循环衰竭的脉不可及状态，若功能进一步沉衰，病至脉不可及，治疗则需增干姜、附子量，以温中回阳、生成津液，充盈脉道，故曰通脉四逆汤。

虚阳外越的面色赤，加葱九茎不可解（抑或兼有表证，但此功能沉衰里虚寒的重症，不似第314条"少阴病，下利，白通汤主之"的少阴太阴合病，里虚寒不重，只是下利，可以同治，应急救其里，不可发汗）；津虚的同时有脉络瘀阻的腹中痛，加芍药可通络止痛；里虚寒内有停饮，胃气上逆的干呕，加生姜祛饮止呕；虚阳上越，灼伤咽部的咽痛，加桔梗利咽止痛；功能渐复，下利止而津血不足，不能充盈脉道的利止脉不出，加人参增进胃气，恢复津血。

"病皆与方相应者，乃服之"是全书的一贯精神，应包括病方相应、方证相应、药证相应、药物剂量与证相应、煎服调护方法与病相应等，方可治愈疾病。

【原文】少阴病，四逆，其人或咳，或悸，或小便不利，或腹中痛，或泄利下重者，四逆散主之。（318）

【提要】本条论述少阴病传半表半里发为腹痛、下利（少阳病）的四逆散证。

【解析】临床实践观察，四逆散在治疗半表半里阳证的腹痛、下利方面效佳，临床很少见到四肢冰凉的四逆证，然腹痛与下利均出在或然证中，不可解。后联系前后条文，前第316、317条及后第319、321条，皆在论述以下利为主的方证。所不同者在其前第316、317条论述里虚寒的太阴病下利，在其后的第319、321条论述里热、里热实证的阳明病下利，四逆散的下利，则非单纯或寒、或热，乃寒热错杂的下利。仲景示人以八纲寒热虚实辨证之法，故出此文，至此可明析四逆散的主症亦应是下利，伴随腹痛。陆渊雷亦认为，本方主症为腹痛、下利，主治少阳病，云："四逆散，即大柴胡汤去大黄、黄芩、半夏、姜枣，加甘草，其病盖少阳之类证，决非少阴。本条云四逆，旧注以为热厥，然热厥又非本方所能开，本方实治后世所谓肝郁之病，亦治腹痛泄利下重，经文以腹痛泄利下重为或然证，以四逆为正证，复冒以少阴之名，学者注意其用法治验可也。"

半表半里气血郁滞不达四末或可见四肢冰凉的四逆，病在半表半里，波及于肺，肺寒气逆则咳嗽；气机不畅，气上冲则心悸；影响膀胱功能，水液代谢障碍则小便不利；寒瘀脉络失和则腹痛；疏泄不利，则腹泻、下利、里急后重。

四逆散治疗半表半里阳证少阳病，仅凭此条，亦不能说明其应用，可从以下三个方面掌握本方证：第一，同是半表半里阳证，小柴胡汤偏于虚，大柴胡汤偏于实，四逆散证介乎两者之间，即证像小柴胡汤证而病人不虚，无心下痞，或证像大柴胡汤证，无心下急，不呕、大便不干者，可考虑应用四逆散；第二，从合方思维理解，四逆散药仅四味，可从治疗产后腹痛、烦闷不得卧的枳实芍药散，治疗挛急疼痛的芍药甘草汤及和解半表半里的柴胡甘草药组，去学习、解析、应用；第三，本方治疗半表半里证，可见胸胁苦满的腹证，按之其抵抗中等，介于大柴胡汤与小柴胡汤之间，且有明显的双侧腹直肌挛急（芍药甘草汤腹证），此腹证为大柴胡汤、小柴胡汤所无，即可选用本方。

四逆散　甘草（炙），枳实（破，水渍，炙干），芍药，柴胡。

上四味，各十分，捣筛，白饮和服方寸匕，日三服。咳者，加五味子、干姜各五分，并主下利；悸者，加桂枝五分；小便不利者，加茯苓五分；腹中痛者，加附子一枚，炮令坼；泄利下重者，先以水五升，煮薤白三升，煮取三升，去滓，以散三方寸匕纳汤中，煮取一升半，分温再服。

【解析】本方用柴胡、甘草和解半表半里；枳实、芍药和血通络，治疗瘀血有化脓机转的腹痛、下利；芍药、甘草通络缓解急迫，治疗挛急疼痛。四逆散治疗半表半里少阳证的腹痛、下利。陆渊雷认为："柴胡芍药，俱能镇静交感神经，本方治神经衰弱之证见于胸胁部（枳实可随证改枳壳），其人不虚者。后世平肝诸方，以此为祖，《局方》逍遥散，其嫡裔也，此亦杂病方耳。"

咳者加五味子、干姜温肺祛饮止咳；悸者加桂枝平冲降逆止悸；小便不利者加茯苓利水通利小便；腹痛加炮附子温中散寒，合芍药通络共同发挥止痛作用；薤白辛温通阳散寒，合与四逆散，可治疗下利、腹痛兼里急后重者。

本方临证应用广泛，可治疗脑病、抑郁、阳痿、早泄等。笔者医案举例：柴某，女，42岁，公司管理人员。初诊日期：2024年1月3日。主诉：头昏、头沉、精神差半年余。现症：易愣神、精神不集中、少言寡语，不能胜任工作。睡眠可，纳可，二便正常，月经正常。脉紧有力，舌淡暗，舌底瘀。腹诊：腹部平，腹力中等，右侧胸胁部抵抗，小腹满，脐下压痛。辨六经：少阳病。辨方证：四逆散、桂枝茯苓丸合方之证（颗粒剂无丹皮，加当归）。处方：柴胡10g，赤芍10g，枳实10g，甘草8g，肉桂8g，茯苓15g，桃仁10g，当归10g。颗粒剂，7剂，水冲服。2024年1月10日复诊：头昏、头沉、精神差明显好转，患者补诉易愣神、精神不集中、自觉言语含糊、少言寡语均缓解。易腹胀、间断失眠，纳可，二便正常，月经正常。脉紧有力，舌淡暗，有齿痕，舌底瘀。腹诊同前，予前方加厚朴10g。颗粒剂，7剂，水冲服。后随访，服药后病愈。按：患者状态类似抑郁症状表现。初诊右侧胸胁部抵抗，考虑少阳病；小腹满、按之痛，考虑瘀血。予四逆散与桂枝茯苓丸合方。方证相应，取效迅速。

根据胡希恕先生经验，本方治疗阳痿、早泄效佳，结合前文论述的四逆散适应证，学习应用本方治疗阳痿早泄，获佳效。笔者医案举例：赵某，男，37岁，已婚。初诊日期：2024年8月30日。主诉：阳痿、早泄半年余。现病史：阳痿、早泄，怕热，出汗可，口中和，进食可，大小便可。体胖。脉左紧、右滑数。舌体胖，舌质暗，苔白涩，有明显的半夏线（舌面两侧有白色黏涎，形成两道白线）。腹诊：腹部膨隆，腹力中等，右侧胸胁部按之抵抗，脐下右侧压痛。辨六经：少阳阳明合病，阳痿。辨方证：四逆散、五苓散合方去猪苓加半夏证。方证辨析：根据腹诊并结合症状学用四逆散，口渴、里有水热用五苓散，里热不重去猪苓，半夏线明显考虑痰湿，加大剂量的清半夏。处方：柴胡10g，赤芍10g，枳壳 10g，炙甘草 8g，泽泻 12g，苍术 10g，茯苓 15g，肉桂 5g，清半夏 30g，新国标中药颗粒剂，7 剂，水冲服，每日 1 剂。2024 年 9 月 7 日复诊：服上方后阳痿、早泄均明显好转，现有射精无力。其余无明显变化，脉滑有力。舌体胖，舌质暗，有半夏线。腹诊：腹部膨隆，腹力中等，右侧胸胁部按之略抵抗，脐下右侧压痛。原方加干姜 6g。继续治疗。患者脉已不数，寒湿偏重，故加干姜。

四逆散含枳实芍药散，可调整腹部肌肉张力，促进产后恶露排出，结合整体方证，用本方治疗脊髓损伤后尿潴留亦获佳效，举笔者验案一则如下。

郝某，男，64 岁，住院患者。会诊日期：2019 年 10 月 23 日。外伤后 18 个月，尿潴留，每日晨起排尿后膀胱冲洗时导尿量为 500~600ml。腰部发凉、发沉。脉沉滑有力，舌淡苔厚腻。腹诊：腹部平，腹力中等，双侧胸胁部按压有明显抵抗，腹直肌痉挛由上至下。辨六经：少阳太阴合病。辨方证：四逆散、肾着汤与二加龙骨牡蛎汤合方之证。处方：柴胡 15g，赤芍 10g，枳实 10g，炙甘草 6g，干姜 10g，茯苓 12g，苍术 10g，桂枝 12g，白芍 10g，生姜 10g，大枣 12g，生龙牡（各）15g，白薇 10g，黑顺片 10g，7 剂，颗粒剂。2019 年 10 月 30 日复诊：患者面露笑容，最明显的就是晨起的膀胱冲洗，以前每次能导出 500~600ml 尿液，现在最多的时候就 250ml，一般导出 200ml 尿液，腰部发凉、发沉，无其余明显不适。脉沉有力，舌淡苔白。腹诊：腹力中等，腹部平，腹直肌痉挛明显，无胸胁苦满。辨方证：桂枝加芍药汤、五苓散、肾着汤合方加附子证。处方：桂枝 12g，赤芍 15g，白芍 15g，生姜 10g，炙甘草 10g，大枣 12g，黑顺片 10g，生姜 10g，茯苓 20g，苍术 10g，猪苓 10g，泽泻 10g，7 剂，颗粒剂，继续治疗。

六经八纲方证的识别：小便属于里证，里证不是太阴就是阳明。初诊时患者腰部发凉、发沉用肾着汤，结合症状与用方，辨为太阴；腹诊的"胸胁苦满"结合四逆散的应用，辨为少阳病；至于二加龙骨牡蛎汤，《经方实验录》中用来治疗遗尿，本案用来治疗尿潴留，其实都是在下的功能失常；用附子有兴奋功能之功。

【原文】少阴病，下利六七日，咳而呕渴，心烦不得眠者，猪苓汤主之。（319）

【提要】本条论述少阴病传里发为咳而呕渴、心烦不得眠（阳明病）的猪苓汤证。

【解析】少阴病内传阳明，里热兼有水饮，里热迫津液由肠道而出则下利，小便必然不利；里热迫肺，肺气上逆则咳；饮停于胃，胃气上逆则呕；里热津液损伤则口渴；热扰于上，脑神不安则心烦、失眠。用猪苓汤清热利水，兼滋津液。

方中有阿胶、芍药、黄连等药，对血分病变亦有效，尤其是女性，可能与月经相关。

仲景经方医学用八纲辨证，病位分表里，疾病传变由表传里。少阴病传里以传太阴为常，如第282条"少阴病，欲吐不吐，心烦但欲寐，五六日自利而渴者，属少阴也"，此条则言少阴病传里，发为阳明病，其证"少阴病，下利六七日，咳而呕渴，心烦不得眠者，猪苓汤主之"。两者均有下利、呕、口渴，然在里之寒热不同，一则但欲寐，一则心烦不得眠，寒热不同，方治不同，此即辨八纲的重要性。

《刘渡舟验案精选》中的一则案例可作为本条的临证注释，记录如下："崔某某，女，35岁。因产后患腹泻，误以为脾虚，屡进温补，未能奏效。视其舌质红绛，苔薄黄，切其脉沉而略滑。初诊以其下利而又口渴，误作厥阴湿热下利，投白头翁汤不甚效。至第三诊时，声称咳嗽少寐而下肢水肿，小便不利，大便每日三四次，口渴欲饮水。思之良久，乃恍然大悟，此证非虚非湿，乃猪苓汤（咳、呕、心烦、渴）之证。《伤寒论》第319条说：'少阴病，下利六七日，咳而呕渴，心烦不得眠者，猪苓汤主之。'何况下肢水肿，小便不利，水证之情俱备无疑。遂疏：猪苓15g，茯苓20g，泽泻15g，滑石16g，阿胶10g（烊化）。此方服五剂，腹泻止小便畅利，诸证悉蠲。"

【原文】少阴病，得之二三日，口燥咽干者，急下之，宜大承气汤。（320）

【提要】本条论述少阴病传里发为口燥咽干（阳明病）的大承气汤证。

【解析】少阴病为表阴证，传里较表阳证太阳病迅速。表阴证本身津液虚，传里以传太阴为常，胃气虚寒以温中健胃气生津液为主。然亦有内传发为阳明里热实证者，第320条、321条及322条均在论述这一病症，本身就津液不足，传里发为阳明里热实证，里热耗伤津液更快。故一旦有里热实证之表现，就应当机立断，应用大承气汤攻下热实，否则津液损伤，病实人虚，攻补两难。

表阴证，二三日，出现口燥、咽干等里热伤津的表现者，为少阴病传里，发为里热结实的阳明病，应急下热结，以防热实进一步耗伤津液，用大承气汤。太阳病篇第83条"咽喉干燥者，不可发汗"概同本条，亦指大承气汤证言。

【原文】少阴病，自利清水，色纯青，心下必痛，口干燥者，急下之，宜大承气汤。一法用大柴胡汤。（321）

**【提要】**本条论述少阴病传里发为自利清水、色纯青、心下必痛、口干燥（阳明病）的大承气汤证。

**【解析】**少阴病传里，发为里热实证，里热迫津液由肠道而下则下利、利下清水，因是热证，味奇臭；里热津伤，则大便干结，形成"胃家实"；腑气不通，则心下胃脘部疼痛，按之抵抗硬满；里热津伤，则口舌干燥，急下热结以存津液，用大承气汤。后世称因里热导致的里有结实、同时下利的现象为"热结旁流"。

关于清，非谓颜色，是动词，为"大便"的意思。山田氏云："清，圊也，清水犹言下水，与清谷、清便、清血、清脓血之清同，非清浊之清也。若是清浊之清，则其色当清白，而不当纯青也，注家皆为清浊之清，非矣。心下痛，似结胸而非结胸，盖彼有硬满，而此无硬满，其别可知也。"

本证见于疫病危急重症，吴又可在《温疫论》中记载："热结傍流者，以胃家实，内热壅闭，先大便闭结，续得下利，纯臭水，全然无粪，日三四度，或十余度，宜大承气汤，得结粪而利止。服汤不得结粪，仍下利，并臭水，及所进汤药，因大肠邪胜，失其传送之职，知邪犹在也，病必不减，宜更下之。"

胡希恕回忆录："我昔年一夜，正在睡中，突然身如倒悬，昏冒不知所以，始以为梦，嗣以腹痛欲便，方知是病，遂下利黑水样便二三行，恶臭难闻。以后便沉昏不起，家人惶恐，乃请西医注射药针，次日头脑稍清，但口燥咽干、腹痛不已，因自拟服大承气汤加甘草，得快下遂安。因所患与上证颇相似，故附此以供参考。此本属阳明，与少阴无关，以其燥结迅速，势当急下，与少阴转属阳明者相似，故并出于此，亦以少阴病冒之。"

**【原文】**少阴病，六七日，腹胀不大便者，急下之，宜大承气汤。（322）

**【提要】**本条论述少阴病传里发为腹胀、不大便（阳明病）的大承气汤证。

**【解析】**少阴病本津液虚，病程六七日，传里，里实则不大便，里热腹胀满，急下热实，存津液，用大承气汤。

阳明病篇有"急下之"用大承气汤的第252、253、254三条，被后世称为"阳明病，急下三证"。少阴病篇也有3条，被后世称为"少阴病，急下三证"，究其实质，治疗的均是里热实证，目的均是下热实以存津液，所不同者，阳明病篇三急下证，或是自发，或是由太阳病传里而发，本身无功能沉衰及胃气虚，只是里热实，下热实存津液则胃气不会因热受损。少阴病则不然，本身存在功能沉衰、津液不足，传里，里热实更伤津液，则胃气不得恢复，病情更加危重。临证不能因大承气汤出在少阴病篇，就说大承气汤治疗少阴病，只有辨识寒热、虚实、表里、阴阳，明确八纲、六经，方不惑矣。陆渊雷总结急下六证云："论中急下六条，皆属阳明证，其云少阴者，热论家之驳文也。盖有胃实可下之证，而复有其本条所言之证者，乃当急下，非谓据其本条之证，即当急下也。此乃古人经验之谈，斯时不急下，其变即不可测，学者察焉。又案：阳明篇论大承气之用法，既十分审慎，至急下诸条，又十分明决，此所谓胆欲大而心欲细，不如是不足以为医也。"

【原文】少阴病，脉沉者，急温之，宜四逆汤。（323）

【提要】本条论述少阴病传里发为脉沉（太阴病）的四逆汤证。

【解析】少阴病是表阴证，功能沉衰，津液不足，脉浮而微细，传里以传太阴为常。如脉沉，则病传里，或有传里发为吐利汗出手足厥逆（太阴病）之势，急需强壮功能、温中健胃气，用四逆汤。

四逆汤　甘草二两（炙），干姜一两半，附子一枚（生，去皮，破八片）。

上三味，以水三升，煮取一升二合，去滓，分温再服。强人可大附子一枚、干姜三两。

【解析】本方用炙甘草、干姜温中健胃气增津液，生附子强壮功能。附子可强壮周身功能，无论表证、里证、半表半里证均可配伍应用；干姜温里，偏于恢复胃气。干姜配伍附子，则以恢复胃气功能为主，古有附子无干姜不热之说，体现了治疗里虚寒的药物配伍规律。临证依据病情及患者的体质状况，可加附子、干姜用量。若方中用大附子一枚、干姜三两，实际就是通脉四逆汤。

【原文】少阴病，饮食入口则吐，心中温温欲吐，复不能吐。始得之，手足寒，脉弦迟者，此胸中实，不可下也，当吐之。若膈上有寒饮，干呕者，不可吐也，当温之，宜四逆汤。（324）

【提要】本条论述少阴病传里可发为寒实结胸证或里虚寒的四逆汤证。

【解析】少阴病传里，发为太阴病，依据病位及是否有结实，给予不同治疗。病在胸中，寒实内结，因其上而越之，给予温吐法治疗；病在胃中，虚寒饮停，以温药四逆汤治之。

少阴病传里，寒实结于胸中，胸中结实，谷不得下，饮食入口即吐。心中即胸中，结实于胸，胃内无停饮，故欲吐而无物，难受异常，谓之"心中温温欲吐，复不能吐"。发病伊始，无胃气虚寒即出现手足不温，乃因寒实结于胸中，气血不畅所致，内有所结则脉迟，里有寒、有饮则脉弦。此为胸中结实，应因势利导，用吐法治疗，不可用寒药攻下。只出治法，而未出方，因在前第141条已经论及方治，即"寒实结胸，无热证者，与三物小白散"，服后"病在膈上必吐"。若病传入里，内无所结，寒饮在胃，胃气上逆则干呕，不可用吐法，当温中散寒祛饮，用四逆汤，四逆汤方中干姜有祛饮止呕之功效。

本条要点在于怎样与热实结胸鉴别。热实结胸者，病位在心下，按之痛，寸脉浮、关脉沉，重者脉沉而紧，从心下至少腹硬满而痛，不可近，用大陷胸汤治疗。小结胸证则病在胃脘，按之濡，脉浮，用小陷胸汤治疗，从病位、症状、治疗均不同。寒实结胸所治为阴证，故临证多静而少动，不似阳证痛苦异常、动而少静。三物白散主治寒实结胸，在《外台》名为桔梗白散。

桔梗白散可治疗急危重症表现为阴寒实证者，意引叶橘泉用本方经验：治一例5岁小儿肺炎，于发病后第8天往诊，据其家属称某权威西医诊断为急性肺炎。当时青霉素正风行一时，每4小时注射，请来护士在其家连续注射数昼夜，热退了，呼吸也平静了，可是该儿旋呈无欲状态，不饮也不食，注射也不哭不叫，不闹也不眠，肛温36.7℃，脉沉弦而滑，舌苔满布白腻，时有恶心、干呕，但眼及四肢神经反应尚正常，大便虽不行，腹部按压亦无抵触，惟按及胸部时，患儿颜貌呈苦闷状。投以玉枢丹，灌药后悉呕出，病情不动不变，筹思无策。时在夏季，患儿裸卧床上，任令触诊，注视其呼吸，有时闻以太息，胸胃部有窒闷感，胃部叩诊有鼓音，乃作结胸治，以桔梗白散小量（每回一分）频频灌服，吐出则再灌，药后呕出黏痰甚多，继而大便泻下黏涎，旋即出声哭闹。翌日复诊时体温升至38.5C，咳嗽，乃以小青龙汤加减治疗而愈。

【原文】少阴病，下利，脉微涩，呕而汗出，必数更衣，反少者，当温其上，灸之。《脉经》云，灸厥阴可五十壮。（325）

【提要】本条论述少阴病传里发为下利（太阴病），津液虚竭者用灸法治疗。

【解析】少阴病传里，发为里虚寒的太阴病。里虚寒，津液不能收摄则下利，功能沉衰，鼓荡血脉无力则脉微，津血不足则脉涩，胃虚里寒饮停则呕，胃虚表不固则汗出。津虚不能收摄，则下利，虚极不固则反复欲下利，因津液虚竭，虽下利而量却少，当以温药恢复其功能，用灸法治疗。具体部位未详明，中脘、天枢、气海、脾俞、足三里均可选用。若以方药治之，结合后文第385条，四逆加人参汤可用，里虚寒更甚者可用通脉四逆汤，或在其基础上加人参治之。

# 小结

第301~325条论述少阴病证治、少阴病传变及合并病证治。

第301条论述少阴太阴合病的麻黄细辛附子汤证、白通汤证，第302条明确指出少阴病是表阴证，用麻黄附子甘草汤微发汗治疗。

少阴病传里，发为阳明病，有黄连阿胶汤证、"下利便脓血"的刺法、猪肤汤证、猪苓汤证；发为太阴病，有灸法及附子汤证、桃花汤证、吴茱萸汤证、通脉四逆汤证、真武汤证、半夏散证、半夏汤证、四逆汤证，更有寒实结胸的三物白散证等。

少阴病传半表半里发为少阳病，有甘草汤证、桔梗汤证、苦酒汤证、四逆散证。

少阴病为津液损伤、机体功能不足的一类病症，发病之始如出现阳明里热实证，即需急下热实以存津液，第320~322条论述少阴病急下三证，与阳明病篇急下三证遥相呼应。

# 辨厥阴病脉证并治

【原文】厥阴之为病，消渴，气上撞心，心中疼热，饥而不欲食，食则吐蛔，下之利不止。（326）

【提要】本条论述厥阴病提纲证（上热下寒证）。

【解析】厥阴病为半表半里阴证，与少阳病同在一个病位，但病性不同，一阴一阳，少阳病提纲以孔窍热之口苦、咽干、目眩示人。厥阴病与少阳病均是上热下寒证，但厥阴病下寒更甚，上热亦是虚热，故以有关心胸及胃肠症状的论述为主。

里有热则欲饮水，曰消渴，但其热是虚热，渴不能多饮，不似阳明病之里热证必大渴、喜冷饮；胃虚且寒，故虽知饥而不欲食；在下之虚寒上冲则觉气上撞心；虚热在上，胸中气机不畅加之气上冲则心中疼热。机体本身是疾病发生的土壤，有了适合的土壤，加之外在的各种条件，即可触发各种相关病症。由于体质的上热下寒且以虚寒为主，易发消化系统疾病，加之古时卫生条件差，胃肠道相关的虫类疾病高发，故经常可见进食后呕吐蛔虫，医者见呕吐蛔虫、心中疼热，以为热实证而下之，则里虚寒更甚，下利不止。

半表半里证只能用和解之法，不能用吐、下、发汗法，少阳病与厥阴病均是如此。厥阴病是半表半里阴证，发汗、吐、下更不能用，必须用强壮温下和解之法。如误用汗、吐、下法，较少阳病而言，病情变化更快、更重，本条"下之，利不止"为病传于里，发为里虚寒重症的太阴病。

关于厥阴病的本质，以前注家结合本条提纲的上热下寒及后文所论厥热往复认定厥阴病，如丹波元坚认为："厥阴病者，里虚而寒热相错证，是也。其类有二：曰上热下寒，曰寒热胜复。其热俱非有相结，而以上热下寒为之正证……消渴，气上撞心，心中疼热，饥而不欲食者，上热之征也，食则吐蛔，下之利不止者，下寒之征也，是寒热二证一时并见者，故治法以温凉兼施为主，如乌梅丸，实力其对方，干姜黄芩黄连人参汤，亦宜适用矣。寒热胜复者……其证厥热各发，不一时相兼，故治法，方其发热，则用凉药，方其发厥，则用温药，调停审酌，始为合辙，倘失其机，必为偏害矣，此厥阴病要领也。要之，上热下寒，与寒热胜复，均无所传，其唯阴阳和平，病当快瘳焉。"然后文厥热往复之病，临证未见其形，亦未有如此发病者，章太炎谓为今日之回归热，然回归热在高热时或伴四肢厥冷，无热时并无厥冷，显然与厥热往复不符，如此而言，则厥阴病只有上热下寒一种。

陆渊雷限于从治疗发热性疾病认识《伤寒论》，未能从八纲层面认识六经，因此有"厥阴病是千古疑案"的论断，然辨理详明，今录于下："伤寒厥阴篇，竟是千古疑案，篇中明称厥阴病者仅四条，除首条提纲有证候外，余三条文略而理不清，无可研索，以下诸条，皆不称厥阴病，《玉函》且别为一篇，题曰'辨厥利呕哕病形证治第十'，然其论意与序次，则厘然可辨。首论厥与发热，次专论厥，次论吐利，次专论下利，次专论呕，末二条论哕。夫下利呕哕，为诸经通有之证，无由辨为厥阴，易辨者惟乌梅丸条吐蛔一证，与厥阴提纲偶同耳。且下利呕哕诸条，皆《金匮》杂病之文，惟厥热诸条，为《金匮》所不载，故小丹波但取厥热诸条为寒热胜复，与提纲一条为上热下寒，合为厥阴病，以符旧注寒热错杂之定义焉。今案上热下寒之证，伤寒杂病俱有之，伤寒为尤难治，特其证候，不能悉如提纲所云耳。寒热胜复之证，太炎先生谓即今之回归热，虽不无疑义，舍此亦无他病可以当之，说详三百三十九条。然回归热与上热下寒之证，尤不相及，凑合而俱称厥阴，仲景之志荒矣。盖尝思之，六经之名，始见《素问》，其原或出《素问》之前，本义已不可知。《素问·热论》，以病势出表者为阳，病势内结者为阴，仲景撰用《素问》，同其名而异其实，以机能亢进者为阳，机能衰减者为阴。阴证变态本少（杜清碧、王安道、丹波元坚俱云尔见述义），既以全身虚寒证为少阴，胃肠虚寒证为太阴，更无他种虚寒证堪当厥阴者，乃不得不出于凑合，此拘牵六经名数，削趾适履之过也。就本论原文以释厥阴病者，小丹波最为近是，山田氏以为阴证之极，至深至急者，如吴茱萸汤（案：吴茱萸汤证并不至深至急），通脉四逆汤等证，信如所言，则是少阴之剧者尔，其说难从。铁樵先生以为肠胃病之兼风化者，盖沪上习见之慢性肠胃病，多兼神经衰弱，因忧郁而起，又多兼梅毒，先生臆称梅毒为内风，又以神经为肝，厥阴为肝之经脉，于六气为风木，辗转牵连，以成其说，此实先生心目中之厥阴病，非《伤寒论》之厥阴病矣。又旧说，皆以舌卷囊缩为厥阴证，而本论无明文可征，验之病者，多是大承气汤之重证，乃阳明，非厥阴也。盖因《热论》有六日厥阴，烦满囊缩之文，而不知《热论》之厥阴，即仲景之阳明胃家实，故沿误如此，读书不能辨别异同，使施治者贻误无穷，不可不正也。"

以上诸论，盖未认识到六经来自八纲，自古至今，乃对半表半里证认识不充沛之故。厥阴病与少阳病均是病位在半表半里的病症，所不同者，少阳病为阳证，厥阴病为阴证，且两者均是寒热错杂证，多见上热下寒。冯世纶教授认为少阳病以上热为主，厥阴病以下寒为主，功能沉衰，强调干姜等温下寒药物与半表半里阳证用药的不同。我个人以为，两者均是寒热错杂证，厥阴病津液虚更甚，功能沉衰波及胃之生成功能，故症状较少阳病更偏里，偏消化道，此其大要。又少阳病与厥阴病均为半表半里证，提纲均不完备，明析上热下寒后将两者对比学习，有助于从症状学层面理解半表半里证，如章太炎认为："厥阴病则以进于少阳为言。消渴，甚于口苦咽干也。吐蛔，甚于干呕也。热厥相间，甚于往来寒热也。或在上，则气上撞心，心中疼热，甚于胁满也。或在下，则下利脓血，是为下焦腐化，甚于上中二焦肿硬也，此不必为肝与心主也。"

陆渊雷考证："食则上，《玉函》有'甚者'二字。利不止，《玉函》《脉经》《千金翼》，并作'不肯止'。"综合以上文献考证，本条文为："厥阴之为病，消渴，气上撞心，心中疼热，饥而不欲食，甚者食则吐蛔。下之，不肯止。"文理更顺。

**【原文】**厥阴中风，脉微浮为欲愈，不浮为未愈。（327）

**【提要】**本条论述厥阴病欲愈的脉学表现。

**【解析】**厥阴病为半表半里阴证，脉微而见浮，则提示病由半表半里出表，所谓阴病见阳脉者生，故预测疾病将痊愈，如不浮，则无外出机转，故曰未愈。

六经俱有中风之名，第 12 条太阳中风为桂枝汤证，第 189 条阳明中风所论为三阳合病，未出方治，第 264 条少阳中风言少阳病症及不可吐下者，三阴亦各有中风一条（第 274 条太阴中风、第 290 条少阴中风及本条），均示人以脉言预后，关于六经中风之名，概要如上，陆渊雷认为："六经篇各有中风一条，惟太阳中风桂枝汤证，义最明晰；若夫阳明中风，实具三阳之证，当是三阳合病（本论称合病者，义不可解说，详二百二十七条）；少阳中风，仍是柴胡汤证，其所以名中风之故，皆不可知；至三阴中风，惟太阴有四肢烦疼一证，余二条无证候。其主旨，皆以脉法预决愈否，此亦别一派古医家之传说，与本论条例自异，不知是仲景漫而录之，抑叔和所撰入也。旧注必循文曲解，不验诸事实，徒令学者迷惑失据而已。"

**【原文】**厥阴病欲解时，从丑至卯上。（328）

**【提要】**本条论述厥阴病欲解时。

**【解析】**中医学之医经学派讲究天人相应，后世用医经理论解析经方学术，故六经各有"欲解时"一条，具体如下：第 9 条"太阳病，欲解时，从巳至未上"，

第 193 条"阳明病，欲解时，从申至戌上"，第 272 条"少阳病，欲解时，从寅至辰上"，第 275 条"太阴病，欲解时，从亥至丑上"，第 291 条"少阴病，欲解时，从子至寅上"，第 328 条"厥阴病，欲解时，从丑至卯上"。

古人以十二个时辰对应今日一天 24 小时，又将人体脏腑与之对应，同时引入气化学说，将标本中气理论与脏腑经络学说结合，后世将医经理论中的这些学说强加于经方，解析张仲景经方医学的《伤寒论》，因此有上述相关论述。其科学性尚待证明，用之指导临床、判断疾病预后更需谨慎对待，不可盲从。

【原文】厥阴病，渴欲饮水者，少少与之愈。(329)

【提要】本条论述厥阴病的治疗原则。

【解析】厥阴病与太阴病同，其治疗方剂均未出在本篇，只有纲领性提示。太阴病篇第 277 条"自利不渴者，属太阴，以其藏有寒故也，当温之，宜服四逆辈"，厥阴病篇本条也是，均为原则性提示。

厥阴病为上热下寒证，虽口渴，但是虚热性口渴，本质还是寒证，不耐多饮，故少少与之愈。同太阴病篇，我们理解了厥阴病的八纲属性、六经实质，沿着病位在半表半里、病性为阴证、寒热错杂（上热下寒，下寒为主）、上为虚热这些观点研学整部《伤寒杂病论》，自会在诸多方证中识别出治疗厥阴病的主方，本篇乌梅丸即是代表方。

## 小结

厥阴病篇，含"厥阴"二字者，只第 326~329 条 4 条，其余诸条所论"厥、利、呕、哕"则非厥阴病，《金匮玉函经》别为一篇，题曰"辨厥利呕哕病形证治第十"。所论第 4 条，第 326 条论述厥阴病提纲证，厥阴病为半表半里阴证，病性为上热下寒证，其中"消渴，气上撞心，心中疼热，饥"为上热，"不欲食，食则吐蛔，下之利不止"为下寒。第 327 条以脉论述厥阴病转归："脉微浮为欲愈，不浮为未愈。"第 328 条论述厥阴病欲解时为"从丑至卯上"。第 329 条论述厥阴病的治疗原则。

厥阴病同太阴病，本篇未论述其相关方证，但只要理解了厥阴病的八纲属性、六经实质，从病位在半表半里、病性为阴证及寒热错杂（上热下寒、下寒为主）认识厥阴病，则乌梅丸、柴胡桂枝干姜汤、黄连汤、半夏泻心汤等均是厥阴病治剂。

【原文】诸四逆厥者，不可下之，虚家亦然。（330）

【提要】本条论述四逆厥者多为虚寒证，不可攻下。

【解析】自本条开始，论治厥证。王叔和整理仲景遗论，除《伤寒论》版本外，还有《金匮玉函经》。北宋林亿等校正完《伤寒论》，又发现《金匮玉函经》，对其进行了校注，在疏中言到"《金匮玉函经》与《伤寒论》同体而别名，欲人互相检阅，而为表里，以防后世之亡逸"。《金匮玉函经》之厥阴病篇仅以上四条，将此后"论厥、利、呕、哕"诸证，单列为一篇，名为"辨厥利呕哕病形证治第十"，可以廓清对厥阴病篇的认识。

第337条有对厥的描述，即手足逆冷的症状，并非《黄帝内经》描述的伴有意识障碍的脑病。由此可见，仲景书与《内经》无关。"四逆"乃是描述厥冷重，手足逆冷过肘膝而言，一般出现这种情况，多是太阴病里虚寒重症，不可下。"虚家亦然"，出在"不可下之"后，示人"诸四逆厥"的体质状态，多是虚证。

陆渊雷对厥阴病篇有自己的认识，对后续文章不属于厥阴病的内容亦有说明，其言曰："假定本篇首条为仲景原文，为厥阴提纲，则厥阴本无厥证，下文厥热诸条，虽若连类相及，实是望文生义耳。因病名厥阴，遂连类论厥，因证有心中疼热，食则吐蛔，下之利不止，遂连类论发热吐利，复因吐而论哕，此等凑合，不知是仲景原文，抑后人所补缀。《玉函》以不称厥阴诸条别为一篇，颇有见，《玉函》之文字及编次，胜《伤寒论》，类如此矣。四逆厥是外证，论治当揣其病情，所谓病情者，亦参合他种证候以决之耳。有四逆厥证者，多属虚寒，虚寒固不可下，然白虎承气证亦有四逆厥者，不可执一而论，故曰当揣其病情也。虚家有下证者，不可径用承气汤，然如河间之当归承气汤（小承气加当归、姜、枣），又可之承气养荣汤（小承气加知归芍地），节庵之黄龙汤（大承气加参草归桔姜枣）等，不妨择用。盖不下则毒害性物质不去，固非甘寒滋补所能济也，此条似为下文厥热诸条发施治之例，然病情太不相应，阙知是凑合无疑。"

【原文】伤寒先厥，后发热而利者，必自止，见厥复利。（331）

【提要】本条论述厥、发热、下利。

【解析】如第330条所论，厥多因里虚寒所致，与下利同，多提示阴性病症，而发热说明人体抗邪有力，是阳性症状，故从厥、利（阴、寒）与发热（阳、热）的轻重、时间持续长短判断抗力不足的阴寒状态与抗力有余的阳热状态。一般规律是，病由不及的虚寒状态转为有余的热性状态时，容易痊愈，所谓由阴转阳病易愈，但人体的健康状态是机体阴阳平衡、寒热平和，不及与有余均是病态，树立此理念，后文关于厥、利、热及相关内容——热复太过的阳证、阴寒太过的死证，就容易理解了。

伤寒表证，厥后发热伴随下利，因热阳复，故下利自止。如疾病反复，寒盛又厥，则下利。伤寒表证，见厥、发热、下利，是表里合病。利止提示里和，表病易愈，如厥利反复，则病未愈。

【原文】伤寒始发热六日，厥反九日而利。凡厥利者，当不能食，今反能食者，恐为除中—云消中。食以索饼，不发热者，知胃气尚在，必愈，恐暴热来出而复去也。后日脉之，其热续在者，期之旦日夜半愈。所以然者，本发热六日，厥反九日，复发热三日，并前六日，亦为九日，与厥相应，故期之旦日夜半愈。后三日脉之，而脉数，其热不罢者，此为热气有余，必发痈脓也。（332）

【提要】本条分三节，论述根据厥利、能食判断胃气是否恢复并论及除中，又论述根据厥利与发热的时日判断疾病是否恢复，以及热复太过，发为痈脓。

【解析】以上病症及以下诸条文厥几日、发热几日，可从寒热提示功能不足与有余来理解，但临证未见如此病状，需知，具体见第326条解析，陆渊雷亦认为："厥热互发之病，实未之见也，故本篇厥热诸条，皆不可强解。"

根据厥利与发热判断疾病进退，第331条已解析，如前分析，厥利多为胃气虚衰所致，多不能食，然亦有厥利而能食者，需判断是胃气衰败的危重状态——古人谓之除中，还是胃气恢复。若能食而不复发热，提示胃气恢复，病可痊愈。

本条文章错综，夹叙夹议，依据文意应分三节解读，调整文字如下。第一节：论述根据厥利、能食判断胃气是否恢复，应作"凡厥利者，当不能食，今反能食者，恐暴热来出而复去也，恐为除中。食以索饼，不发热者，知胃气尚在，必愈"。第二节：论述根据厥利与发热的时日判断疾病是否恢复，应作"伤寒始发热六日，厥反九日而利，后日脉之，其热续在者，期之旦日夜半愈。所以然者，本发热六日，厥反九日，复发热三日，并前六日，亦为九日，与厥相应，故期之旦日夜半愈"。第三节：论述热复太过发为痈脓，本节应接在"期之旦日夜半愈"之后，"后三日脉之，而脉数，其热不罢者，此为热气有余，必发痈脓也"。三节均未出方治，临证依据症状反应，可选用适症之方以治之。

第一节：厥利为里虚寒证，患者一般不能食，如果突然能食，除了考虑胃气恢复，更应警惕除中状态。食之以饼，如进食后不发热，是胃气功能恢复，可施以适当方剂治之。第二节：厥、热时日相等，故知病愈。第三节：脉数为有热，阳复太过，热盛灼伤血肉，发痈脓。

【原文】伤寒脉迟六七日，而反与黄芩汤彻其热。脉迟为寒，今与黄芩汤，复除其热，腹中应冷，当不能食，今反能食，此名除中，必死。（333）

【提要】本条论述伤寒表证传里发为下利（太阴病），寒以热治导致除中死证。

【解析】脉迟主寒，伤寒六七日，病传于里，症见下利而脉迟，为里虚寒证，应以温药与之，反与黄芩汤清热。虚寒里证以热治之，为寒寒之祸，败其胃气，胃气衰败则不能食，今反能食，名曰除中，必死。陆渊雷认为："此条主旨，谓胃气虚寒之极，而反能食者，为除中死证，此固事之所有，理之当然也。脉迟与黄芩汤，不过言胃虚寒之原因，胃虚寒之原因甚多，不必拘矣。"

除中为病危临死前的一种反应，患者本已虚极，胃之功能沉衰而不能进食，但突然间能进食，精神转好，很快就会死亡，这种现象也称"回光返照"。

问：何以知症见下利？答：黄芩汤主治里热下利，见第172条"太阳与少阳合病，自下利者，与黄芩汤"，本文又曰"而反与黄芩汤彻其热"，再结合上下文，均在论述下利，故知有下利。本条论述对下利寒热判断错误的误治。

【原文】伤寒先厥后发热，下利必自止，而反汗出，咽中痛者，其喉为痹。发热无汗，而利必自止，若不止，必便脓血，便脓血者，其喉不痹。（334）

【提要】本条论述厥利止而出现发热，病在表的虚实两种情况，与阳复太过，里热在上、在下的不同病症。

【解析】伤寒表证，先厥为寒、为阴，后发热、汗出为阳，阳复则下利可止，汗出、发热为表虚证，虽未言治法，桂枝汤可适症选用。若阳复太过，热迫津液外出则发汗，热炎于上，灼伤喉咽部，则咽喉痛、声音嘶哑，前文之桔梗汤、苦酒汤可在桂枝汤基础上适症选用。

厥止而发热、无汗，若利止则病出于表，无汗为表实证，未言治法，葛根汤可适症选用。若阳复太过，里热盛，热灼肠道血肉，酿脓腐败则下利不止、便脓血，里热盛于下，不及于上则咽喉部无热，不生喉痹，表解后，白头翁汤可适症选用。

【原文】伤寒一二日至四五日，厥者必发热，前热者后必厥，厥

深者热亦深，厥微者热亦微。厥应下之，而反发汗者，必口伤烂赤。（335）

**【提要】**本条论述发热厥逆（热厥）病症及误治。

**【解析】**无汗恶寒的伤寒，病至四五日，四肢厥冷之时必是发热之时，反之，不发热则手足不冷。一般是先发热后四肢厥冷，热越重，体温越高，四肢厥冷越重，而热越轻，体温越低，四肢厥冷越轻，故曰"厥深者热亦深，厥微者热亦微"。此病症多见于小儿发热，可能与自主神经调节四末微血管收缩有关，多见于表证，用取汗的方法治疗后，可见汗出、热退、厥回肢温。取汗的具体方法：西药多用解热镇痛药，中医临证用寒凉药一般无效，故多同西药同用，但临证单独应用大青龙汤，多能取效，进一步证明此为热深厥深的表证。

关于厥深，临证如何判断？依据四末冰凉发展至近心端的程度而定，距离躯干越近，则厥越深、越重。当然，临证厥深热深有时也见于阳明里热证，如同第11条所言"病人身大寒，反不欲近衣者，寒在皮肤，热在骨髓"，此时应用寒下之法，不可用温药发汗，否则便是热热之祸，会导致病人口伤烂赤。第350条白虎汤证可参考，里热实证的大承气汤证亦可见（具体解析见第11条）。

以往解读本条，只是说里热厥证，未及表证的厥证，但两者均可称为热厥。因为表证厥逆的出现，必有发热、体温升高，热厥之热言体温升高，厥言四肢厥冷，但不能将其视作热证！这一点非常重要。表证汗出为退热的第一大法，而要出汗，必须用温药，否则，乱用寒凉清热药物，只会使得表不得汗，热不得散，厥深热更深，甚者发为结胸——病发于阳而反下之，热入因作结胸。对热厥是表证的认识，来自临床观察及治疗。2020年初我儿高热时，四肢逆冷至腋窝、大腿根，后服用大青龙汤、布洛芬，汗出、热退、厥回肢温，病愈。后以此事询问儿科医生，知小儿发热之时，多四肢厥冷，无汗高热，适症治疗后，汗出热退而厥愈、手足温。临证高龄老人，若表证热甚，亦可见寒战、四肢逆冷而高热，亦可随汗出热退而厥回、四末转温，但因高龄者往往抗力较弱，出现热厥者较小儿少见。

又有里热实证的危重症候而现四肢厥逆者，亦是热厥之证，不可不知。例如，赵守真医案云："黄翁冠三，自奉甚丰，有病辄喜温补，以为年老体衰，非此不可，医亦以此逢迎之。1947年夏月患泄泻，腹鸣作痛，日十余行。自视为虚，蒸参汤代茶饮。医不审其证。徇其意，疏予理中汤，利益甚，更增赤石脂、禹余粮固涩之，利得止。此后胸腹胀满，呕不能食。易医，犹以为虚，给服香砂六君子汤，意在调气止呕健脾进食。讵知三剂后，目合欲睡，口不能言，不烦不渴，渐见昏厥。更医数辈皆寒者温之、虚者补之之意，进退十余日，病无增损，遂尔停药，日惟以参汤养之。由其内兄何君之介，百里迎治。患者僵卧如尸，面色枯黄，唇红燥，肢虽厥而气不短，目白珠有红丝，珠虽鲜动而神光朗然，舌苔老黄刺裂，两手脉若有若无，足脉三部按之现有力，腹部硬满，热气蒸手。问大小便？其妻曰：'大便日下稀黄水，小便赤短，均甚臭秽。'并谓其夫自某友留饮后，归即腹泻，泻止即病如斯。因知该病先伤于酒食，则泻非虚泻。不为消导，反进温补，以致愈补则邪愈固，内热结聚，阳不外越，故肢厥而不温，胃热不降，逆而上冲，故神昏不语。证为热邪内闭，自非攻下清热不可。无如耽于酒色，肾阴亏损，兼之热久伤阴，不胜攻伐，攻之则有虚脱之虞，不攻则热无外出之路，证情若此，宜策出安全，乃仿古人黄龙汤遗意，以大承气汤加玄参、生地、麦冬，貌虽近增液承气汤而微有不同，此则调气宽胀之力为大。玄参、生地各一两，麦冬五钱，大黄四钱，元明粉三钱（另冲），枳实、厚朴各二钱，兼吞牛黄清心丸一颗，并蒸力参五钱备防不测。当守服前药，不二时，患者腹鸣如鼓，旋泻数次，继复大汗出，突现虚脱象征。即将参汤灌下，同时温粉扑身，顷间汗止。午夜阳气回，厥止发热，四肢能自移，目能视而口不能言，此内邪已动而阳气外出之象，佳兆也。次晨，脉现细数，舌苔黄燥退，色呈紫绛，证似大减，但尚神昏不语，阴分极虚，一时难复。改处大定风珠大滋阴液，加犀角、石菖、莲心开窍清热，日服二剂，四日神清能言，可进稀粥少许。舌不绛，气短息微，肢倦乏力，因余热已清，专重养阴，只服大定风珠原方，不另加味，十日则起床行动。又随进杨氏还少丹（改汤）半月，并吞杞菊地黄丸，建凑全功。此病一误再误，能斡旋而安，亦云幸矣！"

【原文】伤寒病，厥五日，热亦五日，设六日当复厥，不厥者自愈。厥终不过五日，以热五日，故知自愈。（336）

【提要】本条以时日论述厥热的预后。

【解析】厥为阴，热为阳，厥热等同，阴阳平和，病必自愈。厥五日，热亦五日，设六日，当复厥，不厥者自愈。至于"厥终不过五日"之论，是否古时有按此规律发病的某一特定疾病，不可知。

【原文】凡厥者，阴阳气不相顺接，便为厥。厥者，手足逆冷者是也。（337）

【提要】本条论述厥的病机、症状。

**【解析】** 厥的病机为阴阳气不相顺接，因为四末是动静脉交汇、动脉血变为静脉血之处，故有以动静脉解释阴气、阳气者。临证观察，神经失调之时，即使血脉顺通，亦可出现手足厥冷，故自主神经功能障碍也可部分解释阴阳气不相顺接。厥的症状是手足逆冷，即手脚冰凉，由手足向近心端发展谓之逆。此逆冷症状，有时是自觉寒凉，有时可触知手足皮温明显降低。

关于手足逆冷的寒厥、热厥之辨，陆渊雷认为："手足逆冷之故，有因生温功能低减（注：为太阴病），不能传达四末者；有因体温放散过速（注：太阳病发汗太过），不及补充者；有因血中水分被夺（注：失血、吐、利），血液浓厚，循环不利，体温因而不得传达者，此皆寒厥之因，其因仍互相关联，故寒厥多非单纯一因所致。若夫热厥，则因腹里有某种急剧病变，气血内趋（注：外周血管收缩，血壅于里），以事救济，血不外行，因见厥冷耳。"然热厥亦有表证者，如上第335条解析。

**【原文】** 伤寒脉微而厥，至七八日肤冷，其人躁无暂安时者，此为脏厥，非蛔厥也。蛔厥者，其人当吐蛔。令病者静，而复时烦者，此为脏寒，蛔上入其膈，故烦，须臾复止，得食而呕，又烦者，蛔闻食臭出，其人常自吐蛔。蛔厥者，乌梅丸主之。又主久利。（338）

**【提要】** 本条论述烦、吐蛔、厥逆、下利、腹痛（厥阴病）的乌梅丸证，并鉴别脏厥、脏寒。

**【解析】** 伤寒表证，津血亏虚不达四末则厥，功能沉衰鼓荡血脉无力则脉微，此即第330条的"虚家"。至七八日病传于里，功能沉衰不能温煦肌肤，周身皮温降低，谓之肤冷，肤冷较厥逆而言，不但四肢凉，周身皮肤也发凉，故功能更为沉衰，病情更为危重。虚阳上脱，扰人脑神，患者躁扰不宁，无有休止，此为器官功能沉衰至极之脏厥，病多危重，不是蛔厥，通脉四逆汤可适症选用。

蛔厥因于脏寒，利于蛔虫生长，进食后体内环境改变，蛔虫妄动，导致剧烈疼痛、呕吐，疼痛令人烦躁。此与脏厥之燥扰不宁不同，疼痛可诱发四肢逆冷，同时吐蛔，故称蛔厥。蛔虫时动时静，上诉症状亦时发时止，用乌梅丸治疗。乌梅丸清上温下，又可治疗病程长久的下利。

**乌梅丸** 乌梅三百枚，细辛六两，干姜十两，黄连十六两，当归四两，附子六两（炮，去皮），蜀椒四两（出汗），桂枝六两（去皮），人参六两，黄柏六两。

上十味，异捣筛，合治之，以苦酒渍乌梅一宿，去核，蒸之五斗米下，饭熟捣成泥，和药令相得，纳白中，与蜜杵二千下，丸如梧桐子大，先食饮服十九，日三服，稍加至二十九。禁生冷、滑物、臭食等。

【解析】解析本方，药味较多，更应重视药物剂量。乌梅味酸性平，主下气，除热烦满，安心，为方中主药。苦酒酸温收敛，蜜甘温，为丸可缓药性。黄连、黄柏苦寒清热除烦，附子、干姜、细辛温中强壮功能，当归养血、人参益胃气，蜀椒、桂枝可温中、使汗出，有解表之机转。乌梅丸用药，寒温并用，清上温下，养血益胃，治疗上热下寒之心烦、下利，可治疗胆道蛔虫病。

陆渊雷认为："此方用药繁杂，附子作'两'不作枚，故刘栋、山田谓非仲景方，然试用辄效，未可废矣。古方有极繁杂者，《千金》所载甚多，疑其故作周详，以求中病，未必每味皆对主证，后人辄以君臣佐使为解，如许氏之说本方，殆未必得立方之意也。"

乌梅丸临证应用广泛，抓住上热下寒中虚之病机，抓住心烦、痞满、腹痛下利之主症即可应用。用本方治疗胆道蛔虫病多见报道，今根据其病机而应用，多获效。现举笔者验案一则如下。

门某，男，42岁。初诊日期：2020年4月13日。左下腹疼痛，腹泻，大便不成形，肛门有下坠感数年，脉滑有力，舌淡苔白。腹诊：腹部膨隆，腹力偏弱，左侧脐以下有压痛。辨证分析：腹诊的无力提示总体为虚证，下利、腹痛为乌梅丸证，芍药甘草汤有治疗挛急疼痛的特能。故辨六经为厥阴病，辨方证为乌梅丸、芍药甘草汤合方之证。处方：乌梅15g，细辛5g，肉桂5g，黄连8g，黄柏8g，当归10g，人参10g，花椒5g，干姜10g，淡附片10g，赤芍20g，炙甘草10g。颗粒剂，10剂，水冲服。2020年5月13日复诊：腹痛、腹泻、肛门下坠感均已。

【原文】伤寒热少微厥，指—作稍头寒，嘿嘿不欲食，烦躁，数日小便利，色白者，此热除也，欲得食，其病为愈。若厥而呕，胸胁烦满者，其后必便血。（339）

【提要】本条论述伤寒表证传半表半里发为少阳病微厥及自愈、加重的两种不同转归。

【解析】无汗表实的太阳病伤寒证，因存在"血弱气尽"的病机状态，传半表半里发为少阳病。郁热不重，故热轻厥轻，仅仅指头寒凉。热郁则情绪不畅，精神不振表现为"嘿嘿"，胃虚饮停则不欲饮食，若热重则烦躁。此时需警惕病传于里，发为阳明热证，然小便利而色白，则里无热。人体有愈病之良能，正邪纷争，胃气恢复则能食，故判断病愈。

若热郁重而厥，胃虚饮停则呕，邪正交争于胁下，纷争明显则胸胁苦满、心烦，热邪下迫，灼伤肠道脉络则便血，发为典型的少阳病兼阳明里热证。未论述治疗，结合文意分析，应在和解少阳的基础上加清热止血药物，小柴胡汤加芍药、大黄、生地黄，可适症选用。

【原文】病者手足厥冷，言我不结胸，小腹满，按之痛者，此冷结在膀胱关元也。（340）

【提要】本条论述寒实厥证（太阴病）之结胸与冷结膀胱关元的鉴别。

【解析】寒凝气机郁闭，血脉不达四末则手足厥冷，多见于寒实结胸，第324条"手足寒，脉弦迟者，此胸中实"即在论述此证。然患者并无结胸表现，故有"言我不结胸"，实是用排除法鉴别的临床思路。

小腹满，按之痛，腹满、按之痛多见于水蓄膀胱及瘀血证。如是蓄水证，则小便不利；如是瘀血证，则多伴随脑病症状——如狂、发狂、喜忘等。此未论及小便或脑系症状。曰冷结，知其为在下的寒证（后世谓肾阳虚、元阳虚），亦可致手足厥冷。未论及治法、方药，寒在下，法当温，灸法可行，穴取关元、气海等，附子、干姜、肉桂等药物亦可适症选用。

【原文】伤寒发热四日，厥反三日，复热四日，厥少热多者，其病当愈。四日至七日，热不除者，必便脓血。（341）

【提要】本条论述厥热自愈与阳复太过便脓血病症。

【解析】厥为阴为寒，热为阳，热多厥少则病当愈。然热太过亦可为病，热伤肠络，必便脓血。未出方，白头翁汤、白头翁加阿胶汤均可适症选用。

【原文】伤寒厥四日，热反三日，复厥五日，其病为进。寒多热少，阳气退，故为进也。（342）

【提要】本条论述厥热之厥多热少则病进。

【解析】本条承第341条，论述厥的持续时间长，热的持续时间短，寒盛热微，阴进阳退，判断疾病加重、进展，谓之病进，虽未出方治，乌梅丸可适症选用。

【原文】伤寒六七日，脉微，手足厥冷，烦躁，灸厥阴，厥不还者，死。（343）

【提要】本条论述表证传里，发为脉微、手足厥冷、烦躁的太阴病（循环障碍、脑功能障碍），有寒无热，有阴无阳，病危重，有死亡的可能。

【解析】伤寒六七日，病传于里，阳气衰败则脉微、手足厥冷，虚阳上扰脑神则烦躁不得安宁，为欲脱之象。用灸法治疗，具体部位不明确，关元、气海可供参考。若阳回津液复，则四肢见温，可治；若病情危重，阳不得复，四肢逆冷，则死。未出方治，前回阳救逆的通脉四逆汤可适症选用。

关于灸法之功用，陆渊雷认为："脉微厥冷烦躁，乃亡阳急证，汤药常不及救，灸法或可济急，固不必问其是否厥阴也。"

【原文】伤寒发热，下利厥逆，躁不得卧者，死。（344）

【提要】本条论述病传于里发为下利厥逆、躁不得卧的太阴病（循环障碍、脑功能障碍），虚阳外越发热的死证。

【解析】伤寒病传于里，发为里虚寒危重症，胃气衰败则下利不止，血脉不充则四肢逆冷，虚阳越于外则出现浮热，虚阳上扰，脑神不宁则烦躁不得卧。病情危重，死。未出方治，前回阳救逆的通脉四逆汤可适症选用。

【原文】伤寒发热，下利至甚，厥不止者，死。（345）

【提要】本条论述病传于里发为厥利的太阴病（循环功能障碍），虚阳外越发热的死证。

【解析】伤寒病传于里，胃气衰败，浮阳外越则发热；胃气虚寒不能制下则下利不止；胃虚不能化生津液，充斥脉道，四末不得温阳则厥。功能衰败，厥利不止，循环衰竭，死。未出方治，前回阳救逆的通脉四逆汤可适症选用。

【原文】伤寒六七日不利，便发热而利，其人汗出不止者，死。有阴无阳故也。（346）

【提要】本条论述病传于里发为下利（太阴病），虚阳外越而汗出、发热的死证（循环障碍）。

【解析】伤寒六七日，病传于里，本不下利，若下利与发热同时出现，提示里虚寒、虚阳外浮，已是危证。若汗出不止、冷汗直流乃是津液欲脱的危重症，后世称为"脱汗"，功能沉衰，阳气衰败，谓之有阴无阳，主死。回阳固脱之通脉四逆汤加山萸肉、李可的破格救心汤可适症选用。

【原文】伤寒五六日，不结胸，腹濡，脉虚复厥者，不可下，此亡血，下之死。（347）

【提要】本条论述表证传里，里虚寒发为太阴病厥证，不可下，误下后的死证（循环障碍）。

【解析】伤寒五六日，病传于里，内无所结，故曰"不结胸"；"腹濡"则下无寒凝，可与第340条冷结膀胱关元相鉴别；气血不足，内无结实则脉虚。患者出现四肢厥冷，为虚寒证，不可下，下之败胃气、亡津液，病死。

【原文】发热而厥，七日下利者，为难治。（348）

【提要】本条论述发热而厥，病传入里而下利（太阴病），胃气衰败，病难治。

【解析】发热而厥，可见于热厥，发热与厥同时存在，病多在表，应以发汗之法治疗。发病七日，内传入里，胃气不振，下利不止，则难治。

【原文】伤寒脉促，手足厥逆，可灸之。促，一作纵。（349）

【提要】本条论述用灸法治疗表证无汗的手足厥逆。

【解析】伤寒为无汗的表实证，寸脉浮、关脉沉谓之促，为气血由下向上、由里向表，欲通过发汗解除疾病的状态。此时外周血管收缩，四末失养，可出现手足厥逆，用灸法取汗，汗出表解，表里和则厥愈。穴位可选用大椎、曲池、足三里等。

# 小结

第330~349条可以认为是厥、热、利的总论，其中第338条为乌梅丸证，其病机为上热下寒，症状为厥、腹痛、呕吐、下利，故混入其中，第338条符合厥阴病病机、症状，应列入厥阴病篇第329条之后，特此说明。

其中又重点论述了厥利与发热，以厥利示功能沉衰的虚寒状态，以发热示功能亢进的阳热状态，借此以判断疾病预后及转归。后世总结为厥热往复，临证未见此种病症，亦与厥阴病无关，只做理论解析即可。

机体阴阳平衡则是健康状态，故无论厥利的阴寒状态与发热的亢进状态，均属病态，相较而言，厥利提示机体抗力不足，发热提示机体抗邪有力。故在厥利与发热的转化过程中，由厥利至发热为顺，由发热而厥利为病进。

手足逆冷的厥证可见于表证、里证及半表半里证，亦可见于阴证、阳证，故六经病症皆可有厥证，以里虚寒证较常见，且多伴随下利，本篇后文是关于厥或厥利病症的具体论述。

【原文】伤寒脉滑而厥者，里有热，白虎汤主之。（350）

【提要】本条论述脉滑而厥（阳明病）之热厥的白虎汤证。

【解析】伤寒表证传里，发为阳明里热证，脉滑主里热，热郁于内，气血不达四末则四肢厥逆，此即第335条"厥深者热亦深"的热厥及第11条"病人身大寒，反不欲近衣者，寒在皮肤，热在骨髓"的见证，治疗用白虎汤清里热。

本条论证简单，《类证活人书》补热厥病症，且论及里热实证的承气汤证，今录于下："其人或畏热，或饮水，或扬手掷足，烦躁不得眠，大便秘，小便赤，外证多昏愦者，知其热厥，白虎汤。又有下证悉具而见四逆者，是失下后血气不通，四肢便厥，医人不识，却疑是阴厥，复进热药，祸如反掌。大抵热厥，须脉沉伏而滑，头上有汗，其手虽冷，时复指爪温，便须用承气汤下之，不可拘忌也。"

《黎庇留经方医案》载用白虎汤治疗的热厥："吉源坊谭礼泉之女，患发热，医数日，未愈。忽于黎明叩门邀诊，至则见其发热大渴，而手足厥逆。礼泉见前医连用犀角，恐其寒化脱阳也——世俗最畏热药，习闻予以温药起死回生，以为我偏于温补；多有延至手足厥冷，始来请救，意谓非予莫属焉——于是破晓邀诊。诊得脉浮滑。断曰：'此热厥也。太阳表邪，随热气入里，致阴阳气不相顺接，故厥耳。'礼泉曰：'连服犀角，何以其厥非从寒化？'予曰：'少许犀角，安敌方中之羌活、独活、陈皮、半夏乎？此证原系少阳，小柴胡加减本可了，乃误服方不成方，以躁药为主之剂，故变热厥也。'与大剂白虎汤，即愈。"

【原文】手足厥寒，脉细欲绝者，当归四逆汤主之。（351）

【提要】本条论述手足厥寒（太阴病）的当归四逆汤证。

【解析】前俱言厥、厥逆，此独言厥寒，暗示手足凉在寒冷的环境加重或手足冰冷，脉细为气血不足之象，似有似无谓之欲绝，治疗当补益气血、温通经脉，用当归四逆汤。后世依据手足厥寒为末梢血液循环障碍病变，将本方拓展应用于终末血管血液循环障碍性病变属于虚寒证者，多能获效，治疗冻疮有效。

对于脉细欲绝应灵活看待，临证应用本方治疗的患者脉多不细，更无欲绝，脉细欲绝多见于太阴里虚寒重症，为四逆汤、通脉四逆汤证。太阴病以吐、利、汗出、四逆为主症，当归四逆汤多无消化道症状，此两者不同处。

**当归四逆汤** 当归三两，桂枝三两（去皮），芍药三两，细辛三两，甘草二两（炙），通草二两，大枣二十五枚（擘，一法十二枚）。

上七味，以水八升，煮取三升，去滓，温服一升，日三服。

【解析】当归四逆汤用桂枝汤去生姜，加大枣用量，同时加当归、细辛、通草而成。当归甘温，主治咳逆上气、妇人漏下绝子、诸恶疮疡、金创，可治疗血分病变；细辛辛温，主治咳逆、百节拘挛、风湿痹痛、死肌，可温通血脉，治疗肌表病症；通草辛平，通利九窍、血脉，有通血脉作用，能温通血脉。当归四逆汤治疗血虚寒凝手足厥寒。

临证应用本方后，多手足变温，脉多无明显变化，故陆渊雷解释："本方方意，实为肌表活血之剂，血被外寒凝束，令手足厥寒。"

### 【原文】若其人内有久寒者，宜当归四逆加吴茱萸生姜汤。（352）

【提要】本条论述手足厥寒（太阴病）的当归四逆加吴茱萸生姜汤证。

【解析】"内"具体所指为何脏？结合加用吴茱萸、生姜来看，当是胃，胃寒津血生成不足，内有停饮，则手足厥寒加重，在原方基础上加吴茱萸、生姜、清酒，以酒、水同煎药物，发挥温通之功。

当归四逆加吴茱萸生姜汤 当归三两，芍药三两，甘草二两（炙），通草二两，桂枝三两（去皮），细辛三两，生姜半斤（切），吴茱萸二升，大枣二十五枚（擘）。

上九味，以水六升，清酒六升和，煮取五升，去滓，温分五服。一方，水、酒各四升。

【解析】吴茱萸辛温，"除湿、血痹，逐风邪，开腠理"；用半斤生姜温中健胃，以药测证，当有饮停呕逆；清酒温通血脉，酒与水合用煎药，加强温通作用。当归四逆加吴茱萸生姜汤治疗里虚寒重、饮停血虚的手足厥寒。

本方可治疗手足凉，考虑其机制为改善末梢血液循环。突聋、耳鸣多有血管机制参与，当病机适合时，用本方亦可获良效。笔者医案举例：韩某，女，42岁，初诊日期：2019年8月12日。右侧耳鸣1个月余。7月9日在陕西省某医院诊断为"特发性突发性聋（右）"，建议住院治疗，未住院，口服药物治疗，症状无明显变化。现右侧耳鸣，白天加重，伴听力下降，晨起口苦，恶寒明显，不出汗，手足冰凉，口不干、不渴。既往有甲状腺功能减退病史7年。月经不规律，近半年仅有1次。无脉诊，舌淡，苔白腻，舌底瘀。结合症状、舌诊，辨为当归四逆加吴茱萸生姜汤、桂枝茯苓丸加麦冬、半夏、川芎证，处方：当归12g，桂枝15g，赤芍15g，生姜10g，炙甘草6g，大枣12g，细辛6g，川木通6g，制吴茱萸6g，清半夏10g，麦冬12g，川芎12g，丹皮10g，茯苓15g，桃仁12g。10剂，颗粒剂。服药 2 剂后，耳鸣明显缓解，基本不耳鸣，手足冷、不汗出无变化；10 剂药后，耳聋、耳鸣痊愈。

本方以桂枝汤为底方，不但可以治疗手足发凉，偏侧发凉、关节痛，亦可获效。笔者医案举例：张某，女，43 岁，初诊日期：2019 年 10 月 29 日。右侧偏身凉、麻、疼伴发沉 7 年。现症：右侧半身凉、麻、疼、发沉，关节痛，手足凉，干咳，易便秘，胃口怕凉，无明显汗出。舌淡胖滑，舌底苍白、有瘀血，有半夏线；脉沉细。腹诊：腹力中等，腹部略凹，心下痞、局部皮温低，脐下压痛明显，黄瓜样悸动。初诊整体来看是"手足厥寒"的当归四逆汤证；胃口怕凉为"内有久寒"，加生姜；腹诊的心下痞是人参证，考虑存在少阴表证，予麻黄细辛附子汤；舌和腹诊都提示瘀血、水饮的存在，合用桂枝茯苓丸。综合分析，辨方证为当归四逆汤、麻黄细辛附子汤、桂枝茯苓丸合方加人参、生姜证。处方：桂枝12g，赤芍 10g，生姜 10g，炙甘草 10g，大枣 12g，麻黄 5g，附子 10g，细辛 6g，当归 12g，川木通 10g，人参 10g，茯苓 20g，桃仁 12g，牡丹皮 10g，颗粒剂，7剂，14 袋，每次 1 袋，每日 2 次。2020 年 1 月 8 日复诊：偏侧不适明显缓解，手足凉减轻，关节无明显疼痛，现恶寒，干咳。继续治疗中。

本方可治疗里虚寒之停饮，以方测证，不仅可治疗手足厥逆、腹痛，以及恶心、呕吐，阴挛亦可获效。意引赵守真医案：魏妇，45 岁，邮亭圩人。1958 年冬，天气严寒，日在田间劳作，汗出解衣，因而受寒。归家即觉不适，晚餐未竟便睡，极畏寒，夜半抖颤不已，双被不温，旋现肢厥，屈伸不利，少腹拘痛，恶心欲呕，约半时许，阴户出现收缩，拘紧内引，小便时出，汗出如洗，自觉阴户空洞，时有冷气冲出，不安之至。清晨，夫来迎诊，切脉细微，舌苔白润，身倦神疲，言食如常，余证若上述。据此辨认，病属虚寒，由于肝肾亏损，遂被贼风侵袭，气血寒凝，经络拘急，颇类三阴直中之象；又其证所患部位，与男子缩阴证同，治法谅亦无异。不过俗传妇人缩阴多指乳房缩入，至于阴户抽搐牵引则少见也。其治，当以温经祛寒为法，因投以当归四逆加吴茱萸生姜汤，祛风寒，温肝肾，经血得养，其病自已。该汤日进三大剂，遂告全安，未另服药。

【原文】大汗出，热不去，内拘急，四肢疼，又下利，厥逆而恶寒者，四逆汤主之。（353）

【提要】本条论述里虚寒证（太阴病）的四逆汤证。

【解析】汗出本散热，不应再发热。汗出而发热，伴恶风、恶寒，为表寒证，多见于桂枝汤证；伴恶热，为里热证，多见于白虎汤证。今汗出而热不去，无恶寒、恶风及恶热，结合后文论述，知其为虚阳外越之"格阳证"发热。里虚寒，津液不固，在表汗出、在里吐利，浮阳外越则发热；津血耗伤，不能荣养周身，在内则腹部拘急（理虽如此，然四逆汤证很少见腹部挛急、疼痛），在外则四肢疼痛（四逆汤主温里散寒，功能沉衰，津液匮乏者，四肢疼痛亦少见）、身恶寒；津液上下内外俱脱，血脉不充则四肢厥逆，用四逆汤治疗。但依据病情危重程度，用通脉四逆汤更确切。

今记录一则患者高龄，汗出、高热 8 个月的医案，为本条文作注。80 岁老人，患帕金森病，自主神经功能紊乱，长期卧床。本次出现感染、高热 8 个月，应用抗生素无效，均耐药，停药仍高热，体温波动在 38~39℃，血压低，需要静脉滴注药物维持。转入我院时已无发热，保留肠管进食，尿管导尿，意识清楚，血压每日有 2~3 次低于 90/60mmHg，口服盐酸利多卡因（利多君）调整血压。以上是病例基本情况，其在我市某医院住院期间，长期高热、有汗出、血压低、手足凉、便秘，8 个月高热不愈，无奈寻求中药治疗。处方：附子 6g（先煎 1 小时），干姜 5g，炙甘草 6g，党参 20g，麦冬 15g，五味子 10g，山萸肉 15g，制远志 9g，石菖蒲 12g，中药饮片，水煎鼻饲，每日 2 次。上方服用至第 3 天，热退，血压仍有波动。

按：长期发热、汗出、手足凉，考虑太阴病，结合原文第 353 条"大汗出，热不去，内拘急，四肢疼，又下利，厥逆而恶寒者，四逆汤主之"及第 354 条"大汗，若大下利而厥冷者，四逆汤主之"，用四逆汤治疗，又有血压低，故用生脉饮。近代医家张锡纯在其所著的《医学衷中参西录》中认为山萸肉善于"救脱敛汗"，将其用于治疗脱证、血证及痹证等，多有新意，经过实践认为"萸肉救脱之功，较参、术更胜"，同样国医大师李士懋用于治疗小儿脱症有验，李可破格救心汤中亦加入此药，本药可用于急救，但需祛净内核。制远志、石菖蒲为孔圣枕中丹之主药，可祛痰益智，为治疗脑病的常用对药。


【原文】大汗，若大下利而厥冷者，四逆汤主之。（354）

【提要】本条论述大汗、大下利而厥冷（太阴病）的四逆汤证。

【解析】里虚寒，功能沉衰，不能固摄津液，则大汗出于表、大下利于里，津血虚竭则手足厥冷，用四逆汤治疗。但依据病情危重程度，用通脉四逆汤更确切。意引《黎庇留经方医案》一案：吴涌冯家寡妇，仅一女，年八九岁，爱如掌珠，患下利，日趋沉重。着其亲人入龙山，请有名誉之医至，出贵重之药散，而处以普通之利湿止痢剂，所谓小儿科也。服药后，傍晚，则四肢厥逆，以为不治矣，遂置诸地。其亲人因冒雨延医，困惫无赖，酌酒消遣，饮尽续沽，适予在酒肆诊病，因询予曰：先生能为小儿医乎？予曰：医学固有分科，理则一也。遂邀诊。视之，则四逆证也，与以四逆汤。嘱抬之上床，小心灌药，下利渐减。明日再诊，复与前药，疴止厥愈。五六日复原。

《金匮玉函经》此下复有两条："表热里寒者，脉虽沉而迟，手足微厥，下利清谷，此里寒也，所以阴证亦有发热者，此表热也。""表寒里热者，脉必滑，身厥舌干也，所以少阴恶寒而倦，此表寒也，时时自烦，不欲厚衣，此里热也。"对于理解表里寒热，有启发性，但此均非言临证所常见之现象，解析寒热之意应结合具体条文。"表热里寒"之表热指发热，里寒指疾病的本质是里虚寒证，亦应"脉沉而迟，手足微厥，下利清谷"；"表寒里热"之表寒指体表皮温低、"身厥"，里热指疾病的本质是里热证，亦应"舌干时时自烦，不欲厚衣"。"所以少阴恶寒而倦，此表寒也"则不可解，依理应对应前文"所以阴证亦有发热者"，曰"所以阳证亦有身寒者"。若后一条言"表寒里热者，脉必滑，身厥舌干，时时自烦，不欲厚衣，此里热也，所以阳证亦有身寒者，此表寒也"，则文理自足。

【原文】病人手足厥冷，脉乍紧者，邪结在胸中，心下满而烦，饥不能食者，病在胸中，当须吐之，宜瓜蒂散。（355）

【提要】本条论述痰饮内结厥冷（阳明病）的瓜蒂散证。

【解析】脉紧主饮，痰饮结于胸中，血气不畅则手足厥冷；胸中有饮，心下有热结，故心下满而烦；有热则知饥，但因满而不能食。饮热结于上，治疗应因势利导，用吐法排邪，宜瓜蒂散。

【原文】伤寒厥而心下悸，宜先治水，当服茯苓甘草汤，却治其厥，不尔，水渍入胃，必作利也。（356）

【提要】本条论述厥而心下悸（太阳与太阴合病）的茯苓甘草汤证。

【解析】"水停心下，甚者则悸"，伤寒表不解，水停于心下，故心下悸；水饮内停，气血不能旁达于四末，则四肢厥冷；水从胃入肠，则下利。用茯苓甘草汤利水解表。

用茯苓甘草汤治疗可使厥、利、悸均得治愈。曾治一位高龄老人，患帕金森病，自主神经功能障碍，长期卧床，肠管进食。病发肠管注入食物则下利，四肢厥冷。经肠管予茯苓甘草汤半剂，利止。

**【原文】**伤寒六七日，大下后，寸脉沉而迟，手足厥逆，下部脉不至，喉咽不利，唾脓血，泄利不止者，为难治，麻黄升麻汤主之。（357）

**【提要】**本条论述表不解、津血亏虚，陷入阴证，上热下寒（少阴与厥阴合病）的麻黄升麻汤证。

**【解析】**伤寒是以无汗、恶寒为主要症状反应的表证，用麻黄汤发汗为正治之法。若陷入阴证，发为少阴病，需强壮发汗解表。发病六七日，而大下之，表不解而亡津液，同时虚其胃气。表不解则热不得外越，郁结于上则喉咽不利、唾脓血，胃气虚则腹泻、下利不止，在津血虚的同时又有表未解则手足厥逆，无汗表不解、寒凝则寸脉沉而迟。因下利，津血亏虚于下则下部脉不至，此脉象类似于沉取的"促脉"，寸脉沉而尺不及，亦应气血上冲、欲从表解之机。所不同者，此在表不解的同时有胃气虚、内有虚热、津液亏虚，故曰难治，用麻黄升麻汤治疗。

**麻黄升麻汤** 麻黄二两半（去节），升麻一两一分，当归一两一分，知母十八铢，黄芩十八铢，葳蕤十八铢（一作菖蒲），芍药六铢，天门冬六铢（去心），桂枝六铢（去皮），茯苓六铢，甘草六铢（炙），石膏六铢（碎，绵裹），白术六铢，干姜六铢。

上十四味，以水一斗，先煮麻黄一两沸，去上沫，纳诸药，煮取三升，去滓，分温三服。相去如炊三斗米顷令尽，汗出愈。

**【解析】**本方药味多而量不大，独重用麻黄发汗解表，升麻解毒利咽，当归、芍药养血通脉，知母、石膏、黄芩、天门冬、葳蕤清里热，桂枝、干姜、白术温下寒。服药后汗出病愈，提示本方对应的病机要点还在于无汗表不解。麻黄升麻汤治疗无汗表不解，上热下寒，咽痛下利、手足厥逆的少阴厥阴合病证。

关于药物剂量的计量单位，陆渊雷云："汉晋以二十四铢为两，唐人以四分为两，故唐之一分，即汉晋之六铢，其量本同。然一方之中，有铢有分，掺改之迹显然矣。"

关于本方六经归属的探讨：方后注云"汗出愈"，从方剂整体的排邪趋向分析，本方为发汗解表剂，但治疗功能沉衰，应用强壮药物，故为强壮发汗解表剂；本方证应归少阴病，然在里的上热下寒诸症明显，且功能沉衰、津血不足为厥阴病特点，今从合病分析，本方证应为少阴厥阴合病。

本方药味多，看似方证不符，故诸多医家，如柯韵伯、陆渊雷、胡希恕等，均认为本方不是仲景方。然临证亦有用本方的治验，意引《伤寒名医验案精选》载张玉明用本方治疗慢性肠炎外感医案：高某，男，38岁。患者素有脾虚便溏（慢性肠炎），去年10月曾因潮热盗汗，经拍片诊断为肺结核。今感冒十日。初发热恶寒，头痛无汗，后渐有胸闷，咳嗽，痰多色黄。目下：发热恶寒，头痛无汗，胸闷喘咳，痰稠黄，带血丝，口渴不欲多饮，咽痛烦躁，肠鸣腹痛，大便溏薄，舌苔薄白，舌尖稍红，脉寸浮滑，关尺迟缓。证属表里同病，宜表里同治，用麻黄升麻汤，外可解太阳寒邪，内可清阳明之热，下可温太阴之寒，又配有养肺阴之品，实为恰当，便处：麻黄、桂枝、白术、茯苓各 8g，知母、黄芩、干姜、天冬、葳蕤、白芍、炙甘草各 6g，升麻、当归各 3g，生石膏 20g，水煎服。1 剂后，全身絷絷汗出。2 剂后表证尽解。共服 3 剂后，诸证悉平，再以金水六君子汤善其后。

亦有用本方治疗传染性疾病者，如《古方妙用》载用本方治疗猩红热医案："黄某，女，21 岁。身发高热，头痛，咽喉肿疼，身现隐约之痧疹，颜色暗淡而不显明，有的深匿皮下。确诊为猩红热，经中西药治疗 20 余日，无明显效果，渐至饮食不思，精神萎靡，咽喉糜烂，身热不甚，遍体痧疹，隐约皮下，呈黑褐色。面色苍白，舌燥唇焦，口出腐气，腹部胀满，大便水泻，不进饮食，已有二日。诊其脉细数无力，舌质光亮少津。……在此复杂垂危下，只有用寒热并投清补兼施之法，同时必须宣散郁毒，使毒气外泄以分散其上攻之势。这种宣表清里温中暖下，生津解毒之方剂，只有麻黄升麻汤，因疏：麻黄 5g、升麻 10g、当归 15g、桂枝 6g、茯苓 24g、知母 10g、黄芩 10g、葳蕤 15g、芍药 15g、天门冬 12g、生石膏 18g、白术 10g、干姜 10g，外加银花 30g，板蓝根 12g。外用吹喉散：真猴枣 0.6g，大濂珠 0.6g，犀黄 0.3g，西月石 10g，将荷冰 0.3g，梅片 0.15g，研细吹喉中。服药 1 剂后，遍身絷絷，汗出，头面前痧疹外布，体温 38℃，大便泄泻已止，精神似觉清爽。3 剂后，咽痛减轻，身已不热，略思稀糜，后减干姜、桂枝、麻黄，连服五剂，咽痛大减，饮食增加，精神恢复，继以清热解毒和胃生津之剂调理而愈。"

【原文】伤寒四五日，腹中痛，若转气下趋少腹者，此欲自利也。（358）

【提要】本条论述伤寒表证传里，腹痛欲下利者。

【解析】伤寒表证，不经误治，四五日传里，腹气不和则腹中痛。若肠鸣，气由上至下，则欲自下利。

本条未出方治，若表未解，无汗而腹痛下利，可适症选用葛根汤加芍药用量；若表未解，汗出而腹痛下利者，可适症选用桂枝加芍药汤；若表解，腹痛、欲下利，则依据寒热不同，适症选用黄芩汤、理中汤等，随证治之。

【原文】伤寒本自寒下，医反复吐下之，寒格更逆吐下，若食入口即吐，干姜黄芩黄连人参汤主之。（359）

【提要】本条论述伤寒下利，吐下误治后，上热下寒食入口即吐（厥阴病）的干姜黄芩黄连人参汤证。

【解析】结合前后条文及本条文意，可知本条亦是论述下利证治。里虚寒之下利患者，发无汗的伤寒表证，本应辨析表里、寒热、虚实，选择先解表或先温里之治法，绝无吐下之治。医生反复误用吐、下之法，更伤胃气，而见胃气虚寒，功能沉衰，寒居于下，阻热于上，谓之寒格。上热下寒，热在上则欲饮食；寒在下，阻热于上，胃气上逆则饮食入口即吐。此热在上，寒在下，胃气虚寒在中，寒热阻隔之重症，临证发为吐、利、心下痞满，用干姜黄芩黄连人参汤治疗。

**干姜黄芩黄连人参汤**　干姜、黄芩、黄连、人参各三两。

上四味，以水六升，煮取二升，去滓，分温再服。

【解析】方中人参健胃气，补虚治痞满；黄芩、黄连清上热，止吐逆；干姜温下寒、祛里饮，止下利。干姜黄芩黄连人参汤主治上热下寒中虚的呕吐、下利、心下痞满，为厥阴病治剂。陆渊雷亦持此观点，认为："凡朝食暮吐者，责其胃寒，食入即吐者，责其胃热。胃热，故用芩连，本方证，胃虽热而肠则寒，故芩连与干姜并用，以其上热下寒，故入之厥阴篇。然自来注家，皆不敢指本证为厥阴病，盖自昔唯以乌梅丸为厥阴主方，本方得泻心之半，目为少阳方故也。"

本方与半夏泻心汤比较，病情较重，上下寒热阻隔，故去炙甘草、大枣、半夏，加黄连用量以清热，药少力专治寒格。

本方治疗中虚上热下寒之呕吐效佳，如赵守真医案："韦儿小春，病泄泻，利止则腹胀，食则更甚，且时作呕，因不敢食，后致饮水亦呕。口苦舌绛，苔微黄，却不渴，胸腹痞胀，指纹淡黄隐沉，身体极清瘦，大便如常，小便清利。盖由诸证观之，其先泄泻，脾胃早伤，气虚不化，寒湿积中，故食入则胸腹胀，舌绛口苦，由于肝胆之热，弥漫中焦，故水食入咽则呕吐，形成上热下寒扞格不通之证。若上热轻而下寒不虚，可用栀子干姜汤清热温中，交通上下。今则不仅上热盛，而下寒且虚，已非上方所宜。《伤寒论》曰："伤寒本自寒下，医复吐下之，寒格更逆吐下，若食入口则吐，干姜黄连黄芩人参汤主之。"……核上述姜参芩连汤为上盛热、下虚寒之的剂，恰合于本证，用之何疑。其方芩、连之苦寒，以通热格，参、姜之温补，可复正气而逐阴邪，配合臻补泻变化之奇。然以胜复关系，分量略有变更，以寒重热轻，故尔如此。计：党参五钱，干姜三钱，黄芩钱半，黄连（姜汁炒）一钱，煎成缓缓服下。先不受药，尽一剂后，药亦不呕，再剂可食饮。

上焦余热未清，中焦虚寒尚盛，改进连理汤：黄连八分，党参五钱，白术（土炒）、干姜各二钱，炙草一钱。三剂，遂得阴阳调协，上下沟通，不呕能食。后以六君子汤平调脾胃，食欲大佳，肌肉丰润，又健常活泼入入学矣。"

【原文】下利，有微热而渴，脉弱者，今自愈。（360）

【提要】本条论述下利由阴转阳自愈者。

【解析】下利有寒热之别，依据文意，本条之下利为里寒下利；有微热则提示病现热象，为阳证；口渴为里有热，病由阴寒转阳热，为顺；下利脉弱，脉证相应，故可自愈。然临证不能坐待病愈，应结合具体症状反应，施以适症方治。

【原文】下利，脉数，有微热汗出，今自愈，设复紧为未解。一云，设脉浮复紧。（361）

【提要】本条论述太阳病下利，汗出表解则愈，无汗则不愈。

【解析】由"设复紧"知，汗出之前，脉必浮数紧，即第 32 条："太阳与阳明合病者，必自下利，葛根汤主之。"下利、无汗、恶寒、脉浮紧数、发热者，为葛根汤证。用葛根汤后，汗出表解，热退则下利止，曰自愈。若汗出表不解，复无汗、脉紧，津液充斥于体表则脉浮紧数，仍有下利，则依证之虚实，适症选用葛根汤、桂枝汤、白通汤等，依法调护则可治愈。

【原文】下利，手足厥冷，无脉者，灸之不温，若脉不还，反微喘者，死。少阴负趺阳者，为顺也。（362）

【提要】本条论述下利、手足厥冷、无脉（太阴病）（循环衰竭）用灸法治疗，若脉不还，微喘（呼吸衰竭）的死证。

【解析】太阴病为里虚寒证，功能沉衰至极，津血虚，下利、厥冷，无脉。用灸法治疗（穴位可选取关元、气海、足三里等），功能不能恢复、津血不达四末，则手足厥冷、四肢不温，脉道不充则仍无脉，谓之脉不还，虚极气脱于上则喘、气息微弱，故曰死。如此急危重症，应用大剂量的生附子、干姜、炙甘草组方急救回阳，通脉四逆汤、通脉四逆加猪胆汁汤可适症选用。

"少阴负趺阳者为顺也"，在《金匮玉函经》《注解伤寒论》中别是一条，文词及其意与整部《伤寒论》不同，当是后世次入《伤寒论》篇中内容，陆渊雷认为："此条不特理不足，文气亦不完，柯氏删之，是也。"

【原文】下利，寸脉反浮数，尺中自涩者，必清脓血。（363）

【提要】本条论述热利病症。

【解析】脉浮主表、主热，脉数主热。下利本是虚寒证多见，而见热证脉学表现，故曰"脉反浮数"，可见此下利为热利。由于下利津液不足，故尺脉涩；里有热迫于下，热灼肉腐、血溢脉外则清脓血。既有热，又有津不足的下利、便脓血，白头翁加甘草阿胶汤可适症选用。

【原文】下利清谷，不可攻表，汗出必胀满。（364）

【提要】本条为简文，实论述太阳太阴合病，里虚寒下利清谷，必先治里。

【解析】里虚寒下利清谷而汗出表不解，成太阳太阴合病，应先温里，不可用桂枝汤发汗攻表，否则汗法伤胃，胃气虚则腹胀满。本条实为第91条之简文，第91条记录了太阳太阴表里合病的正治之法——"伤寒，医下之，续得下利，清谷不止，身疼痛者，急当救里，后身疼痛，清便自调者，急当救表。救里，宜四逆汤，救表，宜桂枝汤。"

【原文】下利，脉沉弦者，下重也；脉大者，为未止；脉微弱数者，为欲自止，虽发热，不死。（365）

【提要】本条以脉定证，论述下利的不同转归。

【解析】下利多是里证，以虚寒多见。脉沉主里，弦主痛、主饮。下利见沉弦脉，内有寒饮，则里急后重。下利为虚证，脉大为太过之脉，病虚邪实，脉证相反，故病未止。脉微弱主津血虚，与下利相应，脉证相应，其病为顺。脉数主热，病由寒转热，由阴转阳，为将要痊愈。发热为阳复，不是浮阳之热，故虽发热，不死。

【原文】下利，脉沉而迟，其人面少赤，身有微热，下利清谷者，必郁冒汗出而解，病人必微厥。所以然者，其面戴阳，下虚故也。（366）

【提要】本条论述虚寒下利（太阴病）有汗出自愈的机转。

【解析】脉沉主里，迟主寒、主津液损伤，里虚寒不能收摄、谷不得化则下利清谷，为"下虚"。虚阳外越则面少赤，为"戴阳"。身有微热，此与"格阳""戴阳"的身大热不同。人体与邪斗争，奋起调动抗力，将津液调至体表，欲借汗出的机转排除病邪。四肢血管收缩，如是则脉道不充，四肢微厥，此可与里虚寒重症的"厥逆"相鉴别。血不足，脑脉失养则眼前一过性黑矇或伴随意识障碍。待正胜邪却，津液恢复，汗出表里和，病解。

津液亏虚的里虚寒证，病解往往有"郁冒"的功能沉衰表现，阳证则与之相反，多见"发狂"等亢奋症状。本条论述太阴病由里出表，得汗出，表里和而解；第192条论述阳明病，由里出表，得汗出，表里和而解。二者均是里证，一阴一阳，可对比研学。第192条："阳明病，初欲食，小便反不利，大便自调，其人骨节疼，翕翕如有热状，奄然发狂，濈然汗出而解。汗出而解者，此水不胜谷气，与汗共并，脉紧则愈。"

【原文】下利，脉数而渴者，今自愈。设不瘥，必清脓血，以有热故也。（367）

【提要】本条论述下利由阴转阳自愈，与阳复太过便脓血的病症。

【解析】下利为虚寒证，脉数及口渴主热，阴证转阳，则可自愈。然阳热太过，亦可灼伤血脉肉腠，而下利脓血。治疗必清里热，白头翁加甘草阿胶汤可适症选用。

【原文】下利后脉绝，手足厥冷，晬时脉还，手足温者生，脉不还者死。（368）

【提要】本条论述下利，通过脉的还复与否，判断疾病预后。

【解析】患者下利，下利或利止后，津血亏虚，脉道不充，脉不可及曰"脉绝"；津血不能温养四末则"手足厥冷"。"晬时"为一周时，即一天24小时。胃气渐复，津液得回，脉道得充，四末得养则"脉还""手足温"。若胃气衰败，津血不继则脉绝不至，谓之"脉不还"，病多死。

本条所论之下利为急性病症，陆渊雷有独到认识，曰："此指洞泄暴利而言，霍乱多如此证，若久利后脉绝厥冷者，即无可生之理。"

【原文】伤寒下利，日十余行，脉反实者死。（369）

【提要】本条论述下利、脉反实，病实人虚，病危主死。

【解析】表不解而下利，每日数十次，津液大量亡失，脉应微弱，即病脉相应为顺。今下利体虚而脉实，主正虚而邪盛，故曰死。

对于以脉证判断生死及本条所谓下利脉实者死，陆渊雷有较深刻的认识，对古来之注解批判地继承，且结合今日之生理、病理予以解析，甚是，曰："凡病，脉证不相应者，难治，事实上诚有之。旧说谓阴证见阳脉者生，阳证见阴脉者死，则迷信脉法之言，殊非事实。即如此条，下利脉实，非阴证见阳脉乎，何以主死？暑病人参白虎证，其脉弦细芤迟（《金匮·痉湿暍篇》），非阳证见阴脉乎，何以可治？其不足信明矣。下利脉实，乃心脏起虚性兴奋，以图背城借一，卒之心脏愈益疲敝以死。余所经验，但觉血液在血管中劲疾直前，不复有波动起落，盖脉管已失弹力，而心脏之虚性兴奋未已也。若是者，其死不出一周时。所谓真脏脉见者，盖亦不外此理，若《内经》所言真脏之象，竟未一遇，殆古人想当然之说，非纪实也。"

【原文】下利清谷，里寒外热，汗出而厥者，通脉四逆汤主之。（370）

【提要】本条论述下利清谷、发热、汗出而厥（太阴病）的通脉四逆汤证。

【解析】胃气虚寒，功能沉衰，谷不得化，津不得固，则下利清谷；脉道不充，四末失养，则厥；虚寒在内，浮阳越于外，则汗出、身热。功能沉衰于里，虚寒下利，浮阳外越于表，体表有热，谓之"里寒外热"，用通脉四逆汤治疗。

本条即第11条所言"病人身大热，反欲得衣"表现为太阴病者，意引范中林医案：车某，男，74岁。成都市居民。病史：1975年4月初，感受风寒，全身不适。自以为年迈体衰，营卫不固，加之经济困难，略知方药，遂自拟温补汤剂服之。拖延十余日，病未减轻，勉强外出散步，受风而病情加重。头昏体痛，面赤高热，神志恍惚。邻友见之急送某医院。查体温39℃，诊为感冒高热，注射庆大霉素，并服西药，高烧仍不退，病势危重，邀范老至家中急诊。初诊：患者阵阵昏迷不醒，脉微欲绝。已高烧3日，虽身热异常，但重被覆盖，仍觉心中寒冷。饮食未进，二便闭塞。双颧潮红，舌淡润滑，苔厚腻而黑。患者年逾七旬，阴寒过胜，恐有立亡之危。虽兼太阳表证，应先救其里，急投通脉四逆汤抢救之。处方：生甘草30g，干姜60g，制附片60g（久煎），葱白60g。二诊：服上方2剂，热退，黑苔显著减少。阳回而阴霾之气初消，阴阳格拒之象已解。但头痛、身痛，表证仍在，肾阳虚衰，不能化气，故仍二便不利。以麻黄附子甘草汤祛其寒而固其阳，加葱生少阳生发之气。处方：麻黄10g，制附片60g（久煎），生甘草20g，葱白120g。4剂。三诊：上方服4剂，头不觉昏，二便通利，黑苔退尽。唯身痛未除。虽阳回、表解，仍舌淡，肢冷，阴寒内盛，呈阳虚身痛之象。宜温升元而祛寒邪，以四逆加辽细辛主之。处方：炙甘草 20g，干姜 30g，制附片 60g（久煎），辽细辛 6g。2 剂。四诊：服 2 剂，余证悉除。其大病瘥后，真阳虚衰，以理中汤加味调理之。处方：潞党参 15g，炒白术 10g，炙甘草 10g，干姜片 15g，制附片 30g，茯苓 12g。1979 年 7 月 18 日追访，已 79 岁高龄，自病愈后，几年来身体一直较好。

【原文】热利下重者，白头翁汤主之。（371）

【提要】本条论述热利、下重（阳明病）的白头翁汤证。

【解析】第 370 条言里虚寒下利，此言里热下利，寒热对举，相互发明，此仲景书一贯之辨证精神。此条为里热证下利，未言外证，依理分析，外证当发热、恶热。里热下利，里急后重，肛周灼热、疼痛，用白头翁汤治疗。

**白头翁汤**　白头翁二两，黄柏三两，黄连三两，秦皮三两。

上四味，以水七升，煮取二升，去滓，温服一升，不愈，更服一升。

【解析】白头翁味苦，主寒热，逐血，止痛；黄柏苦寒，主治五脏肠胃中结气热，止泄痢；黄连苦寒，主治肠澼、腹痛、下痢；秦皮味苦微寒，除热止下利。白头翁汤苦寒清热，治疗里热证之下利、里急后重。

白头翁汤治疗热利下重，陆渊雷解之曰："热利，谓下利之属于热者，不必指身热，但脉舌腹候有热象者皆是。下重即里急后重也。热言其性质，利言其所病，下重言其证候。……中医之治疗，不唯其因而唯其证，故不论肠炎赤痢，苟存热象而下重者，白头翁汤悉主之。"

【原文】下利腹胀满，身体疼痛者，先温其里，乃攻其表，温里，宜四逆汤，攻表，宜桂枝汤。（372）

【提要】本条论述下利腹胀满、身体疼痛（太阳太阴合病），治疗先里后表，先以四逆汤温里，后用桂枝汤攻表。

【解析】"下利腹胀满"为里虚寒的太阴病，"身体疼痛"为表证，里虚寒急迫，治疗应先温里，后解表，温里用四逆汤，解表用桂枝汤。

【原文】下利欲饮水者，以有热故也，白头翁汤主之。（373）

【提要】本条论述热利（阳明病）的白头翁汤证。

【解析】里热下利，口渴欲饮水，用白头翁汤清热止下利。

关于以口渴、饮水辨里证之寒热：一般热证多渴，且能消水，必是多饮、饮不解渴，喜寒凉，如白虎汤证、白虎加人参汤证、猪苓汤证。若为寒证，不能消水，一般不渴。里寒津脱虚极之口渴，一者饮水自救，必不能多饮，二者喜温饮，如四逆汤证、四逆加人参汤证。此里证寒热辨证之常。

【原文】下利谵语者，有燥屎也，宜小承气汤。（374）

【提要】本条论述下利、谵语（阳明里热实证）的小承气汤证。

【解析】阳明里热，一方面迫津液由肠道而下，为"下利"；另一方面热蒸肠道，津液干涸，形成燥屎。后世谓"热结旁流"。瘀热上扰于脑，则谵语。已是阳明里热实证，虽未明言，按之心下必硬满、疼痛的"胃家实"已备，用小承气汤下里热实，热实祛、大便通，下利谵语止。

仲景书中言下利，大便稀即是，可伴或不伴里急后重、下脓血等。《胡希恕伤寒论讲座》中记录，胡老用承气汤治愈了陈慎悟老母亲的痢疾。其病程1个月余，下利、里急后重，说胡话（谵语），舌苔黄干，按之心下硬满、疼痛。服用承气汤后，大便燥屎数枚，病愈。可见，仲景书中关于燥屎的描述，是来自临证实践的具体观察，绝非虚言，即里证有"下利，谵语"诸症状，用小承气汤后，大便下燥屎，后下利、谵语止而病愈，故推断发病之原因为"有燥屎"。非古人臆想，亦非古人能看到胃内燥屎，此皆临证实践、观察所得。"干血痨""疔疮"等命名，皆是如此。

下利谵语的阳明里热实证，亦可见于疫病中。意引蒲辅周治疗流行性乙型脑炎医案：梁某，男，28岁，住某医院。诊断为流行性乙型脑炎。住院检查摘要：略。病程与治疗：病已六日，曾连服中药清热、解毒、养阴之剂，病势有增无减。会诊时，体温高达40.3℃，脉沉数有力，腹满微硬，哕声连续，目赤不闭，无汗，手足妄动，烦躁不宁，有欲狂之势，神昏谵语，四肢微厥。昨日下利纯青黑水，此虽病邪羁踞阳明、热结旁流之象，但未至大实满，而且舌苔秽腻，色不老黄，未可予大承气汤，乃用小承气汤法微和之。服药后，哕止便通，汗出厥回，神清热退，诸症豁然，再以养阴和胃之剂调理而愈。

【原文】下利后更烦，按之心下濡者，为虚烦也，宜栀子豉汤。（375）

【提要】本条论述下利后虚烦（阳明病）的栀子豉汤证。

【解析】下利虽多为虚寒证，然亦有阳证。利止而心烦，按心下无抵抗而濡软，提示内无结实，判断为虚烦，用栀子豉汤解热除烦。

前第81条言"凡用栀子汤，病人旧微溏者，不可与服之"，此又言"下利、心烦，按之心下濡"予栀子豉汤治疗，其意不在栀子是否治疗下利，而在下利的寒热不同。前"旧微溏"为里寒证，此"下利、心烦"为里热证，寒证不可用寒药，热证则需寒药治之，此临证辨寒热之要。

【原文】呕家有痈脓者，不可治呕，脓尽自愈。（376）

【提要】本条论述呕吐痈脓者，治疗应顺势而为，不可止呕。

【解析】呕家，谓之反复呕吐的人，如果出现肺痈，呕吐痈脓，不可止呕，应顺势吐之。对于"脓尽病愈"四字，应灵活看待，可顺势予以排脓之方药。陆渊雷解之曰："呕本是病理机转，其人甚困苦，本当以法止之。若呕出痈脓者，则其呕为排除有害物之天然作用，当与排脓汤散（皆《金匮》方）等助其祛脓，脓尽则呕自止。若强止其呕，则脓不得出，生他变矣。"

【原文】呕而脉弱，小便复利，身有微热，见厥者难治，四逆汤主之。（377）

【提要】本条论述呕、利、厥、热（太阴病）的四逆汤证。

【解析】四逆汤有温中强壮功能，主治里虚寒证。里虚不能制下，小便频利而色白，胃气上逆则呕吐，浮阳越于外则身见微热，功能沉衰、胃气不振、津血不足、血脉不充则脉弱。若手足厥冷则提示功能沉衰更重，曰难治，用四逆汤。遇到功能沉衰重症，已曰难治，临证用通脉四逆汤更佳。

【原文】干呕吐涎沫，头痛者，吴茱萸汤主之。（378）

【提要】本条论述干呕、吐涎沫、头痛（太阴病）的吴茱萸汤证。

【解析】胃虚饮停，水气上逆则干呕；胃虚寒，水饮不化，则口内多涎沫，需要反复吐出；水气上逆于头，则头痛。用吴茱萸汤治疗。吴茱萸汤温中降逆，祛饮止呕，可治疗呕、利、痛、烦等证因于胃虚饮停，水饮变动不居者。

本方治疗胃气虚寒，吐涎沫效佳。笔者医案：史某，男，10岁。初诊日期：2020年4月23日下午。咽部不适，咳泡沫痰2年余，晨起痰黄且黏，就诊时咳出的为清稀白色泡沫样痰。体型瘦长，运动后咳嗽、咳痰、吐涎沫加重，所吐甚多，恶寒，汗出，易感冒，脉细滑，舌淡苔白。腹诊：腹直肌紧张。辨六经：太阳太阴合病。辨方证：吴茱萸汤、桂枝汤合方加生石膏、桔梗证。处方：桂枝10g，赤芍10g，生姜15g，甘草8g，大枣20g，吴茱萸5g，人参10g，桔梗10g，生石膏40g，5剂，颗粒剂，水冲服。4月27日下午复诊：服药后症状缓解，运动后亦无咳嗽、呕吐涎沫，家属反应患儿一直胃口不好，腹直肌仍然挛急，原方加赤芍至15g，生石膏至50g，加山药10g，有小建中汤之意。因患儿将外出，予颗粒剂10剂，继续治疗。患儿父母为医生，2年后介绍类似小儿来诊，得知其孩病愈。

按：初诊用方思路为"干呕，吐涎沫，吴茱萸汤主之"。方中用大剂量生姜止呕。咳嗽、咳出涎沫样痰是应用吴茱萸汤的抓手。腹直肌痉挛，为桂枝汤证，且患儿脉细滑为胃气弱的表现，故予桂枝汤健胃增津液。方中用生甘草并加桔梗，可利咽喉，患儿晨起有黄黏痰，在甘草桔梗汤内加生石膏可解凝、稀释痰液，石膏本身也能下气。

本方治疗头痛效佳。笔者跟诊冯世纶教授学习时，有一位头痛患者，长期服药，家属反映，在服用含有吴茱萸的药方时，头痛缓解明显。诚然，笔者临证应用本方，亦取得佳效。医案举例：李某，男，16岁，高中学生，初诊日期：2024年4月22日。主诉：腹痛、头痛5天。头部隐痛，下午加重，影响上学，需请假看病。腹部疼痛位于脐上，刺痛，伴呃逆，无怕冷，出汗可，口中和，纳可，大便2日一行，不干，小便正常，盗汗。4天来请假在家"输液"，症状缓解不明显。脉沉紧，舌淡，苔根腻，舌底瘀血。腹诊：腹部平坦，双侧里急，悸动明显。门诊查头部CT：未见明显异常。辨方证：小建中汤、四逆散、苓桂术甘汤合方加半夏、生姜证。处方：肉桂10g，赤芍20g，清半夏10g，法半夏10g，生姜15g，炙甘草10g，大枣10g，茯苓15g，苍术10g，北柴胡10g，枳实10g，饴糖30g，7剂。服第1剂药后，腹痛、呕吐加重，后再服药，腹痛消失。2024年4月25日，头痛较前加重，怕冷明显，口腔内唾液多，前方合用吴茱萸汤加生黄芪、知母。处方：吴茱萸30g，大枣10g，南沙参8g，生姜10g，黄芪15g，知母8g，4剂。2024年5月3日复诊：服药后头痛消失，现自觉疲劳乏力，精神差，纳可，大便干，2日一行，带药继续治疗，返校上课。

【原文】呕而发热者，小柴胡汤主之。（379）

【提要】本条论述呕而发热（少阳病）的小柴胡汤证。

【解析】"病有发热恶寒者，发于阳也"，三阳病多见发热，太阳病恶寒发热，少阳病往来寒热，阳明病发热恶热。仲景书中对呕吐多有论述，其多因胃虚饮停，故在诸多条文鉴别诊断时，多以"不呕"一症排除少阳病，因少阳病本是血弱气尽腠理开的病机状态，胃虚饮停上逆则呕，因而呕伴随发热者，多是半表半里阳证之少阳病，小柴胡汤证。

陆渊雷认为："本篇下利呕哕诸条，皆非所谓厥阴病，撰次者连类相及耳，注家不知此义，强附厥阴为说。如本条，以为厥阴少阳相表里，厥阴之邪还出少阳，前条之头痛，以为厥阴经脉与督脉会于巅，要之，取《素》《灵》之单辞只义为论据，虽颠倒白黑，必有可持之说，苟知经脉表里之不可信，则承讹之说不攻自破。"

发热，如里饮轻，无呕吐，用本方可去生姜。笔者医案：王某，女，25岁，2023年12月3日初诊。主诉：孕29周，发热2天。现病史：发热，无汗，无恶寒，怕热，鼻塞，口鼻出气热，咽痒、咽痛，咽部有痰阻感、灼热感，咳嗽，痰不易咯出，头痛，饮食、二便可。就诊时患者已经口服布洛芬，汗出，舌边尖红，脉数。辨六经为少阳阳明合病。方用小柴胡汤去生姜、大枣加生石膏、玄参、桔梗。处方：柴胡24g，黄芩10g，清半夏10g，桔梗10g，生甘草10g，人参10g，生石膏45g，玄参10g。2剂，水煎服。12月7日随访得知服药1剂后热退、咽痛止，咳嗽缓解，后未再服药，病愈。

按：患者发热、无恶寒可排除表证，咽痛、鼻腔热的少阳病表现明显，怕热明显，考虑阳明病，综合辨为少阳阳明合病。辨方证时，考虑患者热证重，去生姜、大枣，加桔梗、生甘草、玄参、生石膏清热利咽止痛。


【原文】伤寒大吐大下之，极虚，复极汗者，其人外气怫郁，复与之水，以发其汗，因得哕，所以然者，胃中寒冷故也。（380）

【提要】本条论述表证误用大吐、大下、极汗、水诸疗法均可伤及胃气，胃气衰败则哕。

【解析】无汗之表证伤寒，误用吐下，且是大吐、大下，伤胃，在胃气极虚的情况下，又错误地用发汗法。汗本由胃气生成，胃气已虚，汗液无源，强行发汗，进一步损伤胃气，导致津液郁积于体表，不能得汗由表而解，谓之"外气怫郁"。更用"水"法，逆向刺激人体，欲使汗出表解，经过诸多误治，胃气衰败，曰"胃中寒冷"，气逆于上则哕。

以水取汗的具体方法，太阳病篇第141条所曰"冷水潠之，若灌之"均是，皆是反激人体的逆治法，用于体格强壮者，或可获效，于此虚寒胃气衰败之体，未有不败事者。

【原文】伤寒哕而腹满，视其前后，知何部不利，利之即愈。（381）

【提要】本条论述表证传里发为哕而腹满（里实证）的证治大法。

【解析】伤寒表证传里，里实腹满，胃气上逆则哕。此时应仔细查看，患者是小便不利，还是大便干结，从而分别予以利小便、通大便的方法治疗。寒证属太阴、热证属阳明，寒者热之、热者寒之，利小便、通大便，亦应遵守此八纲证治大法。陆渊雷解本条曰："病至末传而哕者，为危候，痢疾得此，尤百无一生，此皆虚寒之哕，其腹不满。若腹满之实哕，则宜攻利，本条所言是也。若见哕，即用蒂丁香，匪特病不得愈，哕亦不能得止，须知病哕而死者，非死于哕，死于致哕之原发病也。不治其原发病而治其哕，譬如扬汤止沸，徒劳无功，治其原发病，则病减而哕自止。虚证如此，实证亦然，本条利其前后，即治其原发病也。"

# 小结

第 350~357 条论述厥病证治，第 358~375 条论述下利证治，第 376~379 条论述呕证治，第 380~381 条论述哕之病症。

厥病证治，亦是八纲辨证。里热证阳明病，热厥者，用白虎汤清里热；痰热结于上而厥者，因势利导用瓜蒂散吐之。里寒证太阴病，手足厥寒者，用当归四逆汤或当归四逆加吴茱萸生姜汤，更甚者用四逆汤；里寒饮停厥逆者，用茯苓甘草汤。表阴证少阴病，津液亏损而厥者，用麻黄升麻汤。上热下寒之厥阴病，用乌梅丸（第 338 条）。

下利，多是里证。里寒证太阴病，用四逆汤、通脉四逆汤；里热证阳明病，用白头翁汤、栀子豉汤，里热实证用小承气汤。下利以表证出现，表虚证用桂枝汤，表实证用葛根汤（第 31 条）。

呕吐，半表半里阳证伴发热，用小柴胡汤治疗；半表半里阴证，上热下寒，治用干姜黄芩黄连人参汤。呕吐为里虚寒证者，用吴茱萸汤。

哕病证治，只有原则性提示，有里虚寒的太阴病，亦有二便不利的实证。

# 辨霍乱病脉证并治

【原文】问曰：病有霍乱者何？答曰：呕吐而利，此名霍乱。（382）

【提要】本条以问答形式论述霍乱病症。

【解析】问：有霍乱这么一种病，其病状如何？答：患者呕吐、下利，挥霍缭乱，不能自已，故曰霍乱。可见，霍乱是从症状学层面诊断，不涉及病因学内容，具体辨治，也是辨病位的表、里、半表半里，辨病性的阴阳、寒热、虚实，最后辨方证。

关于霍乱之名，陆渊雷引伊泽信恬云："《易说》：'谷雨气当至不至，则多霍乱。'《春秋考异邮》：'襄公朝荆，士卒度岁，愁悲失时，泥雨暑湿，多霍乱之病。'（并《太平御览》引）《汉书·严助传》：'夏月暑时，呕泄霍乱之病，相随属也。'此霍乱之名见古书者，亦可以资霍乱所因之考证焉。"由文献可知，霍乱发病有季节性，与湿相关，且指出吐利症状。

【原文】问曰：病发热头痛，身疼恶寒，吐利者，此属何病？答曰：此名霍乱。霍乱自吐下，又利止，复更发热也。（383）

【提要】本条论述霍乱发病，外证类似太阳病伤寒证。

【解析】"病发热，头痛，身疼，恶寒"乃太阳病伤寒证之典型表现，吐利是霍乱特征，故病名曰霍乱。

"病有发热恶寒者，发于阳"，霍乱以表里合病出现，因发热知表证为太阳病，呕吐、下利为里证，其阴阳寒热属性不明确，临证应依据症状之是否口渴，大便奇臭或清稀不甚臭等辨其寒热，从而明确里证是寒证太阴病还是热证阳明病，而后依据表里合病，以先后缓急之法治之（第386条即是具体证治）。

关于"又利止，复更发热"的解释，陆渊雷认为："霍乱初起，但有胃肠证候，吐利而不发热，其后转为全身症状，乃发热谵妄，颇似伤寒，全身症状，或谓因肠中吸收菌毒所致，或谓因尿中毒所致。盖霍乱病者，小便多不利也。此条明霍乱之初，但作吐利，其后吐利止，乃见全身证，故云不复吐利。又云利止复更发热也，然此亦言其大概，验之事实，有始终不发热者，有虽已发热，而吐利仍不止者，不可拘矣。"

【原文】伤寒，其脉微涩者，本是霍乱，今是伤寒，却四五日，至阴经上，转入阴必利，本呕下利者，不可治也。欲似大便，而反失气，仍不利者，此属阳明也，便必硬，十三日愈，所以然者，经尽故也。下利后当便硬，硬则能食者愈，今反不能食，到后经中，颇能食，复过一经能食，过之一日当愈，不愈者，不属阳明也。（384）

【提要】本条分两节：第一节论述霍乱痊愈，病发伤寒，由表传里发为太阴病；第二节论述霍乱直接发于阳明或太阴。

【解析】本条"伤寒，其脉微涩者，本是霍乱，今是伤寒，却四五日，至阴经上，转入阴必利"为第一节，剩余部分为第二节。

仲景书是以八纲六经方证辨证的经方医学，依据症状反应辨识六经方证，本无病名之约束。本篇则是借霍乱示人，以八纲六经方证的理法辨治体系可以治疗万有疾病，古时传染性致死性的霍乱亦然。

霍乱为病，上吐下利，损伤津液，血亦不足，脉道不充，故脉微涩，吐利止，霍乱愈。霍乱新愈，津液不足，其人发恶寒无汗的伤寒，故曰"本是霍乱，今是伤寒"。伤寒是表证，按照疾病传变规律由表向里传，再过四五日，传里以虚寒证为主，多见下利。此为第一节内容。

本来呕、下利发为霍乱，不可单纯止呕、止利，需待人体自我修复。若吐利止，想解大便时反排气多，而大便不利，为里热实证，属阳明。因为里热实，所以大便必硬，大概十三日可愈。临证仍需依据症状反应辨六经八纲方证治之，对于其"所以然者，经尽故也"之语应灵活看待。如下利止后，里是热实证，则大便硬，一般里热实证多能食，而患者反不能食，考虑大便硬是寒实证，为太阴病。如病情变化，由阴转阳后，则颇能食。

"复过一经能食，过之一日当愈，不愈者，不属阳明也"语言杂乱，不切合临证实际，恐是内经家日传一经之言，不可从。陆渊雷亦认为："此条非仲景语，盖后人因前条而附记者。伤寒，指前条之发热头痛、身疼恶寒而言。言有此等伤寒证者，其脉当浮紧，今微涩者，以其本是霍乱，今转为全身症状，作伤寒状故也。于此可见古人名一切发热为伤寒，初无暑湿风诸温之名，'却四五日'以下，词理俱不可通，不可强解。"

【原文】恶寒脉微—作缓，而复利，利止亡血也，四逆加人参汤主

之。（385）

【提要】本条论述脉微而复利、利止（太阴病）的四逆加人参汤证。

【解析】此恶寒乃因里虚寒，与表证恶寒不同，得温可缓解。脉微为津液不足，里虚寒则下利。功能沉衰，里虚寒重，一方面不能收摄津液而下利，另一方面不能生成津液，故下之无物，则利止。此非病愈，乃因功能沉衰，津液大伤，用四逆加人参汤治疗。如此虚寒津伤的危重症候，应以通脉四逆汤加人参更符合临证实际。

关于亡血，陆渊雷解之为："盖霍乱所下，多为血清，由肠管倒吸血液而出，故曰亡血，非谓见红之失血证也。《金鉴》改'利止'为'利不止'，改'亡血'为'亡阳'，乃不知病理之误。"

**四逆加人参汤** 甘草二两（炙），附子一枚（生，去皮，破八片），干姜一两半，人参一两。

上四味，以水三升，煮取一升二合，去滓，分温再服。

【解析】四逆汤温中健胃，强壮功能，恢复津液。人参健胃治心下痞、生成津液。以方测证，本方证应有吐泻，且津液损伤、功能沉衰，可伴有意识障碍。

如赵守真记录其师医案："此吾师蔡仁山先生之验案也。有王香山者，家寒，子女多，次儿二满三岁，病吐泻，初不以为意，病亟始求医，治又不如法，半日间，病转剧，吐如涌，泻如注，旋又搐搦，继则肢厥神昏，气如悬丝，认为不治，弃于地，待气绝葬之。时吾师出诊经其门，邻人不忍而代邀诊，先生欣然往，见儿僵卧地上，肢厥如冰，关纹不见，以手掐人中，不呻，又掐合谷，亦不呻，呼吸若有若无，抚心有微热，重手按其腹，儿目忽启，神光莹晶，切足三部脉亦不显。窃思该儿病虽沉笃，而神光未散，尚存一线生机，有可为力之处，讵能坐视不救。师先以艾火灸气海、关元、天枢、阳强及两足三里诸穴，并儿脐满填食盐，切生姜薄片，戳细孔无数，置盐上，再放艾团烧之，以作急救处理。当处人参四逆汤：党参六钱，生附四钱，干姜三钱，炙草二钱，急火浓煎。陆续灌下，尚能咽，两时内服完二煎，无转变，接进二剂，约四时许，身肢转温，目能启视，不吐不泻，气虚不能言。师曰：病庆再生，已无顾虑，可接服黄芪理中汤三剂调理即愈。此吾随诊经历其证，故能亲切言之，时在三十年以前事也。"

【原文】霍乱，头痛发热，身疼痛，热多欲饮水者，五苓散主之；寒多不用水者，理中丸主之。（386）

【提要】本条论述表里合病的霍乱，根据在里之寒热不同而有 2 种不同的治法用方，即热多欲饮水（太阳与阳明合病）的五苓散证及寒多不用水（太阳与太阴合病）的理中丸证。

【解析】呕吐、下利为霍乱，"头痛发热，身疼痛"为太阳表证。呕吐、下利，里热重则欲饮水，里寒则不用饮水。同是表里合病，里证呕吐、下利，如果里热重，是太阳与阳明合病，宜表里同治；如果里虚寒重，是太阳与太阴合病，先治太阴。太阳与阳明合病用五苓散治疗，治里虚寒的太阴用理中丸。

今日看来，仲景书所描述的霍乱包括今日之传染病霍乱。古时限于医疗条件和补液技术，本病患者多脱水死亡，用经方理论指导临证治疗，遇到真正的霍乱，亦可获佳效。在《冉雪峰医案》中记录了两例霍乱医案，同是一家人，夫妻两口，寒热迥异，用寒热不同方治之，均痊愈，对临证颇有启迪——中医治疗不是针对病原体，也不是针对病因，中医辨证不辨病，重视辨阴阳寒热虚实的病性，表、里、半表半里的病位，确定治法，最后辨方证，做到方证相应，治愈疾病。

医案如下："武胜门外夏姓，因街市流行霍乱，夫妇均受传染，同日病发，均大吐、大泻、大汗出，肢厥、脉厥，腹痛筋转，目陷皮瘪，证象颇同。但男则舌苔白，津满，渴不欲饮，喜热，吐泻清冷，不大臭，其筋转强直拘挛，是为寒多；女则舌苔黄，中心灰黑，津少，口大渴，饮冷不休，吐泻甚臭，其筋转抽掣急剧，是为热多。同居一室，同一样生活，又同日发病，满以为一病传化蔓延，细审病象，寒多热多两歧，疗法也不能不有所区别。是年疫证有用大热药愈者，有用大凉药愈者，此一夫一妇，一寒一热，一用四逆汤，甘草、干姜、附子，加萸肉、木瓜；一用甘露饮，白术、茯苓、猪苓、泽泻、条桂、滑石、石膏、寒水石，加蚕沙、省头草，均续续频进如前法，结果三剂后，夫妇均吐泻止，厥回脉出而愈。设互易其药，则后果何堪设想？或同用一法，则必有一方损害。仲景寒多不欲用水者理中丸，热多欲饮水者五苓散，此案前之通脉加减，后之甘露加减，不过就仲景法再进一步，病势较重，故药力较加，各随其病机而归于至当。所以寒剂热剂，大胆频频续进者，一则苔白、津满、不多饮、喜热，一则苔黄、津涸、大渴、饮冷不休。寒多热多，寒多不是无热，特寒为多，热多不是无寒，特热为多。病既复杂，治易犹疑，因疑生悟则可，因疑致误则不可。"

**理中丸**下有作汤加减法　人参、干姜、甘草（炙）、白术各三两。

上四味，捣筛，蜜和为丸，如鸡子黄许大。以沸汤数合，和一丸，研碎，温服之，日三四，夜二服。腹中未热，益至三四丸，然不及汤。汤法，以四物依两数切，用水八升，煮取三升，去滓，温服一升，日三服。若脐上筑者，肾气动也，去术，加桂四两；吐多者，去术，加生姜三两；下多者，还用术；悸者，加茯苓二两；渴欲得水者，加术，足前成四两半；腹中痛者，加人参，足前成四两半；

寒者，加干姜，足前成四两半；腹满者，去术，加附子一枚。服汤后如食顷，饮热粥一升许，微自温，勿发揭衣被。

【解析】理中丸中人参健胃气，干姜、炙甘草温中，白术健胃利水，合用温中健胃、利水止利。理中丸治疗胃虚寒饮停之呕吐、下利、心下痞满。

陆渊雷解本方曰："理中丸、人参汤为太阴病主方，其证心下痞硬，腹痛吐利，心下痞硬且吐者，胃机能衰弱也，人参干姜主之，腹痛者，肠寒而蠕动亢进也，干姜主之，下利者，小肠有卡他性炎症，肠内容物不被吸收，反有炎性渗出物流于肠管也，术主之，吐利腹痛，则急迫可知，甘草主之。学者参看太阴篇首条之解释，则其理益明。今以治霍乱者，以霍乱之吐利，由胃肠感寒而起，补救本体之弱点，即所以抵抗毒害性物质也。"并引《橘窗书影》中医案，以广理中丸之用，云："太田生女，向患痔疾，脱肛不止，灸之数十壮，忽发热衄血，心下痞硬，呕吐下利，一医以寒凉剂攻之，增剧，余与理中汤，渐愈。痞有虚实，邪气为痞，宜用疏剂，若胃中空虚，客气冲逆而为痞者，攻之有害，古方泻后膈痞用理中汤，又以理中汤治吐血，洵有故也。"

【原文】吐利止，而身痛不休者，当消息和解其外，宜桂枝汤小和之。（387）

【提要】本条上承第386条、下接第388条，论述太阳与太阴合病，服用理中丸、四逆汤后，里证得治痊愈，表未解，和表用桂枝汤。

【解析】发病时当为太阳太阴合病，里为虚寒的呕吐、下利，表为身痛，先治里虚寒，吐利止而表未解，后用桂枝汤健胃气、增津液、发汗解表止身痛，谓之和解其外。本条是在论述第386条用理中丸后表不解的证治。

关于"身痛"为表证的原理及"消息""小和"之解析，陆渊雷解之甚是，其中对于理解表证，颇为关键，曰："身痛为表证，乃毒害性物质由血循环而出于肌表之故，旧注以为霍乱之兼风寒者，非是。然既是表证，即宜解表，所以然者，正气欲祛毒害性物质出表，以药力助之也。利用正气以治病，为中医治疗法之大本，执此义以寻古方之药证，触处可通，学者其验诸。消息，犹斟酌也，小和，盖谓少少与之，不必尽剂之意，以霍乱阳虚里寒，不宜过表也。"

【原文】吐利汗出，发热恶寒，四肢拘急，手足厥冷者，四逆汤主之。（388）

【提要】本条论述太阳与太阴合病，先治其里。与第387条参看学习，知第

387 条应接在本条之后。

【解析】太阴里虚寒证，功能沉衰，不能收摄津液，体表汗出、消化道吐利；津液亡失，四肢不得养，则四肢拘急；功能沉衰、津血不足，不达四末，则手足厥冷；发热恶寒为太阳病。太阳太阴合病，先治其里，用四逆汤。里和之后，再解表，即第387条所论。

表里合病，里为太阴病，病情危重，治疗需先救其里，再解其表，这是定法。如赵守真之《治验回忆录》的第一则医案，就能说明这一原则。原医案云："王新玉伤于风寒，发热怕冷，身疼汗出，服表散药未愈。转增腹痛泄泻，舌白润，口不渴，小便清利，一变而为太阳太阴并病。用时方平胃散加防风、桂枝，不惟前证未减，反益心下支结，胸胁满痛，口苦烦渴，再变而为太少二阳及太阴诸病矣。窃思证兼表里，伤寒论中之柴胡桂姜汤，病情颇为切合。其方柴桂发散和解，可治太少二阳之表，姜草健脾止泻，可温太阴之里，牡蛎开结住汗，有利气机之调畅，黄芩清热，蒌根生津，能清内在之烦渴。是一方而统治诸证，书方与之。否料患者又以病变时延，易医而欲速效。医不详察证情，认为表实里热而迭汗下之，遂致漏汗洞泻，息短偃卧，而势甚危殆。又复邀诊，脉微欲绝，四肢厥逆，汗泻未已，不时转侧手扰，此属阴阳垂绝之象，亟宜通脉四逆汤挽将绝之阳，配童便敛将尽之阴，以策万全。附子一两，干姜两半，炙草五钱，浓煎，冲童便少许。频频灌下，自晨迄暮，尽二大剂，泻汗逐减。当子夜阳回之时，汗泻全止，身忽发热，是阴复阳回之兆。按脉浮缓无力，阴阳将和，邪气外透。乃煎桂枝汤加参续进，益气解肌，二剂热退人安。后以补脾胃和气血调理匝月复元。夫是病几经转变已濒于危，虽得幸愈，然亦险矣。"

【原文】既吐且利，小便复利，而大汗出，下利清谷，内寒外热，脉微欲绝者，四逆汤主之。（389）

【提要】本条论述里虚寒重症（太阴病）的四逆汤证。

【解析】里虚寒重症，吐、利、大汗，小便利、色清白，此皆津液不固之象；胃虚寒，不能化谷，则下利完谷不化；真寒在内，虚阳外浮，则见发热；津血虚竭，功能沉衰，则脉微欲绝。此时只能温中回阳，用四逆汤，但依据病情危重程度，用通脉四逆汤更佳。

如《黎庇留经方医案》记录："龙田坊，予书馆之旁，有年轻盲女，患霍乱，上吐下利，往诊时，吐出黄水，衣为之湿；四肢厥逆，脉微欲绝，急投四逆汤——此午刻情事也。傍晚时，着人到问，据云：'呕疴已止。惟头微痛，身有微热，得毋药性过热欤？'予曰：'不然，乃药力透达之故。盖病势已从阴出阳也。'次日，精神稍定，与理中汤以温开脾胃。又次日，云'举动无力'，遂处以真武汤加桂枝善其后。嗣闻之患者：'是药入腹后，桂枝之气，直达脚趾云。'"

【原文】吐已下断，汗出而厥，四肢拘急不解，脉微欲绝者，通脉四逆加猪胆汁汤主之。（390）

【提要】本条继第389条论述功能沉衰、津伤更重、已无可吐可下之物的里虚寒重症（太阴病）通脉四逆加猪胆汁汤证。

【解析】功能衰败，不能生成津液，则无可吐、可下之物；虚阳外越，表不固则汗出；津血虚极，四肢不得温养，拘急不解；功能沉衰，津血虚竭，则脉微欲绝，用通脉四逆加猪胆汁汤。前后对比第389、390条，则第389条为通脉四逆汤证甚明。

**通脉四逆加猪胆汁汤** 甘草二两（炙），干姜三两（强人可四两），附子大者一枚（生，去皮，破八片），猪胆汁半合。

上四味，以水三升，煮取一升二合，去滓，纳猪胆汁，分温再服，其脉即来。无猪胆，以羊胆代之。

【解析】猪胆汁味苦，可强壮功能，将本药加入通脉四逆汤，治在通脉四逆汤基础上津液有匮竭之势者。

关于通脉四逆汤用甘草，突出甘草之作用，《伤寒论今释》引《方函口诀》云："二方（谓通脉四逆及本方）共治四逆汤之重证，后世但用姜附汤、参附汤等单方，然甘草之设，有妙旨存焉。以其混和姜附之多量，故名通脉，以其分布地麦之滋润，故名复脉（谓炙甘草汤也），非漫然也。"

以前读《胡希恕伤寒论讲座》，里面讲道：在1945年，沈阳流行霍乱。与胡老同屋的马医生患霍乱。害怕被隔离，不敢声张，在家里找到白矾一大块，用水化服后病愈。今日注解《伤寒论》至此处，看到陆渊雷解本方，所引文献，已经提到白矾治霍乱，读之心中豁然，今引其文于下："案志聪、锡驹注，本方更加人尿，然原文中无所考，盖据白通加猪胆汁汤而有此说耳。锡驹云：'每见夏月霍乱之证，四肢厥逆，脉微欲绝，投以理中四逆，不能取效，反以明矾少许，和凉水服之而即愈，'亦即胆汁人尿之意。先贤立法，可谓周遍详明矣（以上锡驹本高世拭说）。霍乱用矾石，原见于华佗危病方，与胆汁人尿，盖其意迥别。"

【原文】吐利发汗，脉平，小烦者，以新虚不胜谷气故也。（391）

**【提要】**本条以脉定证，判断疾病预后。

**【解析】**吐利发汗，脉却平和，脉平和则无表里证，判断呕吐、下利、汗出及患者小烦均是由于病后胃气受伤，尚未完全恢复，后文"新虚不胜谷气"即是对此的说明，可予桂枝汤健胃增津液，小和之。

亦有解之以食复者，如陆渊雷认为："吐利汗出之后，脉已平，是病瘥也，而复小烦者，以霍乱后胃气暴虚，遽尔食谷，胃虚不胜谷气之故，损谷则愈，不须服药。"提示大病在恢复期，应注意调护饮食起居，勿伤胃气，以利于胃气恢复，否则就会有食复、劳复之变。《伤寒论》的最后一条第 398 条专论之，以说明。

# 小结

第 382~391 条论述以呕吐、下利为主症的霍乱病证治。以八纲分析，呕吐下利为消化道症状反应，多属里证，故治疗以里证方证为主。

霍乱吐利以里寒证为主，治法以温里为主。具体方证，有温中的四逆汤，虚寒更甚者用通脉四逆汤，里虚寒兼有津液损伤者用四逆加人参汤，里虚寒功能沉衰者用通脉四逆加猪胆汁汤。表里合病，太阳阳明合病，外邪里饮者，用五苓散表里同治；太阳太阴合病者，用理中丸先温其里，后以桂枝汤和表。外邪里饮者表里同治，里虚寒兼表证者先里后表，此两者皆为定法。

从专病分析，霍乱为传染性疾病，古时限于医疗卫生条件，多可致人死亡，仲景书经王叔和整理将"辨霍乱病脉证并治"列于六经病证治之后，治疗霍乱病所用之方与六经病篇同，实告诫后人，经方辨证依据症状反应，无论何病、何证，均需辨八纲之阴阳、表里、寒热、虚实，辨方证，做到方证对应从而治愈疾病，古今无异。

# 辨阴阳易瘥后劳复病脉证并治

【原文】伤寒阴易之为病，其人身体重，少气，少腹里急，或引阴中拘挛，热上冲胸，头重不欲举，眼中生花，花一作眵。膝胫拘急者，烧裈散主之。（392）

【提要】本条论述阴易病（太阴病）的烧裈散证。

【解析】依据症状描述，本病可能发生于大病之后，体能未复之时，或在男女同房后发病，故有"阴易""阳易"之名。女病传男，谓之阴易；男病传女，谓之阳易。

今依据症状分析，此当是虚劳类病症，其病机为里虚下寒、气上冲，与小建中汤证颇为相似，可适症选用小建中汤治疗，陆渊雷亦认为"阴阳易有此证（少腹里急，阴中拘挛），则小建中胜烧裈散多矣"。

**烧裈散**　妇人中裈，近隐处，取烧作灰。

上一味，水服方寸匕，日三服，小便即利，阴头微肿，此为愈矣。妇人病取男子裈烧服。

【解析】《伤寒论今释》引山田氏云："古人用烧裈散治之者，何也？裈之近隐处，乃男女精血所流漓熏染，取以用之，直是以精补精已。"今日卫生条件改善，此类药物已不可得，已无多大临证意义，古人或许遇到，记录于此，待考。

冯世纶教授解本方谓："伤寒新愈，身犹带菌、病毒，男女亲密接触或可传染，古代用烧裈散治疗，1973年长沙出土的《汉墓帛书》也有记载。近代亦有报道，类似治验历代皆有报道，其科学性有待考证。"

【原文】大病瘥后，劳复者，枳实栀子汤主之。（393）

【提要】本条论述大病后劳复（阳明病）的枳实栀子汤证。

【解析】大病瘥后，机体功能尚未完全恢复，劳累后可能诱发疾病反复，谓之"劳复"，应依据症状给予治疗。本条诉证不全，即用枳实栀子豉汤，以方测证，当有胸闷、心中烦热、心下痞按之濡、腹满等证。

**枳实栀子汤**　枳实三枚（炙），栀子十四个（擘），豉一升（绵裹）。

上三味，以清浆水七升，空煮取四升，纳枳实、栀子，煮取二升，下豉，更煮五六沸，去滓，温分再服，覆令微似汗。若有宿食者，纳大黄如博棋子五六枚，服之愈。

【解析】枳实行气除满，栀子豉汤清热除烦，必是有心烦、胸腹满症状者，方可用本方。本方无发汗作用，但方后记录"服后覆令微似汗"，或诸症有从表解的机会？大黄主治留饮宿食、荡涤肠胃、推陈致新、通利水谷道、调中化食，故内有宿食，按之心下满痛、大便不通者，加大黄。

至于方中浆水，陆渊雷引证诸文献，曰："《伤寒类方云》：浆水，即淘米泔水，久贮味酸为佳。吴氏云：清浆水，一名酸浆水，炊粟米熟，投冷水中，浸五六日，味酢，生白花，色类浆，故名，若浸至败者，害人，其性凉，善走，能调中宣气，通关开胃，解烦渴，化滞物。元坚云：《说文》，浆，酢浆也，从水，将省声。《本草》玉石部下品新补云：浆水，味甘酸，微温无毒。又云：粟米新熟白花者佳，煎令醋，止呕哕。"

【原文】伤寒瘥以后，更发热，小柴胡汤主之。脉浮者，以汗解之；脉沉实者，以下解之。（394）

【提要】本条论述伤寒病愈后更发热，"病发于阳"，病位不同的三种治法：表证脉浮（太阳病）以汗法解之；半表半里证少阳病以和解法治疗，用小柴胡汤；里证脉沉实（阳明病）以下法解之。

【解析】"病有发热恶寒者，发于阳也"，伤寒病愈后，复发热，病发于三阳。脉浮者，病在表，发为太阳病，用发汗的方法治疗；脉沉者，病在里，实者里有结实，"胃家实"是也，发为阳明病，用攻下的方法治疗；如往来寒热、脉弦细，病在半表半里，发为少阳病，用和解的方法治疗，方用小柴胡汤。

三阳病的治疗以祛邪为主，病在表（太阳病）用发汗法、病在半表半里（少阳病）用和解法、病在里（阳明病）用攻下法，此为三阳病证治大法。

今以脉言证，依据病位所在确定治法——半表半里证用和解法、表证用发汗法、里证用下法，重新列于此，示人辨病位表、里、半表半里的重要性。只有辨明病位，才能明确汗、下（吐）、和的治法；再辨病性的寒热虚实，寒者热之，热者寒之，虚者补之、实者泻之；最后辨方证（此即胡希恕先生所言"先辨六经、继辨八纲，最后辨方证"，因为八纲只具抽象，六经才有实形），做到方证对应，治愈疾病。

陆渊雷认为："瘥后劳复作小柴胡汤证者，往往有之，惟因于御内者，即《巢源》所谓瘥后交接劳复（后世亦名女劳复），服汤不效。尝治一壮年男子劳复，其病胸胁苦满而呕，但稍疲惫，无他恶候，与小柴胡汤，许其可治，乃服汤半日而死。余闻而疑讶，按问之，则女劳复也。然诊视之际，病人病家俱不以实告，持脉按腹，亦无他异，记此以识吾过，凡女劳复者多死。《巢源》再三言之，医者不可不知。《三国志·华佗传》云：故督邮顿子献，得病已瘥，诣佗视脉，曰：'尚虚，未得复，勿为劳事，御内即死，临死当吐舌数寸。'其妻闻其病除，从百余里来省之，止宿交接，中间三日发病，一如佗言。"

【原文】大病瘥后，从腰以下有水气者，牡蛎泽泻散主之。（395）

【提要】本条论述腰以下有水气（阳明病）的牡蛎泽泻散证。

【解析】"诸有水者，腰以下肿，当利小便"，大病后，腰以下有水气，沉重、水肿，治疗用牡蛎泽泻散利小便。

牡蛎泽泻散　牡蛎（熬）、泽泻、蜀漆（暖水洗，去腥）、葶苈子（熬）、商陆根（熬）、海藻（洗，去咸）、栝楼根各等份。

上七味，异捣，下筛为散，更于白中治之。白饮和服方寸匕，日三服。小便利，止后服。

【解析】古时"大病"多指发热性疾病，多为感染性疾病，故多伤及津液，而见病后腰以下水肿，用牡蛎、栝楼根，清虚热、增津液，其余泽泻、蜀漆、葶苈子、商陆根、海藻均是利水之品，用白饮和服，意在护胃气，服后小便利则肿消病愈。

陆渊雷解本方证云："商陆根治水肿，最为峻快，服之二便畅行，肿亦随消，铃医常以此取一时之效。海藻，今人用治瘰疬，而《本经》亦有下十二水肿之文，盖催促淋巴还流之药也。泽泻、葶苈诸味，皆逐在里之水，本方表里俱治，故为水肿快药。元坚云：此方栝楼根，盖取之淡渗，不取其生津。《金匮》治小便不利者有水气，用栝楼瞿麦丸，可以相证。而《本草》则曰止小便利，未审何谓（案：盖言治消渴糖尿病也）。《金鉴》云：此方施之于形气实者，其肿可随愈也。若病后土虚不能制水，肾虚不能行水，则又当别论，慎不可服也。"

【原文】大病瘥后，喜唾，久不了了，胸上有寒，当以丸药温之，宜理中丸。（396）

【提要】本条论述大病后胃中虚寒喜唾（太阴病）的理中丸证。

【解析】大病后，胃中虚寒，不能化水饮，口腔内多唾液，此为内虚有寒饮停，用理中丸温之。

【原文】伤寒解后，虚羸少气，气逆欲吐，竹叶石膏汤主之。（397）

【提要】本条论述病后虚羸少气（阳明病）的竹叶石膏汤证。

【解析】大病后，胃气虚，津液不足，不能荣养人体，则大肉尽脱、人体羸瘦、少气、动则气喘，胃虚气逆则欲呕吐，用竹叶石膏汤治疗。

陆渊雷引汤本氏以方药测症候所得本方主治，颇觉明析，即汤本氏云："余之经验，本方证，病者常肉脱羸瘦，有疲劳困惫之状，脉概虚数无力，皮肤及口唇口腔黏膜多干燥，舌干燥有白苔。诉烦渴，呼吸浅表，屡发喘咳，腹部凹陷，甚则如舟底状，食机不振，常恶心，然属阳虚证（案：谓阳证而虚者，下仿此），而非阴虚证。故有热状而无寒状，呼气及其他排泄物，辄有臭气，尿亦浓稠而赤浊，有此等内热情状可征焉。"

竹叶石膏汤　竹叶二把，石膏一斤，半夏半升（洗），麦门冬一斤（去心），人参二两，甘草二两（炙），粳米半斤。

上七味，以水一斗，煮取六升，去滓，纳粳米，煮米熟，汤成去米，温服一升，日三服。

【解析】竹叶苦平，主治咳逆上气；石膏辛微寒，主治心下逆气、惊喘。两药合用，治疗气上逆。麦门冬甘平，主治伤中、伤饱、胃络脉绝、羸瘦、短气；半夏辛平，下气，主治伤寒寒热，心下坚；人参甘微寒，主补五脏；甘草甘平，坚筋骨、长肌肉、倍力；粳米甘平益气。诸药合用，健胃气、长肌肉、清虚热、降逆气。竹叶石膏汤治疗大病后，人虚津亏，虚热，羸瘦少气，气逆欲吐。

【原文】病人脉已解，而日暮微烦，以病新瘥，人强与谷，脾胃气尚弱，不能消谷，故令微烦，损谷则愈。（398）

【提要】本条上承第391条，论述大病后胃气虚应注意饮食调护。

【解析】病人脉已解则无病，日暮微烦为正气渐复之象。所以然者，因大病本身及汗吐下诸法治疗可伤及胃气，病虽愈而胃气尚未完全恢复，应注意饮食调护。若在脾胃尚弱之时，给予诸多营养物质，脾胃不能化之，故微烦。调治之法，少吃即可——"损谷则愈"，如为食复，则需适方治疗。

陆渊雷谓："病人，《玉函》作'伤寒'。脉已解，谓更无病苦也，强与谷，劝令多食也，损谷，节减食饮也，此即食复之轻证。微烦必于日暮时，其理未明，平人体温，一日间亦有高下，日暮时最高。意者，新瘥胃弱而多食，故于体温最高时自觉微烦欤。"引元坚云："病邪解除，既至勿药，则唯任调养，医之能事，于是毕矣。是故结以损谷则愈，亦所以例百病也矣。"

# 小结

第392~398条论述阴易、劳复、病后复热、腰以下水气、喜唾、病后虚羸等病证，指导方证的理论，仍不出八纲六经。

表现为虚劳（太阴病）症状的阴易病，用烧裈散，依据症状反应，用小建中汤更佳；阳明病水肿者用牡蛎泽泻散，阳明病心烦、腹满者用枳实栀子汤，伴宿食者加大黄，阳明病少气发热羸瘦者用竹叶石膏汤；太阴病唾液多者，用理中丸。更有病后发热，依据表证、里证、半表半里证的不同，应用发汗法、下法、和解法治疗，以治疗半表半里阳证少阳病的小柴胡汤举例。

最后总结治疗大病，应重视胃气，提出"损谷则愈"的大法。

# 附篇

## 新编六经提纲及解析

六经提纲，强调其为纲者，谓纲举目张，诸方证皆在六经统辖下，易学。又有诸多学者认为，六经提纲不能包含六经各篇所述诸方证，故曰六经提纲非纲，作为后学，如何可从？笔者认为只要明确六经来自八纲，首重治法，作为提纲，只要能反应病位、病性，指导治法，就足够了。

通过系统学习仲景原文，秉承经方辨证依据症状反应及六经来自八纲的理念，理解六经是病位、病性及治法的复合概念，对《伤寒论》其他版本用"可汗""可下""可吐""可温"等治法分篇进行深入学习，从治法入手，认识八纲六经，明确了六经实质所反映的是治法层面的概念——表证用汗法治疗，里证用吐下法治疗，半表半里证用和解法治疗；治疗阳证以祛邪为主，治疗阴证以强壮机体功能为主，寒证用温热法治疗，热证用寒凉法治疗，虚证用补法治疗，实证用泻法治疗。在此作六经提纲如下，并做简要解析。

### 一、新编六经提纲

太阳之为病，脉浮，头项强痛而恶寒。

少阳之为病，脉弦细，胸胁苦满而往来寒热。

阳明之为病，脉大，胃家实而恶热。

少阴之为病，脉微细，但欲寐而恶寒。

厥阴之为病，阳浮阴沉，心中疼热而下利。

太阴之为病，脉沉，腹满吐利而四逆。

### 二、提纲解析

#### 1. 关于脉

原六经提纲证，除太阳病与少阴病论及脉，其余少阳病、阳明病、太阴病、厥阴病均未论脉。

今补充少阳病之脉为弦细，与第97条"血弱气尽"病机相符。"弦细"之脉名出《伤寒论》少阳病篇第265条——伤寒，脉弦细，头痛发热者，属少阳。

阳明病脉大，与其为里热证病机相符。"大"之脉名出《伤寒论》阳明病篇第186条——阳明脉大。

太阴病脉沉，示太阴病在八纲六经范畴中为里阴证，里证脉沉，阴证性寒，治宜温之，此得之于《伤寒论》第323条"少阴病，脉沉者，急温之，宜四逆汤"一文。

厥阴病为上热下寒证，脉为阳浮阴沉，脉寸为阳，乃示上，浮为热，阳浮以示病机的上热；尺为阴，乃示下，沉为寒，与太阴病脉沉同，阴沉以示下寒。阳浮阴沉揭示厥阴病上热下寒的本质！

## 2. 关于症状、病位、治法，上（表、汗法）中（半表半里、和解法）下（里、下法）

太阳病原文曰"头项"，阳明病原文曰"胃家"。太阳病为上而偏外，治疗应因势利导用汗法。阳明为下而偏里，治疗应因势利导以下法为主。

少阳虽无明言，第97条却明确提到"正邪分争，结于胁下"。后世亦公认治少阳病的主方为小柴胡汤，其主治病位就在"胁下"，细研仲景书小柴胡汤诸方证均以"胸胁苦满"为主症，结合腹诊更能深入理解。鉴于此，少阳病提纲加"胸胁苦满"，病位在中，上与太阳病"头项强痛"、下与阳明病"胃家实"相对应。半表半里证的病位在上下、表里之间，治之则不可用治疗表证的汗法及治疗里证的吐下法，只能用和法治疗，亦深研仲景书所得。

## 3. 关于寒热

太阳病为表证，均有恶寒，原提纲已有。恶寒乃患者的自觉症状，怕冷的自觉症状，也在提示太阳病是表寒证。细读，六经原提纲无一提及发热（体温升高），可证六经辨证非为发热性疾病而设，纵使发热性疾病可用六经辨证。

阳明病补充"恶热"于提纲，实乃在对阳明病外证"发热，汗出，不恶寒，反恶热"深入认识的基础上而补。"发热、汗出"，太阳病与阳明病均可见。"不恶寒""渴"可以称其为温病，见第6条，而阳明病较温病重，故以"恶热"明其特征，怕热的自觉症状也在提示阳明病为里热证。

少阳病介于太阳病与阳明病中间，外则出表恶寒，内则入里恶热，为寒热错杂证，故见往来寒热。怕冷又怕热的双重症状由其位处表里之间的病位所决定，故将往来寒热录入少阳病提纲。往来寒热的自觉症状在提示少阳病为半表半里阳证、为寒热错杂证。

少阴病为表阴证，观用麻黄附子甘草汤微发汗可知，表阳证太阳病有恶寒，少阴病亦当如是，故补入，汉方医家亦有补其入提纲者。少阴病是表寒证且功能沉衰。

太阴病与阳明病相对，病位相同，病性相反。太阴病为里阴证，以腹满吐利、四逆为其提纲，对阳明而言，其实质为里寒证。若细究之，此证（腹满吐利、四逆）阳明病亦可有，但其病性为热，且非常见症状，切记！为何不将恶寒写入太阴病提纲与阳明病恶热对应？因为太阴病固可有恶寒，但其为里阴证，终究以里证的吐、利症状为主，其恶寒不似表证之明显，故未录入！太阴病为里寒证且功能沉衰！

厥阴病提纲，在充分认识原提纲证实质——上热下寒的基础上总结而来，以心中疼热示上热，以下利示下寒！以"阴阳"示上下寸尺论脉，亦受仲景《金匮要略》胸痹病篇以脉"阳微阴弦"指代病位的启发。"师曰：夫脉当取太过不及，阳微阴弦，即胸痹而痛。所以然者，责其极虚也。今阳虚知在上焦，所以胸痹、心痛者，以其阴弦故也"，以脉的"阳浮"示上热，"阴沉"示下寒，从而表示厥阴病的病机。厥阴病为半表半里阴证，为上热下寒证且功能沉衰！

六经来自八纲，以上分析，涉及病位的表、里、半表半里，病性的阴阳寒热，但未论及虚实。盖因表证的太阳病、少阴病，里证的阳明病、太阴病，均有虚实两类；而半表半里的少阳病与厥阴病，均是以虚为本，虚实互见。具体见《八纲解析表证》《八纲解析里证》及《八纲解析半表半里证》三文。

# 八纲解析表证

邪正交争产生症状，症状在人体的不同部位表现出来，病位有表、里、半表半里之分，或见亢奋的、发扬的一类阳性症状，或见沉衰的、消沉的一类阴性症状，病性有阴证、阳证，每个病位都有或阴或阳的两种病性，病位加病性形成六经。

表证是邪正交争在体表，人体欲通过发汗的机转解除的一类疾病，其症状以恶寒为抓手，治疗以温药取汗为大法。表指体表，皮肉筋骨、关节韧带等，表证指机体在外来或内在刺激情况下，与之斗争，在体表出现了症状，此症状可通过发汗的治疗方法缓解或消除。相对而言，有汗者为虚证，用桂枝类方；无汗者为实证，用麻黄类方；功能沉衰者加具有兴奋功能的药物，如附子。表证均是寒证，太阳病提纲证中的恶寒，提示太阳病是寒证，少阴病亦是寒证。表证用药，只能用温药，温病无表证，其所谓"辛凉解表"实际上治疗的是阳明里热轻证。

今从表证的识别、表证分阴阳、表证分虚实、温病无表证（解表只能用温法）及医案举例5个方面，对表证予以说明。

## 一、表证的识别

表证的识别应该包括两个层面，一是邪正交争后症状反应在体表，二是人体通过发汗的机转解除疾病的病机学概念。仲景一书，将两者完美地呈现出来，具体识别则依据《伤寒论》第1条。

第1条：太阳之为病，脉浮，头项强痛而恶寒。

## 二、表证分阴阳

人体患病后，最先发生功能的改变，其功能变化较平日不为不及则为太过，太过则为阳性病症，不及则为阴性病症。表证也是如此，太过则为表阳证，不及则为表阴证（注：阴证及阳证以太过、不及解，非以寒、热解，此处是重点），表阳证为太阳病，表阴证为少阴病。表证的识别，如上所述。今对表阳证、表阴证，具体论述如下。

第7条：病有发热恶寒者，发于阳也。无热恶寒者，发于阴也。

柯韵伯将本条作为《伤寒论》的总纲，经方大家胡希恕先生及冯世纶教授在解读少阴病时，将本条引入，作为识别太阳病与少阴病的依据，可从。即无论何病，发作时有发热、恶寒，则病发于阳，发为表阳证太阳病；无热、恶寒则病发于阴，发为表阴证少阴病。

其系统、独到之处是对"恶寒"一症的深入理解。恶寒就是患者的自觉怕冷，是识别表证的核心症状。其难点是对"发热"与"无热"的解读。从临证实际出发，少阴病也可以有高热（体温高），但患者表现出极度怕冷，其较太阳病的怕冷更重，且有功能沉衰的为证反应"但欲寐"。此"无热"可解，说的是患者的自觉症状。"发热"则难解，太阳病有发热，若以患者自觉发热解之，则此"发热、恶寒"与"往来寒热"混为一症，无法区分太阳病与少阳病的热型，且如此"发热"亦指体温，和少阴病的"无热恶寒"不能区分，甚是费解。

随着深入学习胡希恕先生对阴证、阳证的论述，阳为太过、阴为不及，不是以寒热解，则豁然开朗，即无论是少阴病还是太阳病，患者都有怕冷，患太阳病时机体抗邪有力，为有余的为证反应，患少阴病时功能沉衰，为不足的为证反应。"发热""无热"以阴阳属性的阳性证（有余、太过）、阴性证（不足、不及）解之，临证可贯通，也可进一步正确理解表证中的表阳证、表阴证，亦可跳出伤寒是热病、王叔和整理的仲景遗论《伤寒论》是疗发热性疾病的误区。

**表阳证的识别依据：**

第1条：太阳之为病，脉浮，头项强痛而恶寒。

第 7 条：病有发热恶寒者，发于阳也。

**表阴证的识别依据：**

第 1 条：太阳之为病，脉浮，头项强痛而恶寒。

第 7 条：无热恶寒者，发于阴也。

第 281 条：少阴之为病，脉微细，但欲寐也。

太阳病是表阳证，八纲辨证疾病表里相传，少阴病篇原文多是在讨论疾病表里相传的规律及证治，亦可证明少阴病是表阴证。关于少阴病是表阴证的进一步说明，表证是机体欲通过发汗机转而解除的病症反应，仲景在少阴病篇关于少阴病用汗法，有具体论述，即第 302 条："少阴病，得之二三日，麻黄附子甘草汤微发汗。"由于少阴病是功能沉衰的表证，较之太阳病，传变更迅速，很快会传里，发生太阴病，仲景书中的辨证依据症状反应，故紧接着有"以二三日无里证，故微发汗也"的说明。

## 三、表证分虚实

表阴证少阴病、表阳证太阳病各有虚实及代表方证。在表证中，以功能是否沉衰分表阳证太阳病、表阴证少阴病，又根据是否有津液在体表聚集（注：其实质反应的是胃气的强弱），分为实证和虚证，即体表津液聚集而无汗出的表实证及体表津液不足而汗出的表虚证。

太阳病依据汗出的有无，分为汗出、恶风的中风表虚证和无汗、恶寒的伤寒表实证，即仲景书中的第 2 条及第 3 条。

第 2 条：太阳病，发热汗出，恶风脉缓者，名为中风。

第 3 条：太阳病，或已发热，或未发热，必恶寒，体痛呕逆，脉阴阳俱紧者，名为伤寒。

表阴证、表阳证之中均有实证、虚证，分别以麻黄类方及桂枝类方治疗，最具代表性的方证，莫过于太阳病篇的表阳实证麻黄汤证和表阳虚证桂枝汤证。少阴病与太阳病同为病位在表的证，所不同者，少阴病较太阳病功能沉衰，抗力不足，其方治则需在治太阳病方中加入能够振奋人体功能的药物附子。同太阳病，少阴病也有代表方证，散在诸篇。表阴实证的代表方证为麻黄附子甘草汤证，出在少阴病篇；表阴虚证的代表方证为桂枝加附子汤证、甘草附子汤证，出在太阳病篇。

**太阳病虚证（表阳虚证）代表方证——桂枝汤证**

第 12 条：太阳中风，阳浮而阴弱，阳浮者热自发，阴弱者汗自出，啬啬恶寒，淅淅恶风，翕翕发热，鼻鸣干呕者，桂枝汤主之。

第 13 条：太阳病，头痛，发热，汗出，恶风，桂枝汤主之。

第 57 条：伤寒，发汗已解，半日许复烦，脉浮数者，可更发汗，宜桂枝汤。

**太阳病实证（表阳实证）代表方证——麻黄汤证**

第 35 条：太阳病，头痛，发热，身疼，腰痛，骨节疼痛，恶风，无汗而喘者，麻黄汤主之。

第 36 条：太阳与阳明合病，喘而胸满者，不可下，宜麻黄汤。

第 52 条：脉浮而数者，可发汗，宜麻黄汤。

**少阴病虚证（表阴虚证）代表方证——桂枝加附子汤证、甘草附子汤证**

第 20 条：太阳病，发汗，遂漏不止，其人恶风，小便难，四肢微急，难以屈伸者，桂枝加附子汤主之。

第 175 条：风湿相搏，骨节疼烦，掣痛不得屈伸，近之则痛剧，汗出短气，小便不利，恶风不欲去衣，或身微肿者，甘草附子汤主之。

**少阴病实证（表阴实证）代表方证——麻黄附子甘草汤证**

第 302 条：少阴病，得之二三日，麻黄附子甘草汤微发汗。以二三日无（里）证，故微发汗也。

《金匮要略》水气病篇："水，发其汗即已。脉沉者宜麻黄附子汤。"

## 四、温病无表证，解表只能用温法

有了以上对表证的认识，回过头再看后世温病提出的"辛凉解表"。吴鞠通虽然提出辛凉解表，但每方都有方证内容。后世读书，惑于其受热致病说，不懂症状反应与方证之间的对应关系，这又是吴鞠通所始料未及。

通过学习、解读吴鞠通原文，可以逐渐认清临证事实。

**《温病条辨》原文：**

四、太阴风温、温热、温疫、冬温，初起恶风寒者，桂枝汤主之；但热，不恶寒而渴者，辛凉平剂银翘散主之。

六、太阴风温，但咳，身不甚热，微渴者，辛凉轻剂桑菊饮主之。

七、太阴温病，脉浮洪，舌黄，渴甚，大汗，面赤，恶热者，辛凉重剂白虎汤主之。

解第四条："太阴风温、温热、温疫、冬温"，这是吴鞠通创立温病学说的基础，即"温病"的病因与"伤寒"不同，是感受温热邪气，也是错误认识的根源。"初起恶风寒者，桂枝汤主之"，吴鞠通重视方证，知道有此证用此方，但此时与其所论病因学就矛盾了，不能自圆其说。"但热，不恶寒而渴者"，这明明是仲景所论阳明热病、温病（参学《伤寒论》第 6 条"太阳病，发热而渴，不恶寒者，为温病。若发汗已，身灼热者，名风温"及第182条"问曰：阳明病外证云何？答曰：身热，汗自出，不恶寒，反恶热也"自明），何来表证？"辛凉平剂银翘散主之"，又说"温病忌汗，汗之不惟不解，反生他患"，用发汗法治疗阳明热病、温病，徒伤人体津液，仲景所不取（仲景书中认为应存津液于阳明，不能用发汗之法），如第6条就是在警示温病、风温（实为里热证、阳明病）用发汗法误治的严重后果。吴鞠通显然也认识到了这一点，那么银翘散不能发汗，自然不是治疗表证的方剂。以此方治疗阳明热病轻症、太阳阳明合病或有疗效，真正的阳明热病还需用白虎汤治疗。

解第六条："微渴""身热不甚"，只是阳明热病轻症，且以咳嗽为主症，无恶寒则无表证，何来辛凉平剂以"解表"之说？

解第七条："脉浮洪，舌黄，渴甚，大汗，面赤，恶热者"，阳明热病已成，只需白虎汤直折其热，方证相应，自可治愈疾病。此时已无表证，何来辛凉重剂以"解表"说？

综上可见中医辨证依据症状反应，有恶寒才有表证，解表只能用温药（吴鞠通也用桂枝汤）。后世之辛凉治法，依据其症状反应，分析其方治，俱在仲景阳明病、温病中求之。辛凉解表如用之发汗，是犯阳明热病的禁忌之法，用来治疗阳明热病轻症或可有效，至于重症，用之往往偾事，还需依据症状反应，取用白虎汤、栀子豉汤、猪苓汤等方治之。

## 五、医案举例

**举《伤寒知要》记载的麻黄汤治疗流感以说明。**

《伤寒知要》原文：我因从事《伤寒论》教学工作较久，故在临床上喜用其方，在课堂上常赞其效。但不少学生对仲景《伤寒论》方很少人用，尤其是麻黄汤，在临床上得不到验证，因而产生了怀疑。我曾为此而反复举例说明其效价是不容怀疑的。不少学生通过教学基地的见习或实习后，在实践中已受到了锻炼，提高了认识。例如次女毕业于江西中医学院，分配在江西某卫生所工作。1972年春夏之时，该矿区发生流行性感冒，其中就有不少是属于太阳病表寒实证而采用麻黄汤治愈的。她说："患者多为青年矿工，平素身体壮实，多起病急骤，恶寒发热，有的但寒不热，或寒热均甚，寒战高热达40℃以上，头痛身痛有紧束感，鼻塞喷嚏流涕，无汗（多数患者在就诊中医前，有口服或注射解热镇痛药而不出汗，或汗出不透，寒热不退的治疗史），不渴或渴不欲饮，舌苔白或薄黄，脉浮紧或数，并伴有咳嗽、呕吐等症状。开始，我们用一般中成药（桑菊感冒片或银翘解毒丸）治疗，有的治愈，有的服后恶寒更甚，病情加重。细审其证，有效的属表热，无效的属表寒。改投荆防败毒散加减，疗效仍不满意。再思此类患者症状与《伤寒论》太阳病表寒实证颇相类似，虽为流感，仍大胆采用麻黄汤。其中麻黄三钱，桂枝三钱，杏仁三钱，甘草二钱。一般服上方二三剂即可汗出热退而愈。但有一例，因服一剂后汗出，寒热减轻大半，而怕发汗太过，将麻黄减为一钱半，服后病复加重，再将麻黄加至三钱，服二剂，透汗而愈。从临床实践中我们体会到，流行性感冒虽多见表热证，但也有表寒证，而且还有表寒实的麻黄汤证。

解读：此流感发病时的八纲属性就是典型的表阳寒实证，太阳病中的伤寒证，即麻黄汤证，因未识得中医辨证"论其证、非论其因"的特点，惑于病因学的"寒"与"热"，加之病起于"春夏"之时，误用阳明热病方治疗太阳表证，故病不愈，后虽以方证对应治愈流感，但总未出病因学的受"寒"说。今人一见发热，便用病因学的"感受温热邪气"解读，无论是否有"恶寒"的表证，一律用清热解毒之法、予寒凉之药。无视表证，不用汗法，故用药后疗效不彰，更甚者使病情加重，进而使病程延长，或遗留感冒后咳嗽久久不愈。在过去无发汗解热之西药时，往往致患者于死地，如恽铁樵的三个儿子患伤寒表实证麻黄汤证，病本为伤寒表证，因有发热，当时上海名医均以为阳明病而用寒凉药治疗，三个儿子均死于是病，后第四子夏天又患发热、无汗而喘的伤寒表证，名医再处以寒凉之药，恽铁樵无奈自救，以麻黄汤治愈自己第四子之病。

综上所论，仲景书的表证以汗法治疗，症状以恶寒识别，用药只有温汗之法。如无功能沉衰，直接用桂枝汤、麻黄汤类方；有功能沉衰，则加附子等振奋功能的药物。解表只能用温法，临证意义重大，尤其是治疗发热性疾病时。

# 八纲解析里证

随着对表里及表证（表证都是寒证，无热证，以恶寒症状识别）的认识逐渐清晰，对里证的认识也慢慢清晰起来。里证或为单纯的热证，或为单纯的寒证。当然，可有寒实、虚寒，或热实、虚热，但绝无寒热错杂者。而后一旦表里之证认识清晰，半表半里证也就不再难识别了（半表半里多是寒热错杂，且临证以消化道症状为主）。现讨论里证如下。

首先说里，里就是指身体的最里面。生理情况下，人体可见、可感知的就是吃进去的食物、喝进去的水，通过汗出、排尿、排便代谢出来，妇人有月经，功能正常，无所痛苦，此即处于"阴平阳秘"的健康状态。如果功能改变，与正常生理代谢比较则会表现出太过或不及的状态，太过的称为阳证，不及的称为阴证。

在里则称之为里阳证、里阴证，也就是仲景书所记录的"阳明之为病"，后世称为"阳明病"，以及"太阴之为病"，后世称为"太阴病"。

里阳证、里阴证已明，只需对里证的寒热、虚实再进一步分析，则里证可明！

## 一、里证分虚实

从外在可见症状分析，里证在体表表现为汗出的减少或增多；从在里可见的症状分析，里证可表现为上吐、下泻、尿频不固，或表现为中间满、大便不通，尿液排出不利。若不固，津液外泻（吐泻、多汗、尿频），就是虚证；便秘、无汗、排尿不利，就是实证。但极端的热把津液蒸发殆尽及虚寒不能生成津液而无汗、吐泻止的情况自然不能包括！

## 二、里证分寒热

### 1. 里热证

里热迫津液外出，人体可汗出、身热、不恶寒而反恶热、口渴，这就是阳明病的外证。如果热灼津液干涸，出现"胃家实"的阳明病腹证，复杂时可见热迫津液不守，同时热灼津液损伤，而见上吐、下泻与"胃家实"同时出现——后世谓之为"热结旁流"。

### 2. 里寒证

里寒，津液不固，人体汗出、无热、口不渴，这就是太阴病的外证。当然，若里热迫津液从消化道、尿道外出，则表现出上吐、下泻、小便数而热的为证反应，但里虚寒而津液不固，也可出现上吐、下泻、小便数而寒的为证反应。一般寒证多不渴，热证多口渴，可以此辨识在里之寒热。里寒内结为实，则可表现为"腹满""寒实结胸"的太阴病，也是典型的为证反应。里寒内结且不固，出现太阴病提纲证，"腹满，食不下（内结）""吐，自利（不固）"。其与后世所言之"热结旁流"所不同者，在于里证的寒与热，此亦阳明病与太阴病辨识之根本。

## 三、分证解析

无论虚实如何，里证为证的寒热单纯，不是热证，就是寒证，故以寒热两大纲领对里阳证及里阴证的方证进行分析，然后深入学习仲景书，就可以理解《伤寒论》的里证。

（一）里阳证

里阳证包括里热不实（虚）证和里热实证。

**1. 里热不实（虚）证**

解要：里热迫津液外出，津液不虚，表现为典型的阳明外证，即发热、汗出、不恶寒、反恶热、口渴。如果里热不实，热扰于胸中，出现烦热、胸中窒，需以苦寒的栀子清热除烦，还需淡豆豉以顾护胃气，成栀子豉汤证；如果里热盛于中，津液亏，口渴、心烦、汗出、身热、脉大，须用白虎汤清其里热，人参增津液以止渴，成白虎加人参汤证；里热迫津液外出于尿道，且伤津液，则尿频、尿急、尿痛、排尿有灼热感、尿血、口大渴、身热，需用泽泻、滑石、猪苓以清热利尿止渴，用茯苓安神且利水，阿胶修复尿道损伤，成猪苓汤证；如果里热迫津液从消化道外出，在下则为下利、灼热，在上则为呕吐酸臭、喘，从体表外出则可见汗出，仲景处以葛根黄芩黄连汤。

**典型方证条文举例：**

第34条：太阳病，桂枝证，医反下之，利遂不止，脉促者，表未解也，喘而汗出者，葛根黄芩黄连汤主之。

第76条：发汗后，水药不得入口，为逆。若更发汗，必吐下不止。发汗吐下后，虚烦不得眠，若剧者，必反复颠倒，心中懊恼，栀子豉汤主之。若少气者，栀子甘草豉汤主之。若呕者，栀子生姜豉汤主之。

第77条：发汗，若下之而烦热，胸中窒者，栀子豉汤主之。

第78条：伤寒，五六日，大下之后，身热不去，心中结痛者，未欲解也，栀子豉汤主之。

第26条：服桂枝汤，大汗出后，大烦渴不解，脉洪大者，白虎加人参汤主之。

第168条：伤寒，若吐、若下后，七八日不解，热结在里，表里俱热，时时恶风，大渴，舌上干燥而烦，欲饮水数升者，白虎加人参汤主之。

第223条：若脉浮，发热，渴欲饮水，小便不利者，猪苓汤主之。

第319条：少阴病，下利六七日，咳而呕渴，心烦不得眠者，猪苓汤主之。

**2. 里热实证**

解要：除里热证的表现外，结实于里，多以多汗、谵语、潮热、燥屎、"胃家实"、按之腹满痛等症状示人，仲景分别处以寒下之大承气汤、小承气汤、调胃承气汤、大陷胸汤等方。如果胸闷、呕吐、胸中结实，有借吐法解除的机转，仲景处以涌吐的瓜蒂散。

**典型方证条文举例：**

第215条：阳明病，谵语，有潮热，反不能食者，胃中必有燥屎五六枚也。若能食者，但硬耳，宜大承气汤下之。

第220条：二阳并病，太阳证罢，但发潮热，手足漐漐汗出，大便难而谵语者，下之则愈，宜大承气汤。

第242条：病人小便不利，大便乍难乍易，时有微热，喘冒不能卧者，有燥屎也，宜大承气汤。

第321条：少阴病，自利清水，色纯青，心下必痛，口干燥者，急下之。宜大承气汤。

第135条：伤寒，六七日，结胸热实，脉沉而紧，心下痛，按之石硬者，大陷胸汤主之。

第137条：太阳病，重发汗，而复下之，不大便五六日，舌上燥而渴，日晡所小有潮热，从心下至少腹硬满而痛，不可近者，大陷胸汤主之。

第166条：病如桂枝证，头不痛，项不强，寸脉微浮，胸中痞硬，气上冲喉咽不得息者，此为胸有寒也，当吐之，宜瓜蒂散。

第355条：病人手足厥冷，脉乍紧者，邪结在胸中，心下满而烦，饥不能食者，病在胸中，当须吐之，宜瓜蒂散。

## （二）里阴证

里阴证包括里虚寒证和里寒实证。仲景书对阳证认识充分，对阴证认识不足，里证更是如此。但从八纲分析，有法可循，亦可从原文中寻找出典型方证。

### 1. 里虚寒证

**典型方证条文举例：**

第353条：大汗出，热不去，内拘急，四肢疼，又下利，厥逆而恶寒者，四逆汤主之。

第354条：大汗，若大下利而厥冷者，四逆汤主之。

第370条：下利清谷，里寒外热，汗出而厥者，通脉四逆汤主之。

第378条：干呕吐涎沫，头痛者，吴茱萸汤主之。

第396条：大病瘥后，喜唾，久不了了，胸上有寒，当以丸药温之，宜理中丸。

### 2. 里寒实证

**典型方证条文举例：**

第141条：寒实结胸，无热证者，与三物小白散。

第324条：少阴病，饮食入口则吐，心中温温欲吐，复不能吐，始得之，手足寒，脉弦迟者，此胸中实，不可下也，当吐之。

总之，从八纲分析，病位在里的证，包含功能亢进的阳证（即里阳证阳明病）和功能沉衰的阴证（即里阴证太阴病）两类。里阳证为里热证，里阴证为里寒证。就虚实来讲，内有所结谓之实，内无所结谓之虚。故里阳证有里热实证和里热不实（虚）证两类，里阴证有里寒实证和里寒虚证两类，这是从八纲层面对里证的分析，且每类证都有相应的治法及代表方证。以上是对里证的系统认识，有助于临证从八纲、六经、方证层面深入学习仲景书。

# 八纲解析半表半里证

经方医学来自对临床实践经验的总结，对表证、里证认识得较为充分。半表半里证的认识是建立在对表证、里证认识及反复治疗失败的基础上的，所以要认识半表半里证，就必须认识表证、里证。

表、里、半表半里在人体都指部位，而且是古人直观、可见、可感知的内容。表在生理情况下可以通过汗出感知，里在生理情况下可以通过饮食的代谢感知，饮进去的水经过代谢后主要通过尿、汗排出，吃进去的食物经代谢后主要通过大便排出，这是生理情况下的表、里功能。但由于古代科技及自然感知的局限，半表半里的生理情况不可直接感知。

正气存内，邪不可干。唯物辩证法认为，外因是变化的条件，内因是变化的根据，外因通过内因而起作用。在中医学中，也就是强调功能的改变取决于邪正交争的结果，不是外来诱发或促发因素所决定的，更多的是由人体抗病力的内在因素决定。人体感受邪气后，正邪交争，功能首先发生改变，出现较正常太过或不及的一面，从而有相应的症状反应在表或里。太过的症状反应于表就是表阳证，仲景书称其为太阳病；不及的症状反应于表就是表阴证，仲景书称其为少阴病；太过的症状反应于里就是里阳证，仲景书称其为阳明病；不及的症状反应于里就是里阴证，仲景书称其为太阴病。

如果只有上述理论探讨，临证没有具体的症状抓手，是无法识别太阳病、少阴病、阳明病、太阴病的。所以，仲景示人以最为典型的症状反应来识别表阳证太阳病、表阴证少阴病、里阳证阳明病、里阴证太阴病。

具体可参考依据仲景书总结出来的新编六经提纲："太阳之为病，脉浮，头项强痛而恶寒；阳明之为病，脉大，胃家实而恶热；少阴之为病，脉微细，但欲寐而恶寒；太阴之为病，脉沉，腹满吐利而四逆。"

　　基于对表证、里证的认识，表证、里证都容易感知，表证都是寒证，治疗用温药发汗，里证或为寒证，或为热证，处方亦较为简单，这也是实践过程中容易掌握的内容。表证用发汗法治疗，里证用攻下或温、清法，以及吐法治疗，这些在实践中反复被验证有效，且以方证的形式被记录下来。随着临证实践的发展，对疾病症状反应、药物治疗反应的观察，人们发现，有一些症状用上述方法治疗后并不能缓解或者解除，甚至会使病情加重、患者死亡，也慢慢发现了一些药物及组方既不像治疗表证的方药，可通过明显汗出而由表解除疾病，也不像治疗里证的方药，可以通过明显的吐、下将疾病由里解除，而是部分人服用后会汗出，部分人服用后会呕吐、大便通畅、小便通畅，或服药后无明显不适，然后疾病解除，且组方药物寒热错杂，这时就产生了和法。所以，从治疗反应分析，寒热错杂用药组方的出现，服药后汗、下、温、清治疗反应合于一体，是半表半里参生的实践基础，即先有治疗的失败教训，然后在此基础上总结成功的方证经验，最后逐渐认识半表半里的和法，认识了和法，就在病位、治法层面掌握了半表半里证。

　　分析到这里，似乎半表半里就是一法（和法），这不符合经方辨证依据症状反应这一最朴素的方法。仲景通过临证实践，总结出半表半里证的症状反应规律——阳证为"口苦、咽干、目眩"，阴证为"消渴、气上撞心、心中疼热、饥而不欲食、食则吐蛔"；还示人以识别半表半里阳证少阳病的病机学内容，即第97条"血弱气尽，腠理开，邪气因入，与正气相搏，结于胁下"，这一点在表证、里证是绝无明示的。不但如此，还示人以半表半里邪正交争的部位为"胁下"，症状反应为"胸胁苦满"，胸胁苦满是识别半表半里证最重要的内容之一，尤其是阳性病症，具体参看《新编六经提纲》一文及第101条解析。半表半里，位置处于表里之间，其正邪斗争，互有进退，正气胜则出表，有在表、在上的表现，即"恶寒是其一症，胸胁苦满是一症"；正气弱，邪气进，则进一步入里，有在里、在下的表现，即"发热、不恶寒、呕吐是其一症，腹痛是一症"。

　　即便如此，仲景感觉对半表半里的识别还是不满意，所以，又针对半表半里阳证少阳病总结出禁汗、禁吐下的大法（来源于对临证失败教训的总结），以说明半表半里的复杂性，治疗只能用和法。

　　原少阳病提纲及厥阴病提纲均不能反映半表半里证的本质，且概括不够全面。今从八纲分析，少阳病为半表半里阳证，寒热错杂（以上热为主），虚实互现；厥阴病为半表半里阴证，寒热错杂（以下寒为主），功能沉衰（人虚病实）。故而，作少阳病提纲为"少阳之为病，脉弦细，胸胁苦满而往来寒热"，厥阴病提纲为

"厥阴之为病，阳浮阴沉，心中疼热而下利"，可以帮助大家从八纲层面认识半表半里证。

**半表半里阳证少阳病的病机条文：**

第 97 条：血弱气尽，腠理开，邪气因入，与正气相搏，结于胁下，正邪分争，往来寒热，休作有时，嘿嘿，不欲饮食，脏腑相连，其痛必下，邪高痛下，故使呕也，小柴胡汤主之。服柴胡汤已，渴者，属阳明，以法治之。

**半表半里阳证少阳病不能用汗、吐、下法条文：**

第 264 条：少阳中风，两耳无所闻，目赤，胸中满而烦者，不可吐下，吐下则悸而惊。

第 265 条：伤寒，脉弦细，头痛发热者，属少阳，少阳不可发汗，发汗则谵语。此属胃，胃和则愈，胃不和，烦而悸。

**由于半表半里不能用单纯的汗、吐、下法，故三阳合病治从少阳**

第 99 条：伤寒四五日，身热恶风，颈项强，胁下满，手足温而渴者，小柴胡汤主之。

第 266 条：本太阳病不解，转入少阳者，胁下硬满，干呕不能食，往来寒热，尚未吐下，脉沉紧者，与小柴胡汤。

**半表半里从表或里排邪的条文：**

第 230 条：阳明病，胁下硬满，不大便而呕，舌上白胎者，可与小柴胡汤。上焦得通，津液得下，胃气因和，身濈然汗出而解。

第 149 条：伤寒五六日，呕而发热者，柴胡汤证具，而以他药下之，柴胡证仍在者，复与柴胡汤，此虽已下之，不为逆，必蒸蒸而振，却发热汗出而解。

**半表半里阳证少阳病代表方证——小柴胡汤证**

第 96 条：伤寒五六日中风，往来寒热，胸胁苦满，嘿嘿不欲饮食，心烦喜呕，或胸中烦而不呕，或渴，或腹中痛，或胁下痞硬，或心下悸、小便不利，或不渴、身有微热，或咳者，小柴胡汤主之。

第 144 条：妇人中风，七八日续得寒热，发作有时，经水适断者，此为热入血室，其血必结，故使如疟状发作有时，小柴胡汤主之。

**半表半里阴证厥阴病代表方证——甘草泻心汤、黄连汤、乌梅丸、麻黄升麻汤**

第 158 条：伤寒中风，医反下之，其人下利，日数十行，谷不化，腹中雷鸣，心下痞硬而满，干呕心烦不得安。医见心下痞，谓病不尽，复下之，其痞益甚。此非结热，但以胃中虚，客气上逆，故使硬也。甘草泻心汤主之。

第 173 条：伤寒，胸中有热，胃中有邪气，腹中痛，欲呕吐者，黄连汤主之。

第338条：伤寒脉微而厥，至七八日肤冷，其人躁，无暂安时者，此为脏厥，非蛔厥也。蛔厥者，其人当吐蛔。今病者静，而复时烦者，此为脏寒。蛔上入其膈，故烦，须臾复止；得食而呕，又烦者，蛔闻食臭出，其人常自吐蛔。蛔厥者，乌梅丸主之。又主久利。

第357条：伤寒六七日，大下后，寸脉沉而迟，手足厥逆，下部脉不至，喉咽不利，唾脓血，泄利不止者，为难治。麻黄升麻汤主之。

半表半里证较单纯的表证、里证常见，然而临证辨识困难。胡希恕先生提出，表里易知，阴阳易判，阳证排除表阳证太阳病、里阳证阳明病，就是半表半里阳证少阳病；阴证排除表阴证少阴病、里阴证太阴病，就是半表半里阴证厥阴病。同时指出，用发汗治疗不好的可以排除表证，用吐、下治疗不好的可以除外里证，剩下的就是半表半里证，阳证就是少阳病，阴证就是厥阴病。胡希恕先生从症状反应、病机学两个层面，提示用排除法识别半表半里证。

结合半表半里证的特点排邪，或从表，或从里，故临证实践时，半表半里证往往会表现出表证症状、里证症状，所以如果症状繁杂，不妨用加法识别，即既有表证、又有里证，且两者均不典型，应考虑半表半里证。附相关条文予以说明：

第96条：伤寒，五六日中风，往来寒热……小柴胡汤主之。

第147条：伤寒五六日，已发汗而复下之，胸胁满微结，小便不利，渴而不呕，但头汗出，往来寒热，心烦者，此为未解也，柴胡桂枝干姜汤主之。

第148条：伤寒五六日，头汗出，微恶寒，手足冷，心下满，口不欲食，大便硬，脉细者，此为阳微结。必有表，复有里也。

如上所述，半表半里可以通过病机的"血弱气尽"状态，病位的"胁下"，"胸胁苦满"的特异性症状，诊法的腹诊、治法的和法，从表汗出、里吐下排邪，禁用单纯的吐法、下法、发汗法（半表半里阳证少阳病尚不能用，津液进一步亏损，功能进一步沉衰的半表半里阴证厥阴病，更不能用），症状、病机层面的排除法，处方用药的"寒热错杂"，以及新编少阳病、厥阴病提纲证等，综合识别。

总之，表里易知，阴阳易判，除去典型的表证、里证，临证都应考虑半表半里证，是阴证还是阳证，要依据功能是否沉衰、津液是否损伤更重判断。疾病的病性寒热错杂（多见上热下寒证），表证、里证均不明显时，治疗用药寒热错杂，服药后无明显的汗、吐、下反应而疾病痊愈，应首先考虑半表半里证，这是经过反复临证失败后的经验总结，是逐渐认识到治疗半表半里证的"和法"。

以上关于八纲解析表证、八纲解析里证、八纲解析半表半里证的内容，是笔者基于胡希恕经方医学体系治学思想——"仲景书来自临证实践经验的总结，有自己的传承脉络（仲景本伊尹之法，伊尹本神农之经），属于经方学派；始终理会仲景书；经方辨证依据症状反应；伤寒、中风、温病诸名，乃论其证之恶寒、恶风、恶热，非论其因之感寒、受风、受热；六经来自八纲，临床先辨六经、继辨八纲、最后辨方证，求得方证相应治愈疾病等"，对经方医学的认识，自觉对读懂仲景书有所帮助，一家之言，不一定正确，只能代表笔者目前的想法，所谓"是是非非"，只是在不同时期对同一问题的不同认识。

陆渊雷在《伤寒论今释》的后叙中说"学问与年俱进，今以为是者，安知他日不以为非，订正宁有止境"，与诸君共勉。

# 后　记

从古至今，解析仲景遗论中《伤寒论》者，多矣。然大多未能跳出伤寒是热病，发热性疾病是伤寒的圈子。后来又有病因学说的受寒发病说及用经络、脏腑学说解析《伤寒论》。随着运气学说的兴起，运气学说也被引入对《伤寒论》的解读，形成了以脏腑经络气化学说解析《伤寒论》为主要理论的学术体系。因为跳进"伤寒"是发热性疾病的"陷阱"，认为《伤寒论》是为治疗发热性疾病"伤寒"而设，其病因是受寒，于是又陷入《内经》《难经》的狭义、广义"伤寒"之争。随着后世温病学说的兴起，又有"伤寒""温病"之争。以上皆是因为不明确仲景书的传承脉络——"伊尹以元圣之才，撰用《神农本草》以为《汤液》，汉张仲景《论广汤液》，为十数卷，用之多验，近世太医令王叔和撰次《仲景遗论》甚精，皆可施用"，又被撰次仲景遗论的王叔和所作"伪序"——"余宗族素多，向余二百，建安纪年以来，犹未十稔，其死亡者三分有二，伤寒十居其七。感往昔之沦丧，伤横夭之莫救，乃勤求古训，博采众方，撰用《素问》《九卷》《八十一难》《阴阳大论》《胎胪药录》并《平脉辨证》，为《伤寒杂病论》，合十六卷"禁锢之过。

既然明确经方医学传承"是仲景本伊尹之法，伊尹本神农之经"，是知仲景用药依据《神农本草经》。故而文中诸药之功效，多依据《神农本草经》，或仲景《伤寒论》《金匮要略》中的药证、方证经验，或与后世认识不同，读者需在此处留意。

随着对胡希恕先生"六经、八纲、方证"经方学术思想的深入研习，以及指导研读、讲习《伤寒论》《金匮要略》，常有拨云见日之感，临证应用经方，多能取效，于是萌生用八纲、六经、方证理论解读《伤寒论》398条之心。第一稿完成提要、解析两部分，限于对原文及方证的解析，解析过程秉持始终理会仲景书、尽去诸注、论中前后"原文内容"相互联系的想法，尽量做到"以仲景解仲景"，理论以胡希恕先生提出的"六经、八纲、方证"为框架，多涉及合并病及治法内容。第二稿在其中引入了部分医家的注解，尤其以陆渊雷之《伤寒论今释》内容为多，盖因陆氏的解说对理解胡希恕先生提出的病机层面的六经、八纲多有启发，其引证、考证原文及方证应用多切合临证实践。第三稿在修订过程中，加入了398条条文小结及医案内容。条文小结有助于从整体看《伤寒论》398条内容，医案则是临证实践对仲景书的解读，其中也有部分自己的医案。读者注意，所引前人医案部分，亦有从脏腑辨证、经络辨证说理者，只需理会其客观的临证过程即可。

对于书中六经、八纲学术思想部分的说明：第一，本书虽然是以胡希恕经方学术思想解析《伤寒论》，但部分认识与胡希恕先生不同。比如，本书中的学术观点认为表阳证（太阳病）是寒证，与胡希恕先生认为的"寒热有常""热者属阳"不同；虚实以症状反应有无结实判断，与胡希恕先生在《辨证施治概论》一文中提出的"虚指人虚，实指病实，病还未解，而人的精力已有所不支，机体的反应显示出一派虚衰的形象者，即称之为虚证。病势在进，而人的精力并亦不虚，机体反应显示出一派充实的病证者，即称之为实证"不同。第二，临证以里热证属阳明，里寒证属太阴，在此是否混淆了"阴阳"与"寒热"的概念？我们认为"恶寒"是表证的特点，阳明病的外证为"恶热"，而里阴证太阴病之四逆汤证亦有"恶寒"，强调太阴病以里虚寒的消化道吐利症状为主，同时加衣盖被可缓解其恶寒，兹以鉴别。这些问题，都需要进一步探讨。

最后，需要明析的是临证先有方证经验，在方证经验的基础上总结出治法，又以治法指导方证经验的临床应用，其中汗法治疗表证，吐、下法治疗里证，和法治疗半表半里证。只有在充分认识六经来自八纲，对表阳证太阳病、表阴证少阴病、里阳证阳明病、里阴证太阴病、半表半里阳证少阳病、半表半里阴证厥阴病深刻认识的基础上，才可以深入学习合并病及治法，这也是胡希恕经方学术思想中的精华，在原文解析时多有说明，读者需留意。

明代思想家李贽云："夫是非之争也，如岁时然，昼夜更迭，不相一也。昨日是而今日非矣，今日非而后日又是矣。"陆渊雷亦云："学问与年俱进，今以为是者，安知他日不以为非，订正宁有止境。"临证客观实践始终如一，个人认识不同，理论解析可有不同，只要沿着正确的方向努力，用"六经来自八纲""辨方证是辨证论治的尖端"来指导临床，读仲景遗论，做中医临床，相信一定会做到"苟日新，日日新，又日新"。通过学习经方、应用经方、传播经方，为中医药的伟大复兴，贡献自己的力量。

马培锋

2025年2月3日星期一